ERIC N. FRANKLIN

BEFREITE KÖRPER

Eric N. Franklin

Befreite Körper

Das Handbuch zur imaginativen Bewegungspädagogik

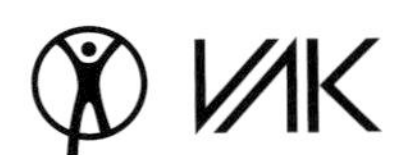

VAK Verlags GmbH
Kirchzarten bei Freiburg

Titel der amerikanischen Originalausgabe:
Dynamic alignment through imagery

Erschienen bei: Human Kinetics, Champaign, Illinois, USA
ISBN 0-87322-475-2

Bibliografische Informationen der Deutschen Bibliothek
Die Deutsche Bibliothek verzeichnet diese Publikation in der Deutschen Nationalbibliografie; detaillierte bibliografische Daten sind im Internet über http://dnb.ddb.de abrufbar.

VAK Verlags GmbH
Eschbachstraße 5
79199 Kirchzarten
Deutschland
www.vakverlag.de

4. Auflage 2006

Übersetzung: Gabriele Köhler
Lektorat: Monika Radecki
Umschlag: Hugo Waschkowski
Illustrationen: Eric N. Franklin, Katharina Hartmann, Sonja Burger
Satz und Layout: Norbert Alvermann
Druck: Kösel, Krugzell
Printed in Germany
ISBN-13: 978-3-932098-26-0
ISBN-10: 3-932098-26-9

Inhalt

Teil II: Biomechanische und anatomische Grundsätze und Übungen 97

Teil III: Anatomische Vorstellungsbilder üben 159

Vorbemerkung des Verlages

Dieses Buch dient der Information über Methoden der Gesundheitsvorsorge und Selbsthilfe. Wer sie anwendet, tut dies in eigener Verantwortung. Autor und Verlag beabsichtigen nicht, Diagnosen zu stellen oder Therapieempfehlungen zu geben. Die hier beschriebenen Verfahren sind nicht als Ersatz für professionelle medizinische Behandlung bei gesundheitlichen Beschwerden zu verstehen.

Vorwort

Es kommt mir vor, als wäre es erst gestern gewesen, daß ich am *American Dance Festival* (ADF) teilgenommen habe. Dadurch beschäftigte ich mich zum erstenmal eingehend damit, wie Gedankenbilder beim Tanzen eingesetzt werden können. Das war 1981. Zuvor hatte ich mich bereits an die Fersen von Lucy Venable geheftet und ihr Seminar *Movement Fundamentals* („Grundlegende Bewegungen") an der *Ohio State University* besucht. Hier begegnete ich Lulu Sweigards Arbeit und ihrem Buch (Sweigard 1978).

Die Idee, beim Tanzen innere Bilder einzusetzen, faszinierte mich so sehr, daß ich meine Arbeit auf Sweigards Buch und die Schriften ihrer Schülerin, Irene Dowd, konzentrieren wollte. Irene Dowd arbeitete einige Jahre mit Dr. Sweigard an der *Juilliard School* zusammen und setzte sich, nach Sweigards Tod, für die Fortsetzung und Weiterentwicklung ihrer Arbeit ein. 1981 nahm ich im Rahmen des ADF an ihrem Kurs *Anatomy for Dancers* („Anatomie für Tänzer") teil. Ich hatte das Glück, den Kurs im darauffolgenden Jahr mit ihr zu leiten. Diese Zusammenarbeit war sehr aufschlußreich – vor allem was das Arbeiten mit mentalen Bildern anbelangte. Ich war tief beeindruckt von der Kraft innerer Gedankenbilder, wenn es darum geht, ungeeignete, eingefahrene Bewegungsmuster zu ändern und Tänzerinnen und Tänzer zu unterrichten. Gut informiert und von dem Gedanken beseelt, anders an die Ausbildung der Tänzerinnen und Tänzer heranzugehen, kehrte ich nach Hause, an das kleine College in Florida, zurück. Dort war ich für die tänzerische Ausbildung verantwortlich.

Bis 1991 nahm ich jeden Sommer am *American Dance Festival* teil, anfangs als stellvertretender Leiter und später als Koordinator der Workshops für Profitänzer. Meine Kenntnisse und mein Verständnis der wissenschaftlichen Seite des Tanzes, einschließlich der Theorie mentaler Bilder, entwickelten und erweiterten sich in dieser Zeit; ich arbeitete mit Lehrern wie Martha Myers (jetzt Leiterin des ADF), Glenna Batson (selbst Schülerin von Irene Dowd) und Betty Jones zusammen. Vor allem durch Betty Jones konnte ich meine Kenntnisse im Bereich der Tanzpädagogik vertiefen. Sie hatte, noch vor Irene Dowd, 15 Jahre lang als Sweigards Assistentin an der *Juilliard School* gearbeitet. Als Leiterin zahlreicher Meisterkurse zählte es zu ihren Aufgaben, auf internationaler Ebene einen Großteil von Sweigards Arbeit mit mentalen Bildern in die Technik des Tanzens eingehen zu lassen.

Eric Franklin traf ich zum ersten Mal 1991 beim ADF. Er war extra aus Zürich eingeladen worden, um einen Kurs zum Thema *Achieving Peak Performance in Dance* („Erreichen von tänzerischen Höchstleistungen") zu leiten. Seine breitgefächerten Kenntnisse und seine kreative

Wissensvermittlung beeindruckten mich spontan. Ebenso faszinierte mich der Entwicklungsverlauf seiner Arbeit, die übrigens im vorliegenden Buch beschrieben wird. Eric besitzt die Fähigkeit, eine Fülle von Informationen aus so unterschiedlichen Bereichen wie Anatomie, Biomechanik, Physiologie, Physik, Somatik (z.B. Feldenkrais, Alexander-Technik, Body-Mind-Centering) und dem künstlerischen zu verbinden. In diesem Buch erfahren Sie so viel Neues, daß Sie es sicherlich mehr als einmal lesen werden. Sie werden immer wieder auf dieses Buch oder einzelne Textstellen zurückgreifen, um Neues daraus zu lernen und das Gelernte zu vertiefen. Der Text ist in klarer, knapper Sprache verfaßt und selbst ohne wissenschaftstheoretische Kenntnisse leicht verständlich. Die zahlreichen Abbildungen sind sehr erhellend, anregend und humorvoll; sie geben den Textinhalt auf anschauliche Weise wieder.

Bei meiner eigenen Arbeit verbinde ich Tanzen mit Randbereichen der Medizin. Als Tanzpädagoge, der mit Schülern und Fachleuten in den Bereichen Rehabilitation und Konditionstraining arbeitet, setze ich häufig mentale Bilder ein, um bestimmte Vorstellungen zu verstärken und gedanklich zu integrieren. Die in diesem Buch genannten Beispiele sind wertvolle Ressourcen, auf die ich gerne zurückgreife. Ich kann nun zum Beispiel über Konzeptionen zur Ausrichtung des gesamten Körpers sprechen und dazu zwei von Erics Bildern einsetzen: Abbildung 2.2a (siehe Kapitel 2), in der gezeigt wird, wie der Kopf in der Höhe schwebt und der Körper leicht an ihm baumelt, und Abbildung 15.3 (siehe Kapitel 15), in der der Kopf als Luftballon dargestellt ist, an dem der Körper an einer Schnur herunterhängt. Diese Vorstellungsbilder sind nützlich für das Stehen, Gehen, Sitzen, Hinsetzen oder Aufstehen.

Viele der Bilder in den Abschnitten über die Anatomie sind besonders wertvoll für die Arbeit mit Patientinnen und Patienten in der Rehabilitation. Zum Beispiel kommen Schwierigkeiten mit der Ausrichtung der Kniescheibe sowohl bei Tänzern als auch bei „Nichttänzern“ häufig vor. Eric schlägt folgende Gedankenbilder vor, um diesen Patienten dazu zu verhelfen, ihre Schenkelmuskeln gleichmäßiger einzusetzen und ihre Kniescheibe richtig auszurichten:

1. Die Kniescheibe gleitet leicht in ihrem gut geschmierten Muskelbett, so wie ein befeuchtetes Stück Seife, das durch eine glatte Rinne rutscht;
2. beim Plié schwebt die Kniescheibe wie ein kleiner Luftballon mühelos nach oben;
3. beim Plié rieselt Sand aus den Knien, wobei die jeweilige Hüftgelenkpfanne und das jeweilige Knie mit dem entsprechenden zweiten Zeh eine Ebene bildet und der Sand entlang dieser Ebene hinunterfällt; und
4. die Nieren sind an beiden Seiten der Kniescheibe befestigt und ziehen am Oberschenkel entlang gleichmäßig nach oben.

Mentale Bilder werden immer häufiger in allen Bereichen der Körperbewegung eingesetzt und sind in den letzten zehn Jahren verstärkt weiterentwickelt worden. Das vorliegende Buch und der Leitfaden *Dance imagery for technique and performance* (Franklin 1996) sind kraftvolle Werkzeuge, die Bewegungsexperten bei ihrer Arbeit einsetzen können. Eric Franklin stellt uns hier eine umfangreiche Informationsquelle zum Thema Bewegung zur Verfügung. Mein Beifall gilt seinen Bemühungen und Beiträgen zur Weiterentwicklung dieses Bereiches. Liebe Leserin, lieber Leser, machen Sie regen Gebrauch von diesem wertvollen Arbeitsmittel.

Jan Dunn (ehem. Präsidentin der *IADMS, International Association for Dance Medicine and Science*)

Danksagungen

Zu größtem Dank verpflichtet bin ich June Balish, die mit ihren klugen und wohldurchdachten Ratschlägen sowohl zur Form als auch zum Inhalt dieses Buches beitrug. Danken möchte ich auch Margrit und Ruedi Loosli, die mir administrative Aufgaben abnahmen, so daß ich genügend Zeit zum Schreiben hatte. Ein besonderes Dankeschön gilt Zvi Gotheiner, Martha Myers, Amos Pinhasi und Cathy Ward für ihr Feedback und ihre Unterstützung in den letzten drei Jahren.

Außerdem danke ich meinen Herausgebern des Verlages *Human Kinetics*, Julie Rhoda und Judy Patterson Wright, für ihre ausgezeichnete Arbeit an diesem Buch. Sie gaben immer bereitwillig Antwort auf meine Fragen und boten großzügig ihren Rat und ihre Unterstützung an.

Ich danke auch folgenden Choreographen, Ausbildern für Tanz- und Körpertherapie sowie öffentlichen Einrichtungen: Glenna Batson, Andre Bernard, Bonnie Cohen, Irene Dowd, Stephanie Skura, Mark Taylor, dem *Institut für Imaginative Bewegungspädagogik* (in Wetzikon, Schweiz), Charles und Stephanie Reinhart sowie dem *American Dance Festival.*

Die zahlreichen Abbildungen dieses Buches hätten nicht entstehen können ohne die Hilfe der talentierten Künstlerinnen Sonja Burger und Katharina Hartmann, mit denen zusammen ich viele der Zeichnungen erstellte. Des weiteren danke ich den Photographen Howard Schatz, Mark Skolsky und Steven Speliotis sowie June Balish, Felicia Norton und Mark Taylor, die sich als Fotomodelle zur Verfügung stellten.

Ohne die Geduld und Nachsicht meiner Frau und Kinder hätte dieses Buch nicht entstehen können.

Einleitung

Wie ich dazu kam, mit mentalen Bildern zu arbeiten

Am Gymnasium Freudenberg in Zürich, das ich sechseinhalb Jahre besuchte, lernte ich viele wertvolle Dinge. Mein Rücken aber lernte, sich unendlich lange über Lateinverse zu beugen. Der strenge Stundenplan der Schule, der um 7.10 Uhr morgens begann, war kaum das, was man von einem Gymnasium im klassischen Sinne – einem Ort, an dem körperliche Ertüchtigung stattfindet – erwartet. Auf Sport wurde wenig Wert gelegt: Es gab keine Fußballmannschaft, keine Leichtathletikgruppe – nichts. Ich tanzte jedoch sehr gern, und abends tanzte und trainierte ich zu Hause im Keller, allein oder zusammen mit meinem Bruder. Daher war meine Körperhaltung nach Schulabschluß nicht so schlecht, wie sie hätte sein können, und doch dauerte es einige Jahre, bis der „Lateinvers-Effekt" behoben war.

Als man in der Schule zum erstenmal ein Theaterstück inszenierte, wurde ich zu meiner Überraschung für die Hauptrolle ausgewählt. Vom Theaterspielen hatte ich keine Ahnung, doch beim Vorsprechen hatte ich anscheinend genau ins Schwarze getroffen. Ich erinnere mich, wie man mir sagte, daß ich mich nicht groß anstrengen müßte, um lustig auszusehen. Ich verstand nicht ganz, was der Direktor mit dieser Bemerkung meinte – bis ich auf der Bühne stand. Wir probten Molières *Le Bourgeois Gentilhomme* („Der Bürger als Edelmann"), und ich spielte diesen ziemlich einfältigen, reichen Bourgeois, der tanzen lernen wollte. Als ich während der Probe mit großer Begeisterung leichtfüßig über die Bühne tanzte, war mein Mitschüler, der die Rolle des Tanzlehrers hatte, äußerst verwirrt. Seine tänzerischen Bewegungen sollten eigentlich viel besser aussehen als meine. Schließlich lernte ich aber, schwerfällig zu tanzen. Ich glaube, der Trick, mit dem es mir gelang, ungeschickt zu wirken, war der, daß ich mir vorstellte, meine Beine wackelten wie Gummi und mein Nacken sei steif wie eine Eiche. (Sie können das gern einmal ausprobieren.)

Als ich zum ersten Mal Ballettunterricht nahm, sagte mir die Lehrerin, mein Rücken sei so krumm wie eine Banane. Diese Zurechtweisung erhielt ich ganz im Rahmen der strengen Schweizer Art, mit Schülern umzugehen: Die Lehrer erzählten einem zuerst, was für eine bedauernswerte Figur man abgab, um einen dann in Form zu bringen. Die Bemerkung wurde mit einem Unterton in der Stimme geäußert, der auszudrücken schien „Wie kannst du es wagen, mit so einem Rücken zum Ballettunterricht zu kommen." Ich kann mich noch genau an den empörten Gesichtsausdruck der Lehrerin erinnern, die mich natürlich traurig und unsicher werden ließ. Ich überlegte, wie mein Rücken gerade werden könnte. Man brachte mir die

Klimmzug-Methode bei, die wohl eine Standardübung war. Mein Bauchnabel sollte auf der Lendenwirbelsäule stecken, das Gesäß sollte angespannt werden, und mein Kinn sollte wie ein fliehendes Kinn aussehen. Keine Ahnung, wie man in dieser Position Freude am Tanzen haben konnte. Nicht einmal atmen schien mir dabei noch möglich zu sein. Mein Rücken fühlte sich überhaupt nicht wie eine Banane an; ich versuchte mir daher immer wieder vorzustellen, wie die Lehrerin mich wahrgenommen hatte. Ich versuchte, mir eine Position vorzustellen, die die Empörung über mich rechtfertigte. Dadurch kam ich jedoch der Lösung des Problems auch nicht näher.

Verstärken Sie das, was Sie wollen

Heute weiß ich, daß ich im Grunde genommen das Gegenteil von dem, was ich wollte, verstärkte. Wenn Sie nicht wollen, daß Ihr Rücken krumm aussieht, dann sollten Sie sich *nicht* darauf konzentrieren, *nicht* so krumm wie eine Banane auszusehen. Statt dessen müssen Sie das Bild einer Banane durch etwas Gerades, zum Beispiel einen Wasserstrahl, ersetzen. Einfach ausgedrückt: Ihr geistig-seelisches Ich ist eine große Leinwand, auf der die Bilder zu sehen sind, die im Laufe des Tages auf Sie einwirkten. Es formiert sich durch diese Bilder und durch die Gedanken, die Sie dabei hatten. Das Problem ist, daß die meisten Ihrer ungefähr 50 000 Gedanken, Geistesblitze, Ideen und anderes denen des Vortages ähneln. Dadurch, daß sich die Bilder und Gedanken wiederholen, verändern *Sie* sich langsam, aber sicher in der Weise, wie es die Bilder vorgeben. Die indische ayurvedische Medizin lehrt, daß Sie an Ihrem Körper ablesen können, welche Gedanken Sie in Ihrem bisherigen Leben gedacht haben (Chopra 1990). Um den Zusammenhang zwischen Denken und Körperhaltung zu verdeutlichen, probieren Sie doch jetzt einmal folgendes aus:

Setzen Sie sich zusammengesunken auf einen Stuhl und denken Sie: „Ich fühle mich großartig, einfach phantastisch ... so gut wie noch nie. Mir geht's einfach blendend." Achten Sie auf den Widerspruch zwischen Ihrer Haltung und Ihren Gedanken. Nehmen Sie nun eine lebensbejahende, aufrechte Sitzhaltung ein und denken Sie: „Ich fühle mich schrecklich, traurig und abgelehnt." Wieder stimmen Ihre Gedanken nicht mit Ihrer Körperhaltung überein. Mit einer guten Körperhaltung ist es schwieriger, wenn nicht gar unmöglich, deprimierende Gedanken zu haben. Ihre Körperhaltung spiegelt Ihre Gedanken wider; Ihre Gedanken formen Ihre physische Ausstrahlung.

Wenn Körperhaltung und Denken also so eng miteinander verbunden sind, dann kann man davon ausgehen, daß Ihre Gedanken ständig Ihre Haltung modellieren und Ihre Ausrichtung verändern. Umgekehrt gilt ebenso: Ihre Körperhaltung beeinflußt Ihr Denken. Ihre Gedanken sind Teil einer gewaltigen Matrix, die Ihre Haltung beeinflußt. Die Flut von Bildern und Wörtern, von denen Sie umgeben sind, beeinflußt die Art, wie Sie sitzen, stehen und gehen. Beobachten Sie, wie ermutigende, aufmunternde Worte von Eltern oder Lehrern sich unmittelbar auf die Körperhaltung auswirken: „Gut gemacht! Prima! Toll! Schön! Ausgezeichnete Arbeit!" Umgekehrt können Sie in einer Übungsgruppe bei Bemerkungen wie „Das war noch nicht gut genug" die Anspannung feststellen, die jede Bewegung zum Erlahmen bringt.

Sowohl die Bilder als auch die Wörter, die jeweils in unseren Gedanken vorherrschen, beeinflussen die Gefühle in unserem Körper; und diese Gefühle wirken sich wiederum auf unsere Gedanken und mentalen Bilder aus. Um eine wirkungsvolle und dynamische Haltung zu erzielen, können wir diesen Kreislauf positiv nutzen, indem wir aufbauende Informationen kultivieren und zerstörerische Gedanken vermeiden.

Zielsetzung und Willensstärke

Um etwas zu vollbringen, müssen Sie zunächst einmal ein klares Ziel vor Augen haben und den Willen hegen, das auch zu erreichen. Beim Tanzen beruht das Ziel zum Beispiel auf einem gedanklichen Plan, der festlegt, wie Sie einen neuen und schwierigen Tanzschritt mit Hilfe bestimmter mentaler Bilder technisch besser bewältigen können. Um auf diese Weise Ihre tänzerische Technik zu verbessern, müssen Sie beobachten lernen, was in Ihrem Körper vorgeht. Um ein Stück weit Ihr eigener Lehrer sein zu können, gehört es dazu, daß Sie Ihre Bewußtheit während des Tanzens schulen.

Nach dem Abschluß des Gymnasiums in Zürich ging ich nach New York. Ich war davon überzeugt, daß ich dort lernen würde, gut zu tanzen. Ich schrieb mich an der *Tisch School of the Arts* der *New York University* ein, und setzte mich, mit der strengen Schweizer Arbeitsmoral im Gepäck, gleich selbst unter Leistungsdruck. Ich stand emotional stark unter Druck und wirkte nicht gerade entspannt. Ich erinnere mich, daß ich im Bett lag und meine Muskeln anspannte, nur um zu sehen, um wieviel kräftiger sie schon geworden waren – offensichtlich fand ich selbst nachts keine Erholung.

Den ersten Teil des Anatomieunterrichts bei Andre Bernard fand ich sehr interessant. Wir lernten etwas über Knochen und Körperhaltung, und ich schrieb eifrig mit. Der zweite Teil des Unterrichts war jedoch etwas ungewöhnlich. Wir lagen auf dem Rücken und machten uns einzelne Körperteile bewußt oder entwarfen symbolische Bilder von ihnen, die sich in verschiedener Weise veränderten. Auf alle Fälle war es schön, sich hinlegen und ausruhen zu dürfen. Diese Unterrichtsstunde fand abends statt, und nach dem intensiven Tanztraining, das zum Tagesprogramm gehörte, fiel es allen schwer, wach zu bleiben. Gelang es mir jedoch, aufmerksam zuzuhören und mich auf die Vorstellungsbilder zu konzentrieren, fühlte ich mich erholter, und mein Körper schmerzte weniger – das war besser, als diese eine halbe Stunde nur dazu zu nutzen, ein Nickerchen zu halten.

Bernard lud uns ein, dies täglich zu üben, da es einige Zeit dauern würde, bis die inneren Bilder unsere eingefahrenen Körperhaltungen und Bewegungen verändern würden. Ich hatte mir offensichtlich eine schlechte Haltung angewöhnt, denn ich bekam in dieser Zeit immer wieder Rückenschmerzen und hatte Probleme mit den Knien. Keiner der Ärzte, die ich konsultierte, konnte die Ursache herausfinden. (Heute weiß ich, daß meine

Probleme auf eine schlechte Stellung der Beine und eine ungesunde Haltung des Rückens zurückzuführen waren.) Ich war sogar an einem Punkt angelangt, an dem mir gesagt wurde, daß meine Knie nur noch zwei bis drei Monate lang das Tanztraining aushalten würden. Schwimmen tat mir gut und brachte meine Muskeln eine Zeitlang in den Normalzustand zurück. Ging ich jedoch nicht mindestens einmal pro Woche schwimmen, kehrten die Schmerzen wieder.

Eines Tages übte ich gerade mit dem Gedankenbild, daß meine Beine über einem Kleiderbügel hängen (Abbildungen Ia und b). Ich spürte, wie sich mein Rücken auf dem Boden ausdehnte, und fühlte plötzlich, wie die Anspannung in meinen Muskeln stark nachließ. Das war eine so enorme Erleichterung, daß sich meine Augen mit Tränen füllten. Von da an übte ich motivierter mit den imaginativen Bildern, und die Verspannung meiner Rückenmuskulatur sowie meine Beschwerden in den Knien verschwanden. Es dauerte ein ganzes Jahr, bis diese Wirkung einsetzte, aber durch diese Erfahrung lernte ich viel über den Einsatz mentaler Bilder.

Abbildung I:
Die Beine hängen wie Hosenbeine über einem Kleiderbügel (vgl. auch Sweigard 1974).

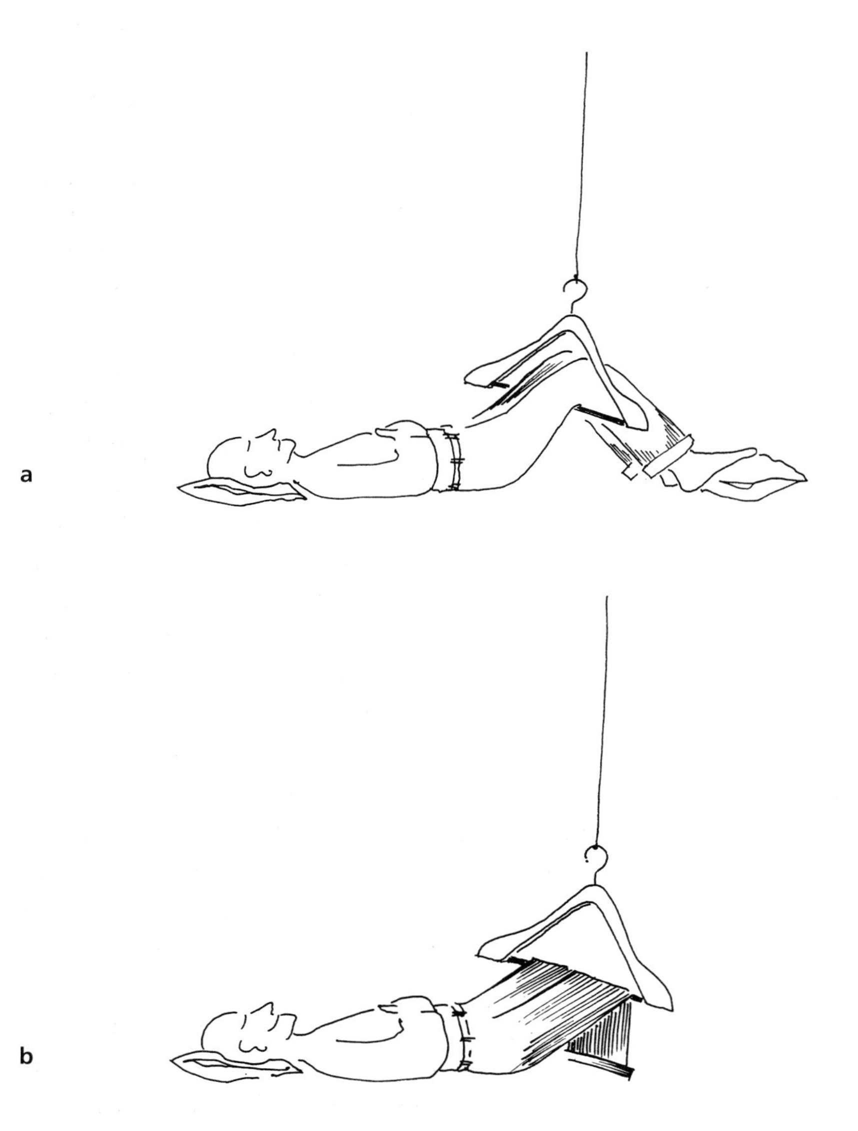

Ich konnte nicht ahnen, daß das Einstudieren von Gedankenbildern mich von meiner Rückenverspannung erlösen würde. Dennoch hatte ich in dem Glauben geübt, daß diese Methode besser als alles andere helfen würde. Als nun das Ergebnis besser war, als ich erwartet hatte, lernte ich, den Gedankenbildern zu vertrauen. Ich konnte mich davon überzeugen, daß diese Methode unbegrenzte Möglichkeiten bietet. Ich entdeckte auch, daß eine veränderte Körperhaltung, die durch ein imaginatives Bewegungsbild herbeigeführt wird, eine Veränderung der Psyche bewirken und gleichzeitig ein Spiegel der Seele sein kann. Zentriertsein ist nicht nur ein biomechanisches Ereignis.

Durch meine verbesserte Körperhaltung ließ der emotionale Druck in der Studiensituation nach, und ich empfand weniger seelischen Streß. Gerade weil mentale Bilder so stark wirken, scheuen sich manche Menschen wohl eher unbewußt, sie einzusetzen. Ihre Furcht vor den freigesetzten Emotionen verbunden mit der körperlichen Erleichterung ist einfach zu groß. Im Laufe meiner Unterrichtstätigkeit habe ich beobachtet, daß manche Menschen sehr stark an ihrer körperlichen und seelischen Anspannung hängen. Sie haben sich so an sie gewöhnt, daß eine ständige Anspannung quasi zum Erkennungsmerkmal ihrer Identität geworden ist. Diejenigen, die die Bereitschaft äußern, an ihrer Haltung zu arbeiten, sind emotional oft gar nicht dazu bereit.

Eine dynamische Haltungsänderung – was mehr bedeutet, als nur äußerlich die Haltung zu beeinflussen – verändert Ihre Beziehung zur Welt und zu den Menschen insgesamt. Eine statische Veränderung bedeutet nur, daß Sie Ihrem Körper vorübergehend eine aufrechtere Haltung aufzwingen. Diese bleibt nur so lange bestehen, wie Sie auf sie achten. Sobald Sie sich wieder mit etwas anderem beschäftigen, fallen Sie in Ihre ursprüngliche Haltung zurück. Eine dynamische Veränderung umfaßt Sie als ganzen Menschen, Ihre gesamte Identität. Um in diesem Sinne Ihre Haltung zu verbessern, müssen Sie bereit sein, auch alle Veränderungen zu akzeptieren, die Ihre Persönlichkeit betreffen, und seien sie noch so überwältigend. Ich muß es noch einmal betonen: Wenn wir etwas bewirken wollen, müssen wir nicht nur einen Teil von uns verändern, sondern den gesamten Menschen, sonst bleibt eine verbesserte Haltung nur eine kosmetische Behandlung, die bei der geringsten Belastung in der Realität (zum Beispiel bei einer Ballettaufführung) nicht mehr greift. Ich habe häufig Tänzer beobachtet, die während einer Übung eine gute Haltung zeigten, doch schon bei der nächsten Übung ihre „wahre" (schlaffe) Haltung offenbarten.

Eine dynamische Ausrichtung muß dem Einfluß unserer Umgebung standhalten können. Dies ist nicht einfach, denn viele Vorstellungen über Körperhaltung, die uns gesellschaftlich, vor allem durch die Werbung, vorgegeben werden, vermitteln uns ein statisches, angespanntes oder schlaffes Bild.

Mein Becken stand früher immer falsch; es war nach vorn gebeugt (das ist auf Fotos aus dieser Zeit deutlich sichtbar). Diese Haltung führte zu einer starken Vorwärtskrümmung der Lendenwirbelsäule, wobei sich die

Rückenmuskeln in diesem Bereich verkürzten und die Bänder und Gelenke überbeansprucht wurden. Auf dem Rücken zu liegen half mir, meine Lendenwirbelsäule mit Hilfe der Schwerkraft zu entspannen und auf den Boden zu drücken, wodurch sich die Krümmung der Lendenwirbelsäule verringerte (es geht natürlich auf keinen Fall darum, die Wirbelsäule zu begradigen!). Wenn ich in der Vorstellung meine Beine über den Kleiderbügel hängen ließ, ließ die massive Anspannung in meinen Beinen nach und mein Becken konnte leicht über meinen Füßen schwingen und so zu einer idealen, lockeren Ausrichtung finden.

Weshalb dauerte es aber so lange, bis bei mir eine Wirkung einsetzte? Aufgrund meiner naturwissenschaftlichen Kenntnisse erschien mir die Sache mit den imaginativen Bewegungsbildern zunächst suspekt, ja sogar esoterisch. Ich glaubte, daß nur harte, schweißtreibende Arbeit meine Beweglichkeit verbessern würde. Es ist nicht einfach zu verstehen, daß allein durch Mentaltraining große Fortschritte erzielt werden können; im allgemeinen dauert es nämlich eine Weile, bis Gedanken stark genug sind, um den Körper merklich zu beeinflussen. Wir leben in einer Gesellschaft, die schnelle Ergebnisse will; und so liegt in dem benötigten Zeitaufwand für diese Methode ein Hauptgrund, warum viele Menschen die Arbeit mit den mentalen Bildern zu früh aufgeben.

Mit inneren Bildern arbeiten zu lernen, ist vergleichbar mit dem Erlernen einer Sprache. Wer würde sich darüber beschweren, daß er nach nur zwei Wochen Französischunterricht noch nicht in der Lage ist, eine französische Zeitung zu lesen? Es kann Jahre fleißigen Übens in Anspruch nehmen, um eine Zeitung in einer fremden Sprache lesen zu können, genauso wie ich über ein Jahr lang meine Vorstellungskraft schulen mußte, um eine Entspannung meiner Rückenmuskeln zu erreichen. Ich lernte zunächst, an einer bestimmten Vorstellung festzuhalten, auch wenn das nicht gleich zu einem Ergebnis führte.

Als mir immer bewußter wurde, welch großen Einfluß das Denken auf unseren Körper nimmt, versuchte ich bei jedem Lehrer, der mit Gedankenbildern arbeitete, Unterricht zu nehmen. Ich las alles, was ich zu diesem Thema finden konnte. Zu meiner großen Freude verbesserten sich meine tänzerischen Fähigkeiten sehr schnell, und fünf Jahre, nachdem man mich „Bananenrücken" genannt hatte, tanzte ich in einem New Yorker Ensemble.

Mit Gedankenbildern zu arbeiten, ist nur sinnvoll, wenn ein starker Wunsch und eine Absicht dahinterstehen, und selbst mit einer klaren Zielvorstellung geht dies nur langsam voran und erfordert Geduld. Arbeiten Sie jedoch systematisch damit, können die inneren Bilder langfristig „Wunder" bewirken und Ihre Probleme mit Ihrer Körperhaltung an der Wurzel ausreißen. Veränderungen, die Sie Ihrem Körper aufzwingen, können kurzfristig erfolgreich sein, erhöhen jedoch die Gefahr, sich zu verletzen. Geben Sie also nicht auf; zu gegebener Zeit werden Sie die erstaunlichen Möglichkeiten der Arbeit mit mentalen Bildern entdecken.

Dieses Buch besteht aus vier Teilen. Teil I erläutert den Ursprung und den Einsatz mentaler Bilder, wie es bereits in der Einleitung angesprochen wurde, und führt Sie in die praktische Arbeit ein. Teil II erläutert die biomechanischen und anatomischen Grundlagen für das Verständnis komplexer Vorstellungsbilder auf der Basis der Physik und der Bewegungslehre. Teil III stellt Bilder zur Anatomie vor, um Ihre Körperhaltung zu verfeinern und Ihr Körperbewußtsein zu steigern. Teil IV behandelt den Zusammenhang zwischen Körperhaltung und Ausrichtung und stellt Ihnen konkrete Übungen vor. (In einem anderen Buch zu diesem Themenkomplex, siehe FRANKLIN 1996, wird übrigens die Arbeit mit spontan erfundenen Vorstellungen, die ebenfalls zur Verbesserung der Körperausrichtung eingesetzt werden können, sowie mit Bildern zur Verbesserung der Tanztechnik, der Choreographie und der Bühnenauftritte erläutert.)

Einige Vorstellungsbilder habe ich durch Abbildungen veranschaulicht. Mir ist dabei bewußt, daß eine Abbildung immer aus einem bestimmten Blickwinkel heraus entsteht und daß sie anders aussehen würde, wenn sie jemand anders gezeichnet hätte. Die meisten dieser Abbildungen haben verschiedene Überarbeitungsphasen und Stufen durchlaufen und sind in gewisser Weise Momentaufnahmen eines sich entwickelnden Prozesses. Sie sollen als konkrete und wie ich hoffe inspirierende Anhaltspunkte für Ihre eigenen Ideen betrachtet werden.

Obwohl dieses Buch Tänzern und Schülern aller Stilrichtungen nützen soll, habe ich zur Beschreibung der Bewegungen die Fachbegriffe aus dem Ballett verwendet, denn ich glaube, daß diese Terminologie auf dem Gebiet des Tanzes die bekannteste und beständigste ist. Um Dinge genauer benennen zu können, habe ich zum Teil auch auf die Fachterminologie der Anatomie zurückgegriffen. In der Regel definiere ich jedoch die verwendeten Fachtermini und erkläre schwierige Zusammenhänge.

Der Einsatz mentaler Bilder bei der Körperhaltung

Dieses Buch kann als allgemeines Nachschlagewerk oder als Anleitung zum systematischen Arbeiten mit mentalen Bildern verwendet werden. Lehrkräfte, die mit ihm arbeiten, werden das Text- und Bildmaterial sicherlich ihrer eigenen Unterrichtsmethode anpassen. Diejenigen, die die Übungen ohne Lehrer durchführen wollen, erhalten nachfolgend einige Anregungen für Ihre Reise ins Reich der mentalen Bilder:

Lesen Sie zuerst die Einführung ins Thema (Teil I und II), und machen Sie die Übungen. Wenn Sie dann den Abschnitt über die Anatomie lesen und noch nicht alles verstehen – üben Sie regelmäßig weiter. Ihr Verständnis wird zunehmen, je mehr Erfahrung Sie mit den inneren Bildern erlangen.

Das in Teil III vorgestellte Arbeitsmaterial (mentale Bilder im Bereich der Anatomie) können Sie auf zweierlei Weise durcharbeiten. In einer Unterrichtssituation mit einer Lehrerin oder einem Lehrer ist es am besten, in der Reihenfolge der Buchkapitel vorzugehen. Üben Sie für sich allein, treffen Sie für Ihre täglichen Übungen jeweils eine bestimmte Auswahl aus den Kapiteln 12 bis 17 sowie aus den ganzheitlichen Gedankenbildern der Kapitel 1 und 18. Wählen Sie die Bilder aus, die Sie am meisten ansprechen, und bleiben Sie so lange bei Ihrer Wahl, bis Sie zu etwas Neuem bereit sind. Dies kann heißen, daß Sie sich, je nachdem, einen Tag, mehrere Wochen oder gar Monate mit einem Vorstellungsbild beschäftigen. Es könnte zum Beispiel vorkommen, daß Sie für das Beckentraining jeden Tag ein neues mentales Bild wählen, jedoch über einen längeren Zeitraum hinweg bei demselben ganzheitlichen Bild bleiben.

Üben Sie mindestens einmal pro Tag in der Rückenlage. Nutzen Sie während des Tages jede Gelegenheit zum Üben in sitzender und stehender Position. Unterbrechen Sie kurz Ihre Schreibtischarbeit, und konzentrieren Sie sich auf eine Übung im Sitzen. Üben Sie mit Gedankenbildern im Stehen und Gehen, wenn Sie zum Beispiel einkaufen gehen (vergessen Sie aber nicht, auf die Verkehrsampeln zu achten). Beschränken Sie Ihre Übungszeit nicht auf den Unterricht. Obwohl sich die Unterrichtszeit hervorragend für eine intensive Konzentration auf die Körperausrichtung eignet, sollten Sie Ihre Bemühungen nicht auf diesen Zeitraum beschränken, da in Ihnen sonst das Gefühl entstehen könnte, daß die Verbesserung der Körperausrichtung nur im Unterricht geschieht. Ebenso wichtig ist es, bei der Arbeit im Haushalt zu üben, bei der Sie normalerweise nicht an die Ausrichtung Ihres Körpers denken. Dies ist ein wesentlicher Integrationsfaktor und bringt Sie unwahrscheinlich schnell voran.

Ich habe schon oft beobachtet, wie Tänzerinnen und Tänzer mit ihrer „Alltagshaltung" den Unterrichtsraum betreten und ihre Körperhaltung dann speziell für den Tanzunterricht umstellen. Dies ist immer mit einer gewissen Anspannung verbunden und sieht unnatürlich aus. Da eine solche Haltung nicht mit dem gesamten Körperbild übereinstimmt, ist es anstrengend und schwierig, beim Tanzen sein Bestes zu geben. Es kommt dann innerhalb des Nervensystems zu einem andauernden Kampf zwischen der Haltung, die Ihrem „normalen" Körperbild entspricht, und Ihrer momentanen Tanzunterricht-Haltung. Außerdem ist eine solche Tanzunterricht-Haltung instabiler als eine angemessene Körperhaltung, da erstere nur mit großer Mühe aufrechterhalten werden kann.

Auch sollten Sie mehrmals täglich konstruktive Pausen einlegen (siehe Kapitel 6 und 11), um mit Ihren Vorstellungsbildern in Verbindung zu bleiben und um Informationen über frühere Haltungen, die Ihr Nervensystem gespeichert hat, zu löschen. Vergessen Sie nicht, daß Ihre alten Haltungsmuster zunächst weiter verstärkt werden, selbst wenn Sie bereits beschlossen haben, Ihre Körperausrichtung zu verbessern; Ihre alten Gewohnheiten sind noch zu 99 Prozent (oder mehr) wirksam. Ihr Ziel sollte sein, diesen Prozentsatz so schnell wie möglich zu verringern, damit neue Informationen umgehend verarbeitet werden können. Ihre wichtigsten Verbündeten bei diesem Unterfangen sind das Üben in der Konstruktiven Ruheposition und das Anwenden mentaler Bilder bei Ihren üblichen Alltagsbeschäftigungen.

Teil I

Körperhaltung und dynamische Ausrichtung

Auf die Gefahr hin, wie eine Werbeanzeige zu klingen, möchte ich betonen, daß das dynamische Ausrichten Ihres Körpers von großem Nutzen für Sie ist. Eine verbesserte Haltung erhöht die Leistungsfähigkeit Ihres Körpers und verringert die Belastung sowohl in physischer als auch in psychischer Hinsicht – physische Belastung und Erschöpfung wirken sich negativ auf Ihre Stimmung und Ihre generelle Lebenseinstellung aus. Schwierigkeiten, die im Zustand körperlicher Erschöpfung unüberwindbar erscheinen, lösen sich auf, sobald Sie körperlich „fit“ sind.

Ein energiegeladener Körper strahlt Selbstbewußtsein aus. Eine gesteigerte Koordinations- und Beobachtungsfähigkeit läßt Sie beim Sport oder beim Tanzen schnellere Fortschritte erzielen. Sie lernen, dreidimensionale Bewegungsabläufe rascher zu erfassen und exakter auszuführen. Sie erspüren neue Verbindungen und Zusammenhänge in Ihrem Körper, die es Ihnen ermöglichen, Ihre Bewegungen besser in den Griff zu bekommen.

Eine bessere biomechanische Kräfteübertragung in den Gelenken und Körpersystemen verringert die Verletzungsgefahr. Auch die Nahrungsverwertung wird positiv beeinflußt, da durch größere Beweglichkeit und verringerte Belastung der Lymph- und Blutkreislauf angeregt wird. Nicht zuletzt lernen Sie eine ausgezeichnete Methode, mit der Sie dazu beitragen können, daß sich Ihr Körper nach körperlicher Anstrengung erholen und regenerieren kann. Sehr praktisch ist, daß Sie kein lästiges Gepäck mitnehmen müssen, um Ihre dynamische Ausrichtung unterwegs zu verbessern; innere Bilder können Sie zu jeder Zeit und an jedem beliebigen Ort üben.

In den folgenden Abschnitten verwende ich den Begriff *Haltung*, um das Gesamtbild zu beschreiben, das Ihr Körper im Stehen, Sitzen oder Liegen prägt. Der Begriff *Ausrichtung* dagegen betont eher den Haltungsaspekt, der die geometrische Beziehung der einzelnen Körperteile zueinander betrifft, und zwar in der Regel im Stehen.

Kapitel 1

Die Anfänge des Mentaltrainings bei der Körperhaltung

Vor ungefähr 35 000 Jahren kamen die Verzierung des Körpers und der Einsatz mentaler Bilder auf. Diese Blütezeit des Visuellen fiel allerdings nicht mit einer Erweiterung der Gehirnmasse zusammen, die beim Homo sapiens seit mindestens 90 000 Jahren unverändert geblieben ist (WHITE 1989). Das visuelle Denken war ein wahrhaft revolutionärer Entwicklungsprozeß, der sich auf alle Bereiche der menschlichen Kultur ausdehnte. Diese Entwicklung legte den Grundstock für Rituale, bei denen Menschen sich in ihrer Vorstellung in Tiere und Elemente verwandelten – und zwar zu unterschiedlichen Zwecken, wie zum Beispiel, um gesund zu werden oder besser jagen zu können. Aus den durch Gedankenbilder hervorgerufenen Ritualen entwickelten sich die Heilkunst und die darstellenden Künste.

Nach Jeanne Achterberg haben mentale Bilder als Methode der Heilkunst ihren Ursprung in der 20 000 Jahre alten Tradition des Schamanismus. Sie schreibt:

„Der Schamane arbeitet im Reich der Vorstellungskraft, und seine Sachkenntnis, die er in diesem Bereich zum Wohle der Gemeinschaft einsetzt, ist anerkannt, seit es Geschichtsschreibung gibt.“ (ACHTERBERG 1985, S. 11)

Der Schamane ist nicht nur Magier und Heiler, sondern auch Dramatiker und Künstler. Julius E. Lips geht davon aus, daß sich die moderne Schauspielkunst aus kultisch-religiösen Vorführungen und tänzerischen Darbietungen entwickelte, wobei die Schauspieler zunächst Götter personifizierten und gelegentlich in die Rollen von Narren, Clowns und Geschichtenerzählern schlüpften.

„Selbst bei den primitivsten Völkern vergnügten sich die Menschen im ‚Theater‘. Dies zeigt, daß die tiefsten Wurzeln des Theaters nichts mit komplizierten Bühneneffekten, persönlichem Ruhm oder publikumswirksamen Stücken zu tun haben. Der magische Schlüssel liegt in der Vorstellungskraft.“ (LIPS 1956, S. 181)

Unsere Rückschau auf die Ursprünge des Mentaltrainings zur Körperhaltung wäre nicht vollständig, ohne einen kurzen Blick auf die Zivilisation des alten Ägyptens vor mehr als 4 000 Jahren zu werfen.

Damals war die Haltung wohl von vorrangiger Bedeutung, was die Darstellung der Pharaonen vermuten läßt: Sie gaben ein Bild perfekter Körperausrichtung ab (obwohl ein Pharao im Teenageralter wahrscheinlich eine ebenso schlechte Haltung hatte wie weniger durchlauchte Gleichaltrige). Warum also dann diese Darstellungen von erhabenen Pharaonen mit perfekter Körperhaltung? Warum wurde dem ägyptischen Volk diese Darstellung und keine natürlichere geboten (die die großen Maler jener Zeit leicht hätten zustande bringen können)?

In Ägypten war eine richtige Körperausrichtung von grundlegender Bedeutung. Einmal jährlich wurde das Land durch den Nil in einen schwarzen, schlammigen Sumpf verwandelt, der die Grundstücksgrenzen verwischte. Die ägyptischen Bauern hätten sich beschwert, wenn ihre Parzellen kleiner geworden wären, weil die „Ausrichtungstruppen" (oder wie auch immer sie genannt wurden) die Abgrenzungsseile falsch zogen. Dieser Verlust von Land mußte um jeden Preis vermieden werden, wenn man das Land schon nicht das ganze Jahr über bebauen konnte. Ordnung und eine perfekte Ausrichtung waren gefragt. Daher waren die Pharaonen das Abbild perfekter Ausrichtung (oder sollten es zumindest gewesen sein). Den Pharao in irgendeiner anderen Haltung darzustellen, etwa beim Abnagen eines Hähnchenschenkels in gemütlicher Liegeposition, war anstößig (tatsächlich gab es eine solch „revolutionäre" Periode, doch sie währte nur 20 von 3 000 Jahren). Sitzend oder stehend mußten die Pharaonen Vorbilder guter Haltung sein – stark, jedoch ruhig und diszipliniert sowie bereit, Ordnung in dem Chaos zu schaffen.

Auch die Pyramiden waren mit unvorstellbarer Perfektion ausgerichtet – eine Meisterleistung, wenn man bedenkt, daß es damals keine Meßgeräte gab. Die folgende wundervolle Beschreibung entstammt meinen Notizen aus dem Tanzunterricht:

„Nur zweimal im Jahr geschieht es, daß beim Abu-Simbel-Tempel, der früher am Ufer des Nils gelegen war, ein Lichtstreifen genau über den Augen von vier Statuen sichtbar wird; diese Statuen befinden sich 60 Meter innerhalb der Berglehne. Um solche erstaunlichen architektonischen Leistungen zu vollbringen, muß man eine große Vorstellungskraft und Visualisierungsgabe besitzen." (Notiert bei einer Vorlesung von Robert Thomas, 13. März 1995)

Wir untersuchen also hier die Kraft der Vorstellung, die mit den darstellenden Künsten eng verbunden ist. Wollen Sie sich näher über die Geschichte der Verwendung von inneren Bildern in der Heilkunst informieren, empfehle ich Ihnen die Bücher von Jeanne Achterberg (Achterberg 1985) sowie von Mike und Nancy Samuels (Samuels/Samuels 1975). Als Tänzerinnen und Tänzer müssen wir zwar oft uns selbst und andere heilen (mit diesem Thema beschäftigen wir uns in späteren Kapiteln), doch wir wollen uns an dieser Stelle auf die Anfangszeit konzentrieren, seit der mentale Bilder als Werkzeug zur Steigerung künstlerischer Leistungsfähigkeit eingesetzt werden.

Nachfolgend erhalten Sie Hintergrundinformationen über die Entstehung der Wissenschaft, die sich mit dem Zusammenhang zwischen mentalen Bildern und Bewegung beschäftigt – eine Art „Who is who" („Wer ist wer") der Ideokinesiologie (der Vorstellung, die sich auf Bewegung bezieht).

Heinrich Kosnick und Mabel Todd

Um die Jahrhundertwende entwickelte Heinrich Kosnick, ein Münchner Pianist, ein System mentaler Bilder, um die Begabung seiner Schüler zu fördern. Er nannte seine Gedankenbilder eine „psychophysiologische" Methode und empfahl, sie in der Yoga-Rückenlage anzuwenden. Seine Gedankenbilder stellten sich als so wirkungsvoll heraus, daß er zwei Bücher darüber schrieb (Kosnick 1927, 1971). Eines schrieb er über Busoni, einen angesehenen Pianisten und Klavierlehrer, der seiner Arbeit eine wissenschaftliche Grundlage geben wollte. Sehr elegant und präzise weist Kosnick (Kosnick 1971) darauf hin, daß fundierte Kenntnisse der Anatomie erforderlich sind, um zu verstehen, wie unser Körper funktioniert. Er betont auch, daß ein zielgerichteter Wille zu einer Verbesserung der Bewegungen führt. Eine Schülerin von Kosnick, Margrit Bäumlein-Schurter, schrieb dazu ein Übungsbuch (Bäumlein-Schurter 1966).

Etwa zur selben Zeit, in der Kosnick seine Methode entwickelte, nutzte die Amerikanerin Mabel Todd (Todd 1972) ihre große Begabung und ihr Wissen über die Funktionsweise des menschlichen Körpers, um bei sich selbst und ihren Schülern erstaunliche Veränderungen zu erzielen. Wenn ihr stimmungsvolles und tiefgründiges Werk ihrer Unterrichtsmethode entspricht, dann muß es ein umwälzendes Erlebnis gewesen sein, mit ihr zu arbeiten. Ihre Methode nannte sie *Structural hygiene* („Strukturelle Gesundheitspflege"). Ihre Bücher (vgl. zum Beispiel Todd 1953, 1977) heben hervor, wie phantastisch der menschliche Körper aufgebaut ist und daß er die Fähigkeit besitzt, sich entsprechend unserem Willen zu verändern. Todd, die am *Columbia University Teachers College* lehrte, hatte nach einem schweren Unfall selbst Bewegungsprobleme. Es schien, als ob die Ärzte nicht viel für sie tun konnten, und doch gelang es ihr, mit Hilfe von Gedankenbildern ihre Bewegungsfähigkeit vollständig wiederzuerlangen. Auf sie geht die Position *Hakenliegen* („hook lying") oder *Konstruktive Ruhe* („constructive rest position") zurück, eine der Übungspositionen für mentale Bilder (siehe auch Kapitel 6).

Lulu Sweigard und die Ideokinese

Bei ihrer Arbeit mit Tänzern erforschte und erweiterte Lulu Sweigard Mabel Todds Ideen. Sie definierte Ideokinese als „wiederholte Ideation eines Bewegungsablaufs ohne willentliche körperliche Anstrengung" (Sweigard 1978, S. 187). 1929 führte sie eine Untersuchung über die Auswirkungen von Gedankenbildern auf die Körperausrichtung durch, um festzustellen, ob die Ideokinese Muskelbewegungen so aufeinander abstimmt, daß meßbare Veränderungen in der Ausrichtung des Skeletts bewirkt werden könnten. 15 Wochen lang führte Sweigard wöchentlich 30minütige Sitzungen mit

Studenten durch und entdeckte neun Bewegungslinien, entlang derer die meisten Veränderungen stattfanden.

Die neun Bewegungslinien

Bei der folgenden Beschreibung der Bewegungslinien und ihrer Auswirkungen erhalten Sie gelegentlich Hinweise auf Vorstellungsbilder in diesem Buch, die sich direkt oder indirekt auf die betreffenden Bewegungslinien beziehen:

1. Die Bewegungslinie entlang der Wirbelsäule nach unten (Kapitel 13, Abbildungen 13.11 und 13.16) löst Verspannungen der Rückenmuskulatur, vor allem im Bereich der Lendenwirbelsäule.
2. Die Bewegungslinie zwischen der Schambeinfuge und dem zwölften Brustwirbel regt die Lenden- und Darmbeinmuskeln an, die ein Gegengewicht zu der Muskulatur der Wirbelsäule bilden. Durch Aktivierung dieser Linie wird die Wirbelsäule entlastet.
3. Die Bewegungslinie, die vom oberen Ende des Brustbeins bis zum obersten Wirbel (Atlas) reicht, kann nach Bedarf entweder länger oder kürzer gedacht werden. Sie verbessert die Ausrichtung zwischen der Wirbelsäule und dem Brustkorb, wodurch der Kopf zentriert wird und Verspannungen im Nacken und in der Schultermuskulatur gelöst werden.
4. Die Bewegungslinie zur Verengung des Brustkorbs verbessert die Anpassungsfähigkeit des Brustkorbs und führt gleichzeitig zu einer besseren Ausrichtung zwischen Wirbelsäule und Zwerchfell. Dies vertieft die Atmung und verlängert die Wirbelsäule.
5. Die Bewegungslinie zur Ausweitung der Beckenrückseite löst Verspannungen und zentriert die Oberschenkelköpfe in ihren Gelenkpfannen. Die Gewichtsverlagerung von den Beinen auf das Becken und umgekehrt verbessert sich durch diese Linie erheblich (Kapitel 13, Abbildung 13.20).

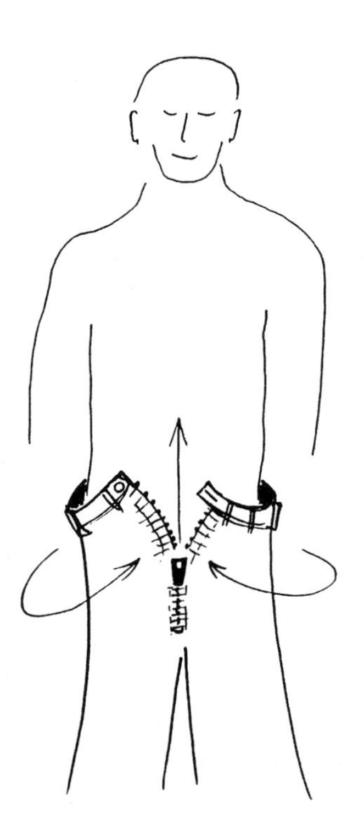

Abbildung 1: Ein imaginativer Reißverschluß läßt sich vor dem Becken schließen.

6. Die Bewegungslinie zur Verengung der Beckenvorderseite gleicht die Öffnung auf der Beckenrückseite aus. Sie sorgt für eine größere Stabilität des vorderen Beckenbogens und aktiviert die Muskeln auf der Beckenvorderseite. Obige Abbildung (Abbildung 1) zeigt den Sweigardschen Reißverschluß.
7. Die Bewegungslinie von der Kniemitte bis zur Mitte des Hüftgelenks bringt das ganze Bein in die richtige Stellung, was für das Knie sehr vorteilhaft ist. Diese Bewegung schafft ein Gleichgewicht in der Oberschenkelmuskulatur und ermöglicht eine bessere Beinkontrolle (siehe Kapitel 9, Abbildung 9.4 zur „resultierenden Kraft").
8. Die Bewegungslinie von der großen Zehe bis zur Ferse verteilt das Gewicht, das auf dem Knöchelgelenk lastet, auf den Längsbogen des Fußes.
9. Die Bewegungslinie zur Verlängerung der zentralen Achse des Rumpfes aufwärts summiert alle anderen Linien. Diese Linie ermöglicht, die ideale Größe zu erlangen und löst oberflächliche Muskelverspannungen (siehe Kapitel 2, Abbildung 2.4a).

Für weitere Informationen über diese neun Linien empfehle ich Sweigards Buch (Sweigard 1978) oder Irene Dowds Artikel *Ideokinesis: The 9 lines of movement* in ihrem Buch (Dowd 1990). Dowd war von 1968 bis 1974 Sweigards Schülerin und Assistentin an der *Juilliard School.* In ihrem Buch bereichert und erweitert Dowd die ideokinetische Arbeit von Todd und Sweigard. Dowd, die eine Spezialistin in der Kunst der Berührung ist, hat einen guten Blick dafür, Haltungs- und Bewegungsprobleme zu erkennen. Ihre Abbildungen vermitteln ein Gespür für das Im-Fluß-Sein und für die wechselseitigen Beziehungen innerhalb des menschlichen Körpers und in der Umgebung. Dowd hat an vielen bedeutenden Einrichtungen (zum Beispiel am *Teachers College*, an der *Columbia University*, an der *Wesleyan University* und beim *American Dance Festival*) unterrichtet. Gegenwärtig arbeitet sie in ihrer eigenen Praxis in New York, ist regelmäßig Gastdozentin der *National Ballet School of Canada* und Mitglied der Tanzfakultät der *Juilliard School.*

Sweigards Ziel

Durch ihren direkten Ansatz hoffte Sweigard, die als normal angesehene durchschnittliche Bewegungsfähigkeit zu steigern. Sie bezeichnete ihre Methode als Ausbildung, weniger als Heilmethode. Die Ideokinese war für Sweigard keine Entspannungstechnik, sondern eine Methode, die Muskeltätigkeit um die Gelenke herum zu harmonisieren.

Es ist wichtig zu verstehen, daß Entspannung und Anspannung zusammengehören. Zwar ist es für eine ausgeglichene Muskelaktivität erforderlich, daß bestimmte Muskelgruppen entspannt werden, doch andere Muskelgruppen müssen wiederum angespannt werden. Bei verspannten Schultern sollte man nicht nur seine Schultern entspannen, sondern die Spannung in den Hauptstützmuskeln und Körperorganen ausgleichen; nur so lassen sich langfristig Schulterverspannungen verringern. Muskeln verspannen sich häufig, um Schwachpunkte an anderen Stellen des Körpers zu kompensieren. Zwar zielen einige Gedankenbilder darauf ab, entweder anzuspannen oder zu entspannen, doch im allgemeinen besteht das Ziel des Visualisierens darin, die Anspannung in den Muskeln auszugleichen, um so eine gleichmäßige Belastung der Gelenke zu erreichen. Sweigard schreibt:

„Die wesentliche, freiwillige Leistung des zentralen Nervensystems ist die Vorstellung der Bewegung. Durch Konzentration auf das Bild der Bewegung wählt das zentrale Nervensystem die wirksamste neuromuskuläre Kombination für seine Leistung aus, und zwar angeborene Reflexe und Rückmeldemechanismen.“ (SWEIGARD 1978, S. 6)

Ideokinese versus Kosnick/Bäumlein-Schurter

Nach Bäumlein-Schurter (BÄUMLEIN-SCHURTER 1966) beginnt der Ausrichtungsprozeß mit Entspannungsarbeit, gefolgt vom Aufbau eines aktiven Muskeltonus. Diese Ideen unterscheiden sich von denen Sweigards, zumindest in der Theorie. Von Anfang an ist die ideokinetische Methode darauf ausgerichtet, erschlaffte Muskeln zu aktivieren und gleichzeitig angespannte Muskeln zu entspannen. Das Ziel besteht darin, schon zu Beginn des Trainings eine ausgeglichene Muskelaktivität zu erreichen. In der Praxis hat sich jedoch gezeigt, daß die meisten Anfängerinnen und Anfänger besser mit Vorstellungen zur Entspannung zurechtkommen („die Schultern schmelzen wie Eis“, „der Rücken breitet sich auf dem Boden aus“) als mit Gedankenbildern zur Aktivierung („die zentrale Achse verlängert sich nach oben“). Doch für erfahrene Übende stellen die Varianten die zwei Seiten einer Medaille dar: Ein Bild zur Lösung von Spannungen regt gleichzeitig schlaffe Muskeln an; ein die Muskeltätigkeit anregendes Bild löst gleichzeitig angespannte Muskeln. Die praktische Anwendung der Ideokinese und die Arbeit von Kosnick/Bäumlein-Schurter sind sich also ähnlicher, als man aufgrund der dahinterstehenden Theorien vermuten würde.

Barbara Clark

Barbara Clark war zunächst Patientin, dann Schülerin von Mabel Todd. Sie schrieb drei Sachbücher (CLARK 1963, 1968, 1975; am ersten Buch waren mehrere ihrer Schülerinnen und Schüler, darunter auch Andre Bernard, beteiligt). Vor kurzem verfaßte Pamela Matt von der Tanzfakultät an der *Arizona State University* ein Buch, das einen ausgezeichneten Überblick über Clarks Beitrag auf diesem Gebiet gibt (MATT 1993). Clark entwickelte einige sehr wertvolle Übungen, die helfen, sich die zentrale Achse des Körpers besser bewußt zu machen, was für eine Verbesserung der Körperausrichtung wesentlich ist (siehe Übung unten).

Ein Schüler Clarks, Andre Bernard, begann 1965 als Lehrkraft am *Dance Department of NYU School of the Arts*; dort begegnete ich ihm 1979 zum ersten Mal. Bernard unterstützt sehr geschickt mit seinen Händen die Gedankenbilder, die sich mit der Anatomie des menschlichen Körpers befassen; man spricht dabei von einer „taktilen Unterstützung“. Die Bilder scheinen geradezu aus seinen Händen zu strömen. Seine tiefe, sonore Stimme unterstützt den Gesamteindruck eines jeden Bildes und eignet sich besonders für Übungen in der Konstruktiven Ruheposition. Bernard nannte Barbara Clark einmal „einen Menschen, der mit einer einfachen Begrifflichkeit und elementaren, ursprünglichen Vorstellungen arbeitet; ihre Gedankenbilder sind wie ein Gemälde von Picasso" (Vorlesungsnotizen 1982). Sowohl Clark als auch Bernard unterrichteten Tänzer und Schauspieler, darunter auch Marilyn Monroe, die übrigens Clarks schriftstellerische Leistung unterstützte (Matt 1993).

Viele hervorragende Lehrkräfte wurden von Barbara Clark unterrichtet; einer von ihnen war John Rolland (vgl. zum Beispiel Rolland 1984). Rolland lehrte zum Thema Körperausrichtung beim *Vermont Movement Workshop*; 1981 wurde er eingeladen, am *Modern Dance Department* der staatlichen Theaterschule in Amsterdam (jetzt *School for New Dance Development*) zu unterrichten.

Übung: Um die eigene Körperachse kreisen

(Diese Übung stammt ursprünglich von Barbara Clark und Andre Bernard und wurde von mir erweitert.)

Stellen Sie sich bequem hin, lassen Sie Ihre Arme seitlich hängen, und stellen Sie sich eine vertikale Linie oder eine Kraftstrom vor, der vom Boden zwischen Ihren Füßen ausgeht und aufwärts durch die Mitte Ihres Körpers verläuft. Diese Linie muß ständig neu geschaffen werden. Nehmen Sie sie nicht als gegeben hin; Sie müssen fortlaufend Kraft dorthin leiten. Ihr Körper versucht sich an dieser Linie, die Ihre zentrale Achse darstellt, auszurichten. Es ist, als ob die einzelnen Zellen Ihres Körpers diese Achse als bequeme Orientierungslinie nehmen könnten.

Heben Sie Ihre Füße abwechselnd vom Boden, indem Sie sich aufrecht im Hüftgelenk biegen. Erspüren Sie Ihre zentrale Achse zwischen Ihren abwechselnd hochgehobenen Beinen. Beginnen Sie, sich um diese Achse zu drehen. Die Achse bewegt sich nicht im Raum. Wie ein Karussell dreht sich Ihr Körper langsam um seinen Hauptpfeiler. Haben Sie sich um 360 Grad gedreht, versuchen Sie, sich in die andere Richtung zu drehen. Achten Sie auf den Unterschied zwischen der Links- und der Rechtsdrehung.

Suchen Sie sich einen Bezugspunkt direkt vor Ihren Zehen, zum Beispiel eine Stelle zwischen zwei Fliesen oder einen Strich auf dem Boden, am besten jedoch etwas, das Sie nicht mit Ihren Zehen fühlen können (sonst könnten Sie mogeln). Drehen Sie sich wieder in die Richtung wie beim erstenmal, und richten Sie Ihren Blick auf einen Punkt am Horizont. Nachdem Sie sich gedreht haben, prüfen Sie anhand Ihres Bezugspunktes am Boden, ob Sie sich beim Drehen nach vorn, zur Seite oder nach hinten bewegt haben. Drehen Sie sich nun wieder in die andere Richtung, und prüfen Sie ebenfalls anhand des Bezugspunktes, ob Ihre Stellung noch dieselbe ist.

Wiederholen Sie diese Übung mit geschlossenen Augen. Sind Sie der Meinung, Sie hätten sich um 360 Grad gedreht, öffnen Sie die Augen und überprüfen Ihre Stellung. Wiederholen Sie die Übung in die andere Richtung.

Sie sollten jetzt herausgefunden haben, in welche Richtung Ihnen die Drehung leichter fällt (in der Regel ist das die Richtung, in der Sie sich weniger von Ihrer zentralen Achse entfernt haben).

Der Sinn dieser Übung besteht darin, zu entdecken, wie unterschiedlich es sich anfühlt, wenn wir uns in die eine oder in die andere Richtung drehen. Was fehlt Ihrem Gefühl nach auf der einen Seite, was auf der anderen Seite vorhanden ist? Wie genau verändert sich die Achse, wenn wir von einer Richtung in die andere wechseln? Sieht die Achse je nach Richtung anders aus, fühlt sie sich anders an? Ist es Ihnen möglich, die Empfindungen oder Eigenschaften der jeweiligen Seite auszutauschen, um sie gleichmäßig zu verteilen?

Als nächstes kreisen Sie um Ihre Achse, indem Sie in Vierteldrehungen hüpfen. Nach jeder gehüpften Vierteldrehung hüpfen Sie einmal auf der Stelle. Halten Sie dabei folgende Reihenfolge ein: gehüpfte Vierteldrehung, Hüpfer auf der Stelle, gehüpfte Vierteldrehung, Hüpfer auf der Stelle. Wiederholen Sie die Übung in dieselbe Richtung.

Dann führen Sie die Übung zweimal in die andere Richtung aus. Anschließend versuchen Sie die Übung mit halben Drehungen und schließlich mit ganzen Drehungen (vielleicht auch Doppeldrehungen, falls Sie ein erfahrener Tänzer oder eine erfahrene Turnerin sind).

Die oben genannte Übung führte ich häufig mit dem nationalen Schweizer Turnerteam durch. Sie machte ihnen deutlich, daß Sprungkraft (die sie reichlich besaßen) allein nicht zu gelungenen Zweifachdrehungen in der Luft führt. Eine klare Vorstellung der eigenen Körperachse verbraucht weniger Kraft und verbessert die Drehungen.

Joan Skinner

Während ihrer Tanzausbildung entdeckte Joan Skinner, die mit der *Martha Graham Dance Company*, der *Cunningham Dance Company* und vielen anderen auftrat, daß vieles von dem, was sie gelernt hatte, zu einem verkrampft wirkenden Tanzstil führte und Verspannungen und Schmerzen hervorrief. Nachdem sie einige Jahre für sich selbst die Alexander-Technik ausprobiert hatte, entwickelte sie eine neue Trainingsmethode, die – allgemein gesprochen – das nutzt, was der Körper selbst weiß. Sie distanzierte sich von der traditionellen Unterrichtsmethode. So konnte es vorkommen, daß die Tänzerinnen und Tänzer auf dem Boden lagen und sich in ein Bild versenkten oder mit einer ganzheitlichen Vorstellung nach Haiku-Art improvisierten. (Haiku sind kurze japanische Gedichte, die eine bestimmte Stimmung hervorrufen; siehe Kapitel 7). Skinners Methode, die sie „Releasing“ (Freilassen) nannte, verwendet poetische Gedankenbilder und bietet eine gute Grundlage für mühelose Bewegungen und Bewegungskontrolle. Über das Releasing sagt Stephanie Skura, Choreographin und Lehrerin dieser Methode, folgendes:

„Sich gehenlassen ist eine wesentliche Vorbereitung darauf, daß ein inneres Bild uns wirklich bewegt. Releasing hat nichts mit sanften Bewegungen zu tun; es geht um ein fortwährendes Im-Fluß-Sein, ohne an irgend etwas festzuhalten. Wir erhalten unsere Orientierung nicht dadurch, daß wir irgendeine Mitte festhalten, sondern dadurch,

daß wir die Energie in uns, durch uns hindurch und um uns herum fließen lassen. Dies ist keine mechanische Energielehre des Industriezeitalters; es handelt sich um keine endliche Größe, die man herstellen, speichern und verbrauchen kann. Sie empfinden sich als Teil einer größeren Energie." (Notiz eines persönlichen Gesprächs im Juli 1993)

Die hinter der Releasing-Theorie stehenden Ideen erinnern mich an den griechischen Philosophen Heraklit, der um 500 v.Chr. in Ephesus lebte und der lehrte, daß alle Dinge sich in ständiger Bewegung befinden. Er sagte, daß Einheit nur durch ständige Veränderung möglich sei, und machte dies am Beispiel eines Flusses deutlich: „Wir können nicht zweimal in denselben Fluß steigen" (zitiert nach ENCYCLOPAEDIA BRITTANICA 1966, „Heracleitus", S. 386). Nicht alle Dinge unterliegen zu allen Zeiten Veränderungen. Felsen und Gebirge können zeitweilig unverändert bleiben, doch werden sie sich zu gegebener Zeit ebenfalls verändern.

Die Vorstellung des Fließens ist entscheidend, um zu einer dynamischen Körperausrichtung zu gelangen. Ebenso wie wir festgestellt haben, daß wir unseren Körper mit Hilfe unserer Gedanken in eine bestimmte Haltung bringen können, kann unser Körper durch unseren Gedanken*fluß* zu einer besseren Ausrichtung finden. Faszinierend daran ist: Etwas Fließendes kann nicht angehalten werden, weil es sonst nichts Fließendes mehr ist; ebenso kann auch die Körperausrichtung, die entsprechend geschieht, nichts Starres sein. Wenn Sie zu erkennen beginnen, daß Ihre Körperausrichtung etwas Fließendes ist und sich sogar auf der Ebene der Zellen oder Moleküle kontinuierlich ändert, sind Sie in der Lage, auf dieses Fließen Einfluß zu nehmen. Durch den Einsatz von inneren Bildern können Sie Ihre Ausrichtung jederzeit effizienter gestalten, ohne sich noch lange mit ihr aufhalten zu müssen. Wären Sie gezwungen, den Fluß zu unterbinden, käme es zu einer Anspannung, auch wenn Sie sich gerade in einer, biomechanisch gesehen, gut ausgerichteten Haltung befänden. Die Bausteine unseres Körpers, die Zellen, sind mit Flüssigkeit gefüllt und von ihr umgeben. Eine Fließbewegung gehört von Natur aus zum menschlichen Körper.

Körperorientierte Schulen

Tänzerinnen und Tänzer machen die Erfahrung, daß verschiedene körperorientierte Schulen, die nicht speziell das Tanzen zum Inhalt haben, äußerst nützlich sind, um ihre tänzerischen Fertigkeiten zu verbessern. Methoden, die aus früheren Zeiten überliefert sind wie etwa Yoga, sind für viele Formen des Tanzes von so zentraler Bedeutung, daß sie hier nicht unerwähnt bleiben sollten. Es würde allerdings den Rahmen dieses Buches sprengen, wollten wir uns näher mit ihnen befassen. Die folgenden nützlichen Techniken verwenden in bestimmten Zusammenhängen Gedankenbilder (zumeist nicht metaphorischer Art); sie arbeiten aber nicht unbedingt auf der Grundlage von Vorstellungen, wie es die Ideokinese und die Releasing-Methode nach Skinner tut.

Alexander-Technik

Nach Donald Weed, einem Lehrer der Alexander-Technik, kristallisieren sich bei der Alexander-Technik zwei grundlegende Erkenntnisse heraus:

„(1) Bei jeder Bewegung, die wir ausführen, verändert sich die Beziehung unseres Kopfes zu unserem Körper. Diese Veränderung geht der eigentlichen Bewegung voraus und begleitet sie; sie ist entweder hilfreich oder hinderlich. (2) Unser Bewußtsein hat die Fähigkeit, sämtliche Systeme, auch die natürlichen, zu unterdrücken." (Weed 1990, S. 26)

Die Anweisungen der Alexander-Technik, bei denen sich der Kopf nach oben und nach vorn bewegt und der Rücken sich weiten darf, passen gut zu den Gedankenbildern, die Todd und Sweigard einsetzen. Das Alexandersche Konzept der Hemmung (man sagt bei gewohnheitsmäßigen intellektuellen oder körperlichen Reaktionen „nein" oder „stop"), ist auch für die Arbeit mit inneren Bildern von Bedeutung.

Um ein Gedankenbild nutzbringend einzusetzen, müssen Sie als erstes Ihren Kopf von allen störenden Gedanken befreien. Das funktioniert nicht, wenn Sie nervös sind, jede Menge Gedanken in Ihrem Kopf herumschwirren und Sie dann noch ein paar Gedankenbilder obenauf legen. Das ist sinnlos. Sie müssen sich öffnen und für neue Möglichkeiten Ihres Körpers empfänglich sein. Sie brauchen auch nicht auf jeden Impuls, der Ihre Gedanken oder Muskeln erreicht, reagieren. (Ein Muskelimpuls ist für Sie körperlich spürbar, noch ehe Sie verstandesgemäß wissen, was Sie tun wollen.) Sie sollten nämlich lernen, so wenig wie möglich auf einen irrationalen Drang, etwas tun zu müssen, zu reagieren. Dann erst können Sie auswählen, wie Sie eine Bewegung ausführen wollen, und zwar indem Sie sich das Beste der verfügbaren Bewegungsmuster aussuchen. Das geeignete Muster kann man nur in einer entspannten Verfassung finden, das heißt in einem Zustand, in dem spontane Bewegungsmuster ignoriert, übergangen oder „gehemmt" werden können.

Autogenes Training

Das autogene Training wurde von dem deutschen Arzt Dr. I. H. Schultz (Schultz 1982) entwickelt und dient dazu, Spannungen zu lösen, den Herzschlag zu verlangsamen und andere physiologische Zustände des Körpers zu verändern. Die hierbei verwendeten Bilder, wie zum Beispiel schwere Beine, eine kühle Stirn und ein ruhiger Herzschlag, entspannen und beruhigen Körper und Geist. Im autogenen Training wird auch das Reden mit sich selbst in Form von positiven Affirmationen eingesetzt. Es ist interessant, Bilder zur Körperentspannung nach Schultz, Kosnick und Sweigard miteinander zu vergleichen. Schultz leitet seine Schülerinnen und Schüler an, ein Gefühl der Schwere in ihren Beinen zu spüren. Sweigard verwendet das Bild, daß der Körper wie ein Anzug sei, der in sich zusammensinkt, und Kosnick – so berichtet seine Schülerin Bäumlein-Schurter – läßt den Körper nach unten in den Boden sinken.

Funktionelle Entspannung (Funktionale Relaxation)

Die funktionelle Entspannung ist eine körperorientierte Therapie und wurde in Deutschland von Marianne Fuchs entwickelt. Sie geht zurück auf die deutsche Mensendieck-Methode. Die Ziele der funktionellen Entspannung liegen darin, ein Schweregefühl zu bekommen, seinen inneren Rhythmus und die Körperbewegung beim Ausatmen zu erspüren. Ziel ist, die Körperfunktionen optimal einsetzen zu können. Dazu setzt Fuchs Gedankenbilder in vielfältiger Weise ein. Eine Reihe von Übungen aus der funktionellen Entspannung läßt die 15 inneren Körperräume visualisieren. Diese Räume sowie ein Bewußtsein für unser Knochengerüst sind für eine aufrechte Haltung sehr wichtig. Fuchs (FUCHS 1984) weist auch darauf hin, daß falsche Bewegungen und Haltungsmuster, die durch negative Emotionen entstanden sind, nur durch positive Gefühle und Bilder ausgelöscht werden können.

Moshe Feldenkrais

Bei der Feldenkrais-Methode gibt es keine richtige oder falsche Haltung. Diese Methode arbeitet mit folgenden Fragen: Welchen Körperbau haben Sie? Wo sind Sie? Was tun Sie? Was wollen Sie tun? Die Feldenkrais-Methode verwendet Bewegungsübungen (sie sehen mitunter einfacher aus, als sie sind), um erstaunliche Veränderungen der Bewegungsmuster herbeizuführen. Kursteilnehmer werden manchmal angeleitet, eine Bewegung auf der einen Körperseite auszuführen, sie aber nur auf der anderen Seite zu visualisieren, oder sich eine bestimmte Bewegung erst mehrmals vorzustellen, bevor sie sie tatsächlich ausführen. Layna Verin schreibt, daß die Feldenkrais-Methode ihre Resultate dadurch erzielt, daß

„Sie sensibler unterscheiden lernen; Sie sich eine Bewegungsabfolge ausdenken, die ohne eine solche sensible Unterscheidungsfähigkeit nicht möglich ist; Ihnen der kurze Augenblick bewußt wird, der zwischen der Vorbereitung auf eine Bewegung und ihrer tatsächlichen Ausführung liegt – ein Augenblick, in dem Sie Ihre Unterscheidungsfähigkeit einsetzen und etwas ändern können.“ (VERIN 1980, S. 84)

Body-Mind Centering

Die Schule für Body-Mind Centering wurde von Bonnie Cohen und Mitarbeitern 1973 gegründet; sie lehrt Bewegung auf physiologischer und entwicklungsbedingter Grundlage. Cohen, die Künstlerin, Tänzerin und Schauspielerin war, erhielt ihre Zulassung als Beschäftigungstherapeutin und Neurophysiologin von dem Ehepaar Bobath, Entwicklungskörpertherapeuten in England. Sie bildete sich auch in neuromuskulärer Reedukation (eine andere Bezeichnung für Todds Arbeit mit Gedankenbildern) bei Andre Bernard weiter; des weiteren lernte sie Zero Balancing („die Kunst, das Nervensystem zu trainieren“), eine Körperarbeit nach Fritz Smith und Katsugen Endo, bei Haruchi Noguchi in Japan.

Gedankenbilder sind Teil des Body-Mind Centering und werden auf die Muskulatur, den Körperbau, die Atmung, die Verdauung, den Blutkreislauf, das Nerven- und das Hormonsystem angewendet. Ausführlich wird die Entwicklung im Kindesalter berücksichtigt; früh erlernte Bewegungsabläufe wie Kriechen, Krabbeln, Rollen werden zu den Entwicklungsphasen im Tierreich in Beziehung gesetzt. Bonnie Cohen veröffentlichte vor kurzem eine Sammlung von Artikeln, die bereits in der Zeitschrift *Contact Quarterly* abgedruckt wurden (COHEN 1993a).

Übung: Vom Krabbeln zum Stehen

Krabbeln Sie auf allen Vieren auf dem Boden, wie ein Kind, das einen Tiger im Dschungel spielt. Von Zeit zu Zeit rollt sich der Tiger verspielt zur Seite und auf den Rücken oder dreht sich einmal um sich selbst. Als nächstes krabbelt der Tiger rückwärts, so als wolle er vor einer Gefahr zurückweichen; dabei stößt er seine kräftigen Hinterbeine zurück und bewegt sich anschließend noch schneller vorwärts.

Krabbeln Sie immer schneller und schneller, und gelangen Sie schließlich so harmonisch wie möglich zu einem aufrechten Gang. Beim Weitergehen stellen Sie sich vor, Sie würden noch immer krabbeln. (Es ist äußerst wichtig, es sich nur vorzustellen und nicht zu tun.) Beobachten Sie, wie diese Übung Ihre Haltung beeinflußt. Fangen Sie nun an zu rennen, und stellen Sie sich dabei vor, Sie seien ein Tiger, der durchs Gras springt – mit einer beweglichen Wirbelsäule und auf weichen Pfoten.

Alle oben genannten Methoden sind beeindruckend originell und kreativ. Ihnen allen ist – in der einen oder anderen Form – die Verwendung innerer Bilder gemeinsam, die als Auslöser für eine Veränderung dienen. Im folgenden Kapitel wollen wir untersuchen, wie verschiedene Haltungsmodelle zu einer dynamischen Ausrichtung, wie wir sie verstehen, beitragen.

Kapitel 2

Haltungsmodelle und dynamische Haltung

In diesem Kapitel geht es nicht darum, eine begrenzte Definition von Haltung und Ausrichtung zu entwickeln, sondern unser Gespür für eine gute Haltung zu erweitern und Möglichkeiten aufzuzeigen, wie wir eine bessere Ausrichtung erreichen. Es gibt viele verschiedene Arten, wie wir unseren Körper ausrichten können, und jede dieser Arten verhilft uns zu neuen Einsichten, so als würden wir durch verschiedenfarbige Brillengläser schauen. Einen Moment lang nehmen wir unseren Körper wie eine Ansammlung von Würfeln wahr, im nächsten Augenblick als hängendes Mobile.

Eine dynamische Ausrichtung ist weder statisch noch abgeschlossen; Sie arbeiten ja nicht auf den Tag hin, an dem Ihre Ausrichtung endlich perfekt sein wird. Auch wenn Ihre Ausrichtung schon gut ist, kann sie immer noch verbessert werden. Sie steuern unablässig auf eine tiefere Ebene der Körpererfahrung, eine genauere Justierung, eine neue Wahrnehmung zu.

Was unsere Körperhaltung verrät

Unsere Körperhaltung enthüllt unser genetisches und soziales Erbe sowie die Gesamtheit unserer seelischen und körperlichen Gewohnheiten. Es gibt so viele verschiedene Arten der Körperhaltung, wie es Menschen gibt. Ihre Haltung verändert sich laufend und unbemerkt und spiegelt dabei gleichzeitig Ihre innere Verfassung. Würden Sie jeden Morgen von sich jeweils eine Ganzkörperaufnahme von vorn und von der Seite machen und sich später darauf betrachten, würde Ihnen auffallen, daß sich Ihre Haltung ständig ändert. Ihre Tageshaltung hängt unter anderem davon ab, womit Sie sich im bisherigen Tagesverlauf beschäftigt haben, wie Ihre seelische Verfassung und Ihr Muskeltonus waren, als Sie zu Bett gingen, in welcher Position Sie geschlafen haben und wie sich Ihr Körperbild verändert hat. Auf einem Bild, das abends von Ihnen aufgenommen würde, sähen Sie wahrscheinlich etwas kleiner aus; Ihr Körper hätte sich entsprechend verändert, je nachdem, wie Sie sich tagsüber bewegt und womit Sie sich beschäftigt haben.

Eine gute Tänzerin kann solche täglichen Veränderungen in ihrer Haltung erkennen und sie ihrer Körperausrichtung, sei es in Bewegung oder im Ruhezustand, unterordnen. Larry Rhodes, der während meiner Studienzeit Fachbereichsleiter an der *New York University* war, sagte einmal: „Ehe man morgens mit dem Tanzen beginnt, sollte man zu erfühlen versuchen, welche

Feineinstellungen vorgenommen werden müssen, damit der Körper optimal funktionieren kann."

Unser Körper ist täglich neuen Veränderungen unterworfen, so daß sich unsere Haltungsgewohnheiten mit der Zeit immer deutlicher zeigen. Viele Menschen „schrumpfen" mit den Jahren, was zum Teil daran liegt, daß der Körper mit dem Älterwerden immer weniger Wasser enthält. Auch muß der Körper ständig der Schwerkraft widerstehen, die in Richtung Erdmittelpunkt zieht. Todds Begriff des *Haltungsmusters* wurde durch die Annahme geprägt, daß unsere äußerlich sichtbare Körperform das Ergebnis eines innerlich wirksamen Kräftenetzes ist. Wir kontrollieren unsere Haltung mit Hilfe des Nervensystems, unserer Sehkraft, des vestibulären Systems sowie verschiedener Rezeptoren der Skelettmuskulatur. Todd definiert Haltungsmuster folgendermaßen:

„*Unter Haltungsmuster versteht man, daß viele kleine Körperteile festgelegte Entfernungen im Raum zurücklegen, und zwar nach einem zeitlich genau vorgegebenen Schema und mit genau der Anstrengung, die erforderlich ist, um die jeweiligen Gewichte zu stützen und die Bewegung in Zeit und Raum durchzuführen.*" (TODD 1972, S. 22)

Sweigard definiert die aufrechte Haltung hinsichtlich physikalischer Parameter:

„[*Aufrechte Haltung ist*] *die im Einklang mit den Teilen der Skelettstruktur stehende nachhaltige Ausrichtung des Körpers entsprechend der Schwerkraft, wenn die betreffende Person bequem steht, sich ihr Körpergewicht – nach ihrer eigenen Einschätzung – gleichmäßig auf beide Füße verteilt, die Knöchel sich in der Sagittalebene der Oberschenkelknochen befinden und die Arme zu beiden Körperseiten frei herunterhängen.*" (SWEIGARD 1978, S. 173)

Jeder Mensch nimmt eine bestimmte aufrechte Haltung ein, die ihm erlaubt, seinen Körper bestmöglich zu nutzen. Beim Tanzen wird die Haltung von ästhetischen Aspekten beeinflußt, die zuweilen dem Nutzen entgegenstehen.

Haltungsgewohnheiten

Unsere Bewegungsgewohnheiten, die sich zum Teil im Mutterleib entwickelten, spiegeln sich darin, wie wir jede einzelne unserer Alltagsaufgaben ausführen. Nach der Geburt durchlaufen wir vielschichtige Entwicklungsstufen, mit einer Geschwindigkeit, die von genetischen, sozialen und anderen, kulturell bedingten, Faktoren abhängig ist (PIAGET 1993). Hat ein Baby sitzen gelernt, bewundern wir seine Fähigkeit, den Kopf genau über dem Körper zu balancieren. Obwohl der Kopf bei einem Baby im Vergleich zu seinem übrigen Körper viel größer ist als bei einem Erwachsenen, hat es entsprechend der Regeln der Bewegungslehre eine gute Körperausrichtung, auch wenn seine Eltern und andere Familienangehörige mit krummem Rücken am Tisch sitzen. Geben die Eltern jedoch fortwährend ein schlechtes

Beispiel, übernimmt das Kind höchstwahrscheinlich dieses Verhalten und verliert seine effiziente Körperhaltung.

Natürlich beeinflussen unzählige weitere Faktoren die Entwicklung unserer Bewegungsgewohnheiten – die Spiele, die wir spielen, die unmittelbare Umgebung, in der wir aufwachsen, das Klima, unsere angeborenen Interessen und Talente, die Art, in der wir unsere Umgebung erforschen und in der wir unsere Spielkameraden nachahmen. Ich erinnere mich daran, wie ich mit dem Vater eines jungen Turners, den ich 1989 in Zürich trainierte, verabredet war und ihn sofort erkannte, als er die Turnhalle betrat, und zwar an der Haltung seiner Schulterblätter – dieses Haltungsmuster war mir von seinem Sohn vertraut.

In Kulturen, in denen eine gute Ausrichtung zum Lebensstil gehört, wird der Bewegungsapparat auf vielerlei Weise trainiert: Die Menschen in diesen Kulturen sitzen auf dem Boden, tragen Körbe auf dem Kopf und rennen – auch die Erwachsenen – Besuchern von weitem entgegen. Solche Kulturen kennen keine bequemen Möbel, die eine schlaffe Haltung begünstigen. Die Frauen des Xhosa-Stammes, der in der Transkei im Osten Südafrikas beheimatet ist, laufen im Tanzschritt von ihrer Arbeit auf den Feldern nach Hause. Ich habe noch nicht viele Leute vom Büro tanzend nach Hause eilen sehen, obwohl sie Bewegung gewiß nötiger hätten als die Xhosa.

Es ist schwer, in krummer Haltung etwas auf dem Kopf zu tragen, und die tiefen Becken- und Beinmuskeln bleiben kräftig und die Hüftgelenke beweglich, wenn man in die Hocke geht. Dies ist die Arbeitshaltung in vielen östlichen Ländern und scheint auch eine übliche Haltung in der Kindheit zu sein; sie läßt sich bei kleinen Kindern aller Kulturen beobachten (Abbildung 2.1). Andererseits gewöhnt man sich schnell daran, auf einer

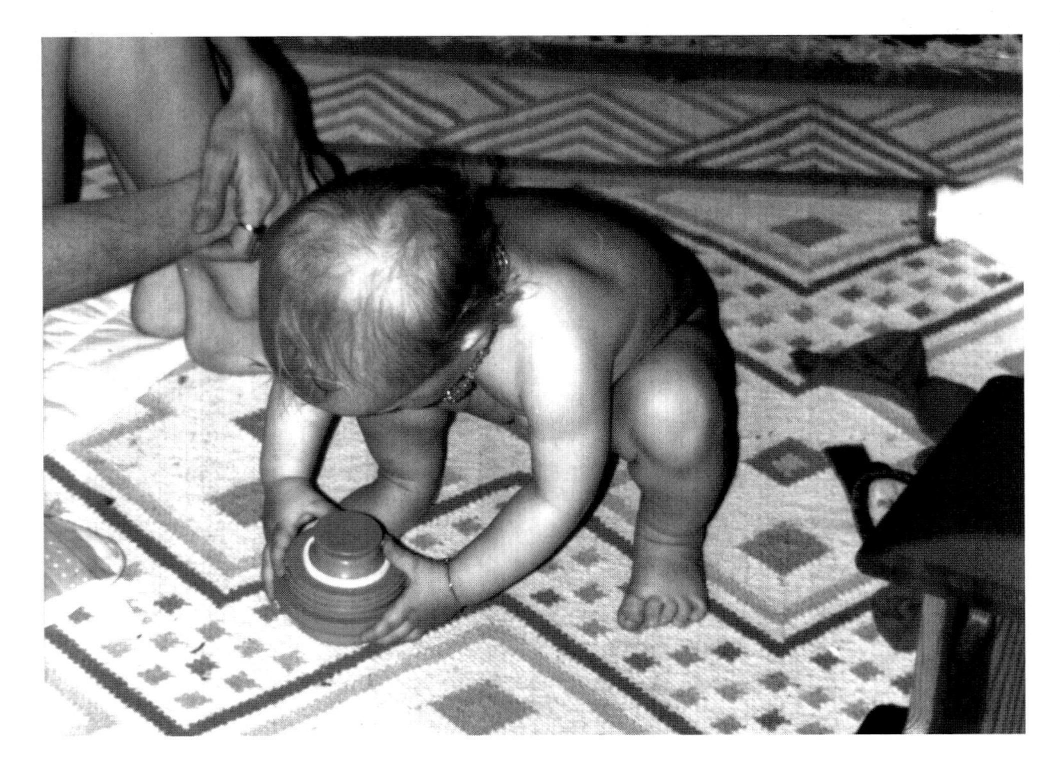

Abbildung 2.1: Ein Kind geht beim Spielen tief in die Hocke.

weichen Wohnzimmercouch zu liegen (sitzen kann man das wohl kaum nennen). Eine solche Haltung verringert den Muskeltonus, der für eine gute Haltung erforderlich ist. Die Hüftgelenke verlieren ihre Flexibilität, weil sie nicht ausreichend bewegt werden, was wiederum zu einer stärkeren Belastung anderer Körperstrukturen führt, die den Mangel an Flexibilität ausgleichen müssen.

Auf der Suche nach der idealen Haltung

Der folgende Abschnitt untersucht eine Reihe unterschiedlicher Ansätze zur Verbesserung der Körperhaltung und definiert, was unter einer idealen Ausrichtung zu verstehen ist. Es geht nicht darum, die einzig richtige Methode zur Erreichung der idealen Körperhaltung zu finden, sondern zu entdecken, wie eine Vielzahl von gedanklichen Vorstellungen in uns einen Sinn für eine gute Ausrichtung entstehen lassen. Je reicher die Quellen, aus denen wir schöpfen, desto dynamischer die daraus resultierende Körperausrichtung.

Der körperorientierte Ansatz

Wir können viel über die ideale Haltung erfahren, wenn wir uns ansehen, wie die folgenden Vertreter der Körperarbeit Vorstellungsbilder einsetzen:

1. Moshe Feldenkrais, Begründer der Feldenkrais-Körperarbeit:
„... ein gerade gewachsener Baum neigt sein Haupt in die Richtung, aus der der Wind weht. Ebenso verstehen wir unter einer guten aufrechten Haltung diejenige, die nur eine minimale Muskelanstrengung erfordert, um den Körper mit ebensolcher Leichtigkeit in die gewünschte Richtung zu bewegen. Dies bedeutet, daß in der aufrechten Position keine eigene Muskelanstrengung erforderlich ist, und zwar unabhängig davon, ob diese Anstrengung aus Gewohnheit bewußt oder unbewußt geschieht.“ (Feldenkrais 1972, S. 76)

2. Joan Skinner, Begründerin der Releasing-Methode:
„Wenn wir uns in diesem Unterricht mit der Körperausrichtung beschäftigen, so bedeutet das, daß es uns um ein vielschichtiges Ausbalancieren des Körpers geht und nicht nur darum, in irgendeinem Teil unseres Körpers das Gleichgewicht zu halten. Ausrichtung bezieht sich auf verschiedene Gravitationsfelder. Harmoniert die Ausrichtung mit den großen Energiesystemen, fühlt sich der Mensch frei. Bei einer schlechten Ausrichtung fühlt sich der Mensch eingeengt, weil es zu Verzerrungen der Energiemuster kommt, die durch uns hindurch, um uns herum, aus uns hinaus und in uns hinein fließen. Die Körperausrichtung nach der Releasing-Methode wird nicht ein für allemal festgelegt, sie ist immer im Fluß begriffen. Alles ist untereinander verbunden, und ich nehme es als harmonisch oder als nicht harmonisch wahr. Entsteht ein harmonischer Eindruck, sind Kraft und Energie freigesetzt und daraus entsteht dann befreites Tanzen.“ (Skinner 1990, S. 13)

3. Dr. Ida Rolf, Begründerin der Rolfing-Körperarbeit:
„Die beste Lösung für den menschlichen Körper besteht in der Symmetrie entlang der drei zentralen Achsen und nicht nur in der bloßen Ausrichtung in der Vertikalen.

Um diese dreidimensionale Symmetrie zu erreichen, müssen wir uns aller Faktoren, die unseren Körper ausmachen, bewußt werden. Außerdem müssen wir die Wirkungsweise der einzelnen dahinterstehenden Einheiten erkennen. Jedes kleinste Segment wird von eigenen Faktoren bestimmt, die für die Gesamtstruktur von größter Bedeutung sind." (ROLF 1989, S. 34)

4. Charlotte Selver und Charles Brooks, Vertreter des *Sensory Awareness* (Sinnliches Wahrnehmen):

„*Stehen wir locker und befinden uns im Gleichgewicht, setzen wir genau die Energiemenge ein, die erforderlich ist, um der Erdanziehung entgegenzuwirken und die uns erlaubt, unseren Gesamtorganismus voll wahrzunehmen. Mit dem Ausbalancieren wird erst begonnen, nachdem ein hohes Maß an innerer ‚Bewußtheit' erreicht worden ist. Wir müssen lernen, auf unsere Augen zu verzichten, wenn wir uns orientieren wollen, und uns allein auf das Fühlen verlassen. Wir stellen allmählich fest, daß die geringsten Veränderungen in der Verteilung des Körpergewichts völlig unterschiedliche Empfindungen der Anstrengung oder Erleichterung im Muskelgewebe und beim Atmen hervorrufen. Nähern wir uns dem Gleichgewichtszustand, entsteht ein Gefühl der Leichtigkeit, Freiheit und des Friedens, das mit keiner anderen Erfahrung zu vergleichen ist. Wir entdecken, daß wir ständig im Fluß sind; nichts ist statisch.*" (SELVER/BROOKS 1981, S. 121f.)

5. Lulu Sweigard:

„*In einer – unerreichbaren – ‚perfekten Haltung' wäre das Knochengerüst perfekt ausgerichtet, das heißt in völliger Übereinstimmung mit allen Regeln der mechanischen Gleichgewichtslehre. Um uns diesem Ideal zu nähern, müssen wir die folgenden, für Tänzer so wichtigen Charakteristika fördern: (1) eine schlanke Figur, (2) größtmögliche Beweglichkeit aller Gelenke und (3) geringst möglicher Energieverbrauch, sowohl beim aufrechten Stehen als auch beim Ausführen einer Bewegung.*" (SWEIGARD 1961, S. 1)

Metaphern für den Körper und seine Leistungsfähigkeit

Es gibt viele Theorien darüber, wie die Leistungsfähigkeit des Körpers erhöht werden kann, um ihn gesund zu erhalten und vor Verletzungen zu bewahren. Ein theoretischer Ansatz geht vom Körper als einer Maschine aus, die durch Verbesserung ihrer Mechanik perfektioniert werden kann. Bei dieser Vorstellung haben wir es mit einem komplizierten Zusammenwirken von Pumpen, Röhren, Rollen, Hebeln und Kraftwerken zu tun, die von einem großen Computer gesteuert werden. Wenn wir die Maschine ölen, putzen und so einstellen, daß alles an der richtigen Stelle ist, wird die mechanische Kraft wirksam im gesamten System übertragen.

Ein etwas anderer Ansatz kommt aus Fernost: Der Körper wird als zusammengeschaltetes Energiefeld verstanden. Der Energiefluß entlang festgelegter Bahnen bestimmt den Gesundheitszustand des Körpers. Werden diese Bahnen befreit und/oder balanciert, wie es zum Beispiel in der chinesischen Akupunktur und Akupressur geschieht, funktioniert der Körper wieder einwandfrei.

Schon seit alters her wird das seelische Gleichgewicht über alle Kulturen hinweg als Grundlage für das gute Funktionieren des Körpers angesehen. Bereits bei den alten Römern hieß es: „Mens sana in corpore sano“ („In einem gesunden Körper wohnt ein gesunder Geist“). Viele traditionelle und auch einige moderne Heilmethoden versuchen, so auf den inneren Zustand einzuwirken, daß das optimale Funktionieren unseres Körpers ermöglicht wird. Der französische Psychotherapeut Émile Coué (1857–1926) trug wesentlich dazu bei, daß in unserer westlichen Welt die Vorstellung wieder stärker beachtet wurde, daß unsere Gedanken Einfluß auf den Körper nehmen. Bekannt ist sein Grundgedanke: „Jeden Tag und in jeder Hinsicht fühle ich mich besser und besser“; seine Methode gründet sich auf die Kraft der Vorstellung.

Metaphern sind zeitgebunden

Einen Gegenstand in der äußeren Welt können wir uns nur vorstellen, wenn er bereits auf irgendeine Weise in uns vorhanden ist. Architektonische Meisterleistungen, Brückenbögen, Kathedralen, Wände, Kanäle, chemische Fabriken und Computer – all das können wir in uns finden. Selbst wenn eine völlig neue Entdeckung gemacht wird, findet die Wissenschaft früher oder später etwas Vergleichbares im menschlichen Körper. Schon Plato schrieb in *Phaidon*, daß alles, was wir uns vorstellen können, bereits als sogenannte Form oder Idee existiert. Wir gehen noch einen Schritt weiter und sagen, daß alles, was wir uns vorstellen können, bereits in unserem menschlichen Körper vorhanden ist.

In jeder Gesellschaft werden die Metaphern für das Funktionieren des Körpers von den in dieser Gesellschaft wichtigsten Maschinen abgeleitet. Im alten Rom war beispielsweise das Herz ein Ofen, da ein Ofen einer der gebräuchlichsten Haushaltsgegenstände war. Das Herz als Pumpe – diese Metapher tauchte erst auf, als Pumpen mit dem Industriezeitalter allgemein üblich waren (Miller 1982). Mit zunehmendem Wissen über die Chemie des menschlichen Körpers stellte sich heraus, daß das Herz eine Drüse ist. Als die Zelle als grundlegender Baustein des Gewebes entdeckt wurde, begann die Wissenschaft damit, den Körper in immer kleinere Einheiten zu unterteilen.

Haltungsmodelle

Ein Modell ist ein Bild, das versucht, vorherrschende strukturelle und funktionelle Aspekte zu erläutern. Eng an die Wissenschaft angelehnt oder scheinbar weit von ihr entfernt, kann ein Modell eine erste neue Einsicht vermitteln und den Blick für Dinge freimachen. Ein solcher Einblick sollte nicht sofort abgelehnt werden, wenn er vom ausgetretenen Pfad der Wissenschaft abweicht. In der Geschichte der Wissenschaft wimmelt es von zutreffenden Vorstellungen, die alle anfangs abgelehnt wurden. Watsons und Cricks Modell der DNA-Struktur, die Doppelhelix, war zum Beispiel keine genaue Darstellung des Sachverhalts, bot jedoch einen ersten Einblick in eine Struktur, die sich der Mensch anhand dieses Modells gut vorstellen konnte. Einige Modelle sind sich ähnlich, andere wiederum scheinen sich zu widersprechen. Manchmal können Teile des einen Modells in ein anderes übernommen werden, so daß eine Mischung aus beiden entsteht.

Gibt es ein umfassendes metaphorisches Modell, das die gesamte Struktur und Funktionsweise der aufrechten Körperhaltung des Menschen darstellt? Wenn ja, kann es uns zu unserer „Idealausrichtung“ verhelfen? Die folgende Übung beschreibt drei mögliche Modelle, mit denen wir uns auf einzelne Aspekte der Körperhaltung konzentrieren können. Mit dieser Übung können wir eine Grundlage schaffen, um zu einem tieferen Verständnis unserer Körperhaltung zu gelangen. Ich habe die Erfahrung gemacht, daß durch spontanes Wechseln der Modellvorstellungen mehr Dynamik in meine Haltung und Bewegung kommt.

Übung: Abwechselnde Anwendung von Denkmodellen

Wir wollen nun üben, zwischen einzelnen Denkmodellen hin und her zu wechseln, zu „switchen“. Dadurch haben wir die Möglichkeit, dieselben Aspekte aus verschiedenen Blickwinkeln zu betrachten. Zum Schluß werden wir die Denkmodelle „mischen“. Die folgenden Modelle konzentrieren sich auf die Beziehung zwischen dem Kopf und dem übrigen Körper:

Ihr Kopf schwebt aufwärts, und Ihr Körper baumelt locker an ihm (Abbildung 2.2a). Möchten Sie statt eines Bildes lieber eine Metapher verwenden, können Sie sich Ihren Kopf als Luftballon vorstellen, an dem Ihr Körper herunterhängt (siehe auch Kapitel 15, Abbildung 15.3). Üben Sie mit diesem Denkmodell im Stehen, Gehen, Sitzen und beim Aufstehen.

Oder: Stellen Sie sich Ihren Körper als Stütze für Ihren Kopf vor. Der Kopf balanciert mühelos auf der Wirbelsäule (Abbildung 2.2b). Metaphorisch ausgedrückt, könnten Sie sich Ihren Körper als einen nach oben strebenden Energiestrom vorstellen, der am oberen Ende der Wirbelsäule seinen Höhepunkt erreicht. Der Kopf wird von dieser Energie getragen. Eine andere

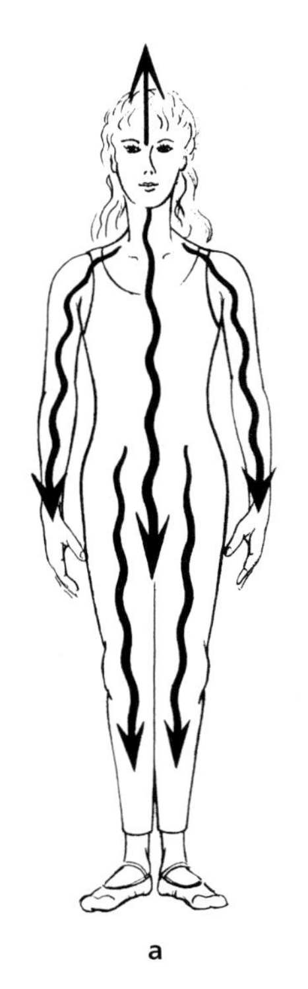

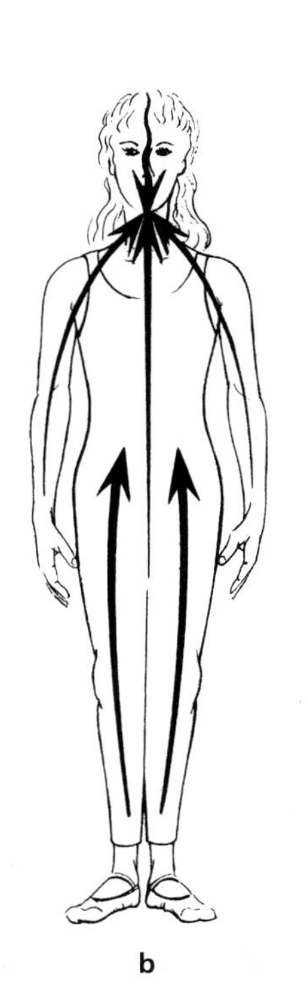

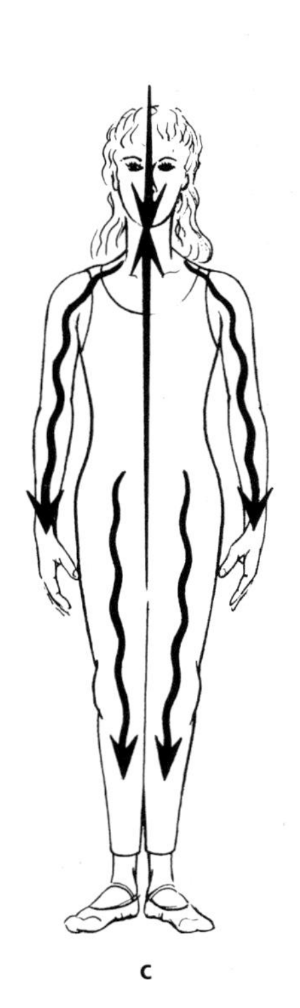

Abbildung 2.2:
(a) Ihr Kopf schwebt aufwärts, und Ihr Körper baumelt locker daran.
(b) Stellen Sie sich Ihren Körper als Stütze für Ihren Kopf vor.
(c) „Vermischtes“ Haltungsmodell.

Metapher zu diesem Denkmodell wäre ein Wasserstrahl (der Körper), der den Kopf als Boje über Wasser hält. Üben Sie mit diesem Bild im Stehen, Gehen, Sitzen und beim Aufstehen (siehe auch Kapitel 18, Abbildung 18.5).

Nachdem Sie sich mit diesen beiden Modelle vertraut gemacht haben, versuchen Sie vor Ihrem inneren Auge von einem Bild zum anderen überzugehen. Welches Denkmodell spricht Sie am meisten an? Ist das jeweilige Gefühl beim Üben mit den beiden Modellen dasselbe oder unterschiedlich?

Wir wollen nun ein „vermischtes" Modell schaffen (Abbildung 2.2c). Hierzu übertragen wir den Aspekt des Hängens aus Modell a nur auf die Arme und Beine. Aus Modell b übernehmen wir die aufwärts strebende Energie, beschränken sie jedoch auf die Körpermitte und die Wirbelsäule. Auch die Vorstellung, wie der Kopf auf der Wirbelsäule sitzt, übernehmen wir aus Modell b. Üben Sie diese vermischte Vorstellung im Stehen, Gehen, Sitzen und beim Aufstehen. Erfinden Sie noch andere „Mischungen".

Die folgenden Abschnitte beschreiben einige grundlegende Haltungsmodelle, die uns helfen, eine dynamische Körperausrichtung zu erlangen.

Das atomische oder planetarische Haltungsmodell

Das Wort *átomos* wurde von dem griechischen Philosophen Demokrit geprägt und bedeutet „unteilbar". Seiner Theorie zufolge sind die einzigen Dinge, die existieren, die Atome und der leere Raum. Alles, was wir kennen, besteht aus verschiedenen Anordnungen dieser Atome. Zwischen den Atomen ist Leere. Nach dem Tod zerfallen wir in diese kleinsten, unteilbaren Teilchen; dies war für die alten Griechen beruhigend, zumal für sie das Leben nach dem Tod nicht unbedingt eine verlockende Vorstellung war.

Im atomischen oder planetarischen Haltungsmodell wird der menschliche Körper als ein Sonnensystem in Miniatur gesehen, in dem alle Teile auf

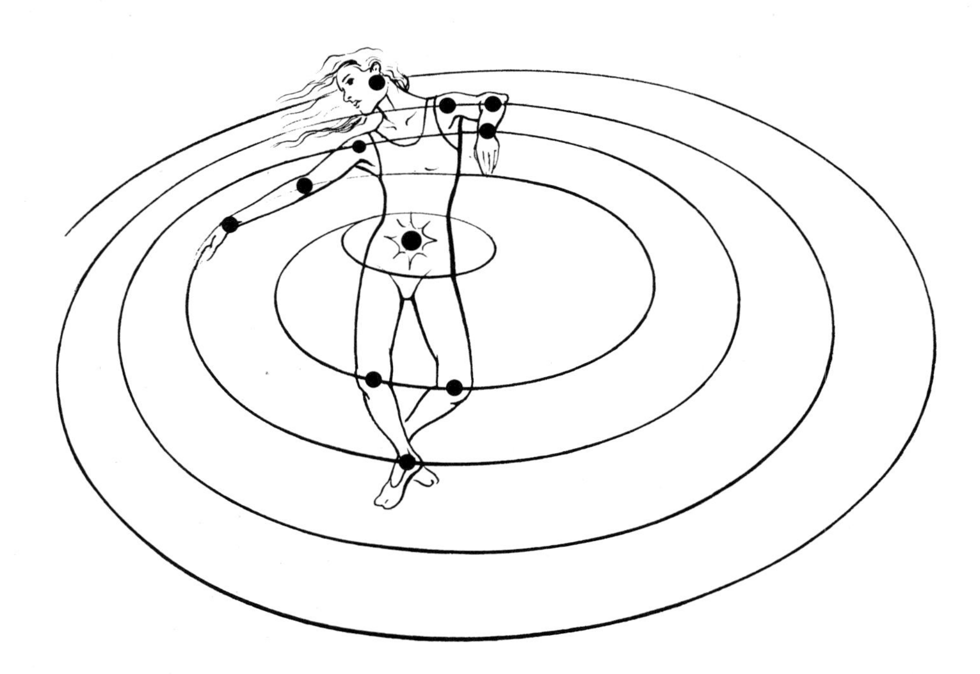

Abbildung 2.3: Der menschliche Körper als Miniatur-Sonnensystem.

einen gemeinsamen Mittelpunkt hin ausgerichtet und um ihn herum angeordnet sind; sie stehen in bestimmten Beziehungen zueinander (Abbildung 2.3). Die Vorstellung, sich auf einen gemeinsamen Mittelpunkt hin zu orientieren, ist natürlich beim Tanzen sehr wichtig. Die einzelnen Teile können um den Mittelpunkt herum kreisen, sich in Schleifen bewegen, eine Ellipse zeichnen oder sich in Spiralen drehen. Im Idealfall ermöglicht die Beziehung, die zwischen den Einzelteilen und dem Mittelpunkt besteht, eine effiziente Haltung sowie perfekte Bewegungen. Die Funktionsfähigkeit ist eingeschränkt, wenn die einzelnen Teile zu eng beieinander oder zu weit auseinander liegen. Je nachdem, was gegeben ist, müssen die einzelnen Teile niedriger, höher, näher oder aber weiter weg vom Mittelpunkt bewegt werden. Als Mittelpunkt kann übrigens ein Punkt im Raum, eine Linie oder auch eine Fläche dienen.

Aufgrund Leonardo da Vincis berühmter Zeichnung (ein Mann in einem Kreis) kann angenommen werden, daß seiner Meinung nach der Nabel der Mittelpunkt des Menschen ist. Zu dieser Vorstellung gelangte er höchstwahrscheinlich durch die Lektüre von *De architectura* des römischen Städtebauers Vitruv (33–14 v.Chr.). In dieser Schrift heißt es:

„Der natürliche Mittelpunkt des menschlichen Körpers ist der Nabel. Wenn ein Mensch seine Hände und Füße ausstreckt und man einen Kompaß auf den Nabel als Mittelpunkt legt, berühren Finger- und Fußspitzen den daraus entstehenden Kreis. Und nicht nur der Kreis, sondern auch das Quadrat steht in Beziehung zur Form des menschlichen Körpers. Mißt man von den Fußsohlen bis zum Kopf und vergleicht das Ergebnis mit der Entfernung zwischen einem waagrecht ausgestreckten Arm zum anderen, ergeben sich dieselben Maße in der Breite wie in der Höhe." (Zitiert nach Tages Anzeiger Magazin 1993, S. 39)

Bausteine – Zentren der Schwerkraft

In diesem Denkmodell, das unter anderem von Mabel Todd und Ida Rolf eingesetzt wird, werden die wichtigsten Körperteile – Kopf, Rumpf und Becken – als Bausteine visualisiert. Todd schreibt:

„Wenn die Mittellinie des Gefüges direkt durch den Gewichtsmittelpunkt jedes Bausteins verläuft, wirkt die Erdanziehungskraft gleichmäßig auf alle Teile ein, und das Gefüge ist stabil." (Todd 1972, S. 59)

Weitere Bildeinheiten können hinzugefügt werden, um zwischen Kopf, Nacken, Schultern, Bauch, Becken, Schenkel, Knie und Füße zu differenzieren. Die jeweiligen Körperteile können als Quadersteine, Zylinderrollen oder Kugeln gedacht werden. Sie können sich aus Holz, Steinen oder Heuballen zusammensetzen, innen hohl oder massiv sein. Bei einer korrekten Körperausrichtung verläuft die Linie, die die Gewichtsmittelpunkte miteinander verbindet, im rechten Winkel zum Boden (Abbildung 2.4a). Sind die Mittelpunkte nicht richtig aufeinander ausgerichtet, kommt es zu einem Ungleichgewicht in der Muskulatur, zu übermäßiger Belastung und allgemeiner Ineffizienz (Abbildung 2.4b). Wie bereits weiter oben erläutert, müssen die drei Achsen (die vertikale, sagittale und transversale), die durch jeden Baustein verlaufen, zueinander ausgerichtet werden. Susanne Klein-Vogelbach (1990), eine deutsche Bewegungstherapeutin, vergleicht die sich in Bewegung befindlichen Körpersysteme mit einer Kette, ersetzt aber die statische Analyse durch das Bild einer festen Pyramide oder eines Konus. Ist der untere Baustein größer, als der direkt auf ihm liegende, wird das Gesamtgefüge am wenigsten belastet, wie am Beispiel der Wirbelsäule deutlich wird.

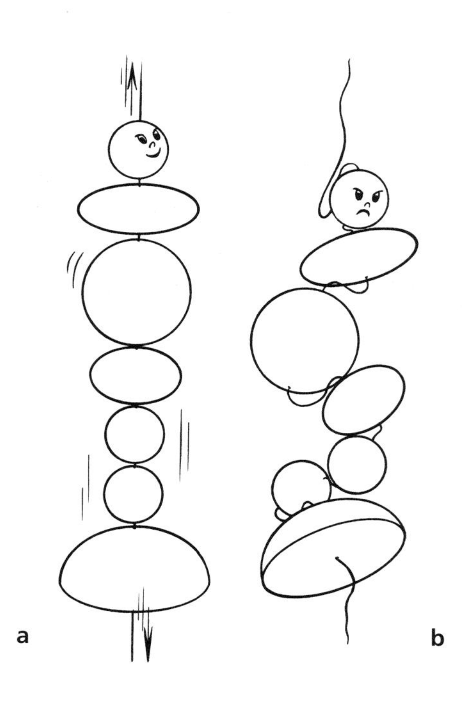

Abbildung 2.4:
(a) Bei einer richtigen Ausrichtung verläuft die Linie, die die Gewichtsmittelpunkte miteinander verbindet, im rechten Winkel zum Boden. (b) Sind die Mittelpunkte nicht richtig aufeinander ausgerichtet, kommt es zu einem Ungleichgewicht in der Muskulatur, übermäßiger Belastung und allgemeiner Ineffizienz.

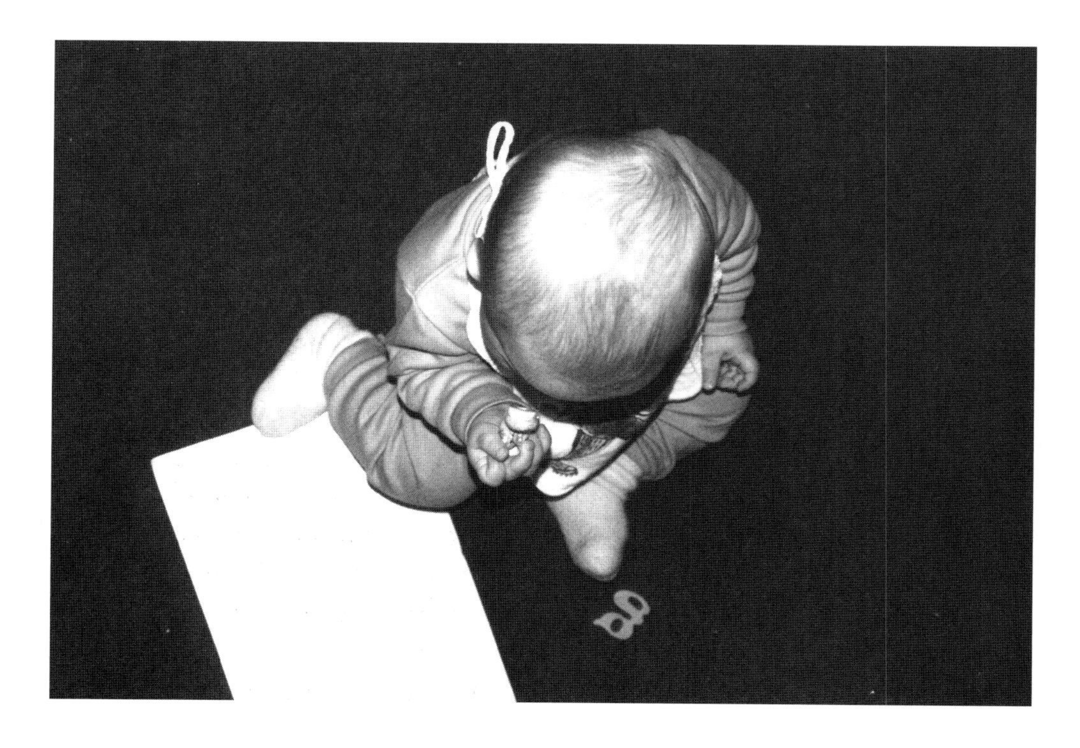

Abbildung 2.5:
Blick von oben auf ein sitzendes, zwölf Monate altes Kind.

Schaut man von oben auf ein zwölf Monate altes Kind herab, das auf dem Boden spielt, erkennt man ganz deutlich die Ausrichtung der „Hauptbausteine“: der Kopf und das Becken befinden sich in einer Linie (siehe oben Abbildung 2.5). Ein Kind, das mit Bausteinen spielt, wendet diese Regeln intuitiv an, manchmal mit erstaunlicher Geschicklichkeit. Wenn meine dreijährige Tochter und ich Bausteine zu hohen Türmen aufeinanderlegen, schafft sie es gelegentlich, noch ein Bauklötzchen ganz oben auf den Turm zu legen, ohne das instabil wirkende Gebilde zu zerstören. Auf diese Erfahrungen gelungener Balanceakte in der Kindheit kann man als Erwachsener zurückgreifen, um ein feines Gespür für die eigene Körperausrichtung zu entwickeln.

Übung: Vorstellungsbilder zu den Bausteinen

Konzentrieren Sie sich auf Ihre Wirbelsäule, und stellen Sie sich vor, sie bestünde aus Holzbausteinen, die nicht ganz genau aufeinandergelegt wurden. Gestatten Sie einer magischen Kraft (oder magischen Fingern), diese Bausteine genau übereinander auszurichten. Lassen Sie die Kraft in Ihrer Vorstellung von beiden Seiten wirken (Abbildung 2.6).

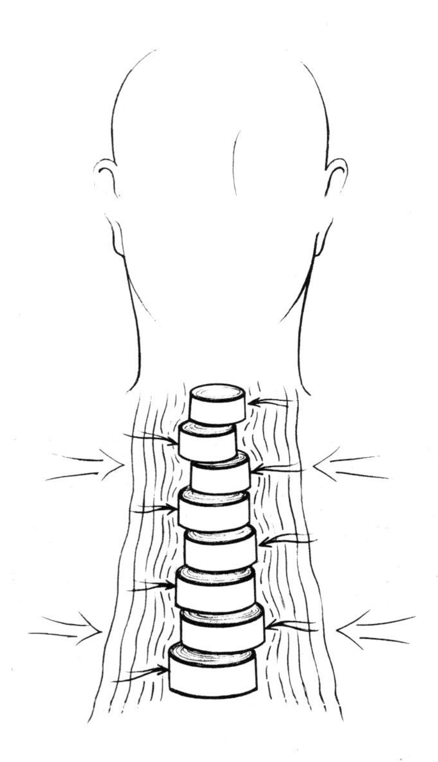

Abbildung 2.6: Eine magische Kraft richtet die Wirbelsäule aus.

Das Dehnungsdruck-Modell

Ein verfeinertes Bausteinmodell, das Dehnungsdruck-Modell, zeigt, wie die Wirbelsäule aufrecht gehalten wird, indem ein Gleichgewicht hergestellt wird zwischen Elementen, die sich nicht zusammendrücken lassen, und solchen, die sich nicht dehnen lassen. Folgende Abbildung (Abbildung 2.7) zeigt einen Kletterbaum auf einem Schweizer Spielplatz. Dieses Spielgerät erinnert in seiner Form entfernt an den menschlichen Körper und weist alle Elemente eines Dehnungsdruck-Modells auf. Der im

Zentrum befindliche Holzpfosten ist mit der Wirbelsäule vergleichbar. Rund um diese Achse angeordnet finden sich die Dehnungsteile, die Hängeseile und die Stützbalken. Der obere Reifen entspricht dabei dem Schultergürtel, der an der oberen Wirbelsäule befestigt ist, der mittlere Reifen dem Brustkorb, der an der Brustwirbelsäule hängt, und der untere kleine Reifen dem Becken. Die Stabilität dieses Gebildes hängt stark vom Mittelpunkt ab – ganz anders als im Tensegritätsmodell, das weiter unten beschrieben wird. (Um den Kletterbaum in ein Tensegritätsmodell zu verwandeln, könnte man die Seile oben und unten festziehen und straff spannen, so daß die Form bestehen bliebe, selbst wenn das Klettergerüst umfallen würde.)

Abbildung 2.7: Ein Kletterbaum in der Schweiz als Beispiel für ein Dehnungsdruck-Modell.

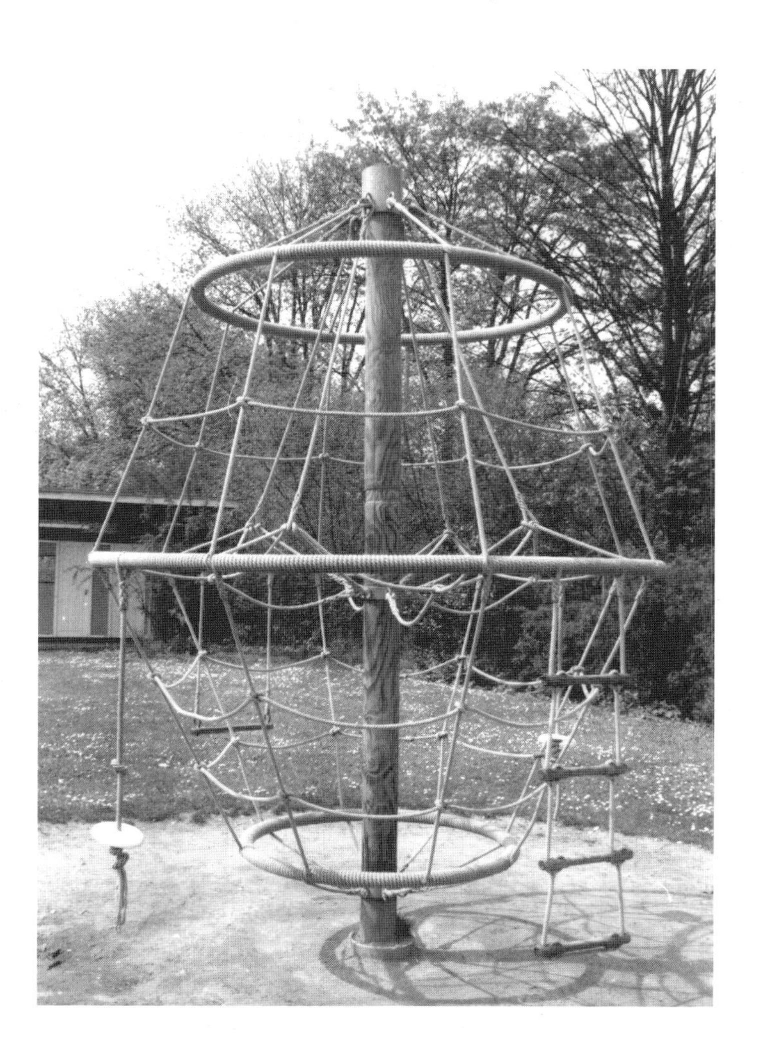

Übung: Ein Baum sein

Stellen Sie sich vor, Sie wären ein Baum. Ihre Arme sind die Äste und Ihr Oberkörper und die Beine der Stamm. Werden Sie sich der aufwärts wirkenden Kraft des Stammes und der nach unten hängenden Äste bewußt. Stellen Sie sich nun vor, wie Schnee auf ihm läge. Beobachten Sie, wie der Schnee von den Ästen hinunterrutscht.

Der Kreis

Mabel Todd wandelte das Dehnungsdruck-Modell ab. Sie ging von drei Hauptebenen im Körper aus, die für eine ausgeglichene Ausrichtung verantwortlich sind. Eine Dehnungsebene, die Ebene durch beide Beinachsen, verläuft aufwärts durch die Oberschenkelgelenke. Eine von der Achse der Wirbelsäule bestimmte Druckebene erstreckt sich seitwärts und abwärts durch das Kreuzbein-Darmbeingelenk. Die dritte Ebene wird durch die seitliche Verlängerungslinie des Schwerelots gebildet. Mabel Todd stellte fest, daß die am besten ausbalancierte aufrechte Haltung die ist, in der diese drei Ebenen parallel zueinander verlaufen und sich gegenseitig ausgleichen.

„Die zur Balance notwendige Kraft zwischen den nach unten drückenden Teilen der Rückseite und den aufsteigenden Teilen auf der Vorderseite des Körpers ähnelt dem Prinzip einer Fahrradkette. Wird ein Glied der Kette mehr als andere angespannt oder gedehnt, kann sich die Kette nicht richtig über das kleine Zahnrad vor, zurück oder im Kreis herum drehen. (...) Kraft in Form von Druck wirkt vom Rücken abwärts und durch das Becken wieder nach oben, um dann als Dehnungskraft wieder vom Becken aus über das Brustbein, das Zungenbein, den Unterkiefer nach oben zur Schädelbasis – zum Anfang der Wirkungskette – zu gelangen.“ (Todd 1972, S. 215)

Übung: Die Kraftkette

Gehen Sie spazieren. Stellen Sie sich dabei vor, daß durch Ihre Gehbewegungen eine Fahrradkette angetrieben wird, die – wie oben beschrieben – auf der Vorderseite des Körpers nach oben und über den Rücken wieder nach unten verläuft. Sie können auch das Bild eines Energieflusses oder eines Fließbandes verwenden. Stellen Sie sich nun vor, wie Sie rennen, um die Fahrradkette in Schwung zu bringen. Die Kette soll gleichmäßig vorn hoch und hinten wieder hinunter verlaufen.

Ein mit Wasser gefüllter Luftballon oder eine Zelle

Nicht allein Knochen und Muskeln sind für unsere Haltung verantwortlich, sondern ebenso das Bindegewebe und die einzelnen Organe. Die Organe sind nicht nur passive Gewichte, die von Knochengerüst und Muskeln getragen werden müssen; sie können sich zusammenziehen und sich sogar etwas bewegen. Die Muskeln hängen von den Organen ab, die ihnen „Kraftstoff“ liefern. Der menschliche Körper besteht hauptsächlich aus Wasser, das in den einzelnen Zellen, den Zellzwischenräumen und im Bindegewebe vorhanden ist. Die Zellen ähneln mit Wasser gefüllten Luftballons, die übereinander liegen und mit Gummibändern (dem Bindegewebe) zusammengehalten werden, um einen Luftballonturm zu bilden. Deane Juhan, Kursleiter am *Trager Institute* und Autor, beschreibt in einem Modell den menschlichen Körper als einen mit Wasser gefüllten Luftballon, der mittels Schnüren in die Form eines Zylinders gebracht wird. Er schreibt:

„Unser zylindrischer Körper bräuchte nicht einmal ein Skelett, um aufrecht zu stehen; im Innern des Zylinders könnte man sogar ein Skelett herabhängen lassen, ohne daß die Zehen den Boden berührten, und es würde einzig und allein durch die Spannung der unter Druck stehenden Wände des Gebildes gestützt werden.“ (Juhan 1987, S. 81)

Diese Sichtweise ähnelt den Noguchi-Übungen, die Shizuto Masunaga in seinem Buch (Masunaga 1991) beschreibt. Hier wird der Körper als Gesamtheit von Organen und Knochen gesehen, die im Wasser in einer großen Tasche aus Haut schweben. Wenn Sie ein Baby auf dem Arm halten, fühlt es sich wie ein kleiner Luftballon an, der mit warmem Wasser gefüllt ist, und nicht wie ein Körper, der hauptsächlich von dem Knochengerüst zusammengehalten wird.

Sie können dieses Bild selbstverständlich bis ins Unendliche erweitern: Wenn die Organe selbständige, mit Wasser gefüllte Luftballons sind, dann enthält der „Haupt"-Luftballon weitere kleinere, voneinander unabhängige Ballons, die ihrerseits noch kleinere enthalten, nämlich die Zellen. In Wirklichkeit sind die Zellen aber nicht undurchlässig wie Luftballons, sondern lassen durch Osmose Flüssigkeiten ihre Membrane passieren, wodurch zwei benachbarte Zellen ihre Mineralstoffkonzentration im Gleichgewicht halten können.

Ob nun zusammengebunden oder ineinandergesteckt, der Luftballon kann jedenfalls ein bestimmtes Gewicht aushalten und ist dennoch flexibel und elastisch genug, um sich unterschiedlichen Situationen anzupassen. Für dieses Modell gelten dieselben Ausrichtungsregeln wie für das Denkmodell mit den Bausteinen, und seine Bedeutung liegt darin, die Stützfunktion der einzelnen Zellen, des Bindegewebes, der Flüssigkeiten und Organe des Körpers zu verdeutlichen. Anhand dieses Modells können wir das Fließende im Innern unseres Körpers spüren und gleichzeitig eine fest abgegrenzte Struktur nach außen bewahren. Die Knochen können als Distanzstücke angesehen werden, die zur Aufrechterhaltung der Gesamtform dienen. Das ideale Luftballon-Modell kann Gewicht aushalten und bewegen, ohne dabei an Elastizität zu verlieren. Der Druck des Gewichts hilft sogar, die Nährstoffe innerhalb des Ballons zu verteilen. Abbildung 2.8a zeigt ein Luftballon-Modell mit Distanzstücken, Abbildung 2.8b ein Druck-Modell.

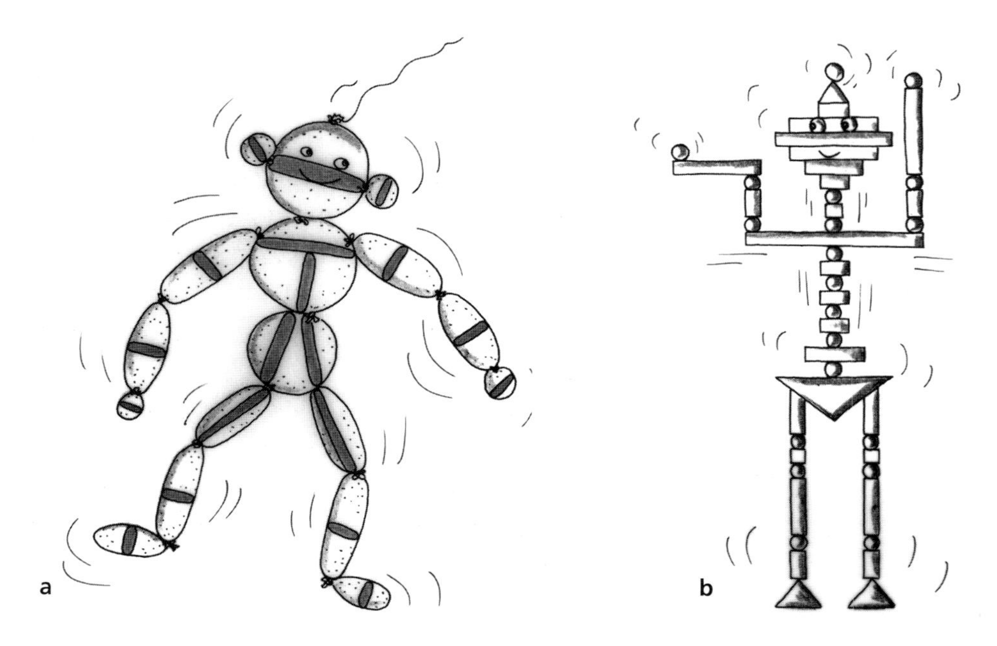

Abbildung 2.8:
(a) Die Knochen werden als Distanzstücke angesehen, die der Aufrechterhaltung der Gesamtform des Luftballons dienen. (b) Im Druck-Modell hängen die Gewichte wie Bausteine aneinander.

Das Tensegritätsmodell

Das von Buckminster Fuller entwickelte Tensegritätsmodell besteht aus Balken und Drähten (Abbildung 2.9b). Die Balken stellen die Knochen dar, die Drähte die Muskeln und das Bindegewebe mit Sehnen, Bändern und Faszien. Die große Dehnbarkeit der Drähte fängt die Gewichtskraft ab und verhindert dadurch, daß die Balken zusammengedrückt werden. Das weiter oben dargestellte Bausteinmodell erfordert schwereres Material, da die Kompressionselemente das gesamte Gewicht auf sich nehmen. Das Tensegritätsmodell hält größere Lasten aus als ein gleich schweres Bausteinmodell und bleibt elastisch. Drückt man ein Tensegritätsmodell kurz zusammen, springt es anschließend sofort wieder in seine Ausgangsposition zurück (Abbildungen 2.9a und b). Alexandra und Roger Pierce vertreten die Meinung, daß der Körper eher einem Spannungsmast ähnelt als einer runden Kugel:

„Ein Tensegritätsmast ist ein vertikales Geflecht einzelner Tensegritätszellen. Die Wirbelsäule, deren einzelne Wirbel von weichem Gewebe umgeben sind, hat eine auffallende Ähnlichkeit mit einem Tensegritätsmast.“ (PIERCE/PIERCE 1989, S. 39)

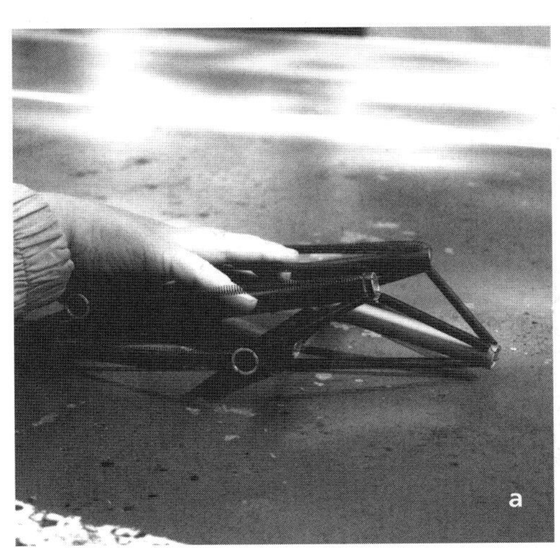

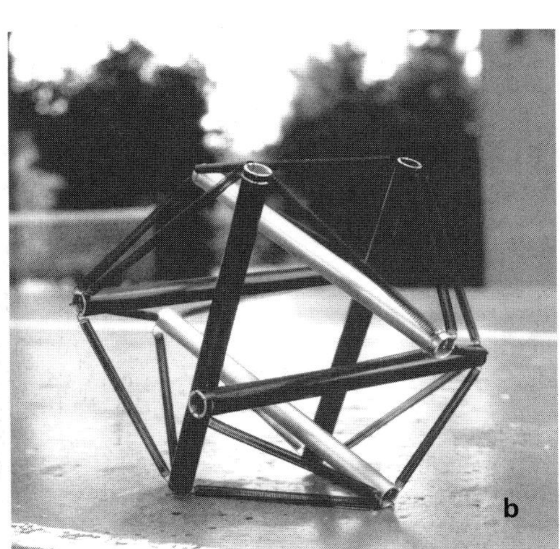

Abbildung 2.9:
(a) Wenn Sie ein Tensegritätsmodell zusammendrücken, (b) springt es gleich wieder auseinander, sobald Sie den Druck aufheben.

Übung: Vorstellungsbilder zur Tensegrität eines Gummibands

Setzen Sie sich aufrecht auf einen Stuhl, ohne sich anzulehnen. Sehen Sie Ihre Wirbelsäule als Tensegritätsmast. Stellen Sie sich die Verbindungsstücke zwischen den einzelnen Wirbeln (Distanzstücke) als viele kleine Gummibänder vor. Diese Gummibänder sorgen für die aufrechte Spannung der Wirbelsäule, indem sie die Wirbel korrekt übereinander ausrichten. Ihre Wirbelsäule kann sich in jede mögliche Richtung beugen, so daß jeweils einige Gummibänder gedehnt werden. Ziehen sie sich wieder zusammen, gelangt die Wirbelsäule wieder in ihre Ausgangsposition. Die Wirbelsäule ist nicht starr, sondern sie bewegt sich eine Weile vor und zurück, bevor sie ihre aufrechte Ruheposition wiedererlangt. Wiederholen Sie die Übung in eine andere Richtung; werden Sie sich auf dem Weg in die Ausgangsposition jedesmal der federnden Bewegung bewußt.

Röhren

Stanley Keleman, Körpertherapeut und Autor, spricht vom Körper als einem Gebilde aus Röhren und Beuteln:

„Eine aufrechte Haltung ist die Fähigkeit, verschiedene Schichten von Röhren und Beuteln gegen die Schwerkraft zu strukturieren und zu koordinieren." (Keleman 1985, S. 18)

Keleman geht dabei von drei grundlegenden Körperschichten aus. Die Verdauung und die Atmung sind der innersten Schicht zugeordnet; die Mittelschicht übernimmt die Stütz- und Bewegungsfunktion; die äußerste Schicht, die Haut, grenzt uns gegenüber der Außenwelt ab. Die Vorstellung verschiedener Schichten ist beim Röhrenmodell sehr hilfreich, um ein dreidimensionales Gefühl für Bewegung und Ausrichtung zu schaffen. Wenn Sie nur mit Ebenen und Achsen arbeiten, um Ihren Sinn für die eigene Ausrichtung zu schulen, könnte Ihre Perspektive zweidimensional bleiben. Durch die Imagination von Röhren stellt sich ein zusätzlicher Tiefenaspekt ein.

Übungen: Schichten imaginieren

1. **Drei separate Schichten:** Visualisieren Sie die drei Hauptschichten des Körpers. Die innerste Schicht ist die der Organe (bei Gliedmaßen das Knochenmark), die Mittelschicht die der Muskeln und die äußerste Schicht die Haut. Stellen Sie sich vor, wie von den drei Schichten jeweils Bewegung ausgeht. Wie fühlt sich die Bewegung an, die von der innersten Schicht ausgeht? Von der Mittelschicht? Von der äußersten Schicht? Haben Sie ein Gefühl für die verschiedenen Schichten bekommen, versuchen Sie sich in einem schnellen Wechsel auf die einzelnen Schichten zu konzentrieren. Beobachten Sie, wie sich Ihre Bewegungen dabei verändern.
2. **Der Verlauf einzelner Schichten:** Bisher haben Sie sich auf drei *separate* Schichten konzentriert, und zwar von innen nach außen und von außen nach innen. Richten Sie Ihre Konzentration nun auf eine einzelne zusammenhängende Schicht, die den ganzen Körper durchzieht. Beginnen Sie mit der Haut. Werden Sie sich bewußt, wie sie den ganzen Körper bedeckt. Spüren Sie, wie dehnbar und widerstandsfähig sie ist. Achten Sie auf den Kontakt mit der Umgebung. Haben Sie ein Gefühl für Ihre Haut bekommen, gehen Sie zur Muskelschicht über und erspüren sie im ganzen Körper. Achten Sie dabei auf die Größe der Muskeln, ihre Bewegungsmöglichkeiten, ihre Dehnungsfähigkeit und ihre Kraft. Nehmen Sie sich nun die darunterliegende Schicht vor, die der Organe und Knochen. Konzentrieren Sie sich auf diese Schicht in Ihrem ganzen Körper. Achten Sie dabei auf die Stabilität der Knochen und auf die Schwere und Elastizität der Organe. Richten Sie Ihre Aufmerksamkeit zum Schluß auf eine noch tiefer gelegene Schicht: Konzentrieren Sie sich auf das Knochenmark und das Organinnere. Kehren Sie dann zur Körperoberfläche zurück. Gehen Sie in Ihrer Vorstellung nochmals die übereinanderliegenden Schichten durch, wie ein Unterseeboot, das aus der Tiefe des Meeres auf- und abtaucht.

Jedes in diesem Kapitel erläuterte Denkmodell bringt uns der Vorstellung einer dynamischen Körperausrichtung näher – die klaren Formen des Bausteinmodells, die schwebenden Luftballons, das die Dimension der Tiefe einbeziehende Röhrenmodell, die selbständige Elastizität des Tensegritätsmodells, die Schleifen und Kreise des mit den kleinsten Teilchen arbeitenden Atommodells. Form und Bewegung bedingen sich gegenseitig; Bewegung schafft Form, und die Form enthält die Bewegung, die diese Form entstehen läßt.

Kapitel 3

Die Wechselbeziehungen zwischen Körper und Geist

Wir sind umgeben von einer Flut von Informationen, Eindrücken und Ereignissen und müssen ständig entscheiden, ob wir auf diese Umgebung reagieren wollen oder nicht. Desgleichen werden wir in unserem Inneren von Gedanken, Bildern und Gefühlen überschwemmt. Auch sie beeinflussen unsere Handlungen. In diesem Kapitel betrachten wir einige Theorien darüber, wie sich Vorstellungsbilder auf den Körper auswirken. Ehe wir uns mit diesen befassen, wollen wir jedoch versuchen, die Wechselwirkungen von Körper und Geist zu verstehen, indem wir den Körper mit einem Schiff auf hoher See vergleichen (Abbildung 3.1).

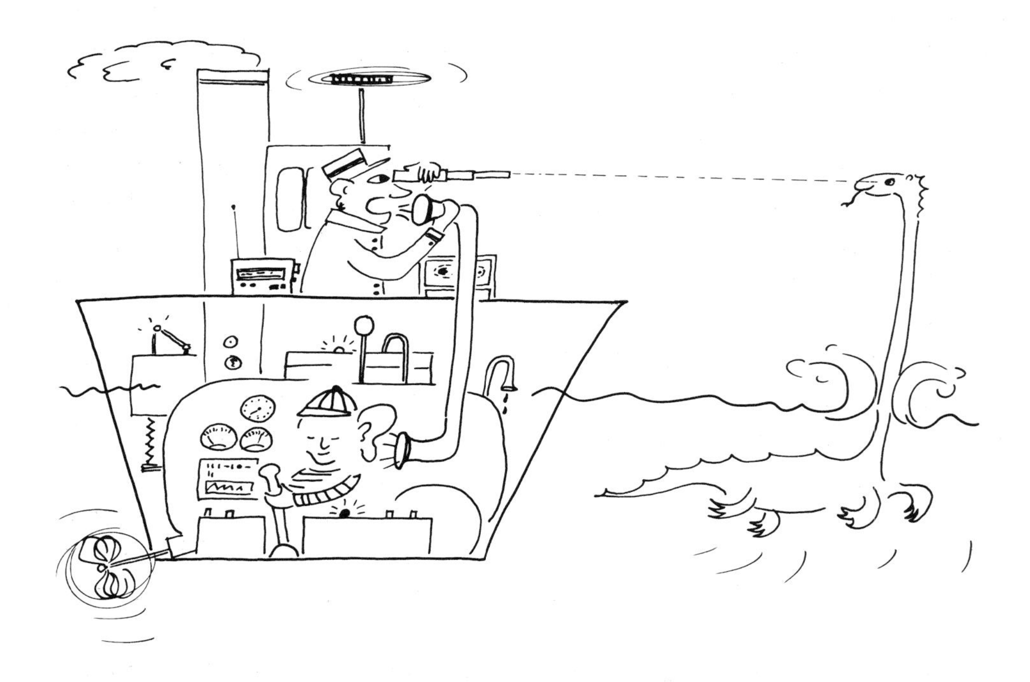

Abbildung 3.1: Das Schiff auf hoher See als Metapher für die Wechselwirkungen zwischen Körper und Geist.

Der Kapitän (das Gehirn) hält nach Gefahren Ausschau und sorgt dafür, daß das Schiff seinen Kurs beibehält. Taucht eine Gefahr auf, muß der Kapitän die Lage einschätzen und entscheiden, was zu tun ist. Glücklicherweise arbeiten die Warnsysteme des Schiffes unabhängig von der bewußten

Aufmerksamkeit des Kapitäns, sonst könnte er nicht in Ruhe das Schiff steuern. Der Kapitän wird unterstützt von Radargehilfen, Spähern (Augen, Ohren, Nase) und Navigationskarten (Gedächtnis). Das Schiff ist mit einem Gyroskop (vestibuläres System, Reflexe) ausgerüstet, das es automatisch in aufrechter Position hält. Der Kapitän kann auf eine langjährige Erfahrung zurückblicken und hat schon viele schwierige Aufgaben gemeistert (im Gedächtnis gespeicherte Entwicklungsschritte und Sinneseindrücke). Hat er beschlossen, wie er vorgehen will, braucht er nicht selbst nach unten in den Maschinenraum (Muskeln, Organe) zu laufen, um die Geschwindigkeit und die Richtung des Schiffes zu ändern. Er erteilt seine Befehle über eine Sprechanlage (Nervensystem, Hormone), die mit dem Maschinenraum verbunden ist. Haben die Mitarbeiter im Maschinenraum (niedere Gehirnfunktionen) klare Anweisungen erhalten, führen sie die erforderlichen Aufgaben unabhängig vom Kapitän durch. Sie sorgen dafür, daß die Ausrichtung des Steuers und die Umdrehungen der Schiffsschraube (Knochen als Hebel) den Anweisungen des Kapitäns entsprechen. Gelegentlich müssen sie den Kapitän über Schwierigkeiten im Maschinenraum informieren (Unwohlsein, Schmerzen). Der Kapitän steuert dann zu Reparaturzwecken eventuell einen Hafen an (Arzt, Therapeut) oder ignoriert das Problem im Augenblick, weil er eine dringendere Gefahr beheben muß.

Das Schiff kann natürlich nur so gut funktionieren, wie es die Fähigkeiten des Kapitäns zulassen. Um seine Fähigkeiten zu verbessern, kann der Kapitän Fortbildungen besuchen (Körpertherapie, Gedankenbilder). Es heißt, daß ein guter Kapitän sich mit seinem Schiff identifiziert und eins mit ihm wird (Wahrnehmung des eigenen Körpers mit allen Sinnen). Vielleicht findet er eine Methode, um sich das spezielle Verhalten seines Schiffes auf hoher See bewußter zu machen (Körperbewußtsein). Er kann auch die Techniker bitten, ihn über die Probleme mit dem Steuer und dem Motor zu informieren (Sinnesschärfe). Je mehr er über sein Schiff und dessen Verhalten in allen Wetterlagen weiß, desto besser kann er schwierige Situationen meistern.

Offensichtlich müssen wir den Kapitän – unser Gehirn – schulen, um das Schiff – unseren Körper – kompetenter steuern zu können. Weniger offensichtlich, doch ebenso zutreffend, ist der umgekehrte Fall: Unser Körper schult unser Gehirn. Haben wir unser Bewußtsein entsprechend ausgebildet, stellen die in uns angelegten sinnlichen Fähigkeiten eine unermeßlich reiche Informationsquelle dar. Wir müssen uns so weiterbilden, daß wir Informationen, sobald wir sie wahrgenommen haben, auch verarbeiten und auf sie reagieren.

Unsere alltäglichen Denkvorgänge bieten kein ausreichendes Training, um umfassende Veränderungen in der Beziehung zwischen Körper und Geist zu bewirken. Wie unsere Muskeln wird auch unser Gehirn und Nervensystem durch regelmäßiges Üben leistungsfähiger. Üben wir mit Visualisierungstechniken und inneren Bildern, wird unser Gehirn darin immer besser. Wandern dagegen unsere Gedanken einfach so umher, werden sie eben *darin* immer besser. Wollen wir verstehen, wie wir unser Denken am besten trainieren können, müssen wir uns darüber informieren, wie unser Bewußtsein funktioniert.

Gehirn und Bewußtsein

Owen Flanagan formulierte eine grundlegende Frage: „Wie kann ein physischer Eindruck zu einer Erfahrung für unser Bewußtsein werden?" (FLANAGAN 1991) Das läßt sich auch umgekehrt ausdrücken: Wie kann eine rein mentale Erfahrung, ein Gedankenbild, eine Veränderung in der Körpermaterie bewirken? Sweigard, die Mabel Todd (TODD 1972) zitiert, erklärte, daß ein Bild auf das Nervensystems einwirken kann:

„Eine Veränderung ist nur dann möglich, wenn die neuromuskulären Bahnen, die für das allgemeine Gleichgewichts- und Bewegungsmuster zuständig sind, mit großem Aufwand neu geordnet werden. Dies kann nur erreicht werden, wenn die angewendete Methode für den Übenden informativ, anregend und herausfordernd ist. (...) Allein die Vorstellung von Bewegung reicht aus, um die geeignetste Impulsbahn anzuregen. Dieses theoretische Konzept wurde als erstes von Mabel Todd zu einer Unterrichtsmethode ausgearbeitet. Sie ging dabei von der Prämisse aus, daß ‚die Konzentration auf ein Bild, das mit Bewegung zu tun hat, zu Reaktionen in der Neuromuskulatur führt, die notwendig sind, um bestimmte Bewegungen mit der geringsten Anstrengung auszuführen'. Zu dieser Theorie gelangte sie durch zahlreiche Versuche." (SWEIGARD 1978, S. 6)

Die obigen Ausführungen gehen auf die Annahme zurück, daß Denken (Geist) und Gehirn eins seien. Durch einen Gedanken oder ein mentales Bild entsteht eine Nachricht an das Nervensystem, weil Gedanken und Nervensystem miteinander verbunden sind.

Jüngste wissenschaftliche Untersuchungen und Erfolge in der Physik haben zu heftigen Meinungsverschiedenheiten über die Untrennbarkeit von Körper und Geist geführt. Die „Maschinisten" verstehen Bewußtsein als reine Funktion des Gehirns, das für sie ein Supercomputer ist, dessen Funktionsweise sie nicht erklären können. Die „Mystiker", die zugeben, daß es Aspekte des Geistes gibt, die wir nicht verstehen, entgegnen, daß die individuelle Wahrnehmung nicht mit wissenschaftlichen Methoden erfaßt werden kann.

A. Damasio, Neurologe an der Universität von Iowa, sagte in einem Interview mit der *New York Times* am 10. Oktober 1991:

„Wenn ich Sie bitte, sich eine Kunststofftasse vorzustellen, durchsuchen Sie nicht Ihre Ablage im Gehirn nach einem fertigen Bild einer Tasse, sondern stellen ein inneres Bild her, das sich aus den Merkmalen der Tasse zusammensetzt. Die Tasse hat eine konische Form, ist weiß, bruchfest, so und so hoch und kann an einem Henkel gehalten werden."

Kinder können sich keine Vorstellung von etwas machen, wenn sie nicht die verschiedenen Bestandteile wie oben beschrieben aus ihrer praktischen Alltagserfahrung kennen. Die verschiedenen Sinneswahrnehmungen, die wir mit einem Gegenstand gemacht haben, führen dazu, daß wir ihn uns vorstellen können: „Ich fühle mich so schwer wie ein Sack voll Sand." Bei Kindern können Sie diese Vorstellung erst dadurch hervorrufen, daß Sie ihnen einen mit Sand gefüllten Sack vorführen – oder einen Zinnsoldaten, der schwer und aus Metall ist, oder eine Stoffpuppe, die leicht und anschmiegsam ist. Das ist ein fortlaufender Prozeß, der bereits bei Babys einsetzt, wenn sie Gegenstände in den Mund nehmen. Mit dieser Methode der sinnlichen Wahrnehmung lernt das Baby schon bald, zwischen Holz und Stoff zu unterscheiden. Es entwickelt ein Gefühl für die Unterschiede zwischen der Form eines Beißringes und der Form eines Bauklötzchens. Später lernt es vielleicht ein Plätzchen als etwas Rundes und – wenn man hineinbeißt – Weiches kennen. Wenn es etwas älter wird, erkennt ein Kind dann zum Beispiel den Buchstaben O in einem runden Weihnachtskeks. Hierin liegt der Grund, weshalb die Förderung unserer Sinneswahrnehmung für die Arbeit mit Gedankenbildern so wichtig ist.

Übung: Arm beugen

Gedankenbilder beeinflussen den Körper. Die Erfahrung bei der Arbeit mit inneren Bildern zeigt, daß bestimmte Denkweisen wirkungsvoller sind als andere.

Bitten Sie einen Freund, seinen Arm zur Seite auszustrecken, und sagen Sie ihm, daß Sie versuchen werden, seinen Arm zu beugen. Beobachten Sie, wie stark Ihr Freund Ihrer Kraft Widerstand leistet. Als nächstes sagen Sie ihm, er solle sich einen Energiefluß vorstellen, der durch seinen Arm bis in den Raum ausstrahle. Mit diesem Gedankenbild sollte er sich beschäftigen, während Sie nochmals versuchen, seinen Arm zu beugen. Sie werden feststellen, daß der Arm sich jetzt nur schwer beugen läßt, obwohl Ihr Freund nicht plötzlich stärker geworden ist. Bestimmte Denkweisen erhöhen die Kraft unseres Körpers, ohne daß der Körper an sich verändert wird. (Die ursprüngliche Idee zu dieser Übung geht auf Smith zurück; Smith 1984.)

Das Nervensystem

Lassen Sie uns nun die Sprechanlage des Schiffs näher betrachten – sie steht in unserem Bild für das Nervensystem, das Gehirn und Körper miteinander verbindet. Der sensorische Teil dieses Systems erinnert mich an einen großen Marktplatz. Die Nervenzelle (Neuron) ist sozusagen der persönliche Einkäufer des Gehirns; sie gleicht einem Boten, den das Gehirn aussendet, um bestimmte Informationen einzuholen, zum Beispiel über die Position eines Armes. Inmitten der vielen Stimmen, die Orangen, Äpfel, Brokkoli und Rüben anbieten, braucht der Bote vielleicht nur Kopfsalat.

Nervenzellen bestehen aus einem Zellkörper mit einem Kern, aus Dendriten und einem Faserfortsatz (Axon). Wir unterscheiden drei Arten von Nervenzellen: sensorische, motorische und interneuronale. Die interneuronalen Zellen sind unter anderem für die Kommunikation zwischen sensorischen und motorischen Nervenzellen zuständig. Die sensorischen Nervenzellen sammeln Informationen und liefern die Stimuli für Reflexe; außerdem leiten sie die Informationen an die zentrale Verarbeitungseinheit, das Gehirn, weiter. Die motorischen Nervenzellen geben Befehle an die jeweiligen Muskeln weiter. Sind genügend motorische Nervenzellen im Einsatz, zieht sich der Muskel zusammen.

Die Muskelerregung ähnelt dem Entladen einer Pistole. Statt Schießpulver entlädt sich elektrochemische Energie entlang des Axons, dem Verlängerungsarm der Nervenzelle (MILLER 1982). Da die einzelnen Muskelfasern jeweils gleichzeitig viel Energie benötigen, müssen die motorischen Nervenzellen viele Schüsse an viele Fasern abfeuern, um den gesamten Muskel zu aktivieren.

Diese Metapher eignet sich jedoch nicht, um die Aufgaben des Nervensystems zu beschreiben, die nicht mit Aktivierung, sondern mit Hemmung verbunden sind. Kann man einen Schuß abfeuern, der hemmt? Statt einen Vorgang zu aktivieren, schränkt ein hemmendes Signal einen Vorgang ein oder bringt ihn zum Stillstand. Vergleichen Sie dieses gedankliche Konzept damit, wie ein Damm den Wasserlauf eines Flusses reguliert. Die auf den Damm treffende Wassermenge kann nicht reguliert werden, doch kann bestimmt werden, wieviel Wasser zurückgehalten werden soll und wieviel Wasser weiterfließen darf.

Der Damm in unserem Körper besteht aus bestimmten chemischen Substanzen, den Aminosäuren (GOTTLIEB 1988). Die Aminosäuren werden über das Großhirn oder den Kortex aktiviert. Der Kortex übt eine hemmende Wirkung auf das übrige Gehirn aus und stellt sicher, daß der Nachrichtenfluß aus dem Kleinhirn richtig funktioniert. Die Muskeln erhalten unablässig anregende und hemmende Meldungen. Dominieren die anregenden Meldungen, funktioniert der Damm nicht, und die Ufer werden überschwemmt. Das Ergebnis sind Koordinationsverlust und Lähmungserscheinungen. Wie in früherer Zeit beim Nil, kann das ganze Land oder eben alles, was in den Bereich der bewußten Bewegungen fällt, verloren sein. Eine gute Haltung ist – entsprechend der Regulierung des Wasserzuflusses – ein Gleichgewichtszustand, das heißt daß einerseits die Muskeltätigkeit ausreichend stimuliert wird, um den Körper aufrecht zu halten, und sie andererseits ausreichend gehemmt wird, damit die aufrechte Haltung so wenig Anstrengung wie möglich kostet.

Das Nervensystem wird unterteilt in das zentrale Nervensystem und das periphere Nervensystem. Das zentrale Nervensystem umfaßt Gehirn und Rückenmark. Das Rückenmark ist für den Informationsaustausch mit dem Gehirn zuständig und befindet sich innerhalb der Wirbelsäule und der Dura mater, der harten Rückenmarkhaut. Das periphere Nervensystem umfaßt das somatische und das autonome Nervensystem. Das somatische Nervensystem erhält den Kontakt zur Außenwelt aufrecht und sendet Impulse an die willkürliche Muskulatur, die für die Grob- und Feinmotorik zuständig ist. Das autonome Nervensystem steuert die Tätigkeit der inneren Organe, die meist unbewußt abläuft, doch mit etwas Übung auch in begrenztem Maße über das Bewußtsein gesteuert werden kann.

Das Gehirn

Das menschliche Gehirn besteht aus ungefähr 100 Milliarden Nervenzellen, was in etwa der Anzahl der Sterne in der Milchstraße entspricht (siehe FLANAGAN 1991). Das Zerebrum (Gehirn) wird in Lappen unterteilt, deren Bezeichnung sich jeweils auf die über ihnen liegenden Schädelknochen beziehen. Die vorderen Lappen steuern unsere Bewegungen und unsere Sprache; die Seitenlappen empfangen und verarbeiten Sinnesdaten; die Schläfenlappen hören und interpretieren Musik und Sprache; die Hinterhauptlappen sind auf das Sehen spezialisiert.

Das Cerebellum (Kleinhirn) befindet sich unterhalb des Zerebrums und ist für antrainierte Bewegungen zuständig. Es merkt sich zum Beispiel die Koordination von Tanzschritten, die wir gelernt haben, und speichert sie im Gehirn, um sie bei Bedarf wieder abzurufen. Als ich beispielsweise an der *New York University* studierte, baten meine Kommilitonen und ich Larry Rhodes, uns Mehrfachpirouetten zu zeigen. Obwohl er selbst schon lange keine Pirouetten mehr geübt hatte, verblüffte er uns mit (so schien es uns) astronomisch perfekten sechs- und siebenfachen Drehungen. Er erklärte uns, daß, wenn einmal ein exaktes Gefühl für eine Bewegung aufgebaut ist, dieses Gefühl nur wieder ins Gedächtnis gerufen werden muß, damit der Körper dann (mit Hilfe des Kleinhirns) automatisch komplexe Bewegungsabläufe reproduziert.

Des weiteren umfaßt das Gehirn: das Corpus amygdaloideum (Mandelkern), das für die Entstehung von Emotionen aufgrund von Wahrnehmungen und Gedanken zuständig ist; den Hippokampus, der das Langzeitgedächtnis für Fakten und Ereignisse aufbaut; den Thalamus, der Sinnesinformationen an den Kortex weitergibt; und den Hirnstamm, der die automatisch ablaufenden Körperfunktionen, wie zum Beispiel die Atmung, steuert. Die Großhirnrinde, die nur wenige Millimeter dick ist, bedeckt die vier Hirnlappen, die zusammen die linke und die rechte Gehirnhälfte bilden.

Die linke und die rechte Gehirnhälfte

Die linke Gehirnhälfte wird üblicherweise als die logische, rationale, intellektuelle und schlußfolgernde Hälfte beschrieben, wohingegen die rechte Gehirnhälfte für alles Metaphorische, Intuitive, die Phantasie Betreffende und Zeitlose steht. Neuesten Untersuchungen zufolge hat sich eine solche eindeutige Aufteilung der Gehirnfunktionen als nicht ganz korrekt erwiesen. Bei einigen Menschen scheint der sprachliche Bereich sowohl in der linken als auch der rechten Gehirnhälfte verankert zu sein. Muster für sprachliche Fähigkeiten sind, so hat sich herausgestellt, so einzigartig wie Fingerabdrücke. Es gilt als gesichert, daß die Kenntnis von Wörtern und Vorstellungen über verschiedene Teile des gesamten Gehirns verteilt ist. Ein weiterer Gehirnabschnitt, die Konvergenzzone, fügt als Vermittlerstelle die einzelnen Kenntnisse zusammen.

Neue Erkenntnisse über die Funktionsweise der beiden Gehirnhälften konnten durch Menschen gewonnen werden, bei denen die Gehirnfunktionen teilweise zerstört worden sind. Zum Beispiel konnten ungewöhnliche Verhaltensweisen bei solchen Personen beobachtet werden, bei denen der Abschnitt der rechten Gehirnhälfte zerstört wurde, der für die Verarbeitung sensorischer Signale verantwortlich ist. Bei diesen Personen waren Lähmungserscheinungen auf der linken Körperseite zu beobachten. Ein medizinischer Artikel in der *New York Times* vom 6. Dezember 1994 berichtete:

„Wenn solche Personen gefragt werden, ob sie ihre Schuhe binden oder mit ihrem linken Arm winken können, antworten sie: ‚Selbstverständlich kann ich das.' Bitten Sie sie, es vorzuführen, erhalten Sie die Antwort: ‚Natürlich, ich zeige es Ihnen gern.' Schaffen sie es dann nicht, und werden gefragt, warum nicht, antworten sie: ‚Lassen Sie mir etwas Zeit; ich kann es.' Gelegentlich führen sie an, sie hätten jetzt keine Lust dazu und würden es später machen."

Nach Achterberg steuert die linke Gehirnhälfte die Handlungen, die wir ausführen wollen: Denken wir „Streck das linke Bein aus", gehorcht unser Körper entsprechend einem vorhandenen neuromuskulären Koordinationsmuster. In ihrem Buch heißt es:

„Das Vorstellungsvermögen der rechten Gehirnhälfte kann ebenfalls diese Steuerung übernehmen, indem es Gedankenbilder zu den jeweiligen Muskeln sendet; ein Beispiel ist das Bild einer Hand, die sich wie eine Blume öffnet." (Achterberg 1985, S. 124)

Ernest Rossi behauptet, daß die rechte Gehirnhälfte die wichtigste Rolle bei der Entstehung der „rohen" Bilder spielt, die Bilder jedoch in einem zweiten Durchlauf von der linken Gehirnhälfte weiterverarbeitet werden können. Dies läßt sich an den Augenbewegungen von Testpersonen erkennen, bei denen bildhaftes und räumliches Denken untersucht wird (Rossi 1986, S. 32).

Jacobson konnte beweisen, daß das intensive Vorstellen einer bestimmten Bewegung die Nervenzellen aktiviert, die die an dieser Bewegung beteiligten Muskeln steuern. In Übereinstimmung mit diesen Ergebnissen erläuterte Sweigard (Sweigard 1978), daß regelmäßiges Üben bestimmter Gedankenbilder die Haltung insgesamt verändert. Die Fähigkeit, durch Visualisieren Veränderungen im Körper herbeizuführen, scheint geradezu natürlich zu sein. Achterberg hebt hervor,

„daß die weitläufige Verteilung von Gehirnabschnitten, die für die Vorstellungskraft, insbesondere visualisierte Gedankenbilder, zuständig sind, darauf hinweist, wie wichtig das Vorstellungsvermögen für das Überleben des Menschen ist. (...) [Und es scheint, daß] Körper und Geist als Einheit reagieren. Jeder Gedanke, jede Gefühlsregung führt zu einer bio- und elektrochemischen Aktivität; und jede Zelle ist von dieser Aktivität betroffen." (Achterberg 1985, S. 126–127)

Die Verbindung von Körper und Geist

Larry Dossey, Internist und früherer Personalrat am städtischen Krankenhaus in Dallas, stellt fest:

„Der Geist kann bis auf die Ebene der Körperzellen einwirken und ‚geistlose' Vorgänge im menschlichen Körper verändern. Die Beziehung zwischen Körper und Geist gehört nicht mehr in den Bereich von Volksweisheit oder Aberglauben, sondern ist eine Tatsache, die durch sorgfältige wissenschaftliche Untersuchungen nachgewiesen werden konnte." (Dossey 1985, S. 24)

Rossi (Rossi 1986) geht davon aus, daß das limbische System und der Hypothalamus vorrangig als Kandidaten für die Rolle in Frage kommen, die Beziehung zwischen Körper und Geist herzustellen. Der Hypothalamus ist hauptsächlich für die Steuerung der grundlegenden Körpersysteme verantwortlich, wie zum Beispiel Hunger, Durst, Körpertemperatur, Herzschlagfrequenz und Blutdruck. Die *New York Times* vom 31. August 1993 berichtet über jüngste wissenschaftliche Untersuchungen:

„Das Gehirn nutzt praktisch identische Bahnen für das Sehen und das Vorstellen von Gegenständen – nur benutzt es diese Bahnen entgegengesetzt. Das Sehen geht so vor sich, daß ein Reiz von der Außenwelt über die Netzhaut des Auges zum primären optischen Kortex und dann zu höheren Verarbeitungszentren gelangt, bis ein Gegenstand oder Ereignis erkannt ist. Bei mentalen Vorstellungen entsteht der Reiz in einem höheren Verarbeitungszentrum und wird nach unten an den primären optischen Kortex, der ihn erkennt, weitergeleitet."

Geist versus Körper

Obgleich wir wissen, daß es Nervenbahnen vom Denkinhalt zum Körper und vom Körper zum Denkinhalt gibt, bleiben Fragen offen. Wie kam das Geistige in den Körper? Ist der Körper das einzige Auslaßventil für die Aktivitäten des Geistes? Wenn wir diese Fragen so angehen, backen wir dann Brot ohne Teig? Hierüber gibt es unterschiedliche Ansichten.

Die einen sind davon überzeugt, daß bestimmte Teile des Geistes uns immer unverständlich bleiben werden und sich der Materie entziehen. Die Physiker Bohr, Heisenberg und Margenau stimmen darin überein, daß „das Bewußtsein nicht vollständig von den Naturwissenschaften, wie wir sie verstehen, erklärt werden kann" (Dossey 1985, S. 163). Versuche in der Quantenphysik zeigen, daß Ereignisse sich schneller wechselseitig beeinflussen, als ein Reiz zwischen ihnen übermittelt werden kann (Chiao u.a. 1993). Vielleicht werden Vorstellungen nicht ausschließlich über Nervenbahnen übertragen. „In der Quantenmechanik hat tatsächlich das Irrationale Eingang gefunden: Wechselwirkungen zwischen Nichtmaterie und Materie sind alltäglich", schreibt Dossey (Dossey 1985, S. 163). Die Beweise häufen sich, daß unser Denken von außerhalb des Körpers beeinflußt wird. Teilt man eine Würmerkolonie mit identischem genetischem Material in zwei Gruppen und überläßt sie verschiedenen Experimentatoren, passiert folgendes: Wird den Experimentatoren gesagt, die Würmer seien besonders intelligent, schneiden sie im Versuch besser ab als die andere Gruppe, deren

„Trainer" die Information erhalten, ihre Gruppe sei besonders „dumm". Da ein Wurm nicht mit lieblichen Worten oder Liebkosungen zu bestimmten Leistungen überredet werden kann, beeinflußt möglicherweise die innere Haltung der Trainer die Lernfähigkeit der Würmer. Bedeutet das nun, daß der Geist auch außerhalb des Gehirns etwas bewirkt? Thomas Nagel, Professor für Philosophie an der *Rutgers University*, gibt folgende Erklärung:

„Stellen Sie sich vor, Sie träfen ein sich dahinschlängelndes, kriechendes Lebewesen. Sie nehmen es und legen es eine Zeitlang in eine Schachtel. Wenn Sie die Schachtel wieder aufmachen, fliegt ein Schmetterling heraus und Sie sagen: ‚Meine Güte, das muß diese kriechende Raupe gewesen sein.' Nichts anderes konnte in die Schachtel gelangen, es muß sich um dasselbe Lebewesen handeln; aber Sie können sich nicht vorstellen, was da passiert ist. So ist es auch mit unserem Bewußtsein – es ist ein Schmetterling, der wie durch Zauberhand in unserem Gehirn entsteht." (Nagel in: GELMAN U.A. 1992, S. 46)

Haben unsere Gedanken direkt Einfluß auf Menschen und auf Dinge? Könnte es sein, daß die Gedanken eines Lehrers sich direkt auf seine Schüler auswirken, und zwar nicht nur durch Sprache oder Berührung? Ich habe Tanzlehrer kennengelernt, die die Einstellung zu haben schienen: „Nur wenige Menschen sind für das Tanzen geschaffen, und die meisten der hier Anwesenden bestimmt nicht." Beobachtet man Schüler und Schülerinnen in einer solchen Klasse, bemerkt man Spannung, Verdrossenheit, mangelndes Selbstvertrauen und Versagen. Ich bin sicher, daß wir alle schon einmal erfahren durften, wie gut es tut, ermuntert und gelobt zu werden. Es scheint wie folgt zu sein: Je tiefer eine Vorstellung im Gedächtnis des Lehrers verankert ist, desto besser entspricht der Schüler oder die Schülerin diesem Bild und desto wahrscheinlicher ist es, daß er oder sie sich dieser Vorstellung entsprechend verhält. Manchmal zeigen Schüler eine bessere Leistung, wenn ein bestimmter Lehrer oder eine bestimmte Lehrerin anwesend ist. Vielleicht ist die schülerische Leistung ein Spiegelbild für die Einstellung des Lehrers gegenüber diesem Schüler. Möglicherweise fühlt sich der Schüler dann selbstsicherer oder möchte einfach von sich aus mehr leisten. Mabel Todd schreibt:

„Beim Üben unter Anleitung stellen wir uns wahrscheinlich vor, daß wir uns bewegen oder die Muskeltätigkeit steuern. Und tatsächlich erstellen wir ein Vorstellungsbild anhand der Worte des Lehrers oder der Lehrerin und seiner oder ihrer Bewegungen. Unser Körper versucht, dieses Bild zu reproduzieren. Das Resultat ist davon abhängig, wie gut wir mit unserem Körper das Bild zu interpretieren verstehen und wieviel Erfahrung wir besitzen. Aber am meisten ist es wohl davon abhängig, wie groß unser Wunsch ist, die Bewegungen auszuführen." (TODD 1972, S. 33)

Dieser Wunsch, etwas zu tun, wird sicherlich durch einen Lehrer oder eine Lehrerin unterstützt, der oder die glaubt, daß Sie fähig sind, erfolgreich zu sein.

Die Sinne – Navigatoren des Körpers

„Die Fähigkeiten, vorauszudenken, neuartige Situationen richtig einzuschätzen und schnell und einfallsreich mit Schwierigkeiten fertig zu werden, gehören zu unseren wertvollsten Eigenschaften. Sie sind gewissermaßen ein Schlüssel für unser Überleben und die Vermehrung der Menschheit. (...) Insgesamt gesehen ist unser Gehirn die leistungsfähigste Antizipationsmaschine, die jemals gebaut wurde.“ (FLANAGAN 1991, S. 319)

Wenn wir eine bewußte Bewegung ausführen wollen, benötigen wir Informationen. Um diese Informationen einzuholen, haben wir sechs Sinne (einschließlich des Sinnes, der uns unsere Körperhaltung wahrnehmen läßt). Wir können sogar von sieben Sinnen sprechen, wenn wir die rechtshemisphärische Intuition oder die plötzlichen Ahnungen, die uns alle schon einmal überkamen, dazu zählen. Selbst wenn die Informationen, die wir über unsere Sinne erhalten, vollständig zu sein scheinen, ist dies nicht ganz der Fall. In der Züricher Ausgabe der *International Herald Tribune* vom 10. Dezember 1992 war zu lesen, daß zum Beispiel die Augen eines Hais eine siebenmal stärkere Sehkraft besitzen als unsere. Haie riechen Fischfleisch auf vierhundert Meter Entfernung. Auch ermöglicht ihnen ihre Sinneswahrnehmung, bioelektrische Felder anderer Meeresbewohner zu entschlüsseln; so finden sie den Weg zu einem im Sand eingegrabenen Fisch.

Stellen Sie sich vor, Sie befänden sich in einem dunklen Raum mit einer Taschenlampe in der Hand. Scheint Ihr Licht in die eine Richtung, können Sie ein Stuhlbein erkennen; halten Sie Ihre Taschenlampe in die andere Richtung, sehen Sie eine Vase und ein Telefon. Obwohl Sie nur Teile der jeweiligen Gegenstände sehen, können Sie sie dennoch erkennen. Wäre der Strahl der Taschenlampe so dünn wie ein Laserstrahl, gäbe dies in etwa wieder, wie begrenzt unsere bewußt wahrgenommenen Sinnesempfindungen sind.

Unser Gehirn vermittelt uns „absichtlich“ ein Gefühl der Vollständigkeit, damit wir uns sicherer fühlen. Die Sinne übermitteln dem Gehirn Informationen über unsere Umgebung, darüber, was sich verändert hat und was nicht. Das Nervensystem versorgt uns nicht mit allen Informationen, die es mittels seiner Sensoren im gesamten Körper sammelt. Würde es dies tun, wären wir mit Informationen überhäuft. Das Gehirn vervollständigt das Bild, versteht es und gibt ihm einen Sinn (SCHWARZ 1988).

Ein Bild, das während des Übens mit der Vorstellungskraft spontan an einer bestimmten Körperstelle auftaucht, kann den gesamten Körper entscheidend beeinflussen. Es kann sich bei diesem Bild vielleicht nur um einen Ausschnitt dessen handeln, was erforderlich ist, um den gesamten Körper zu verändern. Es würde uns überfordern, alle Informationen bewußt zu verarbeiten, die erforderlich sind, um eine Veränderung herbeizuführen; unserem Gehirn hingegen genügt ein kleiner Hinweis, um alle weiteren Veränderungen zu bewirken – ohne daß es uns bewußt werden muß.

Je besser Sie Ihre Sinne entwickeln, desto wirkungsvoller sind Ihre Vorstellungsbilder. Wie ein Maler, der feine Farbabstufungen beherrschen sollte, müssen wir die Präzision unserer sinnlichen Bilder verfeinern.

Übungen: Vorstellungsbilder zur Sinneswahrnehmung

1. **Die Fülle der Sinneswahrnehmungen erfahren:** Stellen Sie sich vor, Sie stehen vor einem Wasserfall. Sie sehen, wie sich die Sonne im Wasser spiegelt und wie sie das Wasser wie einen Diamanten funkeln läßt. Sie spüren den Druck, der durch die Wasserkraft erzeugt wird. Sie hören die hohen und tiefen Töne eines Musikstückes in *crescendo*. Sie schmecken die Wassertropfen auf Ihren Lippen. Sie riechen die anregende, angereicherte Luft.
2. **Die Sinne stimulieren:** Tragen Sie einen Sack Reis einen Augenblick lang auf Ihrem Kopf. Wenn Sie ihn wieder abnehmen, werden Sie feststellen, daß sich Ihr Kopf schwebender anfühlt. Krabbeln Sie auf allen Vieren, mit dem Sack auf dem Rücken; bewegen Sie dabei Ihren Rücken auf und ab. Wenn Sie den Sack wieder abnehmen, werden Sie feststellen, daß Ihr Rücken elastischer und biegsamer geworden ist.
3. **Einen Sinneseindruck projizieren:** Kneten Sie ein Stück Lehm, und fühlen Sie dabei, wie geschmeidig er ist. Konzentrieren Sie sich dann auf eine Stelle Ihres Körpers, die geschmeidiger werden soll, und projizieren Sie Ihre Erfahrung mit dem Lehm auf diesen Bereich. Oder anders: Halten Sie ein Stück Holz in der einen und ein Stück Watte in der anderen Hand. Achten Sie darauf, wie sich Struktur und charakteristische Merkmale unterscheiden. Projizieren Sie diese Erfahrung auf eine Körperstelle, die hart (wie Holz) ist und weich (wie Watte) werden soll.

Die Entwicklung des Gedächtnisses: die Bedeutung von Vorstellungsbildern

Babys können sich schon sehr früh etwas mental vorstellen. Bereits im Alter von fünf Monaten versteht ein Baby, daß ein Gegenstand existiert, auch wenn er gerade versteckt ist. In diesem Alter erkennt es, daß sein Spielzeug ein Eigenleben besitzt: Es existiert nicht nur, wenn das Baby es anschaut. Mit ungefähr zwölf Monaten kann ein Kleinkind bewußt andere Menschen nachahmen, indem es aus seinem Gedächtnis ein entsprechendes Bild abruft. Mit ungefähr zwei Jahren kann ein Kind vorausdenken und einfache logische Probleme lösen, indem es sich das Ergebnis im vorhinein vorstellt. Bevor es einen Turm aus Bauklötzchen baut, kann das Kind beschließen, daß sein Turm sehr hoch werden soll, und erkennen, daß es hierfür Bauklötzchen im ganzen Zimmer zusammensuchen muß. Das Kind setzt sein visuelles Gedächtnis ein, um vorauszuplanen. Es kann sich Handlungen aus Geschichten vorstellen, die ihm vorgelesen wurden, und sich in das Rollenspiel vertiefen, um diese Geschichten nachzuspielen. Auf der nächsten Entwicklungsstufe übt das Kind Sozialverhalten ein, wie zum Beispiel Kochen, Einkaufen, Gegenstände einander neu zuordnen und sie mit bestimmten Eigenschaften versehen (Kavner 1985). Und Eltern wissen, daß sie im Kinderzimmer das Taschentuch liegenlassen müssen (es handelt sich um eine Bettdecke) und die Stifte (sie fungieren als Gabeln und Löffel) nicht wegräumen dürfen. Das Kind ist nun auch in der Lage, sich neue Räume auszudenken – das Bett ist ein Boot, und unter der Decke ist die Wolfshöhle.

Mit drei Jahren entwickelt sich das Vorstellungsvermögen noch weiter. Das Kind verwandelt sich im Spiel in ein Elefantenbaby, das schmatzend

Gras (Strohhalme) kaut, verwandelt sich aber genauso schnell wieder zurück, wenn nötig (zum Beispiel, weil es wirklich Durst hat). Es kann einen längeren Verwandlungsprozeß durchmachen, sich schütteln und zucken, um zu einem Krokodil zu werden, und eine Minute später ist es bereits ein Löwe. Kinder spielen gern, sie wären Tiere, und denken sich auch gern imaginäre Spielkameraden aus.

Da Kinder ständig sich selbst und die Gegenstände um sie herum verwandeln wollen, basieren Kinderbücher und -spiele auf bildhaften Vorstellungen. Als Kind besaß ich ein Buch, in dem folgendes stand: „Ein Vogel kann fliegen; ich auch. Ich kann mich winden wie ein Wurm – zisch, ich bin ein Fisch. Wusch, schon bin ich eine Muschel. Weiche Tatze, ich laufe wie eine Katze" (KRAUSS 1950). An folgendes Buch kann ich mich auch noch erinnern: „Da war die Schule. An diesem Morgen schien das weiße Gebäude im Sonnenschein zu funkeln. So ein Funkeln spürte Peter auch in sich drin. (...) Peter fühlte sich so einsam wie eine Wolke, die nirgendwohin unterwegs war" (KINGMANN 1953). Beide Gedankenbilder enthalten interessante Anregungen für das Improvisieren beim Tanzen. Und bestimmt ist es schwierig, nachlässig zu gehen, wenn man ein Funkeln und Glitzern im Körper spürt.

Die Phantasie ist auf dieser Entwicklungsstufe vorherrschend. Bis etwa zum achten Lebensjahr lassen Kinder leblose Gegenstände wie Puppen, Stofftiere und sogar Löffel lebendig werden. Verstecken und Suchen spielen sie ebenso gern. Unter Umständen fällt es dem Kind noch schwer, sich Stellen auszudenken, an denen es sich im Haus verstecken kann, doch hat es die idealen Verstecke erst einmal entdeckt, erinnert es sich auch beim nächsten Spiel wieder an sie. In diesem Alter ist also die Vorstellung an motorische Leistungen geknüpft. Als meine dreijährige Tochter über ein Seil sprang, das ich ihr hinhielt, bat sie mich, es höher zu halten, denn sie wolle bis an die Decke springen. Sie sprang dann wirklich höher denn je.

Das magische Denken und die Phantasie entfalten sich noch weiter. Im Alter von vier Jahren beginnen Kinder, Symbole zu verwenden, was auch mit ihrem sich weiterentwickelnden Sprachvermögen einhergeht. Sie können jetzt eine Vielzahl von Tieren unterscheiden und sogar verschiedene Eigenschaften bei Tieren einer Art entdecken. Das vierjährige Kind setzt gedankliche Vorstellungen schon fast wie Erwachsene ein und denkt immer mehr ziel- und zweckorientiert. In diesem Alter ist die Vorstellungswelt am weitesten entwickelt (KAVNER 1985, S. 69). Das Kind kann sich nun in ungewohnte und erfundene Situationen hineinversetzen, Beziehungen zwischen ausgedachten Situationen herstellen, Mitgefühl entwickeln, sich vorstellen, wie Mama oder Papa oder seine Lieblingsfigur aus einem Kinderbuch sich fühlen und in seiner Phantasie diese Figur durch die Geschichten begleiten. Häufig denken sich Kinder ihre Lieblingsfigur auch selbst aus und spielen sie immer wieder nach. Das Kind denkt sich sehr gern eigene Geschichten für seine Lieblingsfigur aus und wird auch nie müde, seiner Mama oder seinem Papa zuzuhören, wenn sie erzählen, was dieser Figur alles widerfährt.

In diesem Alter verbessert sich die Motorik und der Gleichgewichtssinn, so daß kompliziertere Bewegungsabläufe möglich werden und einfache Gymnastikübungen und Tanzschritte erlernt werden können. Jetzt versucht das Kind, sogar schwierige Bewegungen von Erwachsenen, wie etwa eine Pirouette, nachzuahmen, und das gelingt ihm zum Teil schon recht gut. Kinder dieser Altersstufe machen sich keine Gedanken, ob sie etwas gut oder schlecht machen, es ist ihnen wichtig, daß sie Spaß daran haben.

Da Kinder eine natürliche Vorstellungsgabe besitzen, dienen selbst die geringsten Ereignisse dazu, auf Sinneswahrnehmungen beruhende innere Bilder zu schaffen: einen Schneemann bauen, heiße Sauce in den Teller geben, mit schmieriger Fingerfarbe malen, durch Pfützen waten, auf die Tierstimmen im Zoo hören. Je mehr unser sensorischer Speicher im Kindesalter mit taktilen, visuellen und kinästhetischen Informationen angefüllt wird, desto einfacher ist es für uns als Erwachsene, mit Gedankenbildern zu arbeiten (Abbildung 3.2). Vorstellungsbilder, die auf eigenen Kindheitserfahrungen basieren, wirken häufig besonders stark – in der Kindheit ist alles neu und frisch. Dasselbe Bild ruft bei verschiedenen Personen unterschiedliche Reaktionen hervor, da jeder von uns seine individuelle Mischung aus einzelnen Erfahrungen gespeichert hat. Dies gilt für alle Bilder, denen Sie in diesem Buch begegnen. Die Bilder, auf die Sie am besten ansprechen, werden durch Informationen verstärkt, die Sie in Ihrem eigenen sensorischen Speicher gesammelt haben.

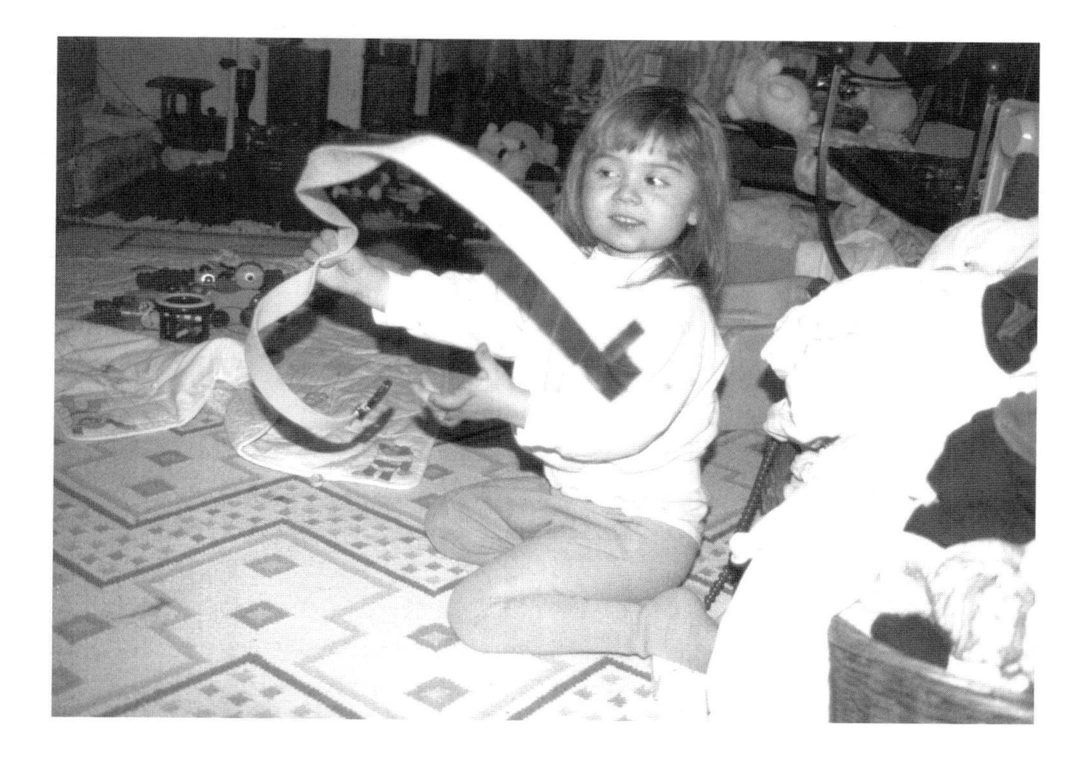

Abbildung 3.2: Vorstellungsbilder, die auf Kindheitserfahrungen basieren, sind besonders wirkungsvoll.

Übung: Das Pendel

Die folgende Übung geht auf Kükelhaus zurück (KÜKELHAUS 1984): Hängen Sie ein Pendel an Ihren Finger (haben Sie keines zur Hand, genügt auch ein Schlüssel an einer Schnur). Achten Sie jetzt nicht auf das Pendel, sondern schauen Sie woanders hin. Stellen Sie sich jedoch in Gedanken vor, das Pendel würde sich im Kreis drehen. Konzentrieren Sie sich so stark wie möglich auf einen Kreis, und tun Sie sonst nichts. Versuchen Sie nicht, Ihren Finger absichtlich zu bewegen. Sie werden feststellen, daß das Pendel anfängt, sich im Kreis zu drehen. Machen Sie die Übung noch einmal. Konzentrieren Sie sich jetzt aber auf eine gerade Linie oder eine Ellipse. Sie werden feststellen, daß die Pendelbewegung Ihr Gedankenbild widerspiegelt. Halten Sie das Pendel wieder an, und versuchen Sie nun denselben Kreis, dieselbe Gerade oder Ellipse zu erzeugen, indem Sie hinschauen und absichtlich Ihren Finger bewegen. Sie werden feststellen, daß es sehr viel schwieriger ist, einen schönen Kreis zu beschreiben, wenn Sie die Bewegung bewußt steuern. Mit inneren Bildern können Sie eine Bewegung häufig feiner abstimmen, als durch willentliches Handeln.

Vielleicht haben Sie selbst schon folgendes beobachtet: Wenn Sie sich zuerst in Gedanken vorstellen, sich nach rechts zu bewegen und sich erst dann tatsächlich nach rechts bewegen, führen Sie die Bewegung sanfter und leichter aus. Stellen Sie sich jedoch zuerst vor, daß Sie Ihren Kopf nach links drehen, und drehen ihn dann aber in Wirklichkeit nach rechts, stoßen Sie auf Widerstand; die Bewegung wird Ihnen in diesem Fall nicht so leicht fallen. Ihr Nervensystem sorgt für den entsprechenden Muskeleinsatz, der Ihre Vorstellung unterstützt. Beim Tanzen können viele Probleme vermieden werden, wenn „kontraindizierte" Gedankenbilder erkannt und ausgeschaltet werden. Wenn Sie während einer Drehung zum Beispiel das Bild „zurücklehnen" oder „anhalten" vor Augen haben, ist sie schwierig auszuführen. Statt dessen sollten Sie den Bewegungsablauf dadurch unterstützen, daß Sie „drehen" oder „kreisen" denken (vergleichen Sie hierzu in FRANKLIN 1996 das Kapitel über Pirouetten).

Kapitel 4

Individuelle Muster bei Bewegungsgewohnheiten

Bei der Geburt ist unser Repertoire an Bewegungen relativ klein. Als Babys können wir nur die für unser Überleben notwendigsten Bewegungen ausführen, obschon jüngste Forschungen auf erstaunliche Fähigkeiten von Babys aufmerksam machen (SCHRADER 1993). Angeborene Muster steuern die motorische Entwicklung von Babys über eine Vielzahl von Entwicklungsstufen hinweg, an deren Ende das Kind das Laufen lernt. Wahrscheinlich müssen alle diese Entwicklungsstufen durchlaufen werden, damit wir als Erwachsene über eine gute motorische Koordinationsfähigkeit verfügen.

Entwicklungsförderungstherapien helfen dem Patienten, fehlende Entwicklungsstufen zu reintegrieren. Vojta, ein Therapeut für frühkindliche Reflexe, erläutert, daß durch Stimulierung bestimmter Reflexpunkte ein Patient zu wichtigen Bewegungen, die für die Körperentwicklung wichtig sind, zurückfinden kann (VOJTA 1992). Vojta führt eine Reihe von Haltungsproblemen darauf zurück, daß bestimmte Bewegungsabläufe während der kindlichen Entwicklung ausgelassen wurden.

Cohen fand heraus, daß die Palette an Ausdrucksmöglichkeiten, die uns zur Verfügung steht, davon abhängt, wie viele Bewegungsmuster wir kennengelernt haben:

„*Wenn der Körper das Instrument ist, mit dem sich der Geist ausdrückt, dann können wir darauf mehrere verschiedene Melodien oder Liedstrophen in verschiedenen Klangfarben spielen.*“ (COHEN 1993a, S. 100)

In der phylogenetischen (Phylogenese: die Evolution der Wirbeltiere) und der ontogenetischen (Ontogenese: Entwicklung des einzelnen Menschen von der befruchteten Eizelle zu einem differenzierten Organismus) Entwicklung lassen sich vier grundlegende Bewegungsmuster beobachten: spinale, homologe, homolaterale und kontralaterale Bewegungen, wobei die ersten drei die primitiveren motorischen Muster darstellen, die den späteren, komplexeren Mustern untergeordnet sind (COHEN/MILLS 1979).

Das spinale, das heißt der Wirbelsäule zugeordnete, Bewegungsmuster besteht darin, den Körper nach vorn, zurück und zur Seite zu beugen, wie beim Turnen die Brücke vorwärts oder rückwärts oder beim Tanzen die Beugungen zur Seite. Bei homologen Mustern bewegen sich die oberen und/oder unteren Gliedmaßen symmetrisch zur gleichen Zeit, wie bei einem Sauté (vertikaler Sprung) aus der ersten Position. Unter einem homolateralen Bewegungsmuster versteht man, daß sich die beiden Körperseiten abwechselnd bewegen. Der linke Arm und das linke Bein bewegen sich zusammen, ebenso der rechte Arm und das rechte Bein, ähnlich dem Gang einer Eidechse. Die folgende Abbildung (Abbildung 4.1) zeigt ein Baby, das mit einem homolateralen Bewegungsmuster nach einem Spielzeug greift. Beim kontralateralen Bewegungsmuster bewegen sich der linke Arm und das rechte Bein gleichzeitig, oder umgekehrt. Dies ist das typische Krabbelmuster von Säuglingen, bevor sie anfangen zu laufen.

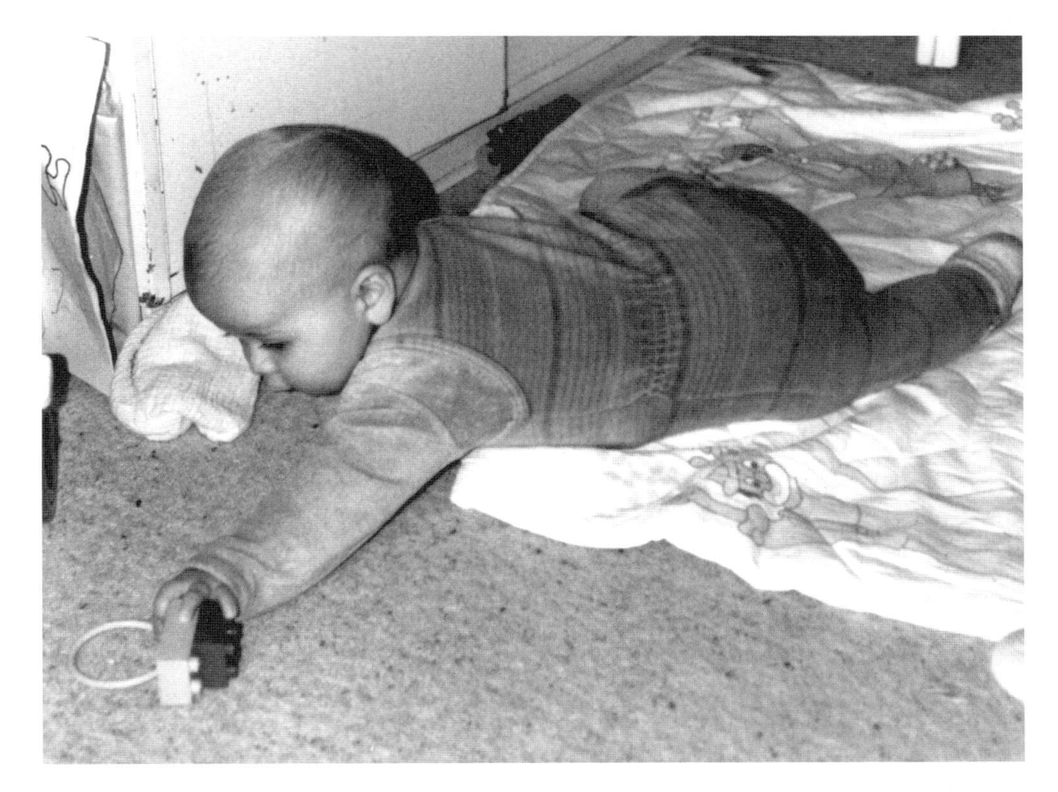

Abbildung 4.1: Homolateraler Griff.

Falsche Gewohnheiten, die sich „richtig anfühlen"

Unser individueller Bewegungsstil entsteht durch genetische Veranlagung, durch Bewegungsmuster, die wir im Laufe unserer Entwicklung erlernt haben, und durch Gewohnheiten, die wir im Laufe des Lebens annehmen. Gewohnte Bewegungen zu verändern, ist nicht immer einfach. Die Art, in der wir uns bisher bewegt haben, kommt uns normal vor, und jede Veränderung, auch wenn sie zu unserem Vorteil ist, empfinden wir als anormal. Sie sollten Ihren Bewegungsstil nur ganz allmählich verändern, weil sonst Ihr Körper alarmiert wird: „So bewegst du dich normalerweise nicht, dies ist nicht deine übliche Haltung, dies ist nicht deine übliche Ausrichtung." In der Züricher Ausgabe der *International Herald Tribune* vom 26. August 1993 wird Ellen Goodman zitiert *(Boston Globe)*, die die Auswirkungen einer Veränderung beschreibt:

„Ein Schauspieler erzählt, wie es ihm ergangen ist, als er zum ersten Mal von zu Hause und der gewohnten Hausmannskost weg war. Nach einer Woche in einem Rekrutenlager hatte er im Magen ein komisches Gefühl. Er war davon überzeugt, daß mit seinem Verdauungssystem und vielleicht mit seinem Körper insgesamt etwas nicht in Ordnung sei. Nach mehreren ärztlichen Untersuchungen stand die Diagnose fest: Zum ersten Mal in seinem Leben hatte er kein Sodbrennen."

Ich erinnere mich, daß ich die Hand eines Schülers behandelte, der sich beschwert hatte, er könne sie nicht mehr richtig bewegen. Als ich ihn nach der Behandlung fragte: „Wie fühlt sie sich jetzt im Vergleich zu der anderen Hand an?", sagte er, daß die Hand, die ich behandelt hatte, sich geschmeidig und beweglich, die andere Hand sich dagegen wie ein Stück Holz anfühle. Außerdem sagte er, daß die geschmeidige und bewegliche Hand sich fremd anfühle; er mußte sich erst an das neue Gefühl, das nun Teil von ihm war, gewöhnen.

Wenn Sie anfangen, etwas zu verändern, durchlaufen Sie unter Umständen eine Phase der „Verwirrung" oder Orientierungslosigkeit Ihrer sinnlichen Wahrnehmung. Dies kann ein gutes Zeichen sein, denn es weist Sie darauf hin, daß Ihr Nervensystem sich „neu verdrahtet". Viele der Ihnen bekannten Gefühle hinsichtlich Ihrer bisherigen Bewegung werden ausrangiert, obwohl sie Ihnen noch sehr vertraut sind, und die neue Bewegungsweise kommt Ihnen noch seltsam vor. Sie sehen wahrscheinlich ein, daß Sie sich jetzt besser bewegen. Damit sie jedoch zur Gewohnheit wird, müssen Ihnen die Bewegungen natürlich vorkommen. Wie auch immer – dies bedeutet nicht, daß Sie keine Fortschritte machen, wenn Sie nicht in dieses Durcheinander der Gefühle geraten.

Vorstellungsbilder helfen uns, uns zu verändern

Es gibt keine spezielle Art, wie man Fortschritt und Veränderung erzielt. Einige Tänzerinnen und Tänzer machen ständig kleine Fortschritte, andere lernen in größeren Etappen, und wieder andere scheinen lange Zeit überhaupt keine Fortschritte zu machen, bis ihre tänzerischen Fähigkeiten sozusagen über Nacht ein höheres Niveau erreicht haben. Gelegentlich ist auch ein gewisser Druck notwendig, ehe ein weiterer Entwicklungsschritt erfolgen kann. Seien Sie daher nicht frustriert, wenn scheinbar alles beim alten bleibt, obwohl Sie doch Ihr Bestes geben. Ihr Körper und Ihr Geist bereiten sich vielleicht gerade darauf vor, einen großen Schritt nach vorn zu tun.

Stellen Sie dann tatsächlich einen Durchbruch fest, verspüren Sie ein herrlich neues Gefühl von Freiheit und Leichtigkeit in Ihren Bewegungen. Derartige Erfahrungen werden von Vorgängen in unserem Nervensystem vorbereitet, die nicht bis an die Oberfläche unseres Bewußtseins dringen. Es kann auch vorkommen, daß Sie einen Durchbruch erleben, und am nächsten Tag ist alles verschwunden – so etwas pendelt sich mit der Zeit ein.

Möchten Sie sicherstellen, daß Sie eine Leistung, die Ihnen gelungen ist, am nächsten Tag leichter wiederholen können, verknüpfen Sie sie mit einem Bild, das dieses Erlebnis symbolisiert. Das Gedankenbild kann kinästhetischer, visueller oder taktiler Art sein. Es geht darum, das einmal Erlebte wieder abzurufen, indem Sie sich ein Bild, das dieses Erlebnis symbolisiert, visualisieren.

Vielleicht fühlen sich Ihre Schultern nach einer Übungsstunde so entspannt wie nie zuvor an. Entwerfen Sie ein Bild, das diesem Gefühl entspricht. Geben Sie sich nicht mit dem Gedanken zufrieden: „Toll, meine Schultern fühlen sich viel leichter an." Denken Sie sich etwas aus, das diese Leichtigkeit genauer beschreibt. Fühlen Sie sich, als ob ein Seidenschal Ihr Genick umschmeichelt? Ist es, als ob weiche Wattebällchen auf Ihre Schultern fielen? Oder so, als ob Sie unter der warmen Dusche stünden?

Haben Sie sich für ein inneres Bild entschieden, brauchen Sie nur „weiche Watte" oder „Seidenschal" denken, um das betreffende Gefühl abzurufen. Rufen Sie sich dieses Bild regelmäßig in Erinnerung, bis sich das neue Gefühl in Ihrem Unterbewußtsein fest verankert hat; dadurch gelangen Sie schneller zu einer besseren Haltung und Bewegung.

Haben Sie schon etwas Übung mit inneren Bildern, können Sie die aus externen Quellen entliehenen Bilder vernachlässigen und mehr mit Bildern arbeiten, die spontan aus dem immensen Reichtum Ihres Geistes und Ihrer „Intuition für Bewegung" entstehen. Die Fähigkeit, mit Gedankenbildern zu arbeiten, entwickelt sich in drei Phasen:

1. Sie lernen die grundlegenden Vorstellungen und Fähigkeiten zur Arbeit mit Gedankenbildern. Sie entwickeln ein Verständnis dafür, wie diese Technik funktioniert.
2. Sie entwerfen Gedankenbilder und üben mit Hilfe externer Quellen, so daß die Bilder leicht abrufbar sind.
3. Nun arbeiten Sie mit Ihren eigenen, spontan auftauchenden Gedankenbildern. In dieser Phase verwenden Sie möglicherweise noch externe Bilder, doch haben Sie bereits soviel Übung, daß Sie sich darauf verlassen können, daß sich ein entsprechendes Bild einstellt, wenn Sie es benötigen.

Motivation und Veränderung

Wenn Sie mit Vorstellungsbildern arbeiten wollen, sollten Sie hoch motiviert sein, das für den Erfolg erforderliche Bild zu entwerfen. Sie dürfen sich, während Sie versuchen, Ihrem Ziel näherzukommen, nicht fragen: „Habe ich es denn immer noch nicht geschafft?" Sie dürfen sich völlig auf die Bilder einlassen, denn eben diese verstärkte Bewußtheit wird Sie befähigen, Ihr Ziel zu erreichen.

Lassen Sie uns hierzu ein kleines Experiment machen. Nehmen Sie sich einen Augenblick Zeit, die Arme über den Kopf zu strecken. Haben Sie es tatsächlich getan? Oder haben Sie zu sich selbst gesagt: „Es reicht, wenn ich es mir vorstelle; ich habe gerade keine Lust, meine Arme zu strecken." Falls Sie Ihre Arme gestreckt haben, hatten Sie dabei Freude oder waren Sie eher lustlos?

Je größer die „Motivationsenergie“, desto besser die Bewegung. Wir alle haben schon Tage erlebt (natürlich eher selten), an denen wir keine Lust hatten, zu arbeiten oder zum Training zu gehen. An solchen Tagen fällt es schwerer, sich in Bewegung zu setzen (zumindest anfangs), als an einem Tag, an dem man darauf brennt, etwas zu tun. Verletzungen zieht man sich am ehesten an den Tagen zu, an denen man weniger motiviert ist, was ebenfalls beweist, wie sehr sich unser mentaler Zustand auf die Qualität unserer Bewegungen auswirkt. Sind wir müde oder desinteressiert, wird uns bewußt, wieviel Anstrengung jede einzelne Bewegung kostet. Sprühen wir vor Energie und sind wir ganz bei der Sache, bewegen wir uns mühelos, und die Zeit vergeht wie im Flug. Unsere Gedanken sind kristallklar, unsere Sinne geschärft, jede Faser unseres Wesens scheint mitzuwirken. Die Motivation scheint direkt aus unseren Körperzellen zu kommen. Unsere Muskeln scheinen ihrer eigenen Intelligenz zu folgen – man muß ihnen anscheinend kaum sagen, was sie tun sollen, sie sind so auf die Aufgabe konzentriert und bereit, sie zu erfüllen.

Die Rolle des Körperbildes in der Haltungsschulung

Achterberg beschreibt die neurologischen Voraussetzungen für das Bild, das wir uns von unserem Körper machen:

„Die Vorstellung über unseren eigenen Körper ist in der rechten Gehirnhälfte verankert. Wird der Scheitellappen durch einen Schlag oder eine Verletzung in seiner Funktion eingeschränkt, erkennt der Patient oder die Patientin unter Umständen einen Teil seines oder ihres Körpers nicht wieder.“ (Achterberg 1985, S. 122)

Der Begriff „Körperbild“ hat sich in diesem Jahrhundert wiederholt grundsätzlich in seiner Bedeutung gewandelt. Ein Körperbild können wir uns vorstellen als die Summe unserer visuellen, taktilen, gustatorischen, olfaktorischen und kinästhetischen Empfindungen, doch beinhaltet der Begriff ebenso, daß wir uns unserer Haltung, Absichten, Ziele und Neigungen bewußt sind. Heinz Werner betont einen anderen Aspekt des Begriffs Körperbild:

„Die Räumlichkeit des Körpers (im Unterschied zur Räumlichkeit von Gegenständen der Außenwelt) ist keine Räumlichkeit bloßer Positionen, sondern eine Räumlichkeit von Situationen.“ (Werner 1965, S. 100)

Zur näheren Erläuterung beschreibt Werner ein Bild, das Merlau-Ponty verwendet:

„Wenn ich vor meinem Schreibtisch stehe und mich mit beiden Händen auf ihn stütze, sind nur meine Hände beansprucht, der Rest meines Körpers hängt an ihnen wie ein Kometenschweif.“ (Merlau-Ponty 1962, S. 100)

Die Vorstellung, die wir von unserem eigenen Körper haben, ist ein dynamisches Phänomen, nicht nur eine sinnliche Wahrnehmung. Sie ändert sich laufend durch jede Aktivität. Der Begriff Körperbild beinhaltet die Erfahrungen, die wir mit der Körperoberfläche, seiner Form und seinem Volumen, seinem Gewicht und dem mit ihm zusammenhängenden Spannungszustand machen (NAVILLE 1992). Wir können üben, diese einzelnen Elemente deutlicher und detaillierter wahrzunehmen, indem wir Vorstellungsbilder verwenden und so unser Körperbild insgesamt modifizieren. Ein detailliertes und gleichzeitiges Wahrnehmen verschiedener Einzelelemente des Körpers trägt wesentlich dazu bei, Ihre körperliche Koordination zu verbessern. Beim Tanzen bezieht sich der Begriff „Physikalität" auf eine vollständige, augenblickliche Bewegungserfahrung, die auf einem hoch differenzierten Körperbild beruht. In diesem Sinne können wir uns mit Hilfe der Physikalität der in jedem Augenblick jeweils auftretenden Veränderungen in unserer Koordination und Körperhaltung bewußt werden.

So wie die Entwicklung eines Kindes voranschreitet, entwickelt sich auch das Bild, das es von seinem Körper hat. Zunächst lernt das Kind, zwischen sich selbst und der Umwelt zu unterscheiden, und erst allmählich wird es sich der Form seines Körpers, der einzelnen Körperteile, ihrer Bezeichnungen und Beziehungen untereinander bewußt.

Die Sprache ist eine Grundvoraussetzung für eine detaillierte Körperorientierung. Schaffen wir es, uns einen Körperteil vorzustellen, seine Form und seine räumliche Position zu sehen, können wir beginnen, darüber zu reden und schließlich auch darüber zu schreiben. Es besteht also ein Zusammenhang zwischen unseren Worten, die wir für die Gedankenbilder wählen, und der Reaktion, die das Bild auslösen wird. Auch können dieselben Worte zu ganz unterschiedlichen Reaktionen führen, je nach Körperbild und sensorischem Speicher des einzelnen. Mit der Aufforderung: „Stellen Sie sich vor, wie Ihre Schultern nach unten fallen" (diese Vorstellung bezieht sich auf den Ort, die Form, die Oberfläche und darauf, wie sich die Schultern anfühlen) sprechen Sie andere Faktoren an, als wenn Sie sagen: „Stellen Sie sich vor, wie Ihre Schultern nach unten wegschmelzen." Bei der ersten Vorstellung behalten die Schultern ihre Form und ihre Oberflächenkontur, bei der zweiten Vorstellung dagegen verändern sich Form und Oberflächenumrisse der Schultern. Zu wiederum anderen Reaktionen führen Anweisungen wie folgende: „Stellen Sie sich vor, wie Ihre Schultern herunterhängen … herunterfallen … nach unten rutschen." Die genaue Reaktion einer Person hängt davon ab, welche persönlichen Erfahrungen sie mit den verwendeten Worten in der Vergangenheit gemacht hat. Die einzige Möglichkeit, herauszufinden, welche Wortwahl am besten ist und worauf der oder die Betreffende am besten reagierte, besteht darin, die jeweilige Person zu fragen.

Eine der wenigen Möglichkeiten, direkt Einblick in das Körperbild und spezifische Haltungsprobleme zu bekommen, besteht darin, die Bilder zu betrachten, die die betreffenden Personen von sich selbst zeichnen. Eine Zeichnung kann verdeutlichen, welche Bedeutung jemand den einzelnen

Körperteilen beimißt und wie bewußt sie ihm sind. Die betreffenden Personen dürfen natürlich nicht erfahren, daß ihre Zeichnungen entsprechend ausgewertet werden, sonst finden sich auf den Zeichnungen gut ausgerichtete Körper, obwohl dies in Wirklichkeit wahrscheinlich nicht der Fall ist.

Die erste Zeichnung in der folgenden Abbildung (4.2a) stammt von einem vierjährigen Kind. Kopf und Körper werden unterschieden, doch fehlt der Hals. Zu erkennen sind Arme, Beine und andeutungsweise Füße. Die zweite Zeichnung in der Abbildung (4.2b) stammt von demselben Kind im Alter von fünf Jahren. Jetzt sind neue Elemente hinzugekommen, die das Körperbild ausmachen: Hände mit einzelnen Fingern, Augenbrauen, Ohren und deutlich umrissene Füße.

Abbildung 4.2:
(a) Zeichnung eines vierjährigen Kindes.
(b) Zeichnung eines fünfjährigen Kindes.

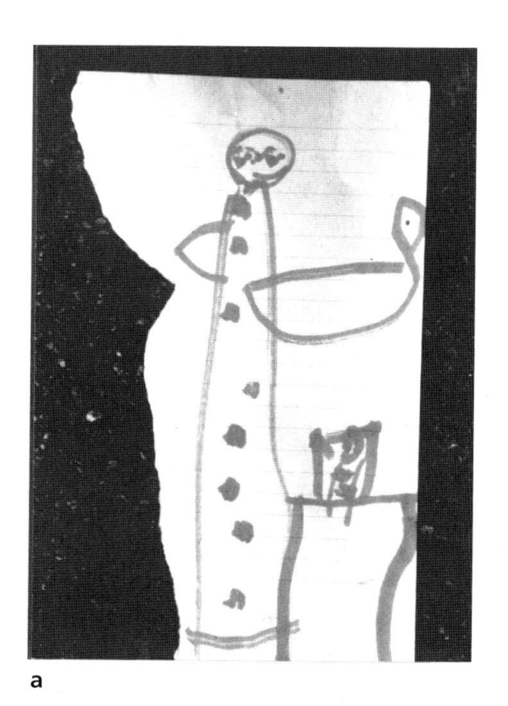

a

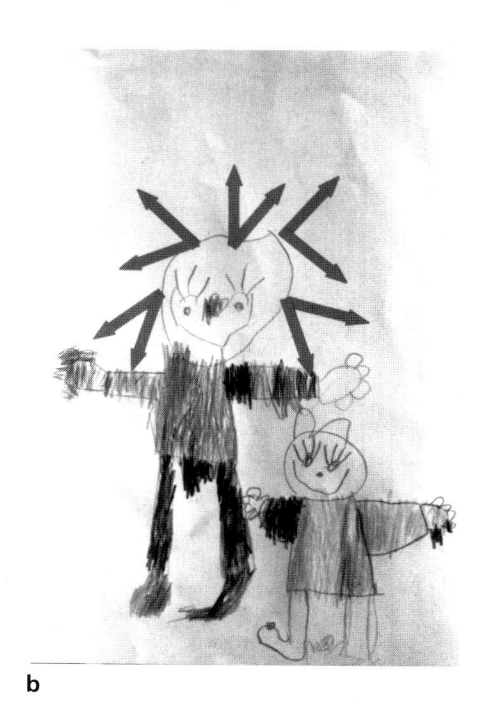

b

Übungen: Das eigene Körperbild wahrnehmen

1. **Zeichnen Sie Ihr Körperbild:** Zeichnen Sie sich einmal pro Woche in einer stehenden Position, und zwar in Vorder- und Seitenansicht. Versehen Sie die Zeichnungen mit Datum, und heben Sie sie auf, schauen Sie sie aber drei Monate lang nicht mehr an (schauen Sie die letzte Zeichnung nicht an, wenn Sie die neueste dazulegen). Nach drei Monaten holen Sie sie wieder hervor und legen sie in zeitlicher Reihenfolge nebeneinander. Können Sie ein bestimmtes Muster erkennen? Hat sich Ihre Haltung verändert? Dieser Vergleich ist besonders interessant, wenn Sie während des dokumentierten Zeitraumes an Ihrer Körperhaltung arbeiten.
2. **Formbarer Lehm sein:** Legen Sie sich auf den Boden. Stellen Sie sich vor, Sie wären ein Stück Lehm, das leicht formbar ist. Stellen Sie sich nun die elegantesten und begabtesten Hände vor. Diese berühren Ihren Körper und bringen ihn in eine ideale, am besten funktionsfähige Form. Versuchen Sie sich die Hände von Michelangelo oder Leonardo da Vinci

vorzustellen, die aus Ihrem Körper ein wunderschönes Kunstwerk schaffen – ähnlich der Skulptur des *David* in Florenz.

3. **Bildhauer:** Sie sind vollständig aus Lehm. Bewegen Sie Ihren Körper in verschiedene Stellungen, und lassen Sie den Künstler, den Sie sich gewählt haben, Ihre Idealform schaffen. Beobachten Sie, wie die imaginären Hände des Künstlers jede Stellung, in der Sie sich befinden, verbessern und perfektionieren. Beschränken Sie sich nicht auf die üblichen Formen; jede mögliche Position kann durch den erfundenen Bildhauer vervollkommnet werden. Denken Sie nicht darüber nach, was „vollkommen" oder „perfekt" bedeutet – überlassen Sie das dem Bildhauer.

Die Form und die Position, die wir einnehmen, trägt – vor allem, wenn sie neu für uns ist – zu unserem persönlichen Körperbild bei. Die Beziehung zwischen Körperbild, besonders seine visuellen und kinästhetischen Komponenten, und unserem tatsächlichen Aussehen ist beim Tanzen sehr wichtig. Wir können nicht wie ein Maler einen Schritt von unserem Bild zurücktreten und unsere inneren Bilder mit der äußeren Realität vergleichen. Wenn wir Videoaufnahmen von uns anschauen, sind wir häufig sehr überrascht. Wir stellen fest, daß das, was wir fühlten oder darzustellen glaubten, nicht unbedingt mit dem übereinstimmt, was wir in dem Film sehen.

Die Eigenwahrnehmung (Propriozeption) ist ein wesentlicher Bestandteil unseres vollständigen Körperbildes. Der Begriff Propriozeption stammt aus dem Lateinischen und ist eine Zusammensetzung aus *proprio* (eigen) und *capere* (erfassen, empfangen). Die Propriozeptoren sind die Rezeptoren, die uns genau über die Position unserer Gliedmaßen Auskunft geben, und befinden sich in Haut, Muskeln und Gelenken. Die anderen wichtigen Organe, die das Gleichgewicht herstellen und die Körperstellung bestimmen, sind winzige Steine, die sogenannten Otolithen. Sie befinden sich im Vorhof des Innenohrs und hängen an Stielen, den sogenannten Haarzellen, die von den Steinen stimuliert werden, wenn wir den Kopf bewegen. Ein anderer Haarzellentypus schwimmt in einer Flüssigkeit in den halbkreisförmigen Gehörgängen. Wenn sich die Flüssigkeit durch veränderte Kopfstellung bewegt, reagieren auch die Härchen. Natürlich geben uns unsere Augen entscheidende Hinweise auf unsere Position im Raum, doch dank der anderen Helfer, die unsere Sinneswahrnehmung unterstützen, können wir die Augen schließen und dennoch herausfinden, wo genau wir uns im Raum befinden. All diese Informationen werden an das Gehirn weitergeleitet, wo die Bewegung interpretiert und die einzelnen Informationen zusammengefügt werden.

Tänzerinnen und Tänzer sind besonders geübt darin, Formen wahrzunehmen und sich eine bestimmte Gestalt zu geben, doch auch für jeden anderen ist es nützlich, ihr „Gestaltgedächtnis" zu verbessern. In vielen Situationen erweist es sich als hilfreich, sich seiner eigenen Körperstellung vollkommen bewußt zu sein und gleichzeitig eine außerhalb des Körpers stattfindende Handlung zu steuern. Während ein Tänzer mit seiner Partnerin zum Beispiel ein Pas de deux ausführt, hält er sich selbst und seine

Partnerin im Gleichgewicht und stützt seine eigene Haltung sowie die seiner Partnerin. In dieser Situation könnte eine schlechte Bewegungskoordination zu Verletzungen führen. Innere Bilder erhöhen die bewußte Wahrnehmung von Position und Dynamik, indem sie den Körper mit neuen sensorischen Informationen versorgen und die Körperwahrnehmung bereichern.

Je umfangreicher Ihre Körperwahrnehmung, desto mehr Wege stehen Ihnen offen, Ihre Koordination zu verbessern. Dadurch, daß Sie sich auf eine bestimmte Position konzentrieren, erhalten Sie ein wertvolles Feedback zu der Feineinstellung Ihres Körperbildes und somit auch zu Ihre Körperhaltung. Viele Bewegungslehrer und -lehrerinnen sind darin geschult, „Lücken" im Körperbild ihrer Schülerinnen und Schüler bewußt zu machen, indem sie auf Körperteile hinweisen, die „ungespürt" oder „unklar" zu sein scheinen. Von einem solchen Lehrer hören Sie dann vielleicht: „Schau dir an, welche Form dein Rücken einnimmt; fühl, wie dein Bein sich durch den Raum bewegt; beobachte, wie du die Arabeske tanzt." Berührungen sind ein wirksames Mittel, um das Körperbild zu beeinflussen, weil es die ursprünglichste Art ist, die Abgegrenztheit unseres Körpers zu erfahren. Tänzerinnen und Tänzer erfahren ihre Körpergrenzen möglicherweise völlig anders als Nichttänzer. Die Beziehung, die Tänzer zum Raum haben, kann mit der Beziehung verglichen werden, die Maler zur Leinwand haben. Möchten Sie nicht auch feine Striche ziehen können und nicht nur breite? Bei Franklin (FRANKLIN 1996) finden Sie zahlreiche Übungen zur besseren Wahrnehmung der Körpergrenze.

Es kann sich augenblicklich auf die eigene Körperausrichtung auswirken, wie jemand den umgebenden Raum wahrnimmt. Erfährt man den Raum als etwas Bedrohliches und Einengendes, fällt der Körper möglicherweise in sich zusammen und verspannt sich. Wird der Raum dagegen als einladend und vertrauenerweckend erlebt, kann der Körper sich eher öffnen und entspannen. Es ist interessant, Flugpassagiere zu beobachten, die ein überfülltes Flugzeug nach einer langen Reise verlassen. Wenn Sie hinaustreten in den unendlich scheinenden Raum und in die Wärme, verändert sich ihre Haltung sofort: Ihr Körper kann wieder den Raum einnehmen, den er braucht.

Die Beziehung zum Raum spielt eine entscheidende Rolle bei der Verbesserung der Körperhaltung. Neben der Körpergröße gibt es noch eine Reihe anderer Faktoren, die einen Einfluß darauf haben, wie Ihr Körper auf einen bestimmten Raum reagiert: auf die Menschen, die sich in ihm befinden, vergangene Erfahrungen, die Sie in diesem Raum machten, die Farben, die Gerüche und sogar das Material der Möbel.

Übung: Die Position abklopfen

Nehmen Sie verschiedene Stellungen im Raum ein, und lassen Sie sich in jeder Stellung von einem Partner mit der Hand leicht über den ganzen Körper klopfen. Dieser Körperkontakt hilft Ihnen, die gesamte Position so deutlich wie möglich wahrzunehmen. Danach gehen Sie in eine andere Position, in der Sie Ihr Partner ebenfalls mit den Händen leicht abklopft. Wiederholen Sie die Übung mehrmals, bis Sie von einer Position in die andere wechseln und Ihren ganzen Körper in der *Vorstellung* abtasten können, um die gesamte Körperoberfläche wahrzunehmen. Mit zunehmender Übung können Sie versuchen, die ganze Körperoberfläche auf einmal wahrzunehmen.

Übung: Das Körperbild beeinflussen

Setzen Sie spezifische Gedankenbilder ein, um Ihr Körperbild zu beeinflussen. Wenn Ihre Arme kurz sind, stellen Sie sich vor, sie seien lang. Wenn Ihre Füße nicht so aussehen, wie es sein sollte, stellen Sie sich vor, sie hätten die perfekte Form. Stellen Sie sich vor, Ihre Körperproportionen seien perfekt. Haben Sie das Gefühl, Ihr Rücken sei kurz und steif, schaffen Sie sich in Ihrer Vorstellung einen idealen Rücken. Stellen Sie sich vor, Sie hätten die Macht des Geistes aus Aladins Wunderlampe, und glauben Sie daran, daß sich Ihre Wünsche erfüllen werden.

Übung: Äußerer Raum und Haltung

Beobachten Sie, wie Ihr Körper im Laufe des Tages auf die unterschiedlichen Räume, die Sie betreten, reagiert. Versuchen Sie, die Orte, an denen Sie sich aufhalten, mit Hilfe Ihrer Vorstellungskraft zu verändern. Fühlen Sie sich in einem Raum eingeengt, stellen Sie sich ihn so weiträumig und luxuriös ausgestattet wie möglich vor.

Kapitel 5

Kategorien von Vorstellungsbildern

Vorstellungsbilder können nach verschiedenen Kriterien eingeteilt werden. Die Kategorien, die sich manchmal auch überschneiden, zeigen, daß es viele verschiedene Anwendungsmöglichkeiten von inneren Bildern gibt.

Sensorische Vorstellungsbilder

Begegnen wir dem Ausdruck „Vorstellungsbild", denken wir im allgemeinen an Bilder, die vor unserem inneren Auge sichtbar werden. Ein Bild muß jedoch nicht unbedingt visueller Natur sein, es kann von irgendeinem unserer Sinne ausgehen. Das Bild mit dem am meisten durchschlagenden Erfolg ist meist aus verschiedenen Sinneseindrücken zusammengesetzt. Wenn Sie sich vorstellen, daß Sie unter einem Wasserfall stehen, dann sehen und spüren Sie, wie das Wasser an Ihrem Körper hinunterläuft; Sie hören ein Getöse um Sie herum, riechen das frische Wasser und schmecken es in Ihrem Mund. Sind mehrere Sinne beteiligt, wird das Bild eindrücklicher und somit wirkungsvoller. Dies ist nicht immer einfach, denn die meisten von uns bevorzugen einen oder zwei Sinne. Stellen Sie fest, welche Art der sensorischen Vorstellung Ihnen am wenigsten liegt, und beziehen Sie diese sensorischen Bereiche in Ihre Übungen mit ein.

Visuelle Bilder

Die meisten Menschen sind mit dieser Art von Gedankenbildern vertraut. Sie arbeiten mit visuellen Bildern, wenn Sie sich zum Beispiel vorstellen, wie Ihre Finger sich im Raum ausdehnen und wie Ihr Kopf ähnlich einem Gasballon schwebt.

Kinästhetische Bilder

Kinästhetische Bilder beinhalten ein körperliches „Fühlen" einer Bewegung. Sie stellen sich zum Beispiel vor, wie sich Ihr Körper bei einem Split jeté in der Luft fühlt, und zwar bevor Sie ihn dann tatsächlich ausführen. Oder Sie stellen sich vor, wie die Umgebung um Sie herum weich und gepolstert ist. Auf kinästhetische Eindrücke zu achten, ist sowohl bei der Neuausrichtung Ihres Körpers als auch beim Ausführen einer Bewegung äußerst wichtig.

Übung: Kinästhetische Bilder imaginieren

Nehmen Sie sich ein paar Minuten Zeit, um Ihre Füße auf verschiedene Weise zu bewegen. Stellen Sie sich vor, Ihr linker Fuß läßt sich wie ein Stück Lehm formen. Wackeln Sie mit ihm hin und her, schütteln Sie ihn, beschreiben sie Kreise, stampfen Sie auf den Boden, heben Sie ein imaginäres Band mit Ihren Zehen vom Boden auf, und lassen Sie es wieder los. Stehen Sie nun auf, und vergleichen Sie das Gefühl in Ihrem linken und rechten Fuß und in Ihrem linken und rechten Bein. Vielleicht fühlen sich Ihre Beine so an, als seien sie unterschiedlich ausgerichtet. Das eine Bein fühlt sich möglicherweise schwerer oder gerader an als das andere. Wiederholen Sie die Übung mit dem anderen Fuß.

Taktile Bilder

Taktile Bilder hängen eng mit kinästhetischen Bildern zusammen. Manchmal werden beide auch als kinästhetisch-taktile Bilder zusammengefaßt. Ich möchte diese beiden Arten von Gedankenbildern voneinander unterscheiden, denn rein kinästhetische Bilder brauchen nicht mit einer Berührung verbunden zu sein. Sie sind als Voraussetzung für taktile Bilder zu sehen. Wenn Sie sich zum Beispiel daran erinnern können, wie ein Lehrer Ihr Becken richtig ausgerichtet hat, können Sie den Vorgang in Gedanken vor Ihrem „taktilen Auge" wiederholen. Auf diese Weise können Sie das Bild verstärken, bis es in Ihrem Nervensystem fest verankert ist. Üben Sie mit einem Partner oder einer Partnerin, so entstehen spezifische taktile Bilder, wo, wie und wann Sie jemanden berühren oder berührt werden. Sie können auch an Hände denken, die Sie massieren, um Verspannungen in den Schultern loszuwerden.

Propriozeptive Bilder

Propriozeption, die Wahrnehmung der eigenen Körperstellung, wird üblicherweise nicht als eigene Kategorie betrachtet. Ich möchte diese Gruppe jedoch separat erwähnen, da es Bilder gibt, die sich speziell auf die Propriozeption beziehen.

Übungen: Propriozeptive Bilder imaginieren

1. Stellen Sie sich aufrecht hin, wobei Sie beide Füße gleichmäßig belasten. Heben Sie ein Bein an, und versuchen Sie auf dem anderen Bein zu balancieren. Versuchen Sie dasselbe nun mit dem anderen Bein. Heben Sie in einem zweiten Durchgang wieder ein Bein an, und stellen Sie sich dabei vor, daß ein Klon dieses Beines noch immer auf dem Boden steht. Achten Sie darauf, ob Sie mit diesem Bild besser in der Lage sind, das Gleichgewicht zu halten.
2. Strecken Sie die Arme über den Kopf, und lassen Sie sie zu beiden Seiten Ihres Körpers wieder herunterfallen. Wiederholen Sie diese Bewegung; stellen Sie sich nun aber vor, daß ein Paar imaginärer Arme über Ihrem Kopf ausgestreckt sind. Wenn Sie Ihre richtigen Arme anheben, lassen Sie die imaginären Arme nach unten fallen – und umgekehrt. Spüren Sie einen Unterschied, wenn Sie mit diesem propriozeptiven Bild arbeiten?

Olfaktorische Bilder

Der Geruchssinn ist für uns Menschen, im Gegensatz zu den Tieren, weniger wichtig als die visuelle und auditive Sinneswahrnehmung. Dennoch können olfaktorische Bilder äußerst wirksam sein. Ein bestimmter Geruch kann uns plötzlich an einen bestimmten Ort, den wir vor langer Zeit einmal besucht haben, zurückversetzen. Gerüche und Düfte wirken anziehend oder abstoßend wie kein anderer Sinnesreiz. Versuchen Sie sich auf das folgende olfaktorische Bild zu konzentrieren: Sie bewegen sich durch einen Raum, in dem es nach einem herrlichen Parfüm duftet. Beobachten Sie, wie dieses Bild Ihre Haltung beeinflußt.

Auditive Bilder

Auditive Bilder können von Musikern eingesetzt werden, die sich den Klang ihres Instrumentes vorstellen, bevor sie zu spielen beginnen. Tänzer können sich in ihrem „inneren Ohr" die Musik vorstellen, zu der sie die Tanzschritte einüben. Bevor sie eine Pirouette drehen, ist es hilfreich, den Rhythmus für die Drehung im Ohr zu haben. Jaclyn Villamil ist Ballettlehrerin und in der Laban-Methode ausgebildet; sie schlug einmal folgendes auditive Bild vor: Stellen Sie sich vor, beim Heben des Beines eine aufsteigende Tonleiter im Ohr zu haben. Hier noch einige weitere auditive Bilder: Im Sinne der Körperhaltung kann es Ihnen helfen, wenn Sie die Kraft Ihrer zentralen Achse „hören", indem Sie sich sie als mächtigen Geysir vorstellen. Sie könnten sich auch an die Tonhöhe und den Klang der Stimme Ihres Lehrers erinnern, als er Sie einmal im Unterricht unterstützend korrigierte. Wenn Sie diese Kombination in Ihrem auditiven Gedächtnis abspeichern, können Sie sie später wieder abrufen.

Gustatorische Bilder

Gustatorische Bilder werden vom Geschmackssinn bestimmt. Ein guter Koch kann sich den Geschmack einer Sauce vorstellen, noch ehe er die Zutaten zusammenrührt. Er kann sich auch ein Bild davon machen, wie sich eine Suppe geschmacklich abändern läßt, je nachdem, welche Gewürze hinzugefügt werden. Eine Schauspielerin kann sich vorstellen, wie das Mittagessen schmecken wird, das sie in einer bestimmten Rolle auf der Bühne einnehmen wird. Ein Beispiel: Clay Taliaferro ist Mitglied der *José Limon Dance Company* und wurde berühmt in seiner Rolle *The Moors Pavane* in der Choreographie von Limon. Er leitete die Teilnehmer eines Tanzworkshops in Frankreich dazu an, so in der Bewegung aufzugehen, als ob sie sie schmecken könnten – als ob sie zum Beispiel eine süß schmeckende, saftige Karotte kauten.

Direkte und indirekte Bilder

Ein direktes Vorstellungsbild ist eine nonverbale Darstellung einer tatsächlich ausgeführten Bewegung (Overby 1990). Sie verwenden ein direktes Bild, wenn Sie zum Beispiel visualisieren, wie Ihre Finger sich im Raum ausdehnen. Indirekte Bilder sind Metaphern. Ein äußeres Ereignis oder ein Gegenstand wird dabei als Projektionsfläche verwendet, um sich einen Vorgang oder eine Bewegung mehr zu verdeutlichen. Wenn Sie beim Heben eines Armes daran denken, wie sich Ihr Schulterblatt dreht, verwenden Sie ein direktes Bild. Stellen Sie sich dagegen Ihr Schulterblatt als ein Rad vor, arbeiten Sie mit einem indirekten Bild. Visualisieren Sie, wie Ihr Arm sich im Raum bewegt, handelt es sich um ein direktes Bild. Setzen Sie jedoch an die Stelle Ihres Armes in Gedanken ein Schwert, entsteht ein indirektes Bild.

Abstrakte und konkrete Bilder

Alma Hawkins, Gründerin und Vorsitzende des *UCLA Dance Departments,* unterscheidet zwischen konkreten und abstrakten Bildern (HAWKINS 1991). Bilder wie etwa das, ein Gummiband zu dehnen, sind konkret; die Vorstellung von etwas Unerfreulichem, das Sie bedrückt, wäre dagegen ein abstraktes Bild. Die Inhalte von abstrakten Bildern können weiterentwickelt werden. Sie sind psychisch motiviert und hängen davon ab, welche Gefühle aus Ihrem Innern an die Oberfläche gelangen. Konkrete Bilder entstehen aus einem allgemeingültigen Konsens. Wir sind uns alle darin einig, wie eine Schlange aussieht, auch wenn es Schlangen unterschiedlicher Länge und Hautmusterung gibt. Wenn in einer Choreographie die Tänzer und Tänzerinnen von einer „Kraft“ angetrieben werden, die sie alle zusammen an eine bestimmte Stelle auf der Bühne zieht, arbeiten sie mit einem abstrakten Bild.

Innere und äußere Bilder

Gedankenbilder können auch danach eingeteilt werden, ob sie sich auf das Innere oder die Außenwelt beziehen. Kinder können die äußere Wirklichkeit vergessen, indem sie sich einen Wald oder einen Strand ausdenken. Beim Tanzen kann sich ein bestimmtes Bild auf Ihr Inneres beziehen oder auf die Oberfläche Ihres Körpers, den unmittelbar angrenzenden Raum, Ihr etwas weiteres persönliches Umfeld oder auf die ganze Bühne, ja sogar auf die ganze Welt.

In der Sportpsychologie wird intensiv mit Gedankenbildern gearbeitet, um ein lebendiges Bild eines Zieles zu entwerfen, das der Sportler oder die Sportlerin erreichen will, und zwar so, als ob es bereits erreicht worden wäre. Diese Bilder verknüpfen innere und äußere Komponenten. Zum Beispiel könnte sich ein Gedankenbild daraus zusammensetzen, wie die Menge Beifall klatscht und wie sich Ihr Körper anfühlt, nachdem Sie das Ziel erreicht haben.

Bilder, die sich auf das Körperinnere beziehen

Die Vorstellungsbilder, die sich auf das Körperinnere beziehen (zum Beispiel das Visualisieren der zentralen Achse Ihres Körpers), verbessern die Haltung. Sie können auch eingesetzt werden, um Ihre Bewegungen qualitativ zu verbessern, wenn Sie sich zum Beispiel vorstellen, daß Ihr Körper aus zäher Melasse besteht. Zu dieser Kategorie gehören viele interessante Bilder, wie etwa die Vorstellung, daß Wind durch Sie hindurch bläst oder daß Sie mit Wasser gefüllt sind. (Weitere Beispiele dieser Art finden Sie bei FRANKLIN 1996.)

Ich hoffe, Sie ziehen sich nie einen Knochenbruch oder eine Muskelzerrung zu. Falls das dennoch einmal der Fall sein sollte, können Sie durch die Verwendung innerer Bilder Ihre Genesung beschleunigen. Der Arzt Gerald M. Epstein berichtet von einem Knochenbruch, der mit Hilfe von Gedankenbildern in drei Wochen verheilte, statt, wie erwartet, in drei Monaten (EPSTEIN 1989). Er ließ den Patienten jeweils drei Minuten in einem Abstand von drei bis vier Stunden visualisieren, daß die Knochenenden sich fest verbinden. Es gibt keine wissenschaftliche Erklärung für diese aufsehenerregend schnelle Genesung, obgleich viele ähnliche Fälle bekannt geworden sind.

Bilder, die sich auf die Außenwelt beziehen

Wie bereits erwähnt, können auch Bilder, die sich auf die äußere Umgebung beziehen, die Ausrichtung und die Körperenergie beeinflussen. Sobald Sie sich in Gedanken in ein bestimmtes Bild hineinversetzen können, verändert sich ganz plötzlich Ihr Aussehen, Sie fühlen und bewegen sich anders.

Übung: Vorstellungsbilder von weiter Ebene und engem Raum

Stellen Sie sich vor, daß Sie bei Sonnenaufgang in einer weiten Ebene stehen. Sie sehen und fühlen, wie die Sonne am Horizont auftaucht. Dann stellen Sie sich vor, daß Sie sich in einem kleinen Zimmer ohne Fenster befinden. Beobachten Sie, wie die verschiedenen Bilder Ihre Haltung, Ihre Ausrichtung und sogar Ihre Atmung beeinflussen.

Unter den umjubelten Sportlern gehörten der französische Abfahrtsläufer Jean Claude Killi und der Hochspringer Dick Fosbury wohl zu den ersten, die mit mentalen Bilder arbeiteten (Dardik/Waitley 1984). Killi berichtete, daß er immer das Bild vor Augen hatte, wie er den Hang hinunterfährt, auf alle Unebenheiten und Kurven achtet und exakt zwischen den Stangen hindurchfährt. Fosbury seinerseits visualisierte deutlich die Höhe, die zu erreichen er sich vorgenommen hatte. Durch ein ähnliches Vorgehen könnte ein Tänzer oder eine Tänzerin sich vorstellen, wie er oder sie eine bestimme Schrittfolge mit vollkommener Leichtigkeit tanzt. Sogar eine komplette Ballettvorstellung kann in Gedanken vorweggenommen werden.

Spontane Bilder

Dieses Buch enthält Hunderte von Gedankenbildern, mit denen Sie üben und Ihrer Gedankenarbeit den letzten Schliff geben können. Schließlich werden Sie Ihre eigenen Bilder entwerfen und, wie es bei mir mittlerweile der Fall ist, ständig neue entdecken. Viele der Bilder, die ich im Unterricht oder beim Üben mit mir selbst einsetze, entstehen wie „aus dem Nichts". Die passenden Bilder tauchen ganz plötzlich auf der Leinwand meines inneren Auges (oder der anderen Sinne) auf. Offensichtlich ist hierbei ein Höchstmaß an Intuition erforderlich, doch ich glaube, daß mein Geist und mein Körper aufgrund des jahrelangen Übens mit „äußeren" Bildern befähigt wurden, zu verstehen, welche Übungen ich für mich selbst und für den Unterricht mit anderen benötige. Zu der Aufgabe, die sich mir stellt, entsteht in meinem Innern jeweils unmittelbar das Bild, das in der aktuellen Situation am hilfreichsten ist.

Selbst wenn Sie mit einem Bild arbeiten, das Ihnen nicht selbst eingefallen ist, können Sie davon ausgehen, daß Ihre Art, das Bild zu erleben, individuell ist. Es werden sich wohl kaum zwei Menschen finden, die mit demselben Bild die gleiche Erfahrung machen. Daher sollten die Beschreibungen der Bilder in diesem Buch ebenso wie die Zeichnungen nicht als absolut betrachtet werden, sondern als Ausgangspunkt für Ihre eigenen Versuche dienen.

Manchmal scheinen Vorstellungen durch freies Assoziieren spontan zu fließen. Manchmal ähneln sich die Bilder, ein andermal wiederum scheinen sie von einem Thema zum nächsten zu springen. Nachfolgend gebe ich Ihnen dazu ein Beispiel; es sind spontane, freie Assoziationen, die sich vor kurzem bei mir einstellten:

„Die Schulterblätter bewegen sich so elastisch, als würden sie auf einem Medizinball tanzen, ... sie sind mit Sand gefüllte Socken, der Sand rieselt heraus, ... sie sind weich wie mit Daunen gefüllte Kissen, ... die Augen gähnen, sie strahlen, ... ich schicke Atem in die Augenhöhlen, ... die Augenhöhlen wiegen die Augen sanft, wie eine Kirsche, die in Pudding steckt, ... der Beckenboden dehnt sich aus, während ich einatme, die Gesäßknochen weiten sich und gehen wie Vorhänge auseinander, in die der Wind hineinbläst."

Wie beginnt so eine spontane Bilderkette? Es scheint, als ob Geist und Körper Ihre Aufmerksamkeit an die richtige Stelle lenkten und die Bereiche, denen Beachtung geschenkt werden soll, miteinander verbindet. So erschaffen sich völlig neue Bilder und der Input in das Geist-Körper-Funktionsgefüge bleibt frisch und stimulierend.

Selbstlernbilder

Einige Arten von Bildern helfen, Feedback über Ihre Körperhaltung und Ihr Körpergleichgewicht zu erhalten. Um Gedankenbilder auf diese Weise einzusetzen, bedarf es sehr viel Übung. Hier ein paar Beispiele:

- Legen Sie sich auf den Rücken, und stellen Sie sich vor, wie Sie auf einem fliegenden Teppich schweben. Berühren beim Landen beide Seiten des Teppichs gleichzeitig den Boden? Berührt die rechte vor der linken Seite den Boden? Gibt es einen Teil des Teppichs, der zuerst den Boden berührt? Die Art und Weise, in der der Teppich landet, kann Sie auf ein Ungleichgewicht in Ihrem Körper hinweisen oder Ihnen zeigen, ob Sie eine Körperhälfte bevorzugen.
- Legen Sie sich auf den Rücken, und stellen Sie sich vor, daß das Becken ein mit Reis gefülltes Stoffsäckchen sei. Auf beiden Seiten des Säckchens ist die Naht auf. Der Sand rieselt links und rechts zu den Seiten heraus. Rieselt er auf beiden Seiten gleichmäßig heraus, oder fällt Ihnen die Vorstellung auf einer der beiden Seiten leichter? Können Sie sich das Herausrieseln rechts besser vorstellen als links, so ist dies möglicherweise ein Hinweis darauf, daß die Muskeln auf der linken Beckenseite angespannter sind.
- Stellen Sie sich vor, Sie könnten durch die Gesäßknochen wie durch Strohhalme blasen. Haben Sie das Gefühl, daß es Ihnen auf beiden Seiten gleich gut gelingt? Können Sie durch einen Gesäßknochen nicht „durch"-atmen, so kann das ein Hinweis darauf sein, daß die Muskulatur um den Gesäßknochen herum und höchstwahrscheinlich auch das gleichseitige Hüftgelenk verspannt sind.

Kapitel 6

Hinweise zum Arbeiten mit Vorstellungsbildern

Wie bei jeder anderen Fertigkeit so gilt auch für die Fähigkeit, mentale Bilder zu erzeugen, daß regelmäßiges Üben entscheidend ist. Um den größtmöglichen Nutzen aus diesen Übungen zu ziehen, ist es wichtig, mit der richtigen Einstellung anzufangen.

Konzentration

Was ist Konzentration? Mira Alfassa schreibt:
„Konzentration bedeutet, alle Bewußtseinsströme auf einen einzigen Punkt, einen einzigen Gedanken zulaufen zu lassen. Diejenigen, die sich vollkommen auf eine Sache konzentrieren können, werden bei allem, was sie unternehmen, Erfolg haben; sie werden bei allem schnelle Fortschritte zeigen." (ALFASSA 1982a, S. 143)

Konzentration bedeutet ein vollständiges Fokussieren auf das, was man gerade tut. Breiten sich Ihre Gedanken wie Unkraut unkontrolliert aus, wird es schwierig, wenn nicht gar unmöglich sein, sich auf bestimmte Bilder zu konzentrieren. Um zu testen, ob Sie Ihren Kopf ganz frei machen können, versuchen Sie einmal, eine Minute lang an *nichts* zu denken. Warum sollten Sie an nichts denken wollen? Sie schaffen dadurch einen freien Platz, der nach Wunsch mit einem bestimmten Inhalt gefüllt werden kann. Den Kopf frei zu haben, sich auf den eigenen Atem oder auf einen bestimmten Punkt oder Gegenstand zu konzentrieren, wirkt zudem sehr beruhigend. Viele Entspannungstechniken basieren auf dieser Fähigkeit. Da wir es als gegeben hinnehmen, daß uns ständig etwas durch den Kopf geht, finden wir es normal, uns in einem diffusen Zustand zu befinden. Bekannte Schauspieler und Sportler sind oft ein gutes Beispiel dafür, daß ihre herausragenden Leistungen mit einem hohen Konzentrationsniveau verbunden sind.

Wenn wir uns in einem geistigen Entspannungszustand befinden, können wir unseren Körper insgesamt besser wahrnehmen. Shunryu Suzuki, der dazu beitrug, die Zen-Meditation im Westen bekannt zu machen, schreibt:

„Ihren Gedanken Einhalt zu gebieten, bedeutet nicht, die Aktivität Ihres Geistes zu unterbinden. Es bedeutet, daß Ihre Gedanken Ihren ganzen Körper erfüllen." (SUZUKI 1970, S. 41)

Zen verwendet sogar Bilder, um zu erklären, was Konzentration bedeutet: Unser Geist ist so ruhig, wie ein still ruhender See; Gedanken sind wie vorüberziehende Wolken, die sich im See spiegeln wollen; beachte die Wolken nicht, laß sie vorüberziehen. – Haben Sie erst einmal Kontrolle darüber erlangt, was sich im See spiegeln darf und was nicht, werden Ihre Vorstellungsbilder spürbar zu wirken beginnen. Dies gilt ebenso für spontan auftauchende Bilder. Unser intellektuelles, analytisches Denken muß zur Ruhe kommen, bevor es aufnahmebereit wird für die inneren Bilder. Cathy Ward, ehemals Solotänzerin der *Erick Hawkins Dance Company,* äußerte sich einmal wie folgt: „Verlieren Sie die Konzentration, bricht der Bewegungsfluß ab“ (Notizen des Autors). June Balish berichtet über den Unterrichtsstil von Jennifer Muller, die es noch einfacher ausdrückt: „Tänzerische Technik besteht zu 99 Prozent aus Bewußtsein“ (Notizen des Autors).

Sehr starke Konzentration ist eine Voraussetzung für gute tänzerische Leistungen und eine gute Körperhaltung. Mangelt es Ihnen an Konzentration beim Tanzen, ist das so, als ob Sie auf einer Straße mit vielen Schlaglöchern fahren. Sie können die einzelnen Bewegungen dann nicht richtig miteinander verbinden, und es entsteht kein Bewegungsfluß; Sie sind nicht in der Lage, Ihren ganzen Körper im Raum wahrzunehmen; Sie sind dadurch nicht fähig, die Vorstellungen des Choreographen klar zum Ausdruck zu bringen. Tänzerinnen und Tänzer ziehen häufig deshalb nicht das Maximum aus ihren Unterrichtsstunden, weil es ihnen schlichtweg schwerfällt, sich zu konzentrieren. Die meisten von uns erreichen eine gute Konzentration, weil sie das häufig üben. Aber es gibt auch Tänzer wie Larry Rhodes, der sagte, daß es ihm nie schwergefallen sei, sich zu konzentrieren, weil er einfach so gern tanzte.

Eine gute Konzentration ist auch erforderlich, um bei einer komplizierten Schrittfolge die optimale Körperhaltung beizubehalten. Sind wir zerstreut und unkonzentriert, verliert ein unkontrollierter Körperteil seine Ausrichtung und sabotiert die persönliche Tanztechnik, bis wir unsere volle Konzentration zurückerlangt haben. Da unsere Haltung durch angeborene Reflexe gesteuert wird, geht sie auch bei mangelnder Konzentration auf unseren Körper nicht verloren, doch erreichen wir bei schwierigen Bewegungsabläufen eine viel bessere Körperkontrolle, wenn wir unsere volle Konzentration beibehalten.

Der Züricher Ausgabe der *International Herald Tribune* vom 28. Mai 1993 zufolge geschah bei einem Konzert der New Yorker Philharmoniker folgendes: Der berühmte Dirigent Kurt Masur ließ nach knapp einer Minute mitten in dem Stück von Charles Ives das Orchester plötzlich abbrechen. Masur drehte sich den überraschten 2700 Konzertbesuchern in der *Avery Fisher Hall* zu und sagte: „Konzentration macht gesund. Wenn Sie sich auf die Musik konzentrieren, werden Sie Freude empfinden und vergessen zu husten.“

Übungen: Konzentration üben

1. **Denken Sie an nichts:** Setzen Sie sich bequem hin, und versuchen Sie, eine Minute lang an nichts zu denken. Wenn Sie es zum ersten Mal versuchen, werden Sie feststellen, daß Ihre Gedanken hin und her schweifen und Sie von jedem kleinen Geräusch oder Jucken abgelenkt werden. Führen Sie diese Übung trotzdem mehrmals pro Tag durch. Eine Minute dafür in Ihrem Terminkalender zu reservieren, ist sicherlich auch Ihnen möglich. Ist es Ihnen nicht möglich, an nichts zu denken, suchen Sie sich einen bestimmten Punkt, auf den Sie sich konzentrieren, oder achten Sie auf Ihre Atmung, wobei Sie jeden Ein- und Ausatmen zählen. Als Konzentrationspunkt wählen Sie zum Beispiel einen Stein, eine Muschel oder eine Stelle auf dem Vorhang. Konzentrieren Sie sich auf etwas Schlichtes, das Ihre Gedanken nicht anregt.
2. **Auf einen bestimmten Körperbereich konzentrieren:** Eine Methode, die mir sehr geeignet erscheint, etwas über den eigenen Körper herauszufinden, besteht darin, sich auf einen bestimmten anatomischen Bereich zu konzentrieren und abzuwarten, welche Gedanken über diesen Bereich entstehen. Ich wähle in der Regel einen Bereich, der beweglicher und geschmeidiger werden soll und den ich bewußter wahrnehmen möchte. Sie können sich zum Beispiel auf die Stelle zwischen Rippen und Rückgrat konzentrieren. Bewegen Sie sich so, wie Sie wollen, konzentrieren Sie sich aber ununterbrochen auf diesen Bereich. Achten Sie auf die Bilder, die in Ihnen entstehen. Schweifen Ihre Gedanken ab, bringen Sie sie sanft wieder zu der gewählten Stelle Ihres Körpers zurück.
3. **Verschiedene Blickwinkel einnehmen:** Ein weiterer wichtiger Faktor beim Visualisieren von Körperteilen ist der Blickwinkel. Es ist nicht dasselbe, ob wir die Wirbelsäule von vorn oder hinten, von oben oder unten betrachten. Wählen Sie einen Körperteil, wie zum Beispiel ein Hüftgelenk, und betrachten Sie es vor Ihrem inneren Auge aus verschiedenen Blickwinkeln. Betrachten Sie es von vorn, von hinten, von unten und von oben. Andere Blickwinkel gewähren Ihnen jeweils andere Einsichten.
4. **Die Zeit einteilen:** Ein weiterer wichtiger Aspekt der Konzentration besteht darin, die Zeit zu „verlängern". Wenn Sie sich intensiv auf einen bestimmten Vorgang konzentrieren können, scheint die Zeit sich auszudehnen und dem Nervensystem die Gelegenheit zu geben, den Vorgang besser zu verstehen und erforderliche Korrekturen vorzunehmen. Heben Sie die Arme über den Kopf, und lassen Sie sie langsam wieder fallen. Wiederholen Sie diesen Vorgang, und achten Sie dabei so genau wie möglich auf jeden einzelnen Augenblick des Vorgangs. Stellen Sie fest, wie verschieden Ihre Empfindungen jeweils sind.

Günstige Positionen zum Üben anatomischer Vorstellungsbilder

Die meisten der in diesem Buch beschriebenen Vorstellungsbilder können in verschiedenen Positionen eingeübt werden: im Liegen, im Sitzen, beim Gehen, beim Warten auf den Bus, beim Rasenmähen oder beim Tanzen. Wenn Sie gerade erst angefangen haben, mit Bildern zu arbeiten, empfehle ich, täglich 20 Minuten in einer der nachfolgend beschriebenen Positionen in Rückenlage zu üben. Einige Bilder lassen sich nur im Stehen oder Sitzen einüben. Im allgemeinen ist es jedoch ratsam, abwechselnd in Rückenlage, im Sitzen, Stehen und Gehen zu üben. Hierzu bemerkt Irene Dowd, daß ...

„(...) das Vorstellen oder Visualisieren von Bewegung auch durchgeführt werden kann, ohne daß man sich tatsächlich bewegt. Der Bewegungsablauf, mit dem Sie sich in der Realität beschäftigen, kann dem entsprechen, den Sie sich gerade in Gedanken vorstellen, oder aber ein ganz anderer sein, als der, den Sie gerade visualisieren." (Dowd 1990, S. 7)

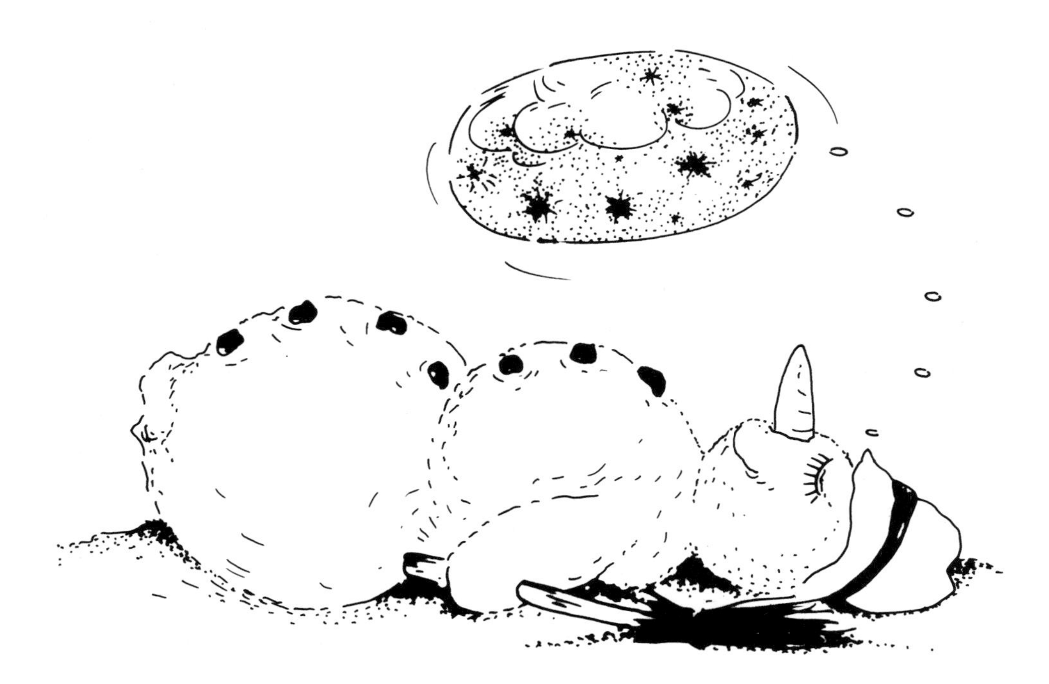

Abbildung 6.1: Aus verständlichen Gründen denkt der Schneemann an Schnee.

Die Yoga-Ruheposition

Die Yoga-Ruheposition, manchmal auch „Toter Mann" genannt, ist für die meisten Visualisierungsübungen geeignet. Wenn die Beine jedoch ausgestreckt sind, wird der obere Teil des Beckens durch ihr Gewicht nach oben gezogen, wodurch die Wirbelsäule, vor allem im Bereich der Lendenwirbel, noch stärker gekrümmt wird. Von der Seite aus betrachtet hat die Wirbelsäule die Form eines doppelten „S" mit zwei konvexen und zwei konkaven Krümmungen. Die konkaven Krümmungen oder Hohlkehlen des Rückens werden Lordosen genannt, die konvexen Bereiche Kyphosen. Das Y-Band, das stärkste Band des Körpers, verbindet den Oberschenkelknochen mit der Beckenvorderseite und bewirkt, daß die ausgestreckten Beine im Liegen das Becken nach vorn neigen. Dies wiederum bewirkt eine Krümmung der Lendenwirbelsäule. Bereitet Ihnen diese Position Schmerzen oder führt zu Verspannungen, rollen Sie ein Handtuch zusammen und legen es unter die Knie. Die Knie sollten so hoch liegen, daß die Lendenwirbelsäule den Boden berührt (Abbildung 6.2). Ist die Krümmung sehr stark, schieben Sie sich noch ein weiches Handtuch ins Kreuz, so daß die Lendenwirbelsäule auf dem Handtuch liegt; achten Sie jedoch darauf, daß sich die Lendenwirbelsäule durch dieses Polster nicht noch stärker krümmt.

Abbildung 6.2: Wenn die Beine ausgestreckt sind, zieht ihr Gewicht das Becken nach vorn, was zu einer stärkeren Krümmung der Lendenwirbelsäule führt.

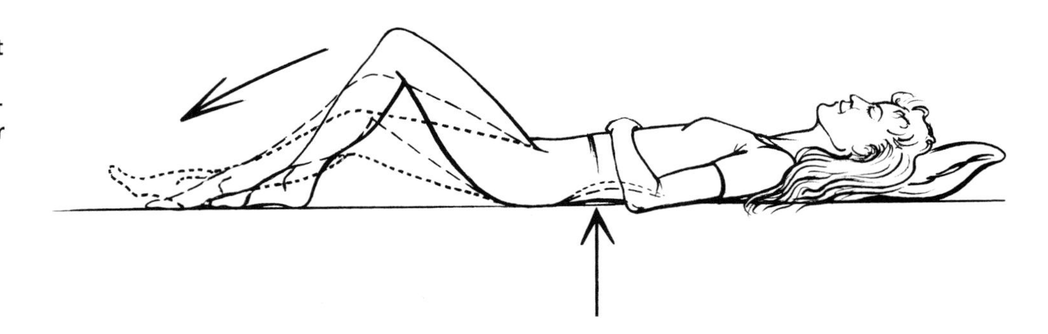

Um Ihren Kopf auf der Wirbelsäule auszurichten, hilft es vielleicht, wenn Sie ein zusammengerolltes Handtuch in den Nacken und ein Kissen unter den Kopf legen. Ihr Gesicht sollte in einer Ebene zum Boden liegen, wobei Ihr Kinn weder in Richtung Zimmerdecke zeigen noch gegen den Hals gedrückt werden sollte. In einigen Fällen ist es wünschenswert, daß der Kopf leicht angehoben ist, wodurch der Hals etwas länger wird und die Energie leichter fließen kann. Der Hals sollte jedoch keinesfalls ausgestreckt werden. Kleine, selbstgemachte Kissen, die mit Gerste oder Hirse gefüllt sind, sind zum Auspolstern gut geeignet.

Ein kleines, leichtes Kissen, das Sie auf Ihren Bauch legen, gibt Ihnen ein Gefühl von Gewicht und Zentriertsein und läßt Sie den Atemvorgang bewußter wahrnehmen. Beim Einatmen hebt sich die Bauchdecke etwas an, und der leichte Widerstand, der durch das Gewicht des Kissens entsteht, erhöht den Muskeltonus beim Atmen. Beim Ausatmen zieht sich die Bauchdecke wieder zusammen, bewegt sich nach unten und unterstützt das Ausstoßen der Luft aus der Lunge. Das zusätzliche Gewicht des Kissens erhöht die Ausatmungskraft der Bauchdecke, wodurch eine vollständigere Ausatmung erreicht wird. Schließlich zeigt das Kissen auch die Elastizität der Organe an, die beim Einatmen leicht zusammengedrückt werden. Nachdem Sie eine Zeitlang mit einem Kissen geübt haben, können Sie Ihr sensorisches Gedächtnis einsetzen und mit einem imaginären Kissen auf Ihrem Bauch eine ähnliche Wirkung erzielen.

Die Konstruktive Ruheposition

Mabel Todd favorisierte eine bestimmte Position in der Rückenlage, das sogenannte Hakenliegen; diese Stellung erleichtert die Gedankenarbeit. Lulu Sweigard nannte diese Stellung die Konstruktive Ruheposition, da sie darauf abzielt, eine effizientere Haltung zu schaffen. Die Rückenlage verändert das Verhältnis zur Schwerkraft dadurch, daß der Körper in der Horizontalen liegt. Der Boden stützt die große Körperoberfläche, wodurch

Spannungen gelöst werden. Da man sich nicht anstrengen muß, die Position zu halten, wie es beim Stehen oder Sitzen der Fall ist, kann man sich auf die Gedankenbilder konzentrieren. Kein Körperteil muß angespannt werden. Dies ist ein wichtiger Gesichtspunkt, da die Nachricht an Ihren Körper in dieser Stellung aus reinen Bildern besteht, mit dem Ziel, die Körperausrichtung zu verbessern. Beim Stehen oder Sitzen konkurrieren die Bilder immer mit alten Mustern (Abbildung 6.3).

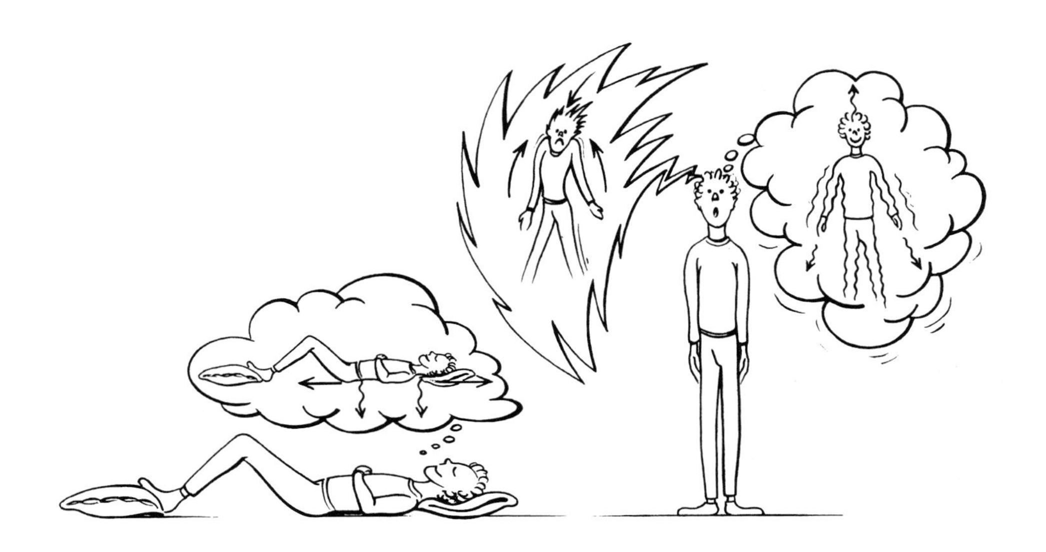

Abbildung 6.3: In der Konstruktiven Ruheposition (linke Bildhälfte) besteht die Nachricht an Ihren Körper aus reinen Bildern.

Übung: In der Konstruktiven Ruheposition üben

Im Idealfall liegen Sie auf einem Teppich oder einer Matte in einem ruhigen Raum, in dem der Boden nicht kalt ist. Auf dem Rücken liegend beugen Sie die Knie in einem Winkel von 90 Grad, wobei Ihre Lendenwirbelsäule leicht den Boden berührt. Aufgrund der vorherrschenden Spannkraft in der Ausdrehmuskulatur fallen bei den meisten Tänzerinnen und Tänzern die Beine in dieser Position zu beiden Seiten auseinander. Ist dies auch bei Ihnen der Fall, binden Sie einen Schal oder einen bequemen Gurt um Ihre Beine. Binden Sie ihn nicht direkt um Ihre Knie, da Sie sich dadurch eingeengt fühlen könnten. Alternativ könnten Sie auch die Beine gegeneinander lehnen, so daß sich die Knie berühren. Wenn Sie einen Gurt um die Beine binden, achten Sie darauf, daß sich Ihre Knöchel, Knie und Hüftgelenke in derselben Sagittalebene befinden und daß die Achsen beider Beine parallel zur mittleren Sagittalebene verlaufen. Vielleicht ist es für Sie bequemer, wenn Sie ein weiches Kissen unter die Fußballen legen, vor allem bei einem hohen Streckmuskeltonus. Dadurch können Sie verhindern, daß Sie Ihre Beine zu sehr ausstrecken. Die richtige Ausrichtung des Kopfes wird erreicht, wie es bei der Yoga-Ruheposition beschrieben wurde. Die klassische Konstruktive Ruheposition können Sie dadurch abändern, daß Sie die Beine auf ein Bett oder einen Stuhl legen. Hierbei müssen Sie jedoch darauf achten, daß die Unterschenkel parallel zum Boden liegen. Diese Position hilft, Krämpfe in der Ferse zu vermeiden (Abbildung 6.4).

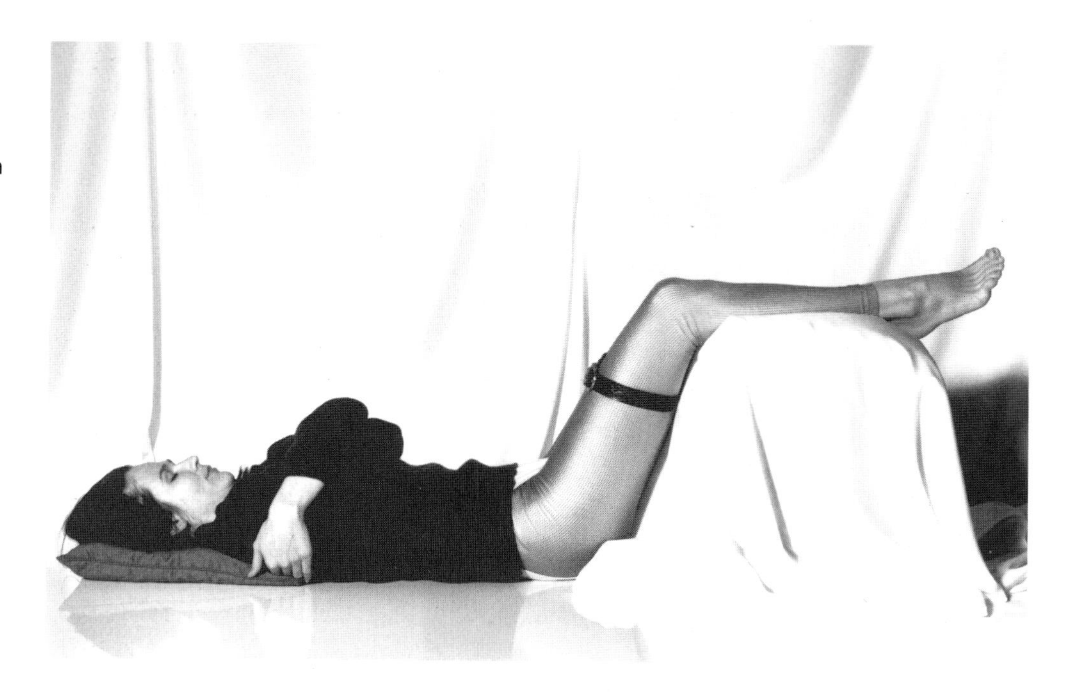

Abbildung 6.4:
Die klassische Konstruktive Ruheposition kann so abgewandelt werden, daß die Beine auf ein Bett oder einen Stuhl gelegt werden, wobei darauf geachtet werden muß, daß die Unterschenkel parallel zum Boden liegen.

Wann die Konstruktive Ruheposition angewendet werden kann

- Jederzeit, wenn Sie sich entspannen und erholen wollen.
- Bevor Sie ins Bett gehen, um Verspannungen zu lösen und einen tieferen, erholsameren Schlaf herbeizuführen.
- Morgens, um Energie für den Tag zu schöpfen und ein harmonisches Zusammenwirken der Muskeln zu erreichen.
- Vor einer Aufführung; planen Sie jedoch genügend Zeit ein, um nach der Ruhephase Ihre üblichen Aufwärmübungen durchzuführen. Die Konstruktive Ruheposition ersetzt nicht das vorbereitende Aufwärmen der Muskulatur und des Bindegewebes.
- Nach einer anstrengenden Tätigkeit, wie etwa den Tanzunterricht am Vormittag; oder während des Tages, wenn Sie das Bedürfnis verspüren, Ihre „Batterien" wieder aufzuladen.

Wann die Konstruktive Ruheposition ungünstig ist

- Begeben Sie sich nicht in die Konstruktive Ruheposition, wenn Ihnen eher nach körperlicher Aktivität zumute ist.
- Bleiben Sie nicht länger als 40 Minuten in der Konstruktiven Ruheposition, sonst könnte sich Ihre innere Anspannung erhöhen.

Einige Hinweise zur Arbeit mit Vorstellungsbildern

- Sie müssen das Bild im gegenwärtigen Augenblick sehen und es sich unter Einbeziehung möglichst vieler Sinne so lebhaft wie möglich ausmalen. Wenn Sie sich sprudelndes Wasser in Ihrem Körper vorstellen, dann hören Sie es auch prasseln, spüren Sie, wie die Luftblasen Ihre Wirbelsäule kitzeln, schmecken Sie das perlende Wasser, riechen Sie die Frische.
- Ein Bild ist zwar keineswegs statisch, doch muß es eine ganz bestimmte Stelle im Körper ansprechen und eine bestimmte Richtung nehmen. Stellen Sie sich zum Beispiel vor, daß Ihr Rücken wie Butter zerfließt. Visualisieren Sie dabei bitte den Vorgang des Schmelzens und nicht das Ergebnis, die geschmolzene Butter.

- In der Yoga-Ruheposition oder in der Konstruktiven Ruheposition können Sie sich ein wenig bewegen, doch ansonsten sollten Sie nicht versuchen, durch Bewegungen das mentale Bild zu stützen.
- Nehmen Sie keine Bewertung vor, während Sie visualisieren. Eine zusätzliche geistige Aktivität würde den Visualisierungsvorgang nur stören und die Bildschärfe und die Wirkung beeinträchtigen. Visualisieren bedeutet hauptsächlich eine Aktivität der rechten Gehirnhälfte. Kritische Bemerkungen der linken Gehirnhälfte können (auch wenn sie in guter Absicht geäußert werden) das Bild stören, das vielleicht von großer Bedeutung für Sie ist und Ihnen wichtige Einsichten vermitteln kann. Ein inneres Bild ist nicht einfach zu verstehen. Ein tiefes Verständnis entwickelt sich erst im Laufe der Zeit mit zunehmender Erfahrung. Es kann Jahre dauern, bis man plötzlich den Sinn eines Bildes erfaßt und es eine bestimmte Bedeutung bekommt. In diesem Sinne ist ein Bild wie eine Schachtel mit Zeitdokumenten – man weiß nie, wann der Inhalt ans Tageslicht befördert wird.
- Seien Sie über die entstehenden Gefühle nicht besorgt, und machen Sie sich auch keine Gedanken darüber, welche Gefühle sich während des Visualisierens einstellen sollten. Wenn Sie zu sehr vorausplanen, kann das den Entwicklungsprozeß behindern. Seien Sie offen für das Bild, und lassen Sie es in sich wirken. Analysieren Sie das Ergebnis, wenn Sie mit dem Visualisieren fertig sind.
- Betrachten Sie jedes Bild so, als hätten Sie es noch nie zuvor gesehen. Werfen Sie einen frischen Blick darauf. Können Sie eine zuvor gemachte Erfahrung mit einem bestimmten Bild nicht auf sich beruhen lassen, werden Sie keine neue Erfahrung machen. Wenn Sie Ihrem Bewußtsein ein neues Bild aufzwingen oder wenn Sie an einem alten Bild festhalten, erzielen Sie eine gegenteilige Wirkung. Ein Bild, das gestern „funktionierte“, muß heute nicht auch präsent sein. Wenn Sie sich nicht darauf versteifen, unbedingt einen Fortschritt erzielen zu wollen, geht es viel leichter, da der Körper die entstehende Erfahrung eher physisch unterstützt – nicht intellektuell.
- Sie können Ihre Vorstellungsbilder in Worte fassen, entweder in Gedanken oder, wenn es die Situation erlaubt, laut aussprechen: „Ich sehe, wie meine zentrale Achse wie eine Gitarrensaite vibriert und kleine Klangwellen in den umgebenden Raum aussendet.“
- Setzen Sie Musik und Geräusche ein, um das Bild zu stützen. Lassen Sie zum Beispiel eine Begleitmusik mit Wellenrauschen laufen, um das visuelle Bild von Wellen zu untermalen. Schalten Sie das Wellenrauschen aus, bleiben Sie aber weiterhin in Ihr Gedankenbild versunken, und hören Sie die Wellen in Ihrem „inneren Ohr“. Oder hören Sie Mozart, während Sie sich mit Ihren Bildern beschäftigen. In einem Experiment, das an der *University of California* in Irvine durchgeführt wurde, stellte sich heraus, daß bei Personen, die 10 Minuten Klaviermusik von Mozart hörten, anschließend eine kurzfristige Steigerung der geistigen Aufnahmefähigkeit zu verzeichnen war (*International Herald Tribune,* Züricher

Ausgabe vom 15. Oktober 1993). Fast jede Art von Musik wirkt sich vorteilhaft aus. Beim Hören von Musik kann ein Gedankenbild möglicherweise erst so richtig seine versteckten Reichtümer entfalten.

- Es ist hilfreich, eine mentale Übungsstunde mit der Konzentration auf die Atmung zu beginnen. Ihre Atemmuster verraten Ihnen eine Menge über Haltung und Muskeltonus. Veränderungen Ihres Atemmusters, zum Beispiel tieferes und langsameres Atmen, sind häufig Zeichen dafür, daß ein Bild wirkt. Wenn Sie Ihre Atemmuster vor und nach Ihrer Übungssitzung miteinander vergleichen, können Sie erkennen, welche Beziehung zwischen Ihrer Körperhaltung und Ihrer Atmung besteht.

Sitzen und Stehen

Falls Sie sich in der Rückenlage nur schwer konzentrieren können oder einnicken, können Sie sich auch hinsetzen, obwohl die Position im Sitzen weniger vorteilhaft ist als die Rückenlage. Wollen Sie Ihre Gedankenbilder im Sitzen einüben, brauchen Sie einen guten Stuhl. Er sollte eine ebene Sitzfläche haben und idealerweise so hoch sein, daß beim Sitzen Ihre Oberschenkel eine Parallele zum Fußboden bilden, während die Füße fest auf dem Boden stehen (Abbildung 6.5). Einzelne Übungen im Sitzen finden Sie in dem Abschnitt über das Becken in Kapitel 11. Wie bereits erwähnt, sollten Anfänger in der Anwendung von inneren Bildern nur wenige Übungen im Stehen durchführen. Im Stehen fallen wir leicht in alte Bewegungsmuster zurück, weil die Körpermitte sehr viel höher liegt als der haltgebende Untergrund und somit weniger stabil ist.

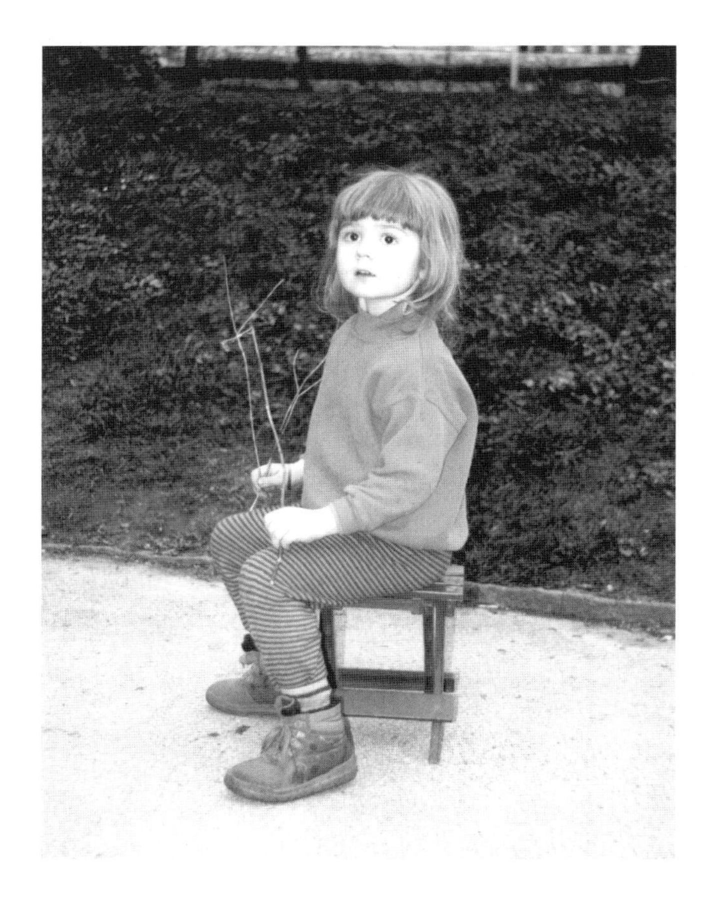

Abbildung 6.5: Der Stuhl sollte eine ebene Sitzfläche haben; er hat die ideale Höhe, wenn beim Sitzen die Oberschenkel eine Parallele zum Fußboden bilden, während die Füße fest auf dem Boden stehen.

In Bewegung mit Vorstellungsbildern arbeiten

Sich während der Arbeit mit Vorstellungsbildern nicht zu bewegen, ist deshalb sinnvoll, weil die gewohnten Bewegungsmuster dann nicht verstärkt werden. Es kann jedoch auch förderlich sein, Bilder im Stehen, Gehen oder bei alltäglichen Bewegungen einzuüben. (Spezielle Übungen für die Arbeit mit Gedankenbildern beim Gehen und Laufen finden Sie bei FRANKLIN 1996.) So gesehen können Sie unproduktive Zeiten sinnvoll nützen, zum Beispiel während Sie auf den Bus, die U-Bahn oder den Zug warten. Setzen Sie die Bilder ein, während Sie sich bewegen, können Sie ein unmittelbares Feedback über Ihre Haltung erhalten. Sie erfahren augenblicklich, warum es Ihnen schwerfällt, eine bestimmte Bewegung auszuführen und welches spezielle Bild am besten bei der Behebung eines Problems hilft.

Hemmung

Arbeiten Sie mit Vorstellungsbildern, während Sie in Bewegung sind, dann hilft Ihnen das, den bereits erwähnten Begriff der *Hemmung* aus der Alexander-Technik kennenzulernen. Unter Hemmung versteht man die Fähigkeit, auf einen bestimmten Reiz nicht zu reagieren, sondern ruhig zu bleiben und die übliche Verhaltensweise zurückzuhalten, damit man die Möglichkeit hat, sich anders zu verhalten.

„*Hemmung ist eine geistige Fähigkeit, eine mentale Disziplin, mit der wir die benötigte Zeit gewinnen, um nachzudenken, wie wir unserer alten Verhaltensweisen Herr werden und sie in eine andere Richtung lenken können.*" (WEED 1990, S. 86)

Weed zitiert auch Marjorie Barlows Definition von Hemmung als „die Möglichkeit, einen Keil zwischen Reiz und Reaktion zu treiben" (WEED 1990 S. 81). Sich in die Konstruktive Ruheposition zu begeben, ist an sich schon eine Hemmung.

Mentales Üben mit Vorstellungsbildern

Mentales Üben mit Vorstellungsbildern ist nicht die einfachste Art, Vorstellungsbilder einzusetzen, doch eine äußerst wirkungsvolle. Während Sie ganz ruhig sind, visualisieren Sie, wie Sie eine Bewegung ausführen, die Sie noch verbessern wollen. Wie beim traditionellen Mentaltraining, sehen Sie sich selbst, wie Sie die Bewegung so perfekt wie möglich ausführen. Beim mentalen Üben mit Bildern fügen Sie dann zu der Bewegung ein Bild hinzu. Sie projizieren es auf den Visualisierungsvorgang. Ein Beispiel: Sie befinden sich in der Konstruktiven Ruheposition und visualisieren, wie Sie Pirouetten drehen. Dann fügen Sie den gedachten Pirouetten das Bild hinzu, daß sich Ihre Achse im rechten Winkel zum Boden befindet. Die Visualisierung besteht damit aus zwei Komponenten: dem Bewegungsvorgang selbst und einem Bild, das die Koordination dieser Bewegung optimieren hilft.

Bildergeschichten und gebündelte Bilder

Gedankenbilder werden auch während des Tanzens eingesetzt. Eine innere Bildergeschichte kann Sie beim Tanzen leiten. Diese Bilder kommen Ihnen spontan in den Sinn; sie werden durch Ihre Bewegungen ausgelöst oder sind freie Assoziationen. Dabei kann es sich um intuitive oder erlernte Selbstkorrekturen handeln, wie etwa „die Schultern und das Becken sind waagrecht", „die Beine kommunizieren miteinander" oder „die Sitzhöcker bewegen sich auf derselben Ebene". Sie können auch etwas poetischer formuliert werden: „Energie fließt durch meinen Körper und um ihn herum", „Lichtstrahlen durchfluten mich", „meine Augen blicken über die riesige Erdoberfläche und umkreisen die Erdkugel". Diese Gedanken können Ihnen ganz plötzlich kommen und sozusagen an der Schwelle Ihres Bewußtseins ruhen.

Eine Tänzerin oder ein Tänzer kann die Wirkung vieler Bilder, die sie oder er im Laufe der Zeit eingeübt hat, bündeln. Alle Bilder, die sich auf die Raumwahrnehmung beziehen, werden unter dem Gedanken „Raum" zusammengefaßt. Andere Bündel könnten aus Bildern im Zusammenhang mit „Fließen", „Halten" oder „Zentrieren" bestehen.

Trainieren Sie die Fähigkeit, zu imaginieren

Die Fähigkeit, in Bildern zu denken, muß wie ein Muskel trainiert werden. Werden Sie dabei aber nicht ungeduldig – dieses Training läuft anders ab als die meisten anderen Trainings. Wenn Sie nur zwei Wochen lang Ihre Muskeln mit einem Krafttraining aufbauen, werden Sie bereits eine beachtliche Wirkung feststellen; bei der Arbeit mit inneren Bildern ist dies in der Regel nicht der Fall. Unser Verstand benötigt mehr Zeit, sich anzupassen, zu verändern und sich zu entwickeln, denn wir sind uns der einzelnen Denkvorgänge im allgemeinen nicht bewußt. Die Art, wie jemand geht, ist viel einfacher zu charakterisieren als die Art, wie jemand denkt. Wir gehen meist davon aus, daß unser Denken von allein funktioniert, und vergessen dabei ganz, daß unser Gehirn auch ein Teil unseres Körpers ist, der mehr oder weniger leistungsfähig sein kann.

Lassen Sie sich nicht entmutigen, wenn Sie zwei Wochen lang mit Gedankenbildern arbeiten und keine rechten Erfolge wahrnehmen. Ihre Situation ist mit dem Erlernen einer Sprache vergleichbar: Könnten Sie eine französische Zeitung lesen, nachdem Sie nur zwei Wochen lang Französisch gelernt haben? Natürlich nicht – dennoch lohnt es sich, Ihre Vorstellungskraft zu entwickeln. Sie ist so nützlich, daß viele Menschen sich fragen, wie sie jemals ohne die Hilfe mentaler Bilder zurechtkommen konnten. Können Sie gut in Bildern denken, verbessern sich nicht nur Ihre sportlichen und tänzerischen Leistungen, sondern auch Ihre intellektuellen Fähigkeiten.

Die folgenden Übungen erfordern die Fähigkeit, sich mental etwas vorstellen zu können, und verwenden Gedankenbilder, wie sie weiter oben beschrieben wurden. Es wäre gut, wenn Ihnen die Übungen jemand vorlesen könnte, damit Sie üben können, ohne immer wieder ins Buch schauen zu müssen. Sie können den Text der Übungen auch auf Band sprechen und sie sich selbst vorspielen. Wählen Sie für die Übungen eine der oben beschriebenen Positionen.

Übung: Ein Scheinwerfer durchleuchtet den Körper

Der Zweck dieser Übung besteht darin, daß Sie den Innenraum Ihres Körpers dreidimensional betrachten und die Entfernungen und Beziehungen zwischen den einzelnen Räumen richtig einschätzen lernen.

Stellen Sie sich vor, ein Scheinwerfer leuchtet Ihren ganzen Körper aus. Beobachten Sie, wie er jeden Raum, jede Nische und Ritze in Ihrem Innern durchflutet. Beginnen Sie in der Mitte Ihres Kopfes. Leuchten Sie das Innere Ihres Hinterkopfes der großen Scheitelbeine und der Schläfenbeine aus. Als nächstes bewegen Sie den Lichtschein von innen zu Ihrer Stirn, dem Gesicht und dem Kiefer.

Der Lichtkegel bewegt sich weiter nach unten. Sie sehen nun die Innenwand Ihres Halses. Betrachten Sie als nächstes die linke Körperseite, und zwar zunächst die Schulter und den Arm. Visualisieren Sie, wie sich Ihr linker Oberarm vor Ihnen zeigt. Lassen Sie das Licht auf das Innere Ihres Ellbogens scheinen, und von da in Ihre Handfläche hinein. Beobachten Sie, wie jeder einzelne Finger bis in die äußerste Spitze ausgeleuchtet wird.

Haben Sie Ihre Hand erforscht, wandern Sie den linken Arm wieder hoch, über Ihre Schultern in den rechten Arm. Leuchten Sie entlang des rechten Oberarms, bis zu Ihrem Ellbogen, dann durch Ihren Unterarm, bis in die Handfläche und zu den Fingerspitzen.

Kehren Sie durch Ihren rechten Arm zur Schulter zurück, und erforschen Sie als nächstes die Ausdehnung Ihres Brust- und Bauchraumes. Bewegen Sie den Lichtschein in 360 Gradbögen und achten Sie darauf, daß Sie den ganzen Körperbereich ausleuchten und die Lage jedes Organs kennenlernen. Lassen Sie das Licht Ihren gesamten Rücken durchfluten und von innen auf Ihren Nabel scheinen. Bewegen Sie den Lichtkegel weiter nach unten, und untersuchen Sie den gesamten Innenraum Ihres Beckens.

Im Anschluß daran lassen Sie den Lichtschein Ihr rechtes Bein entlang nach unten wandern. Beobachten Sie die Ausdehnung Ihres Oberschenkels von innen, und vergewissern Sie sich, daß Sie den ganzen Bereich ausgeleuchtet haben, ehe Sie zum Knie wandern. Erforschen Sie den gesamten Innenraum Ihres Knies, bevor Sie Ihren Weg Richtung Unterschenkel fortsetzen. Achten Sie darauf, wie Ihr Unterschenkel am Übergang zum Knöchel enger wird. Erforschen Sie Ihren Fuß, angefangen bei der Ferse, dann den Mittelfuß und jeden einzelnen Zeh. Beleuchten Sie von innen die Unterseite Ihrer Zehennägel.

Nehmen Sie den Lichtschein nach einem letzten forschenden Blick langsam von Ihrem Fuß und Ihrem Bein weg. Bewegen Sie ihn durch das Becken zurück, das im Gegensatz zu den Zehen riesig erscheint, und senken Sie den Lichtkegel dann in Ihr linkes Bein ab. Beobachten Sie auch auf dieser Seite die Ausdehnung Ihres Oberschenkels von innen, lassen Sie das Licht über die gesamte Innenfläche bis zum Knie scheinen. Untersuchen Sie den gesamten Innenraum des Knies, bevor Sie zum Unterschenkel weitergehen. Inspizieren Sie gründlich die innere Form des Unterschenkels.

Lassen Sie dann das Licht durch den Knöchel gleiten und die Innenfläche hell erscheinen. Analysieren Sie die inneren Konturen der Ferse und des Mittelfußes, bevor Sie in den Tunnel jedes einzelnen Zehs hineinleuchten. Kommen Sie langsam wieder aus dem Fuß und dem Bein zurück, indem Sie ein letztes Mal rundum leuchten.

Lenken Sie den Lichtstrahl in Ihre Körpermitte, und lassen Sie ihn von dort aus hell in alle Gliedmaßen scheinen. Während Sie das hellste und angenehmste Licht wahrnehmen, das Sie sich vorstellen können, betrachten Sie die gesamte Innenfläche und den gesamten Innenraum Ihres Körpers auf einmal.

Knipsen Sie das Licht jetzt aus, und warten Sie einen Augenblick. Jetzt machen Sie das Licht wieder an und lassen es noch heller und angenehmer scheinen als vorher. Lassen Sie das Licht Ihr gesamtes Körperinnere bis in die äußersten Finger- und Zehenspitzen ausleuchten.

Blenden Sie das Licht jetzt langsam aus, und bleiben Sie noch etwas liegen. Wenn Sie genug haben, drehen Sie sich zur Seite und stehen auf.

Übungen: Bewegung innerhalb und außerhalb des Körpers und durch ihn hindurch

1. **Lassen Sie einen bunten Luftballon fliegen:** Stellen Sie sich einen bunten Luftballon vor. Sehen Sie ihm nach, wie er in den Himmel fliegt. Beobachten Sie, wie er immer kleiner wird. Stellen Sie sich einen anderen Ballon vor, der vom Himmel hinabsinkt. Greifen Sie nach ihm, und halten Sie ihn mit Ihren imaginären Händen fest. Lassen Sie ihn ein paarmal auf und ab springen, wie einen Ball. Verändern Sie seine Farbe und Größe. Drehen Sie ihn in Ihren imaginären Händen.
2. **Lenken Sie eine Kutsche:** Stellen Sie sich vor, Sie seien der Wagenlenker einer Kutsche aus dem 19. Jahrhundert. Spüren Sie, wie die Pferde an den Zügeln ziehen. Halten Sie die Pferde im Zaum, und lenken Sie sie um eine Straßenbiegung. Spüren Sie die unebene Straße unter Ihnen, und betrachten Sie die Bäume und Häuser, die seitlich an Ihnen vorbeiziehen. Fühlen Sie, wie die Sonne auf Ihren Rücken scheint und der Wind Ihnen ins Gesicht bläst. Hören Sie, wie die Pferde wiehern und ihre Hufe auf dem Kopfsteinpflaster klappern. Halten Sie die Kutsche mit einem Ruck an, indem Sie die Zügel fest anziehen. Es ist nun so still, daß Sie die Pferde atmen hören können.
3. **Halten Sie ein Eis in der Hand:** Stellen Sie sich vor, daß Sie in einer Waffel ein Eis halten. Spüren Sie das Gewicht der Eiswaffel. Sehen Sie, wie die Sonne auf die Waffel scheint. Das Eis schmilzt und läuft Ihnen über die Finger. Naschen Sie an dem Eis. Wonach schmeckt es? Wie fühlt es sich an, wenn es die Kehle hinunterläuft? Fühlen Sie, wie das Eis in Ihrem Magen ankommt. Bevor das geschmolzene Eis auf den Boden tropft, naschen Sie schnell noch mal.
4. **Gehen Sie im Wald spazieren:** Stellen Sie sich vor, wie Sie im Wald spazierengehen. Riechen Sie die Bäume, die Gräser und die Blumen. Spüren Sie die weiche, lockere Erde unter Ihren Füßen. Hören Sie die Blätter und Äste knacken, wenn Sie auf sie treten. Ab und zu trifft Sie ein Sonnenstrahl und wärmt Ihre Haut. Wenn Sie zu einem Baum

kommen, ertasten Sie die Beschaffenheit des Baumstammes. Lehnen Sie sich dagegen, und fühlen Sie an Ihrem Rücken seine Standfestigkeit. Gehen Sie weiter durch den Wald. Auf dem Weg heraus aus dem Wald spüren Sie, wie die Sonne Ihren Körper wie ein warmes Bad umfängt.

5. **Gehen Sie am Strand entlang:** Stellen Sie sich vor, wie Sie am Strand spazierengehen. Fühlen Sie, wie Ihre Füße ein wenig im Sand einsinken. Spüren Sie den Sand zwischen Ihren Zehen (Abbildung 6.6). Hören Sie, wie die Wellen sich am Ufer brechen und die Seemöven über Ihrem Kopf schreien. Riechen Sie die Meeresbrise. Gehen Sie näher ans Wasser heran, und fühlen Sie, wie es Ihnen über die Füße und die Knöchel fließt. Spüren Sie seine erfrischende Kühle. Achten Sie darauf, wie das Wasser den Sand weicher macht, und fühlen Sie, wie Ihre Füße beim Laufen immer weiter im Sand versinken. Laufen Sie zum trockenen Strand zurück, und spüren Sie, wie der Sand an Ihren Füßen kleben bleibt.

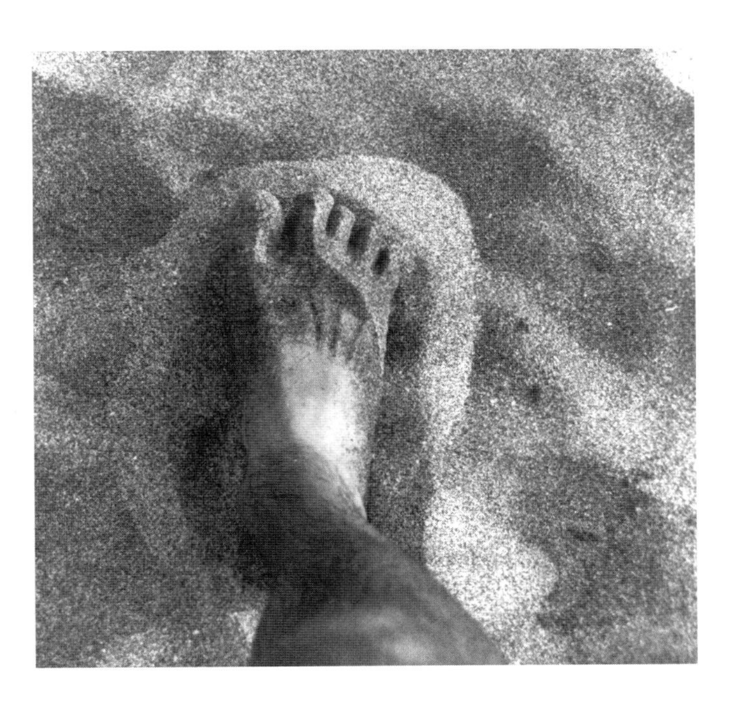

Abbildung 6.6: Fühlen Sie den Sand zwischen Ihren Zehen.

6. **Das glänzende Buntglasfenster:** Stellen Sie sich vor, wie Sie vor einem roten Buntglasfenster stehen. Die Sonne scheint zum Fenster hinein und hüllt Sie in roten Glanz. Ändern Sie die Farbe des Fensters nacheinander in Blau, Grün, Gelb, Purpurrot, Pink, Orange und Weiß. Welche Unterschiede empfinden Sie bei den einzelnen Farben?
7. **Verschiedene aufblitzende Bilder:** Fühlen Sie, wie Sie eine Bettdecke glattstreichen. Hören Sie das sanfte Geräusch eines Ballons, der zum Himmel hochsteigt. Lassen Sie sich auf einer Luftmatratze im Wasser treiben. Hören Sie, wie eine Dampflokomotive anfährt. Seien Sie ein Blatt, das vom Baum fällt. Laufen Sie in Gedanken schnell eine

Wendeltreppe hinunter. Spüren Sie, wie Ihre Füße über eine glatte Fläche rutschen. Seien Sie eine Blume, die sich den Sonnenstrahlen öffnet. Seien Sie ein Basketball, der auf und ab springt und dann in einen Korb geworfen wird.

Checkliste: Mit Vorstellungsbildern arbeiten

Um sicherzugehen, daß das Üben mit Vorstellungsbildern wirklich von Nutzen für Sie ist, ist es sinnvoll, nochmals genau zu überprüfen, wie die Arbeit mit inneren Bildern am effektivsten ist. Dies ist besonders wichtig, wenn diese Methode neu für Sie ist:

- Eignet sich das Bild für mich? Eignet sich das Ziel, das ich verfolge?
- Habe ich wirklich die Absicht, mit Bildern zu arbeiten? Bin ich gerade motiviert genug?
- Gefällt mir das Bild, das ich verwende? Spricht es mich an?
- Glaube ich, daß mir dieses Bild etwas nützt? „Vertraue“ ich dem Bild?
- Fällt es mir leicht, mindestens zwei meiner Sinne bei diesem Bild einzusetzen?
- Unterstützt die Position, in der ich mich befinde, oder die Bewegung, die ich gerade ausführe, das Bild?
- Bin ich innerlich ruhig genug?
- Habe ich das Bild kristallklar vor Augen?

Teil II

Biomechanische und anatomische Grundsätze und Übungen

Wissenschaft kann manchmal der Kunst wirklich dienlich sein. Viele große Künstler, wie zum Beispiel Michelangelo und Leonardo da Vinci, richteten sich exakt nach mathematischen Erkenntnissen, um ihrer Kunst mehr Harmonie und Ausdruckskraft zu verleihen. Ähnlich verhält es sich mit den Gedankenbildern, die sich auf die Anatomie des Menschen beziehen: Wollen wir diese Bilder verstehen, müssen wir über die Anatomie und die biomechanischen Vorgänge im menschlichen Körper in Grundzügen Bescheid wissen.

Kapitel 7

Was befindet sich wo im Körper

Da unsere Welt dreidimensional ist, definieren wir drei Ebenen, wenn wir über Richtung und Lage im menschlichen Körper sprechen: frontale oder koronale Ebene, sagittale Ebene und horizontale oder transversale Ebenen. Obwohl es unendlich viele Ebenen gibt, teilt nur eine einzige Ebene den Körper in zwei Hälften. Der Mensch ist jedoch nicht exakt symmetrisch gebaut, und so sind die beiden Körperhälften nicht genau gleich. Visualisieren Sie zum Beispiel einen Kuchen, der eine völlig gleichmäßige Form hat (siehe unten Abbildung 7.1a): Die mediane Sagittalebene halbiert den Kuchen in eine rechte und eine linke Hälfte, wobei beide gleich groß sind (Abbildung 7.1b); die mediane Koronal- oder Frontalebene teilt den Kuchen in eine vordere und eine hintere Hälfte, die ebenfalls gleich groß sind (Abbildung 7.1c); und die mediane Transversal- oder Horizontalebene teilt den Kuchen gleichmäßig in eine obere und untere Hälfte (Abbildung 7.1d). Zwei sich kreuzende Ebenen ergeben eine Linie; drei sich kreuzende Ebenen ergeben einen Punkt. Kreuzen sich die Sagittal- und die Frontalebene, entsteht die zentrale Achse oder Hauptachse des Kuchens (Abbildung 7.1e); kreuzen sich alle drei medianen Ebenen, erhalten Sie den geometrischen Mittelpunkt des Kuchens (Abbildung 7.1f).

Statt einen Kuchen aufzuschneiden, um zu verstehen, wie aus Ebenen Punkte und Linien entstehen, können Sie auch zwei Blatt Papier nehmen: Das eine legen Sie flach auf den Tisch und das zweite im 90°-Winkel zum Tisch darauf. Die beiden Blätter bilden dort, wo sie aufeinandertreffen, eine Linie. Fügen Sie noch ein weiteres Blatt Papier im 90°-Winkel zum zweiten Papier hinzu, gibt es nur einen einzigen Punkt, an dem alle drei Blätter sich berühren können.

Der geometrische Mittelpunkt eines Gegenstandes stimmt nicht unbedingt mit dem Schwerpunkt überein. Nur wenn ein Körper homogen ist, ist auch seine mit Maßstab gefundene Mitte gleich dem Schwerpunkt. Darauf kommen wir an anderer Stelle noch zu sprechen (siehe auch Kapitel 8, Abbildung 8.4).

Abbildung 7.1:
Ein gleichmäßig geteilter Kuchen.

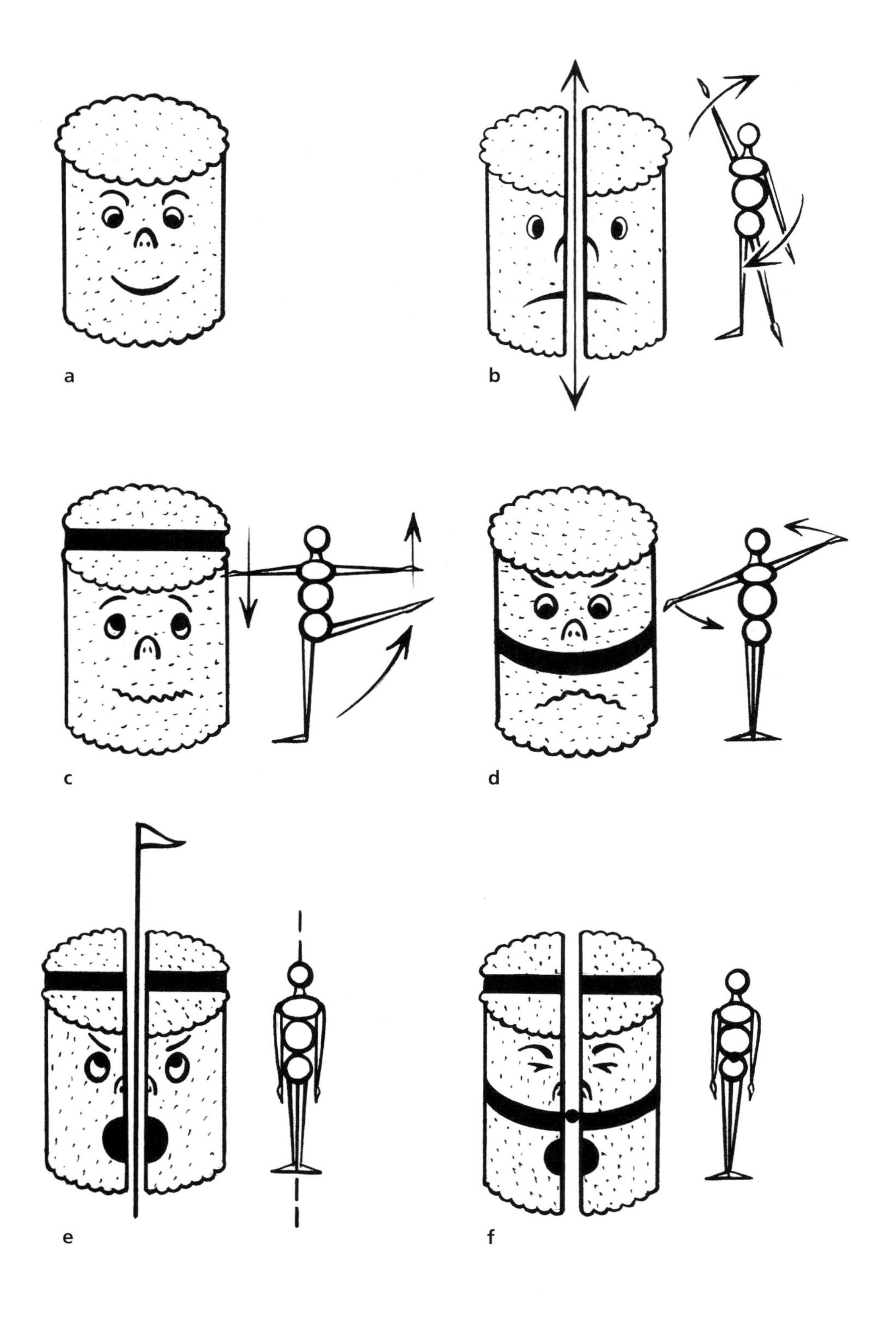

Übungen: Die dreidimensionale Aufteilung des Körpers imaginieren

1. **Die Ebenen:** Visualisieren Sie die drei medianen Ebenen, die durch Ihren Körper verlaufen. Visualisieren Sie zunächst nur jeweils eine Ebene. Dann visualisieren Sie gleichzeitig zwei Ebenen sowie die Linien, die an den Schnittstellen entstehen. Schließlich versuchen Sie, sich alle drei medianen Ebenen gleichzeitig vorzustellen (Abbildung 7.2).
2. **Die Schnittstellen:** Visualisieren Sie die Achsen Ihrer Arme und Beine, wobei sich ihre medianen Sagittal- und Frontalebenen schneiden.
3. **Sich auf einer Ebene bewegen:** Bewegen Sie Ihren Körper und Ihre Gliedmaße nur jeweils auf einer Ebene.

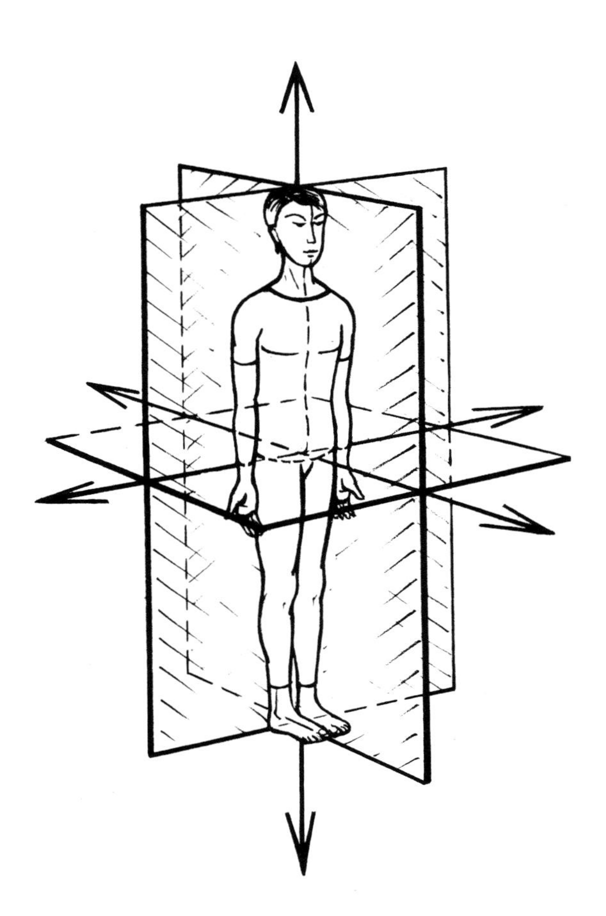

Abbildung 7.2: Der Körper in Ebenen aufgeteilt.

Die zentrale Achse

„Der Impuls, sich um die eigene Achse zu drehen, läßt sich sowohl bei Atomen, einem Tornado oder einem Baby bei der Geburt feststellen. Dieser Impuls ist ewig und ohne Ursprung.“ (Kosnick 1978, S. 58)

Wie wir gesehen haben, läßt sich die zentrale Achse geometrisch dadurch bestimmen, daß sich die mediane Sagittal- und die mediane Frontalebene schneiden. Obgleich die zentrale Achse oder Hauptachse eine hilfreiche Metapher darstellt, um eine gute Körperausrichtung zu erlangen, ist sie doch nur ein rein funktionaler Begriff.

Übungen: Die Hauptachse imaginieren

1. **Scheinwerferlicht:** Visualisieren Sie einen Scheinwerferstrahl zwischen Ihren Füßen, der hell Ihrer zentralen Achse entlang nach oben scheint. Stellen Sie sich vor, wie der Strahl aus dem Scheitelpunkt des Kopfes wieder herauskommt. Der Punkt, an dem das Scheinwerferlicht auf die Zimmerdecke trifft, sollte sich direkt über der Stelle befinden, an der der Scheinwerfer auf dem Boden aufgestellt ist.
2. **Gitarrensaite:** Visualisieren Sie Ihre zentrale Achse als Gitarrensaite, die von einem Punkt zwischen Ihren Füßen bis zum Mittelpunkt auf Ihrem Kopf reicht. Zupfen Sie in Ihrer Vorstellung an der Saite, und hören und fühlen Sie, wie es in Ihnen vibriert. Welcher Ton ist es?
3. **Hin und her rollen:** Legen Sie sich auf den Boden auf eine Körperseite. Rollen Sie wie ein Zylinder über den Boden. Rollen Sie in die eine Richtung, dann in die andere. Konzentrieren Sie sich dabei auf Ihre zentrale Achse.
4. **Verlauf der zentralen Achse:** Die zentrale Achse verläuft größtenteils durch Organe, weniger durch Knochen. Sie beginnt zwischen den Gesäßknochen, geht durch den Beckenboden, die Blasengegend, den Dünndarm, den linken Leberlappen, den rechten Herzvorhof, den Lungenstamm und die Speiseröhre. Wir können sagen, daß diese Organe an der funktionalen Achse beteiligt sind, und zwar aufgrund ihrer kontraktilen und hydrostatischen Eigenschaften sowie ihrer faszialen Verbundenheit untereinander.

Die Geographie des Körpers

Anatomiespezialisten verwenden eine spezielle Fachterminologie, um die Richtung und Lage im Körper zu bezeichnen (Abbildung 7.3). Dabei gibt es zwei grundlegende Vorgehensweisen: Zum einen kann die absolute, zum anderen die relative Position beschrieben werden. Stellen Sie sich vor, sie befänden sich im Empire State Building in New York City. Um Ihren Aufenthaltsort zu beschreiben, könnten Sie sagen, Sie seien im Empire State Building (absoluter Standort). Sie könnten aber auch sagen, Sie seien im Gebäude an der südöstlichen Ecke der 34. Straße/Park Avenue (relativer Standort). Auf die Anatomie des Körpers bezogen, würde eine absolute Lagebeschreibung so lauten: „Wir betrachten den Beckenkamm (der Rand des Darmbeins).“ Eine relative Beschreibung wäre: „Das Schambein liegt medial zum Hüftgelenk (Richtung Körpermitte).“

Die folgende Abbildung (Abbildung 7.4) beschreibt die relative Lage im Körper – höher liegend/kranial (oben), tiefer liegend/kaudal (unten), vorn/ventral (auf der Körpervorderseite liegend) und hinten/dorsal (auf der Körperrückseite liegend). Diese Bezeichnungen können im Zusammenhang mit den drei oben beschriebenen Ebenen gesehen werden: In der frontalen Ebene können wir zwischen einer medialen (nach innen) und einer lateralen (nach außen) Richtung sowie einer kranialen (nach oben) und einer kaudalen (nach unten) Richtung unterscheiden. In der Sagittalebene können wir zwischen der ventralen (nach vorn) und dorsalen (nach hinten) Richtung sowie zwischen der kranialen (nach oben) und der

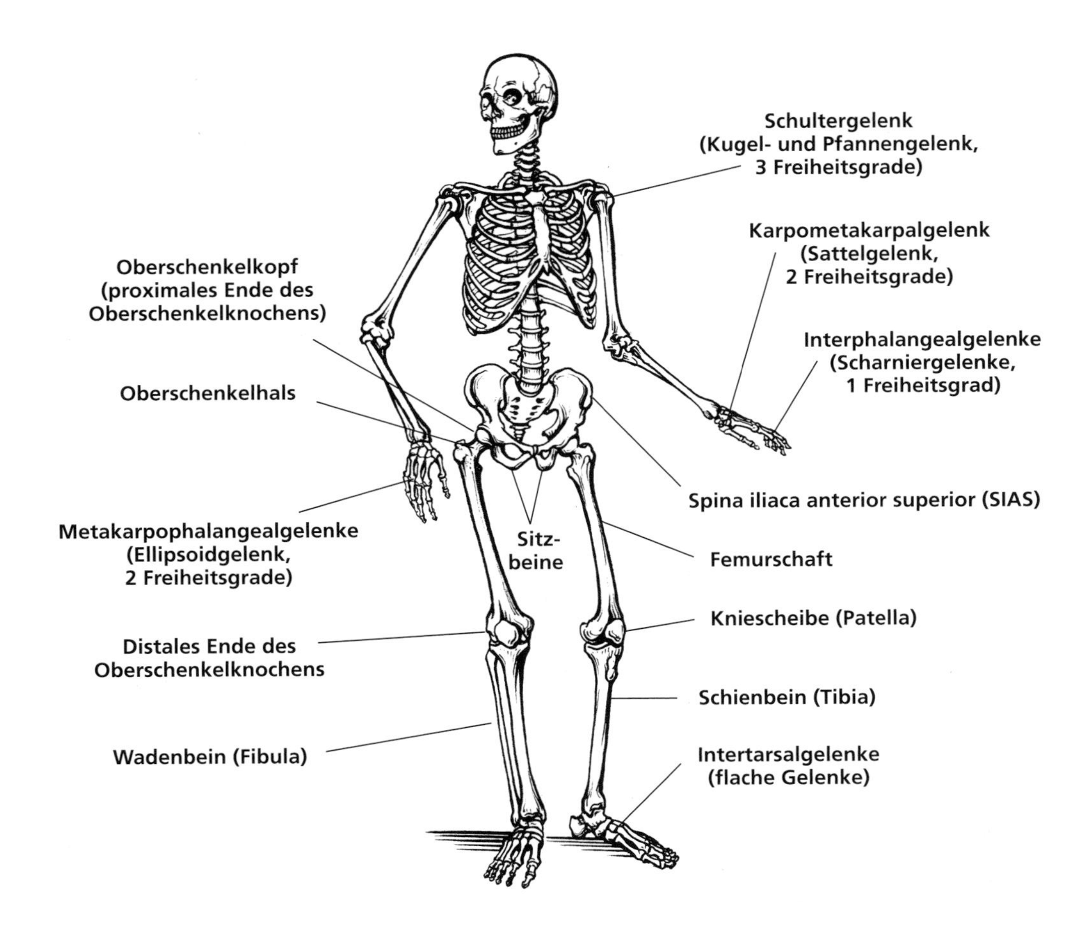

Abbildung 7.3:
Das Skelett des Menschen mit verschiedenen Gelenktypen.

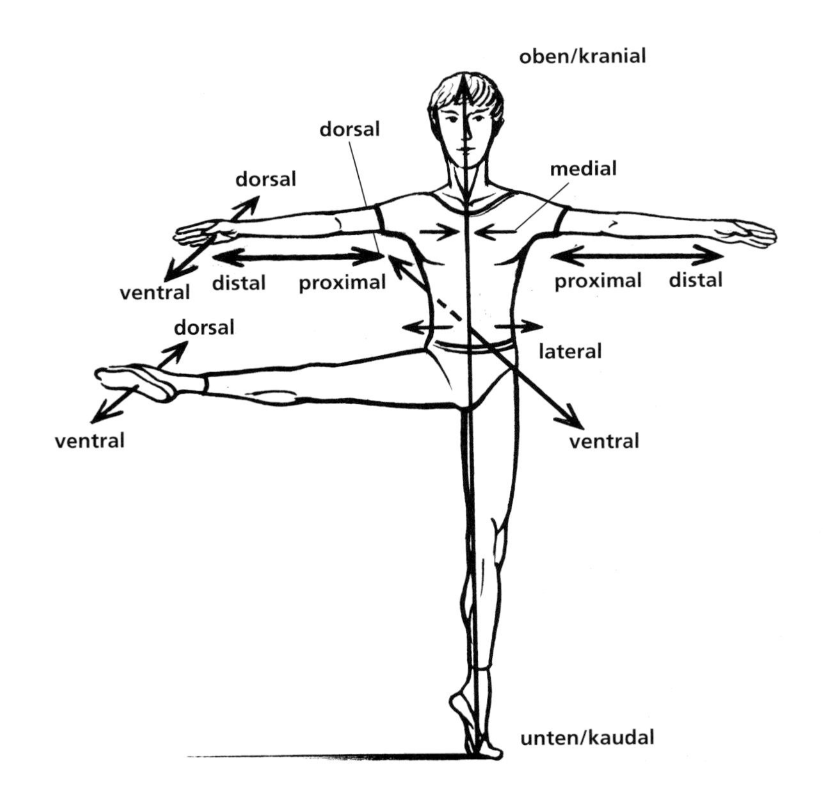

Abbildung 7.4:
Die Richtungen im Körper.

kaudalen (nach unten) Richtung unterscheiden. In der Horizontalebene können wir zwischen der ventralen (nach vorn) und der dorsalen (nach hinten) Richtung sowie der medialen (nach innen) und der lateralen (nach außen) Richtung unterscheiden.

In der Anatomie sind Beschreibungen, die sich aus einer Kombination dieser Begriffe zusammensetzen, üblich – etwa wie folgt: „Der vordere obere Darmbeinstachel liegt seitlich im vorderen oberen Teil des Beckens."

Proximal und distal ist ein weiteres wichtiges relatives Begriffspaar: Proximal bedeutet näher zur Körpermitte gelegen; distal bedeutet weiter von der Körpermitte entfernt. Ein Körperteil, der proximal zu einem anderen liegt, befindet sich näher an der Körpermitte. Das proximale Ende des Oberschenkels ist der abgerundete Kopf, der in der Hüftgelenkpfanne liegt. Das distale Ende des Oberschenkels ist das Ende, das den oberen Teil des Knies bildet und das Schienbein berührt.

Kehren wir noch einmal zum Empire State Building zurück: Wenn ich oben auf dem Empire State Building stehe, bin ich weiter oben als jemand, der sich im zwölften Stock befindet, und die Person im zwölften Stock ist weiter oben als die Person im ersten Stock. Man kann also vom Oberschenkelkopf als dem proximalen Teil des Oberschenkels sprechen, doch ist auch das Becken proximal, und zwar in bezug auf den Oberschenkel als Ganzes gesehen (siehe nochmals oben Abbildungen 7.3 und 7.4).

Abbildung 7.5: Bewegungsauslösung nicht Bewegungseinleitung.

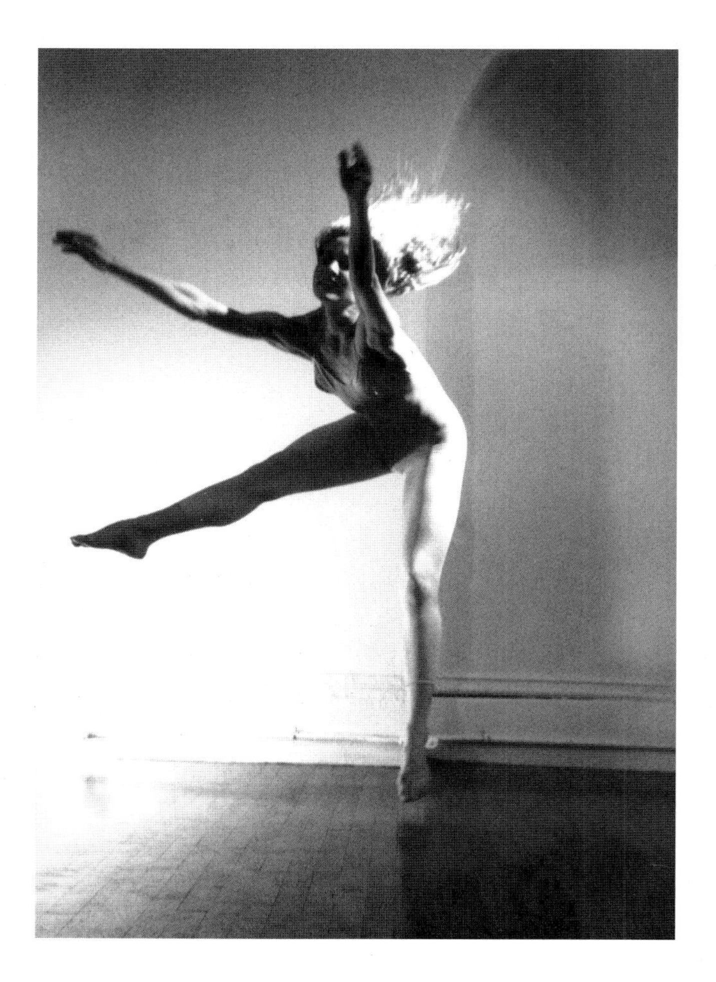

Es ist wichtig zu unterscheiden zwischen einer Bewegung, die von den proximalen Endpunkten eines Körperteils ausgeht, und einer Bewegung, die von den distalen Endpunkten eines Körperteils ausgeht. Wenn Sie sich vorstellen, daß Ihre Fingerspitzen Ihren Arm durch den Raum führen, lösen Sie die Bewegung distal aus. Proximal setzt die Bewegung ein, wenn Sie in der Vorstellung die Armbewegung durch das Schultergelenk auslösen. Die distale Bewegungsauslösung führt Sie hinaus in den Raum; die proximale Bewegungsauslösung erleichtert zentrierte Bewegungen. In der Regel bevorzugen Tänzerinnen und Tänzer entweder die eine oder die andere Bewegungsauslösung. Zur mimischen Darstellung beispielsweise einer Wand, wird die distale Auslösung favorisiert. Die obige Abbildung (Abbildung 7.5) zeigt eine Tänzerin, die gerade ihre Bewegung am proximalsten Punkt ihres Körpers, dem Körpermittelpunkt, einleitet. Sie stellt sich vor, sie sei ein Tintenfisch, der sich selbst rückwärts treibt, indem er Wasser aus seiner Körpermitte schleudert.

Die Gelenkbewegungen

Die Gelenke ermöglichen den Gliedmaßen, sich in den zuvor genannten Ebenen zu bewegen. Hüfte und Schulter sind mit Kugelgelenken ausgestattet, die Bewegungen in allen drei Ebenen ermöglichen (oder drei Freiheitsgrade haben). Die Fingergelenke ermöglichen nur Bewegungen in einer Ebene. In der Anatomie werden Gelenkbewegungen weniger auf diese Ebenen bezogen, sondern eher im Verhältnis zum Körper definiert – und zwar unabhängig davon, in welcher Körperlage Sie sich befinden. Beim Beugen bewegen sich die Knochen in der Sagittalebene um eine diagonale Gelenkachse, wodurch sich die ventralen Seiten der Gliedmaße einander annähern. Beim Strecken (man spricht auch von „Extension"; von lat. *extensio*: Ausdehnung) wird die entgegengesetzte Bewegung auf derselben Ebene und um dieselben Gelenkachsen ausgeführt (Abbildung 7.6a).

Bei der Abduktion (lat. *abducere*: wegführen) wird ein Körperteil in der Frontalebene um eine sagittale Gelenkachse (Tiefenachse) herum von der Mittellinie des Körpers weg bewegt. Die entgegengesetzte Bewegung, die Adduktion (lat. *adducere*: heranführen, heranziehen), bringt einen Körperteil in derselben Ebene und um dieselbe Gelenkachse herum näher an die Mittellinie (Abbildung 7.6b). Eine mediale Drehung um die Längsachse (vertikale Achse) findet in der Horizontalebene statt und dreht den Körperteil in Richtung der Mittellinie auf der Vorderseite des Körpers. Eine laterale Drehung um die Längsachse findet in der Horizontalebene statt und dreht den Körperteil in Richtung der Mittellinie auf der Rückseite des Körpers (Abbildung 7.6c). Bei der Zircumduktion (lat. *circumducere*: herumführen, herumbewegen) werden Bewegungen aller Ebenen miteinander kombiniert. Bei diesem Bewegungsvorgang beschreibt Ihr Arm eine konische Form im Raum.

Sich an diese Begriffe zu gewöhnen, mag anfangs lästig sein. Zum einen helfen sie jedoch, Lage und Richtung innerhalb des Körpers zu beschreiben; zum anderen sind sie geeignet, die geistige Vorstellungskraft zu schulen.

Abbildung 7.6

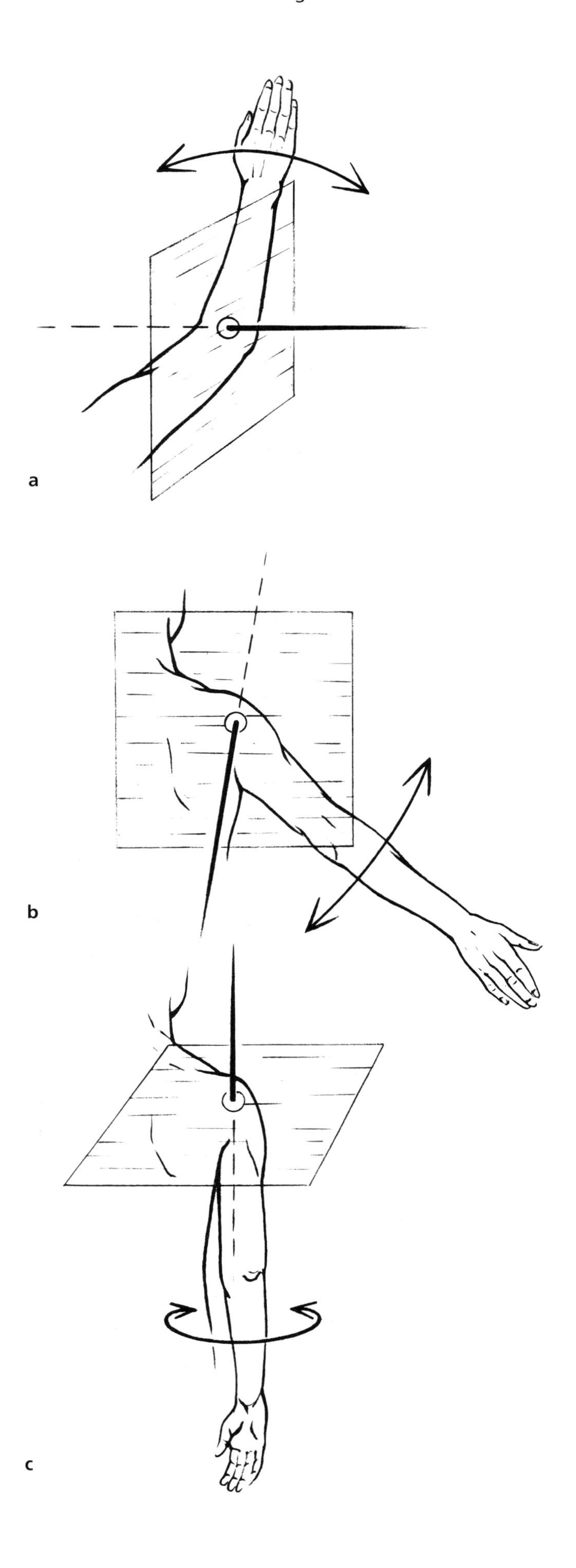

Kapitel 8

Kraft, Schwerkraft und Masse

Damit man eine Bewegung entstehen lassen, anhalten oder verändern kann, benötigt man eine bestimmte Kraft – ohne Kraft keine Bewegung. Kräfte wirken immer paarweise. Drücken Sie gegen eine Wand (Kraft Nummer 1), muß die Wand auf Ihre Hand ebenfalls Druck ausüben (Kraft Nummer 2). Wäre dies nicht der Fall, würde Ihre Hand einfach durch die Wand dringen. Da bei jeder Bewegung (auch wenn Sie scheinbar ruhig stehen) ständig eine Kraft wirksam ist, müssen Sie verstehen, wie Kräfte wirken. Dann werden Sie sie richtig einsetzen können, um eine bessere Körperhaltung zu entwickeln.

Die Kraftvektoren

Zumeist erfahren wir Kräfte als Drücken oder Ziehen, wie etwa die Schwerkraft, die uns in Richtung Erdmittelpunkt zieht. Auch innerhalb unseres Körpers wirken Kräfte; zum Beispiel übt ein kontrahierender Muskel eine Kraft auf die Sehnen und die Knochen aus. Eine Kraft kann als Pfeil visualisiert werden; wir nennen sie hier Vektor. Der Vektor zeigt das Ziel der Kraft, ihre Richtung oder Aktionslinie sowie ihre Größe. Je größer die Kraft, desto länger der Pfeil.

Kraft ist auch erforderlich, um einen Gegenstand, der sich bewegt, anzuhalten. Wirkt keine Kraft von außen auf den Gegenstand ein, bewegt er sich ewig weiter. In unserer Umwelt verhindern Reibung und Luftwiderstand natürlich, daß sich Gegenstände unendlich lange in dieselbe Richtung weiterbewegen. In den folgenden Abschnitten werden unterschiedliche Arten von Kräften beschrieben. Berührungskräfte und Trägheit werden im Zusammenhang mit den Newtonschen Gesetzen dargestellt.

Die Schwerkraft

In unserer Umwelt wirkt die Schwerkraft ständig auf uns ein; sie zieht uns in Richtung Erdmittelpunkt. Ohne die Schwerkraft würden wir schweben (Abbildung 8.1). Würde die Erde hingegen diesem Zug Richtung Erdmittelpunkt nicht widerstehen, würden wir in den Boden sinken.

Abbildung 8.1:
Die Schwerkraft.

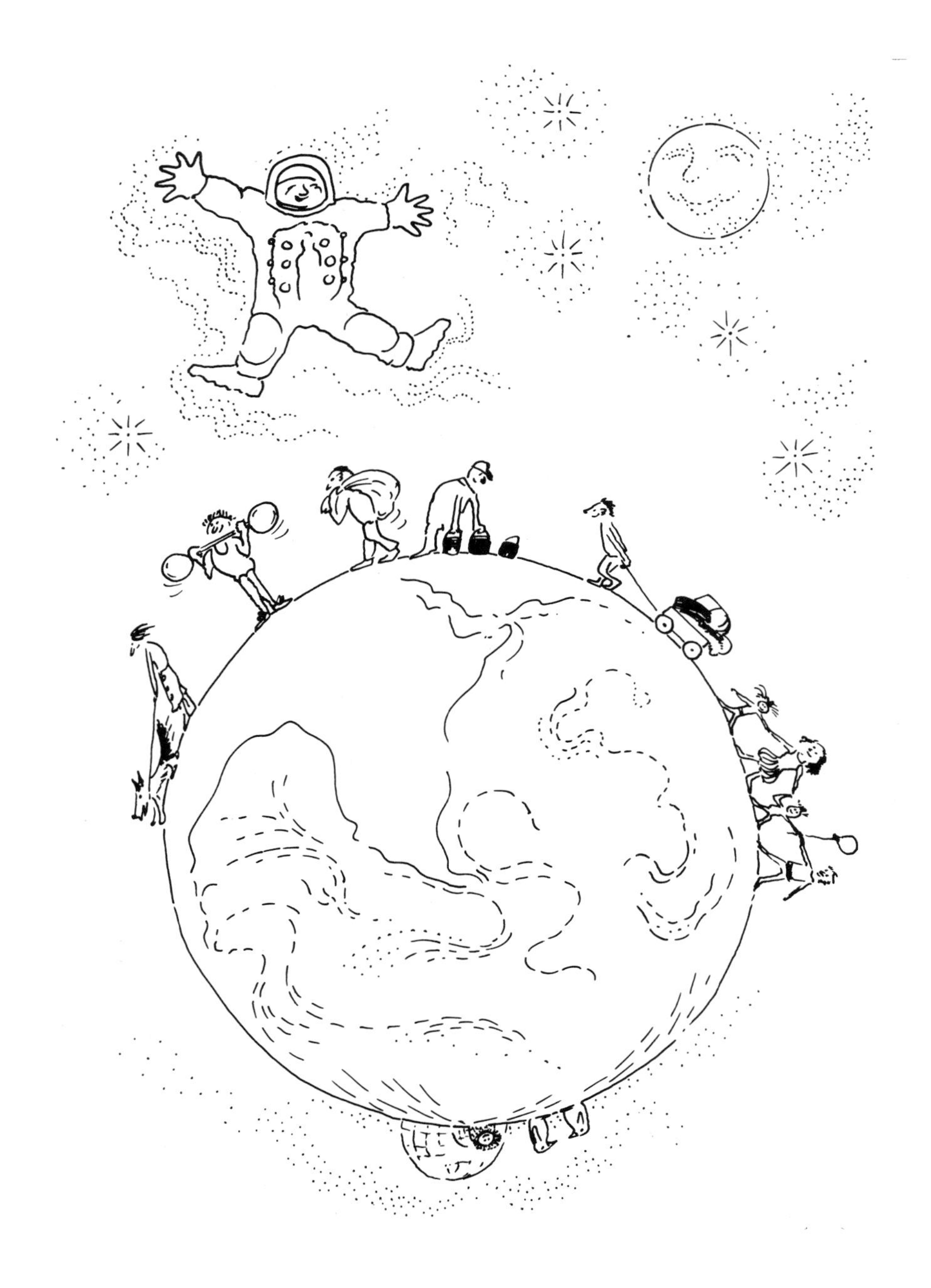

Von all den Kräften, die von außen auf uns einwirken, ist die Schwerkraft die wichtigste, da sie immer vorhanden ist und auch unsere Körperhaltung beeinflußt. Jedesmal, wenn Sie Treppen steigen oder von einem Stuhl aufstehen, müssen Sie die Schwerkraft überwinden. Bei Astronauten, die im Weltraum umherschweben, kann es vorkommen, daß sie in dieser Zeit einen Teil ihrer Muskel- und sogar Knochenmasse verlieren, und in der Regel fällt es Ihnen nach der Landung schwer, zu laufen. Selbst wenn Sie monatelang im Bett liegenbleiben müßten, würden Sie hier auf der Erde nicht unter einem vergleichbaren Muskelschwund leiden, da jede Ihrer Bewegungen – und sei sie noch so gering – Ihre Muskulatur unter Einwirkung der Schwerkraft trainiert. Durch die Schwerkraft unterziehen wir uns also einem ständigen Krafttraining, wobei unser Körper wie eine gelenkige Hantel wirkt.

Die Art und Weise, wie wir uns die meiste Zeit über bewegen, ist daher das wichtigste Training für eine bessere Haltung – gelegentliche Übungsstunden können das nicht leisten. Wir dürfen uns von der Schwerkraft nicht behindern lassen, sondern sollten sie zu unserem Verbündeten machen.

Übung: Die Schwerkraft spüren

Wie wir die Schwerkraft spüren, hängt von unserer relativen Position ab. Sind die Knochen Ihres Beines auf den Vektor der Schwerkraft ausgerichtet, wie es beim Stehen der Fall ist, nehmen Sie die Schwerkraft wahrscheinlich eher über Ihre Knochen wahr. Liegen Sie mit ausgestreckten Beinen auf dem Boden, macht sich die Schwerkraft eher in Ihren Muskeln bemerkbar. Spüren Sie einmal beidem nach.

Übung: Die leichten Reaktionen der Muskeln wahrnehmen

Stellen Sie sich bequem hin. Neigen Sie Ihren Kopf leicht nach vorn, und spüren Sie, wie Ihre Nackenmuskulatur darauf reagiert. Dann neigen Sie Ihren Kopf leicht nach hinten und achten auf den Muskeltonus Ihres Nackens. Als nächstes neigen Sie Ihren Kopf leicht zur Seite und achten ebenfalls wieder auf die Reaktion Ihrer Nackenmuskulatur. Schließlich konzentrieren Sie sich auf Ihren ganzen Körper. Achten Sie auf die geringsten Bewegungen – das kleinste Zucken Ihrer Finger, das leichteste Schwanken Ihres Körpers. Beobachten Sie, wie selbst die kleinsten Veränderungen in Ihrer Haltung die Aktivität Ihrer Muskeln verändern.

Die Dehnbarkeit

Je stärker wir ein Gummiband auseinanderziehen, desto größer die Dehnungskraft, mit der das Band wieder zusammengezogen wird. Auch wenn wir eine Feder zusammendrücken, spüren wir die Dehnungskraft. Bindegewebe und Muskeln sind sehr dehnungsfähig, damit wir springen, hüpfen und uns abfedern können.

Übung: Die Dehnbarkeit verbessern

Stellen Sie sich Ihre Knochen, die Muskeln und das Bindegewebe sehr elastisch vor. Das bereitet Ihre Haltung vor und macht sie entsprechend anpassungsfähig – nicht starr oder festgelegt. Wenn Sie nun einen Sprung ausführen, visualisieren Sie, wie Ihre Knochen und Muskeln ihre Dehnungsenergie freisetzen. Wenn Sie wieder auf dem Boden aufsetzen, stellen Sie sich vor, daß Sie wie ein Ball zurückspringen und in die Höhe zurückschnellen werden. Versuchen Sie sich bei Ihren Sprüngen nun das Gegenteil vorzustellen: Ihre Knochen sind steif und Ihre Muskeln wie Seile ohne Spannkraft. Vergleichen Sie dann, bei welcher Vorstellung Sie höhere Sprünge schaffen.

Der Auftrieb

Damit ein Gegenstand schwimmt, muß eine aufwärts gerichtete Kraft auf ihn einwirken, sonst würde er in der Flüssigkeit absinken. Diese aufwärts gerichtete Kraft entspricht dem Gewicht der Flüssigkeit, die der Gegenstand verdrängt. Wir haben alle schon einmal einen Ball unter die Wasseroberfläche gedrückt und gespürt, wie er nach oben gegen unsere Hände drückt. Lassen wir den Ball los, kommt er aufgrund der Auftriebskraft sofort wieder an die Wasseroberfläche.

Übung: Vorstellungsbilder zum Auftrieb

Die Oberschenkelköpfe sind Bojen: Stellen Sie sich bequem hin, und zwar so, daß Ihre Knie in derselben sagittalen Ebene ausgerichtet sind wie Ihre Füße. Visualisieren Sie die Köpfe Ihrer Oberschenkelknochen als Bojen, die an der Wasseroberfläche schwimmen (Abbildung 8.2). Jede Boje drückt nach oben gegen Ihr Becken und stützt es ab. Ihr Becken schwimmt auf den Bojen. Wenn Sie die Hüft-, Knie- und Knöchelgelenke beugen, schwebt Ihr Becken auf den Bojen nach unten. Wenn Sie die Hüft-, Knie- und Knöchelgelenke strecken, wird Ihr Becken auf den Bojen nach oben getragen.

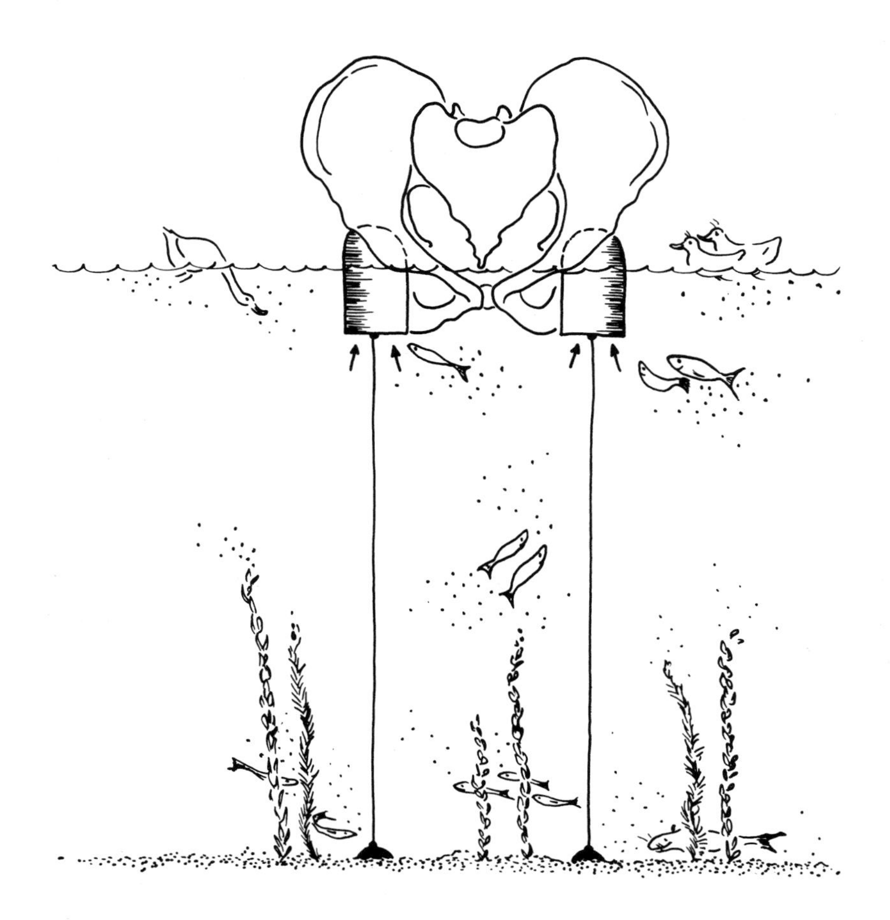

Abbildung 8.2: Die Oberschenkelknochen sind Bojen, die das Becken abstützen.

Stellen Sie sich nun vor, daß die Bojen die Bewegung auslösen. Sinkt der Wasserspiegel, senken sich auch die Bojen, wodurch Ihre Hüft-, Knie- und Knöchelgelenke gebeugt werden. Steigt der Wasserspiegel an, bewegen sich die Bojen nach oben, wodurch Ihre Hüft-, Knie- und Knöchelgelenke gestreckt werden. Stellen Sie sich vor, daß die Kraft, die Ihr Becken nach oben bewegt, aus den Bojen kommt, die in Ihre Hüftgelenkpfannen drücken.

Lassen Sie die Bojen nun einmal in Ihrer Vorstellung auf beiden Seiten gleichzeitig auf und ab gleiten; halten Sie sie vor Ihrem inneren Auge auf derselben Ebene. (Diese Übung hilft, eine schräge Beckenlage zu korrigieren, vorausgesetzt, diese Haltung rührt nicht daher, daß ein Bein kürzer als das andere ist.)

Stehen Sie jetzt nur auf Ihrem rechten Bein. Stellen Sie sich vor, wie die rechte Boje Ihr Becken abstützt. Dann stehen Sie nur auf dem linken Bein und sehen in Gedanken, wie die linke Boje Ihr Becken abstützt. Haben Sie ein Gefühl für diese wirkungsvolle, doch sanfte Stütze der Oberschenkelköpfe in den Hüftgelenkpfannen bekommen, versuchen Sie, mit diesem Bild auch im Gehen zu arbeiten.

Die Reibung

Reibung entsteht immer dann, wenn zwei Oberflächen sich berühren, aufeinander gleiten oder rollen. Die eine Oberfläche versucht jeder Bewegung der anderen Oberfläche zu widerstehen oder ihr entgegenzuarbeiten. Dieser Widerstand zwischen zwei sich berührenden Flächen wird Reibungskraft genannt. Die Größe dieser Kraft hängt sowohl von der Oberflächenbeschaffenheit der beiden Flächen als auch von dem Druck zwischen ihnen ab.

Beim Gehen und Rennen entsteht ebenfalls Reibung. Wir alle wissen, wie es sich anfühlt, auf einem Untergrund zu tanzen, der zu wenig Reibung erzeugt: Wir gleiten über ihn hinweg, rutschen aus und spannen die Muskeln an, um den Druck auf die Tanzfläche zu erhöhen. Im Gegensatz dazu erzeugt eine klebrige Fläche zuviel Reibung. Wir können uns nur schlecht drehen und verdrehen uns schnell das Knie. Der beste Freund eines Tänzers ist eine Tanzfläche mit idealen Reibungseigenschaften. Zwar wird die Tanzfläche auch nicht anders, wenn Sie sich einen klebrigen Boden rutschig vorstellen, doch könnte es hilfreich sein, mit dem Boden anders umzugehen.

Übung: Reibung imaginieren

Stellen Sie sich vor, daß in Ihrer Umgebung Flächen verschiedener Reibungsgrade vorhanden sind. Wie fühlt es sich an, sich durch einen Sandsturm, durch Wasser oder durch den Weltraum, in dem es überhaupt keine Reibung gibt, zu bewegen?

Materie und Masse

Materie ist das, was den Raum ausfüllt. Masse ist die Menge an Materie, die ein Gegenstand enthält. Sie ist nicht dasselbe wie Gewicht. Wenn Sie einen Gegenstand auf eine Waage legen, um ihn zu wiegen, messen Sie sowohl seine Materie als auch die auf den Gegenstand einwirkende Schwerkraft. Derselbe Gegenstand würde auf dem Jupiter mehr und auf dem Mond weniger wiegen. Astronauten (und wir sprechen nicht von Athleten wie Michael Jordan) können auf dem Mond mit ihrer ganzen Ausrüstung auf dem Rücken zirka drei Meter hoch springen.

Ein Blumentopf steht außen auf einem Fenstersims, bis ihn eine von außen einwirkende Kraft in eine bestimmte Richtung drückt. Der Blumentopf bleibt stehen, weil die Reaktionskräfte „Schwerkraft gegen Topf" und „Fenstersims gegen Topf" sich gegenseitig aufheben. Würde der Blumentopf durch einen Sturmwind vom Fenstersims gefegt, würde ihn die Kombination aus Masse und Schwerkraft in ein gefährliches, zu Boden fallendes Geschoß verwandeln. Angenommen, der Blumentopf würde im Weltraum schwerelos umherschweben, dann entstünde aus ihm selbst keine

Kraft. Würde er dann auf ein vorbeischwebendes Raumschiff aufprallen, könnte durch diese Berührungskraft genügend Energie entstehen, um den Blumentopf auf eine unendlich lange Reise durch den Weltraum zu schicken (Abbildung 8.3).

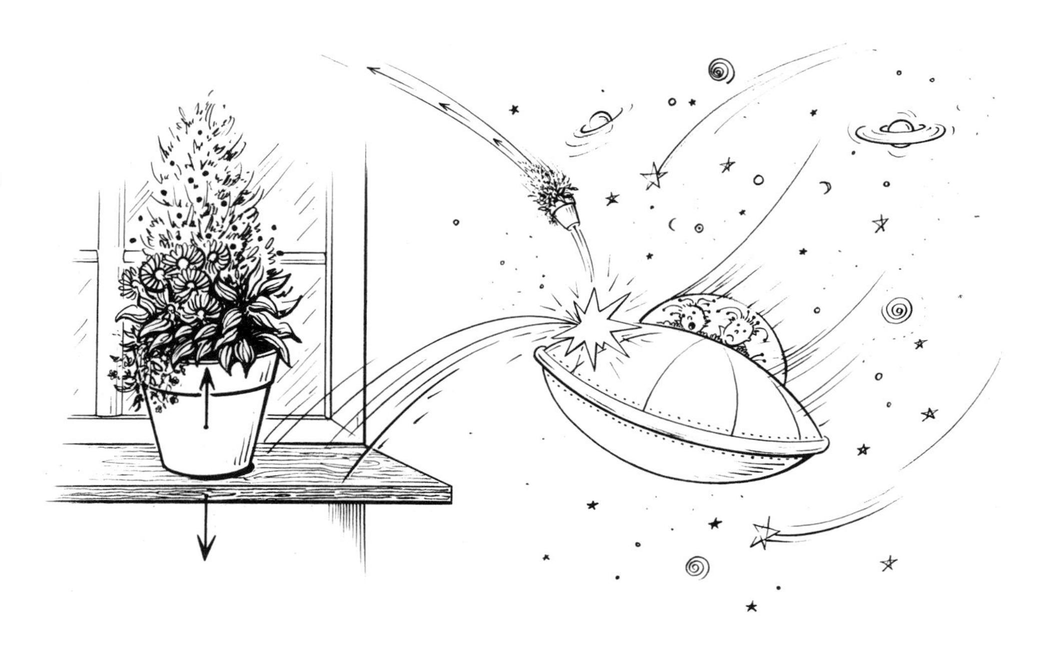

Abbildung 8.3: Ein Blumentopf auf einem Fenstersims bleibt solange stehen, bis eine von außen einwirkende Kraft ihn in eine bestimmte Richtung drückt. Würde er auf ein vorbeischwebendes Raumschiff aufprallen, könnte die Berührungskraft soviel Energie erzeugen, um ihn auf eine unendlich lange Reise durch den Weltraum zu schicken.

Das Massenzentrum

Das Massenzentrum wird auch Schwerpunkt genannt. Der Schwerpunkt eines geometrischen Gegenstandes (etwa einer homogenen Kugel) ist identisch mit seinem geometrischen Mittelpunkt. Dies gilt so lange, wie die Masse gleichmäßig innerhalb der Kugel verteilt ist. Die folgende Abbildung (Abbildung 8.4a) zeigt links eine gleichmäßige Kugel, die ganz aus Kork besteht. Hier fallen der Schwerpunkt und der geometrische Mittelpunkt zusammen. Bestünde dieselbe Kugel zur Hälfte aus Kork und zur Hälfte aus Blei, läge der Schwerpunkt der Kugel innerhalb der Bleihälfte, der geometrische Mittelpunkt würde sich jedoch nicht ändern (Abbildung 8.4b).

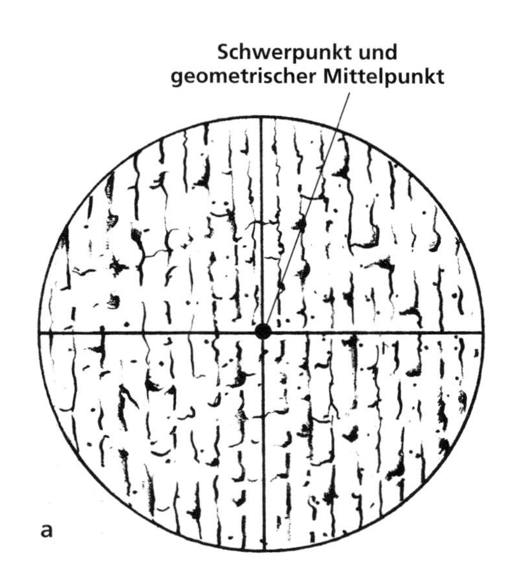

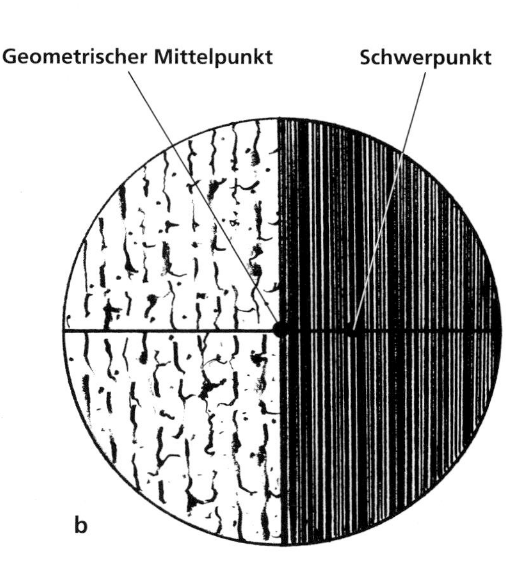

Abbildung 8.4: (a) Eine formvollendete Kugel, die ganz aus Kork besteht. Der Schwerpunkt und der geometrische Mittelpunkt fallen zusammen. (b) Eine formvollendete Kugel, die zur Hälfte aus Kork und zur Hälfte aus Blei besteht. Der Schwerpunkt befindet sich in der Bleihälfte; der geometrische Mittelpunkt ändert sich jedoch nicht.

Nehmen wir einmal an, ein Mensch wäre ein einzelner, fester Gegenstand; dann läge sein Schwerpunkt ungefähr vor dem zweiten Kreuzwirbel. Der Schwerpunkt eines Menschen hängt jedoch von seinem Körperbau und seiner Haltung ab. Hat jemand zum Beispiel einen im Vergleich zu seinen Beinen sehr langen, muskulösen Rumpf, liegt sein Schwerpunkt vergleichsweise höher.

Die Schwerkraft wirkt auf die gesamte Masse ein, doch der Einfachheit halber wird gesagt, sie wirke auf den Schwerpunkt ein; dabei wird unterstellt, daß die ganze Masse sich an diesem Punkt konzentriert. In diesem Sinne kann der Schwerpunkt außerhalb eines Gegenstandes liegen. Der Schwerpunkt eines Reifens liegt seltsamerweise in der Aussparung in der Mitte des Reifens. Ist das Becken im Verhältnis zum übrigen Körper nach vorn geneigt, kann der Schwerpunkt innerhalb des Kreuzbeins oder sogar hinter ihm liegen. Beugen wir uns nach links, verlagert sich der Schwerpunkt auch nach links. Beugen wir uns weit genug zur Seite, liegt der Schwerpunkt außerhalb unseres Körpers.

Die folgende Abbildung (Abbildung 8.5) zeigt, wie sich der Schwerpunkt in bezug auf den Körper verlagert. In Abbildung 8.5a ist der Schwerpunkt, je nach Körperbau, nahezu identisch mit dem geometrischen Mittelpunkt. In Abbildung 8.5b werden die Arme seitlich angehoben und der Oberkörper zur Seite gebeugt; der Schwerpunkt verlagert sich daher nach oben und zur Seite. In Abbildung 8.5c werden die Arme noch höher gehoben und der Oberkörper noch weiter zur Seite gebeugt; der Schwerpunkt liegt daher noch höher und weiter seitlich, außerhalb des Körpers.

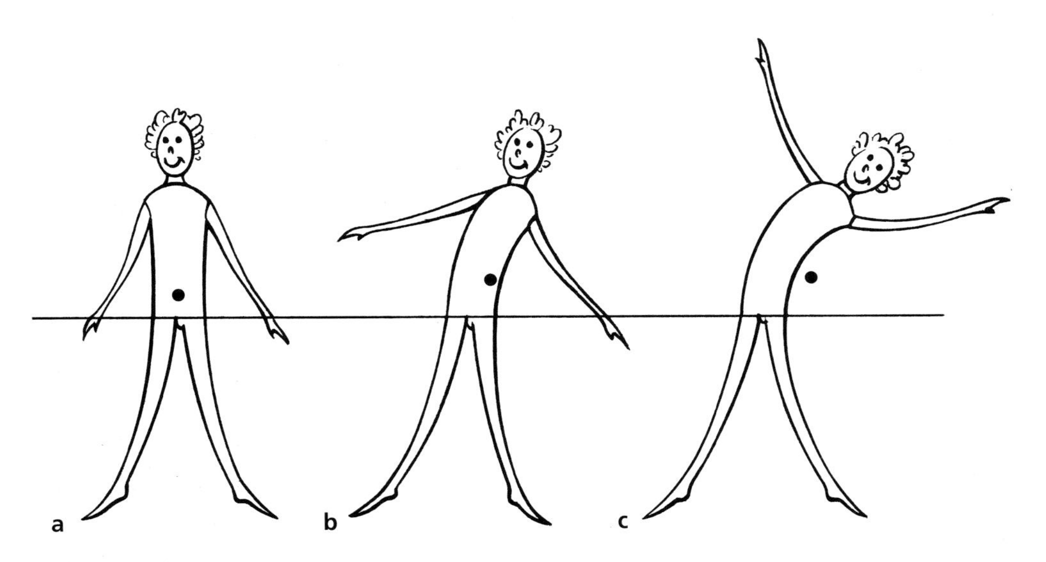

Abbildung 8.5:
(a) Der Schwerpunkt ist, je nach Körperbau, nahezu identisch mit dem geometrischen Mittelpunkt.
(b) Der Schwerpunkt verlagert sich nach oben und zur Seite.
(c) Der Schwerpunkt liegt außerhalb des Körpers.

Durch Konzentration auf den Schwerpunkt kann man eine gute Haltung erhalten. Dazu ist es hilfreich, wenn Sie sich vorstellen, daß Ihr Körper aus Einzelmassen besteht: aus Kopf, Rumpf, Becken und Beinen. Das Körpergebilde ist sehr stabil, wenn die Schwerpunkte dieser Massen übereinander auf derselben vertikalen Linie liegen und wenn der Schwerpunkt weit unten liegt (jedenfalls solange eine Stützfläche vorhanden ist). Bei einem tiefer liegenden Schwerpunkt muß man sich also weniger anstrengen, um das Gleichgewicht eines an sich ungleichgewichtigen Systems, wie es der aufrechte menschliche Körper darstellt, zu halten. Dies ist das Baustein-Haltungsmodell.

Wenn Sie wissen, wo Ihr Schwerpunkt liegt, heißt das aber noch lange nicht, daß Sie zentriert sind und Kontrolle darüber haben, wohin sich Ihr Schwerpunkt bei Bewegungen verlagert. Beim Tanzen und in der Gymnastik ist es wichtig, zusammenhängende Schrittfolgen durchzuführen, ohne sich laufend neu zentrieren zu müssen. Während einem Piqué arabesque sollten Sie Ihren Schwerpunkt in einer fließenden und gezielten Bewegung über das Standbein bringen. Dies können Sie nur erreichen, wenn Sie ein sicheres Gefühl für Ihren Körperschwerpunkt haben.

Übungen: Mit dem Schwerpunkt arbeiten

1. **Den Schwerpunkt finden:** Sie können den Schwerpunkt eines Gegenstandes durch Versuch und Irrtum bestimmen. Der Punkt, an dem ein Bleistift auf Ihrem Finger balanciert, liegt unterhalb seines Schwerpunkts. Hängen Sie einen Gegenstand an seinem Schwerpunkt auf, wird er sich nicht mehr weiter drehen. Versuchen Sie doch jetzt einmal, den Schwerpunkt dieses Buches zu bestimmen.
2. **Ändern des Schwerpunkts:** Versuchen Sie zu visualisieren, wie sich Ihr Schwerpunkt verlagert, wenn Sie sich bewegen. Der eigentliche Körperschwerpunkt liegt in der Regel im Bereich des Beckens, auch wenn sich der augenblickliche Schwerpunkt anderswo befindet. Eine Bewegungseinleitung aus der Körpermitte heraus kann den Körper „ex-zentrieren" und den Schwerpunkt nach außerhalb des Körpers verlagern. Bei der Bewegungseinleitung aus der Körpermitte heraus drückt die Tänzerin, die wir in Abbildung 7.5 (siehe Kapitel 7) gesehen haben, ihr Becken nach hinten, doch ihr Schwerpunkt verlagert sich nicht ganz so weit nach hinten, weil sie ihre Arme und Beine nach vorn wirft.

   Stellen Sie sich Ihren Schwerpunkt in der normalen Körperausrichtung im Stehen als „neutral" vor (siehe oben Abbildung 8.5a). Wenn Sie sich bewegen, „verläßt" Ihr Schwerpunkt diese neutrale Stelle (Abbildungen 8.5b und c). Visualisieren Sie die Beziehung zwischen der neutralen Stelle in Ihrem Körper und der Stelle, an der sich Ihr Schwerpunkt im Moment befindet. Lassen Sie Ihren Schwerpunkt wieder mit der neutralen Stelle verschmelzen. Das Zusammenspiel zwischen der neutralen Stelle und der momentanen Stelle des Schwerpunkts ähnelt dem Zurückspringen eines Jo-Jo; die Hand, die das Jo-Jo hält, stellt dabei die neutrale Stelle dar. Der Schwerpunkt bewegt sich von der Hand weg und wieder auf sie zu. Üben Sie mit dieser Vorstellung, bis Ihnen der Begriff des Schwerpunkts vertrauter wird.
3. **Konzentrische Wachstumsringe um den Schwerpunkt herum:** Stellen Sie sich das Gefühl des Zentrierens vor, und zwar indem Sie sich als den Kern eines Baumes, der von konzentrischen Wachstumsringen umge-

ben ist, visualisieren. Beobachten Sie, wie die Ringe immer kleiner werden, je mehr Sie sich dem Zentrum nähern. Spüren Sie die Kraft, die sich um Ihre Mitte herum konzentriert.

Die Schwerelinie

Die Wirkungslinie der Schwerkraft oder die Schwerelinie zeigt in Richtung auf den Erdmittelpunkt. Liegt Ihre Schwerelinie außerhalb der Fläche, auf der Sie stehen, fallen Sie um. Waghalsige Motorradakrobaten überqueren auf Seilen tiefe Schluchten mit Ballast, der so an ihren Motorrädern festgemacht ist, daß er unterhalb des Seiles, über das sie fahren, hängt. Dieser Ballast bewirkt, daß der Schwerpunkt des aus Fahrer, Motorrad und Ballast bestehenden Systems unterhalb der Stützfläche (dem Seil) liegt. Es scheint uns, als balanciere der Fahrer das Motorrad auf dem Seil und versuche, die Schwerelinie über dem Seil aufzurichten. Doch in Wirklichkeit hängt das ganze System am Seil herunter. Dadurch entsteht ein sehr viel stabileres Gleichgewicht, weil der tief liegende Schwerpunkt dazu tendiert, das Motorrad aufzurichten.

Die Arme über den Kopf zu heben wirkt destabilisierend, weil der Schwerpunkt sich weiter nach oben verlagert. Sie werden nur selten eine Seiltänzerin sehen, die ihre Arme über dem Kopf hält, während sie das Seil überquert. Aus demselben Grund sind auch Drehungen mit den Armen über dem Kopf schwieriger auszuführen.

Übungen: Mit der Schwerelinie arbeiten

1. **Balancieren auf einem Bein:** Balancieren Sie zunächst abwechselnd auf beiden Beinen. Stellen Sie sich dann vor, daß Ihr Körper mit Sand gefüllt ist. Springen Sie ein paarmal in die Höhe, und lassen Sie den Sand nach unten in Ihre Beine und Füße rieseln. Stehen Sie nochmals auf einem Bein, und stellen Sie fest, ob Sie das Gleichgewicht leichter halten können, wenn Sie mit diesem Bild arbeiten.
2. **Laufen auf einem Drahtseil:** Falls Sie die Möglichkeit haben, versuchen Sie auf einem Seil oder einfach auf einem gefällten Baumstamm zu balancieren. Stellen Sie sich dabei vor, wie Ihr Schwerpunkt nach unten auf die Standfläche fällt. Beobachten Sie, ob Sie mit diesem Bild besser balancieren können.

Übung: Ihre Schwerelinie ausbalancieren

In der folgenden Abbildung (Abbildung 8.6) dreht eine Tänzerin Pirouetten. Sie visualisiert dabei ein schweres Gewicht, das unterhalb des Bodens an ihrer Schwerelinie als Teil ihrer Gesamtmasse befestigt ist. Das Gewicht zieht ihre imaginäre Schwerelinie nach unten und verleiht ihr eine stabilere und aufrechtere Haltung. Das Gewicht trägt auch dazu bei, die Schwerelinie zu korrigieren, d.h. sie in einen rechten Winkel zur Tanzfläche zu bringen. Die kleinsten Haltungsänderungen, die als Reaktion auf diese Vorstellung eintreten, genügen, um die gewünschte Wirkung zu erzielen.

Setzen Sie dieses Bild immer dann ein, wenn Sie das Gleichgewicht halten oder sich drehen müssen. Haben Sie sich dieses Gefühl des tiefer liegenden Schwerpunkts eingeprägt, können Sie das metaphorische Bild auch weglassen.

Abbildung 8.6:
Ein imaginäres Gewicht hilft, den Schwerpunkt weiter nach unten zu verlagern.

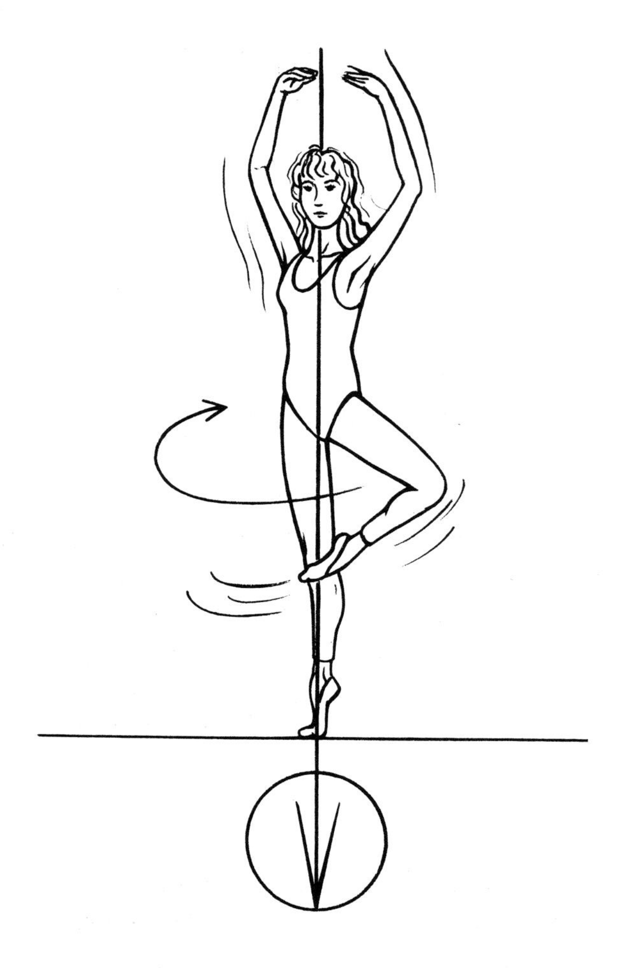

Kapitel 9

Die Gesetze der Bewegung und der Kraft

Bewegung geschieht in Übereinstimmung mit drei physikalischen Gesetzen, die von Sir Isaac Newton formuliert wurden. Evan Tsang, Student der *Caltech*-Hochschule, wies darauf hin, daß Newton nur deshalb das Trägheitsgesetz fand, weil er in der Lage war, in seiner Vorstellung „den kreativen Sprung in eine Welt ohne Reibung" auszuführen. Tsang stellte fest: „Hätte er seine Ideen nicht in seiner Vorstellung erschaffen können, wären seine Gesetze nicht erfunden worden."

Newtons erstes Bewegungsgesetz: Das Gesetz der Trägheit

Wir erfahren die Wirkung der Trägheit zum Beispiel dann, wenn der Autofahrer, bei dem wir mitfahren, plötzlich seinen Wagen beschleunigt und wir in unseren Sitz zurückgedrückt werden. Bremst er dann stark, fallen wir nach vorn, weil wir in Bewegung bleiben. Die Tendenz eines Gegenstandes, einer Zustandsänderung zu widerstehen, sich also nicht zu bewegen, oder aber sich immer weiter zu bewegen, wird Trägheit genannt. Um einen Teil Ihres Körpers zu bewegen, müssen Sie die Trägheit überwinden. Beim Laufen können Sie Ihre Vorwärtsbewegung nur unter Kraftanwendung abbrechen. Trägheit hängt von der Masse eines Körpers ab: je größer die Masse, desto größer die Trägheit.

Unter bestimmten Bedingungen wird Trägheit subjektiv als größer empfunden: Ein Baby kommt uns schwerer vor, wenn es schläft, als wenn es wach ist. Stellt sich jemand vor, er sei schwer, ist es tatsächlich schwieriger, ihn zu tragen.

Newtons zweites Bewegungsgesetz: Das Gesetz der Beschleunigung

Ein Gegenstand bewegt sich, weil eine Kraft wirkt, die ihn bewegt. Mit welcher Geschwindigkeit sich der Gegenstand bewegt, hängt von der Größe der einwirkenden Kraft ab. Jede Geschwindigkeitsänderung eines Gegenstandes wird Beschleunigung genannt. Beschleunigung kann auch zu einer Richtungsänderung führen. Wenn das Auto beschleunigt, fühlen Sie, wie der Sitz gegen Ihren Rücken drückt, weil eine Kraft auf ihn einwirkt. Das Maß der Beschleunigung, die Sie wahrnehmen, hängt von der Stärke der Kraft und Ihrer Körpermasse ab. Je größer die Kraft und je kleiner Ihre Masse, desto größer die Beschleunigung.

Es ist für einen Tänzer leichter, mit einer kleinen, leichtgewichtigen Partnerin zu tanzen, weil die Kraft, die er einsetzt, dann eine größere Wirkung zeigt. Bevor der Tänzer jemanden hochhebt, übt er die Schritte in der Regel zunächst für sich allein. Hebt er dann seine Partnerin hoch, ist eine größere Anstrengung erforderlich. Da die Masse des sich bewegenden Gesamtsystems größer geworden ist, muß er mehr Kraft aufwenden. Die Beschleunigung wird dabei schwieriger. Kraft, Masse und Beschleunigung hängen voneinander ab. Wiederholt er dieselben Schritte ohne seine Partnerin, fällt es ihm leicht, weil seine Muskeln sich darauf eingestellt haben, eine viel größere Masse zu bewegen.

Übungen: Den Umgang mit der Schwerkraft üben

1. **Eine Aktentasche oder ein schweres Buch hochheben:** Für diese Übung benötigen Sie einen relativ schweren Gegenstand wie zum Beispiel eine Aktentasche oder ein großes Buch. Bevor Sie den Gegenstand hochheben, stellen Sie sich ihn in Gedanken als sehr leicht vor, so leicht wie eine Feder. Dann heben Sie den Gegenstand hoch und legen ihn wieder ab. Stellen Sie sich nun vor, daß die Aktentasche oder das Buch sehr schwer ist. Wenn Sie den Gegenstand jetzt nochmal hochheben, kommt er Ihnen möglicherweise leichter vor. Da Sie Ihre Muskeln darauf vorbereitet haben, mit dem größeren Gewicht zurechtzukommen, kommt es Ihnen so vor, als ob der Gegenstand leichter geworden wäre. Dies ist eine gute Methode zur Vorbeugung gegen Verletzungen, denn der Körper wird dann nicht von den Kräften überrascht, die plötzlich auf ihn einwirken.
2. **Ein Tänzer hebt seine Tanzpartnerin hoch:** Denken Sie vor dem Hochheben an das Gewicht Ihrer Tanzpartnerin. Indem Sie Ihre Muskeln auf die zu erwartende Krafteinwirkung vorbereiten, werden Ihre Bewegungen flüssiger, und die Wahrscheinlichkeit, daß Sie sich verletzen, verringert sich.

Newtons drittes Bewegungsgesetz: Das Gesetz der Wechselwirkung

Newtons drittes Gesetz besagt, daß jede Krafteinwirkung eine gleiche, entgegengesetzte Krafteinwirkung zur Folge hat. In der Physik spricht man von Kraft und Gegenkraft. Eine Gegenkraft ist eine Kraft, die in entgegengesetzter Richtung zur Kraft auftritt. Wirken Kräfte auf einen Gegenstand ein, ohne ihn zu bewegen, dann sind die Gegenkräfte gleich groß und die resultierende Kraft gleich null.

Kräfte treten immer paarweise auf. Sobald zwei Kräfte aufeinandertreffen, ergibt sich eine Gegenkraft. Wenn Sie zwei gleichgeartete Bücher aneinanderlehnen, übt jedes von ihnen eine Kraft auf das andere aus. Wirkt Buch 1 als Kraft auf Buch 2, so wirkt Buch 2 in entgegengesetzter Richtung als gleich große Kraft wie Buch 1.

Gegenstände können entweder aufeinanderliegen, sich aufeinanderstützen oder aneinanderhängen. Legen Sie eine Hand auf die Ballettstange, so üben Sie und die Stange eine Kraft aufeinander aus. Die Seile, die ein im Hafen liegendes Schiff halten, üben eine Kraft auf das Schiff aus; das Schiff seinerseits zieht an den Seilen. Ein Kronleuchter und die Decke, an der er hängt, üben eine Kraft aufeinander aus. Wenn Sie auf einem Stuhl auf Ihren Sitzbeinen sitzen, ist die Gegenkraft des Stuhls geringer als Ihr Körpergewicht, weil die Beine zum Teil durch den Boden gestützt werden. Jeder Schritt, den Sie machen, ruft eine Reaktion des Untergrunds, die sogenannte Gegenkraft, hervor. Trägt der Untergrund Sie, entspricht die Gegenkraft des Untergrunds Ihrem Körpergewicht. Der Untergrund drückt mit der gleichen Kraft und entlang der gleichen Kraftlinie gegen Ihren Fuß wie Ihr Fuß gegen den Untergrund. Ist die Gegenkraft des Untergrunds unzureichend, wie auf Treibsand oder einer dünnen Eisschicht, versinken Sie darin. Drücken Sie mit einer Kraft, die größer ist als Ihr Gewicht, schnell gegen den Untergrund, drückt der Untergrund mit einer Kraft, die größer ist als Ihr Gewicht, wieder zurück und treibt Sie nach oben. In dem Moment, in dem Sie von der Fläche, auf der Sie stehen, abstoßen und keine Kraft mehr auf sie ausüben, zieht Sie die allgegenwärtige Schwerkraft ziemlich schnell wieder auf den Boden zurück. Eine Rakete kann der Schwerkraft entrinnen, indem sie nach dem Abschuß nicht aufhört, ihr Kraft entgegenzusetzen. Gegenkräfte, die durch Ziehen und Stoßen entstehen, sorgen beim Tanzen mit einem Partner für Gleichgewicht und sind die Würze des Paartanzes (Abbildung 9.1). Setzen Sie die Gegenkräfte einfallsreich ein, dann können Sie Bewegungen ausführen, die sich scheinbar der Schwerkraft widersetzen.

Mit der Gegenkraft als Gedankenbild kann man auf jeder Ebene des Körpers üben.

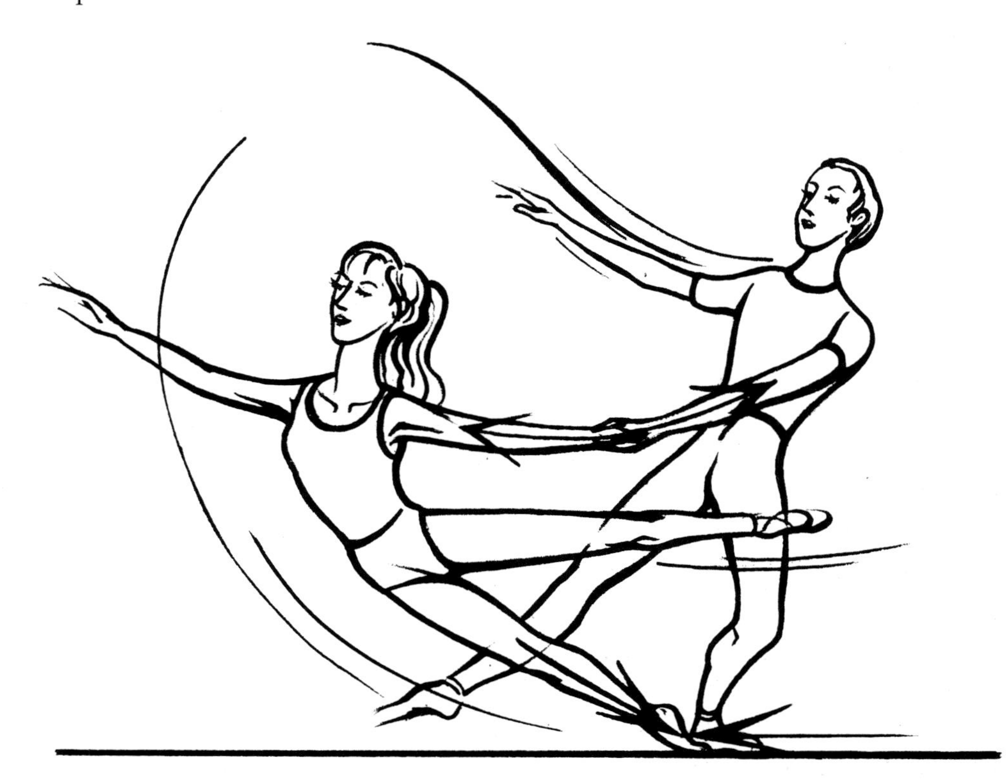

Abbildung 9.1: Ziehende und drückende Gegenkräfte schaffen ein Gleichgewicht bei einem Paartanz (vgl. auch Serrebrenikov/Lawson 1989).

Übungen: Die Gegenkraft imaginieren

1. **Der oberste Halswirbel als Rettungsring:** Auf der Ebene der Hüftgelenkpfannen können wir die Gegenkraft zwischen den Oberschenkelköpfen und den Hüftgelenken visualisieren. In der Höhe des obersten Halswirbels können wir die Gegenkraft visualisieren, die durch den Gewichtsdruck des Kopfes gegen den obersten Halswirbel entsteht. Der oberste Halswirbel reagiert mit einer ebenso großen Kraft. In folgender Abbildung (Abbildung 9.2) wird der oberste Halswirbel als Rettungsring dargestellt, um den Angriffspunkt dieser Gegenkraft durch eine Metapher zu verdeutlichen. Visualisieren wir die Stelle in unserem Körper, an der die Gegenkraft angreift, können wir die Gewichtsübertragung verbessern und Muskelverspannungen lösen.

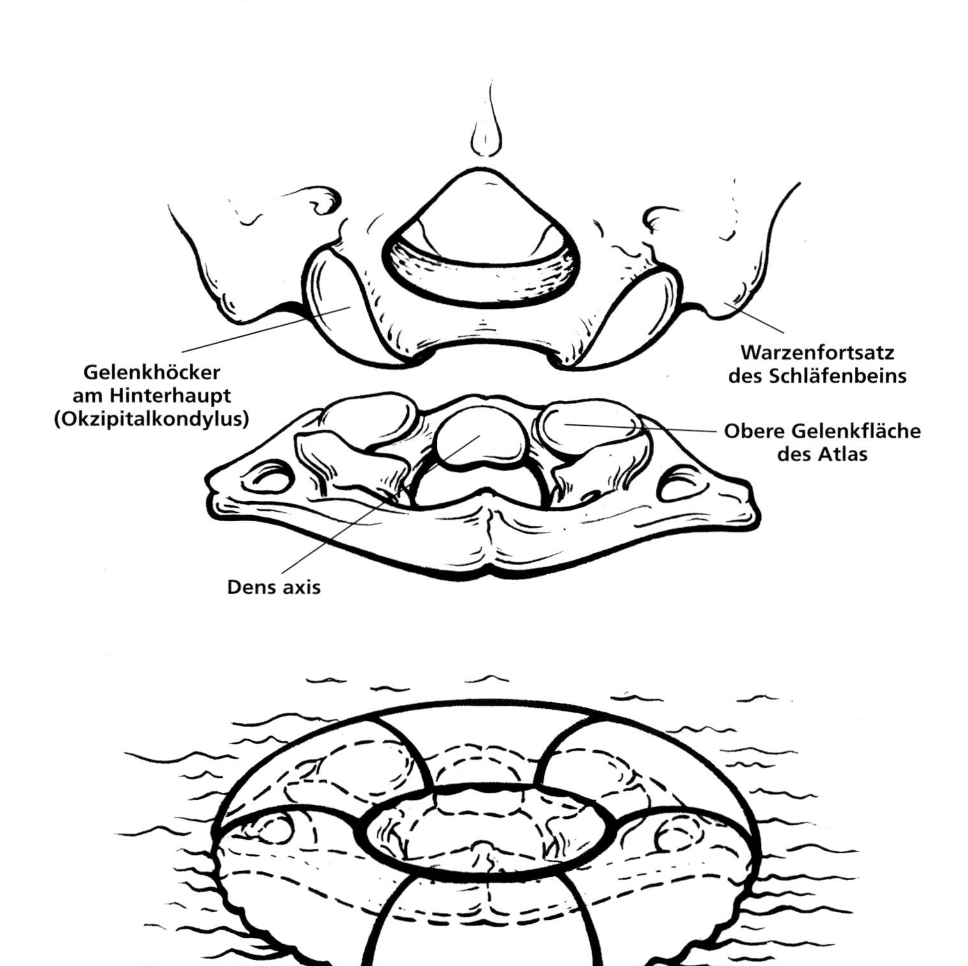

Abbildung 9.2: Visualisieren Sie den obersten Halswirbel als Rettungsring, um sich mit einer Metapher den Angriffspunkt dieser Gegenkraft zu verdeutlichen.

2. **Der Untergrund ist nicht nur unten:** Legen Sie sich auf dem Boden, und stellen Sie sich vor, daß ein Teil des Körpers von ihm gestützt wird. Arbeiten Sie vor Ihrem inneren Auge mit der Gegenkraft. Sie können Ihre Schulterblätter lockern, indem Sie sich vorstellen, daß sie vom Boden gestützt werden. Je besser Sie sich vorstellen, wie Ihre Schulterblätter den stützenden Untergrund, auf dem Sie liegen, berühren, desto mehr Spannung fällt von ihnen ab, weil sie nach unten drücken (Gegenkraft). Diese Technik können Sie bei jedem Körperteil und in jeder Position anwenden. Man kann sich auch vorstellen, der Untergrund sei nicht nur unten, sondern „überall", so daß selbst im Stehen Arm, Wange und Rücken mit ihm in Berührung bleiben. Mit diesem inneren Bild bewegen wir uns sanft und mühelos, weil wir den einzelnen Körperteilen das Gefühl geben, durch den Untergrund gestützt zu werden.

Kraftsysteme

Es gibt drei Möglichkeiten, wie Kräfte auf einen Gegenstand einwirken können: Sie können hintereinander in einem linearen Kraftsystem greifen (Abbildung 9.3a); sie können aber auch in einem bestimmten Winkel (konkurrierendes Kraftsystem; Abbildung 9.3b) oder in einem bestimmten Abstand parallel einwirken (paralleles Kraftsystem; Abbildung 9.3c). Bei einem komplexen Gebilde ist es wahrscheinlich, daß die oben genannten Kräfte kombiniert auftreten.

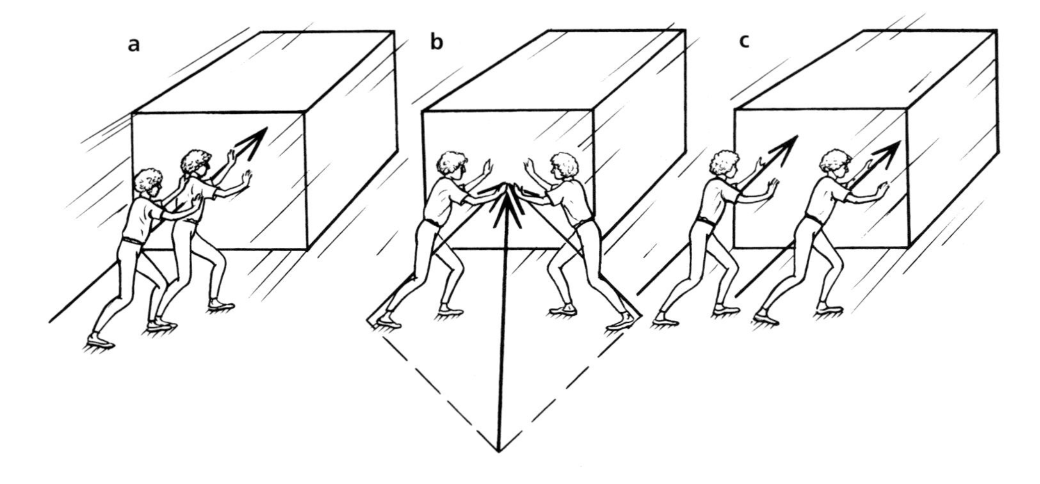

Abbildung 9.3:
(a) Zwei Kräfte greifen hintereinander – lineares Kraftsystem.
(b) Zwei Kräfte befinden sich in einem bestimmten Winkel zueinander – konkurrierendes Kraftsystem.
(c) Zwei Kräfte wirken in einem bestimmten Abstand parallel – paralleles Kraftsystem.

Konkurrierende Kraftsysteme

Zwei oder mehr Kräfte, die an demselben Punkt eines Gegenstandes wirken und nicht linear zueinander sind, bilden ein konkurrierendes Kraftsystem. Werden die Vektoren solcher divergierenden Kräfte addiert, erhalten wir die resultierende Kraft. Die Kraftlinien des Oberschenkelschaftes und des Oberschenkelhalses bilden separate Kraftvektoren. Ihre resultierende Kraft entspricht der siebten von Sweigards neun Bewegungslinien (SWEIGARD 1978, S. 195). Sie verläuft vom Mittelpunkt des Knies zum Mittelpunkt der Hüftgelenkpfanne (Abbildung 9.4).

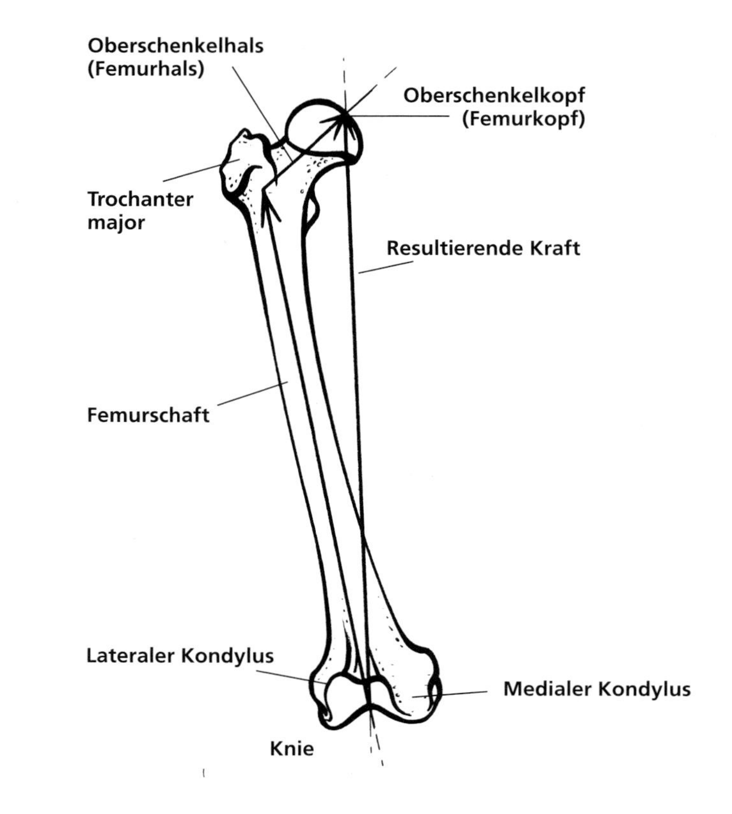

Abbildung 9.4:
Die resultierende Kraft entspricht Sweigards siebter Kraftlinie, die vom Mittelpunkt des Knies bis zum Mittelpunkt der Hüftgelenkpfanne verläuft.

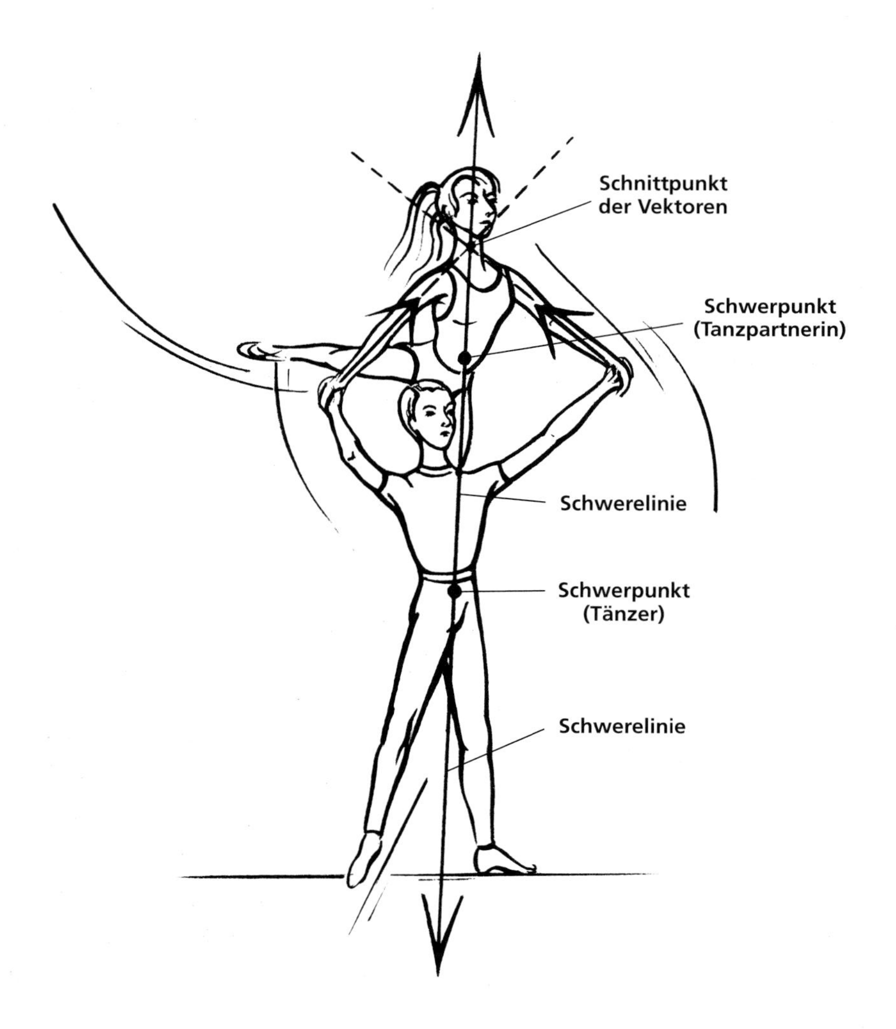

Abbildung 9.5:
Drei Kraftvektoren gehen von einem Tänzer aus, der seine Partnerin über die Schultern hebt (vgl. auch Serrebrenikov/Lawson 1989).

Abbildung 9.5 (siehe oben) zeigt drei Kraftvektoren, die von einem Tänzer ausgehen, der seine Partnerin über die Schultern hebt. Die Kraftvektoren entstehen durch den Kontakt zwischen Hand und Hand, Knie und Schulter sowie Schulter und Knie. Der Tänzer muß sich am wenigsten anstrengen, wenn der Schwerpunkt seiner Partnerin in einer Linie über seinem eigenen Schwerpunkt liegt. Diese Ausrichtung der Schwerpunkte entsteht, wenn der resultierende Kraftvektor auf der Schwerelinie beider Tänzer liegt.

Die Muskelfasern zeigen oft in eine Richtung, die von der tatsächlichen resultierenden Zugkraft abweicht. Bei quergestreiften Muskeln, bei denen die Fasern wie Federn angeordnet sind, liegen die einzelnen Fasern in einem bestimmten Winkel zu ihren Sehnen. Insgesamt bilden die Fasern jedoch ein konkurrierendes Kraftsystem mit einer einzigen resultierenden Kraft, dem Gesamtmuskelkraftvektor oder der Kraftlinie des Muskels. Zieht sich ein Muskel zusammen, entstehen mindestens zwei Kraftvektoren (zwei Zugkräfte): einer am obersten, proximalen Ende und einer am distalen Ende, dem Ansatz.

Übungen: Konkurrierende Kraftsysteme imaginieren

1. **Verkürzen oder Verlängern der Kraftlinien:** In unserer Vorstellung können wir die Kraftlinien eines Muskels verkürzen oder verlängern. Bei einer starken Dehnung können Sie sich vorstellen, wie die Kraftlinie der Muskeln oder einer bestimmten Muskelgruppe gedehnt, das heißt länger wird. Um diesen Vorgang zu unterstützen, können Sie sich außerdem vorstellen, wie sich die Kraftlinie des gegenwirkenden Muskels oder der Muskelgruppe verkürzt.
2. **Verlängern des Wadenbeins:** Beim Tanzen wird häufig visualisiert, wie die Unterseite des Beines länger wird, so wie bei einem Grand battement. Mit diesem Bild vor Augen läßt sich das Bein leichter hochheben; es verhilft zu einer Lockerung jener Muskeln, die das Hüftgelenk strecken und das Knie beugen. Im Gegenzug erleichtert diese Visualisierung auch das Beugen der Hüfte und das Ausstrecken des Knies.

Parallele Kraftsysteme

Wirken die Kräfte, die auf einen Gegenstand einwirken, parallel und liegen sie in derselben Ebene, sind sie Teil eines parallelen Kraftsystems. Hebel sind ein Beispiel für ein paralleles Kraftsystem. Je näher das an einem Hebel befestigte Gewicht am Mittelpunkt oder Drehpunkt liegt, desto weniger Kraft ist erforderlich, um das Gewicht auszugleichen. Da wir dieses Prinzip intuitiv verstehen, tragen wir auch automatisch unsere Einkaufstaschen nah am Körper. Je näher wir sie am Körper tragen, desto weniger müssen wir uns anstrengen, um ihr Gewicht auszugleichen (Abbildung 9.6b).

Der Mann in folgender Abbildung (Abbildung 9.6a) trägt zunächst sein Bündel an einem langen Stock und erfährt dadurch ein erhöhtes Kraft- oder Drehmoment. Ein Kraftmoment ist die Tendenz einer Kraft, sich um eine Achse zu drehen. Es entspricht der Größe einer Kraft multipliziert mit der Entfernung zwischen der Kraft und dem Drehpunkt. In unserem Beispiel wäre das Kraftmoment das Gewicht des Bündels multipliziert mit der

Entfernung zwischen der Schulter, auf der der Stock liegt, und dem Bündel. Um dieses Kraftmoment auszugleichen, muß der Mann das andere Ende des Stockes nach unten drücken und mit seiner Kraft ein Drehmoment erzeugen. Hier berechnet sich das Drehmoment durch Multiplizieren der Druckkraft mit der Entfernung zwischen der Schulter und dem nach unten drückenden Arm. Da diese Entfernung kleiner ist, muß die Hand eine größere Kraft aufwenden, um die beiden auf den Arm einwirkenden Kraftmomente (Bündel/Stab und Hand/Stab) im Gleichgewicht zu halten. Jede Kraft, die auf einen Körper außerhalb seines Dreh- oder Rotationsmittelpunktes einwirkt, erzeugt einen Hebelarm.

Abbildung 9.6:
(a) Trägt der Mann das Bündel an einem langen Stock, erfährt er ein erhöhtes Kraft- oder Drehmoment.
(b) Je näher er das Gewicht am Körper trägt, desto weniger Anstrengung ist erforderlich, um es auszugleichen.

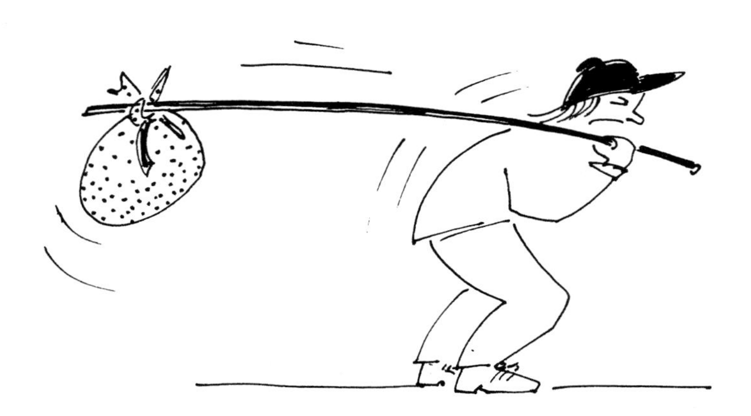

a

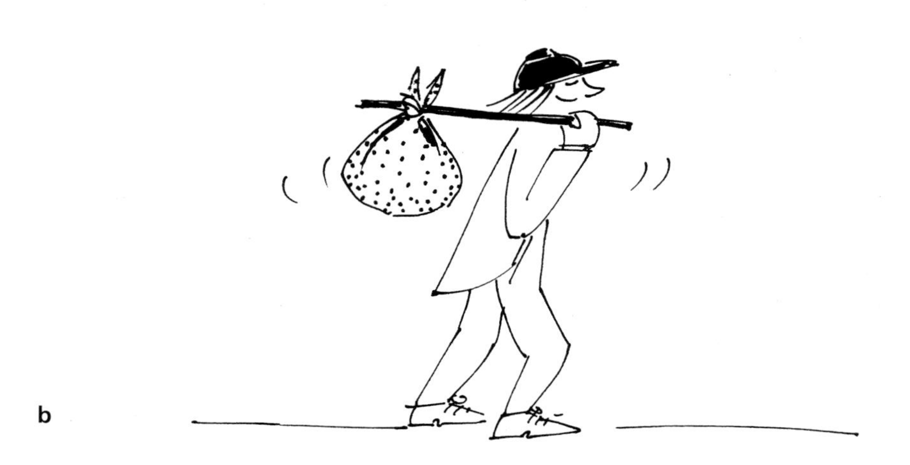

b

Hebelsysteme

Ein Hebel gehört zu den parallelen Kraftsysteme. Hebel wurden zum erstenmal von dem griechischen Mathematiker und Wissenschaftler Archimedes (285–212 v.Chr.) beschrieben. Hebel gehörten zu den ersten Maschinen, die die Menschen einsetzten, um Wasser zu schöpfen und schwere Gegenstände hochzuheben. Ein Hebel kann eine Kraft vergrößern, ihre Richtung verändern oder sie über eine größere Entfernung hinweg wirken lassen. Ein schwerer Pflasterstein läßt sich am besten bewegen, wenn man eine lange Stange unter ihn schiebt, mit einem kleineren Stein darunter. Läßt man die Kraft etwas weiter weg greifen, vergrößert sich ihre Wirkung, und der Stein läßt sich leichter bewegen. Eine kleine Maus könnte ein großes Stück Käse aus einer großen Entfernung mit Hilfe eines Hebels hochheben (Abbildung 9.7). Auch die Knochen und Gelenke des Körpers sind als Hebelsysteme zu verstehen.

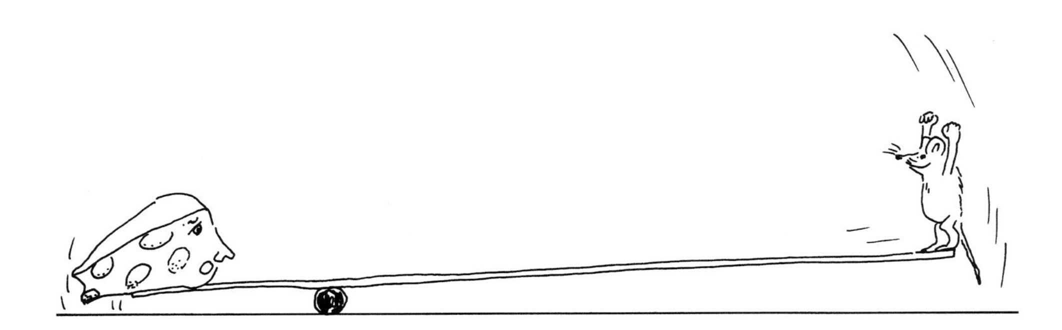

Abbildung 9.7: Durch Verwendung eines Hebels kann eine kleine Maus ein großes Stück Käse bewegen, das weit von ihr entfernt liegt.

Ein Hebel besteht aus zwei Kräften, die um einen Drehpunkt herum wirken: die Kraft und die Last. Der Abstand zwischen der Kraft und dem Drehpunkt ist der Kraftarm, und der Abstand zwischen der Last und dem Drehpunkt ist der Lastarm. Beim Tanzen sind die Muskeln oft die Kraft und die Schwerkraft ist die Last.

Hebel der ersten Gruppe: Die Wippe

Bei einem Hebel der ersten Gruppe (Abbildung 9.8) wirken zwei Kräfte auf beiden Seiten einer Achse und führen zu einer Rotation in entgegengesetzten Richtungen. Die *Pilobolus Dance Company* verwendet die Wippe bei bestimmten Figuren: Der Tänzer, der sich in der Mitte befindet, trägt seinen hinter ihm stehenden Partner, und der vordere Tänzer wird von den ausgestreckten Beinen des hinteren Tänzers gehalten. Neben den leicht verständlichen Kräften, die von den beiden Kindern in der folgenden Abbildung (Abbildung 9.8b) erzeugt werden, werden auch Kräfte aktiv, die weniger offensichtlich sind. Da durch Berührung Kräfte entstehen, müssen wir auch die am Drehpunkt der Schaukel wirkende Kraft und die Schwerkraft berücksichtigen. (Rufen Sie sich in Erinnerung, daß die Schwerkraft immer auf einen Gegenstand einwirkt, selbst dann, wenn er sich in der Luft befindet.)

Die Wippe ist ein sehr vielseitiger Hebel. Sie kann verwendet werden, um ein schweres Gewicht mit wenig Kraft hochzuheben oder um ein Gewicht über eine große Entfernung hinweg zu bewegen, wobei der Kraftarm nur eine kleine Bewegung auszuführen braucht.

In Abbildung 9.8c balanciert der Tänzer mit seinen Händen (Kraft) das Gewicht (Last) der Tänzerin. In Abbildung 9.8a sehen wir übrigens, daß der Kopf, der auf der Halswirbelsäule sitzt, wie ein Hebel der ersten Gruppe funktioniert.

Abbildung 9.8:
Hebel der ersten Gruppe:
die „Wippe"-Hebel (vgl. auch SERREBRENIKOV/LAWSON 1989).

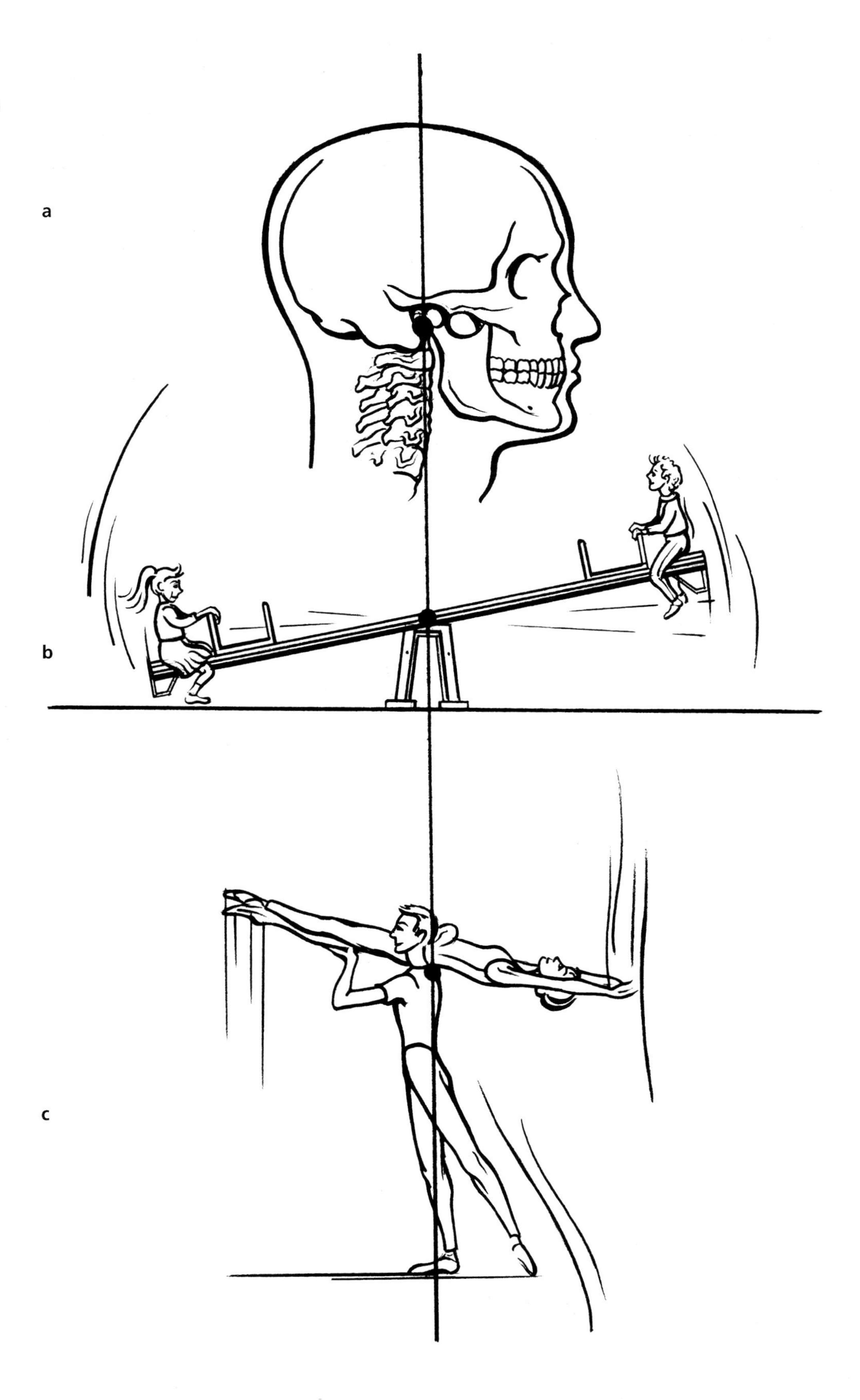

Der oberste Halswirbel dient als Drehpunkt. Im Idealfall müssen sich die Muskeln nur geringfügig anstrengen, um die Masse des Kopfes gleichmäßig auf der Achse des Drehpunktes zu balancieren. Da der Schwerpunkt des Kopfes nur etwas höher als der oberste Halswirbel liegt, genügt eine leichte Muskelanstrengung, um diesem Gewicht entgegenzuwirken. Es gibt Menschen, die den Kopf etwas nach vorn gestreckt halten. Dadurch werden stärker die Nackenmuskeln beansprucht, um das Gleichgewicht aufrechtzuerhalten und es entsteht ein „muskuläres Ungleichgewicht" (Abbildung 9.9a). Wird der Schwerpunkt des Kopfes nahe der Drehpunktachse gehalten, müssen sich die Muskeln weniger anstrengen, was zu einer Verbesserung des muskulären Gleichgewichts führt (Abbildung 9.9b). Andere Hebel der ersten Gruppe im Körper sind die Wirbel, die übereinanderliegen, das Becken, das von den Oberschenkelköpfen im Gleichgewicht gehalten wird, der Oberschenkelknochen, der auf dem Schienbein balanciert, und das Schienbein, das vom Fußgelenk getragen wird. Sweigard betonte, wie wichtig es für eine korrekte Haltung ist, daß sich die Hebel der ersten Gruppe im Gleichgewicht befinden (SWEIGARD 1978).

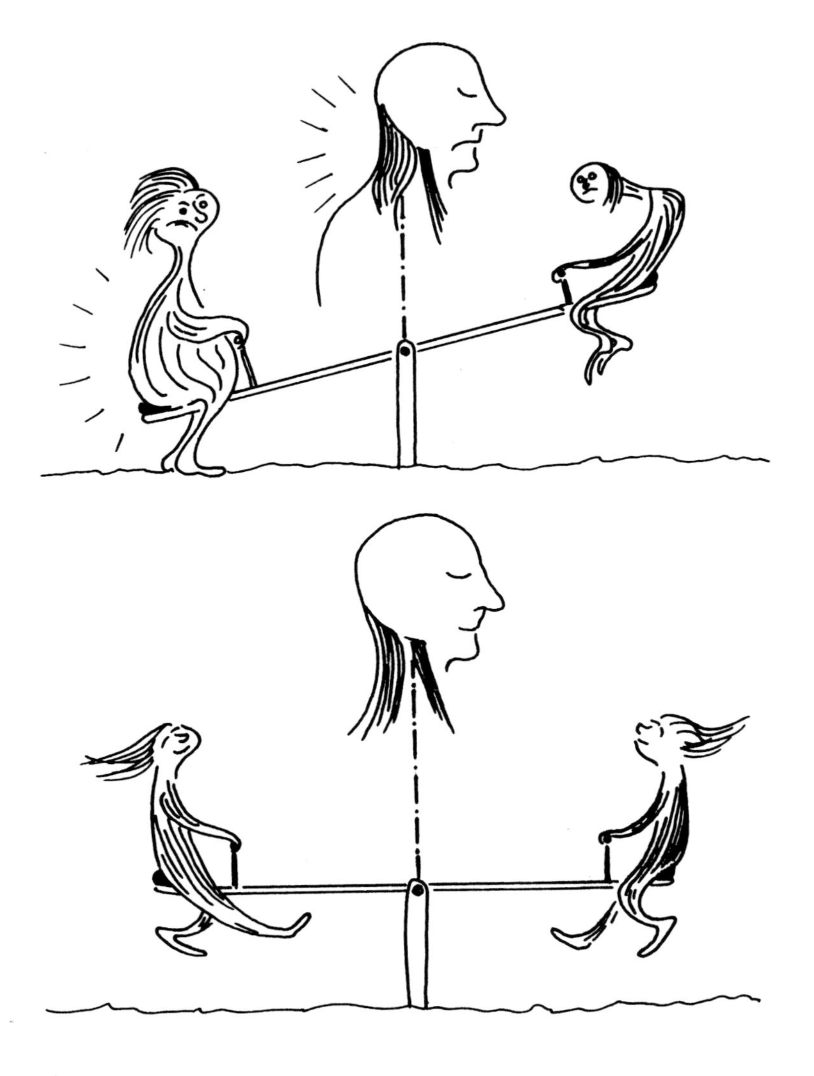

Abbildung 9.9: (a) Muskuläres Ungleichgewicht. (b) Wird der Kopf genau über der Drehpunktachse gehalten, werden die Muskeln weniger beansprucht, und das muskuläre Gleichgewicht verbessert sich.

Übung: Den Hebel der ersten Gruppe imaginieren

Der Kopf ist eine Wippe: Visualisieren Sie Ihren Kopf als Wippe, die auf dem obersten Halswirbel balanciert. Lassen Sie den Kopf ganz leicht auf dem Dreh- und Stützpunkt ruhen. Erinnern Sie sich daran, wie es früher war, wenn Sie mit einer Freundin vergnügt auf der Wippe saßen. Übertragen Sie dieses Gefühl auf Ihren Kopf.

Hebel der zweiten Gruppe: Die Schubkarre

Bei einem Hebel der zweiten Gruppe wie bei der Schubkarre (Abbildung 9.10b) befindet sich die Last zwischen dem Drehpunkt und der Kraft: Der Kraftarm ist also länger als der Lastarm. Obwohl dieser Hebel sehr wirksam und stark ist, hat er doch einen Nachteil: Die Kraft muß jedesmal eine größere Entfernung überwinden, als die Last. Außerdem wirkt die Last in dieselbe Richtung wie die Kraft.

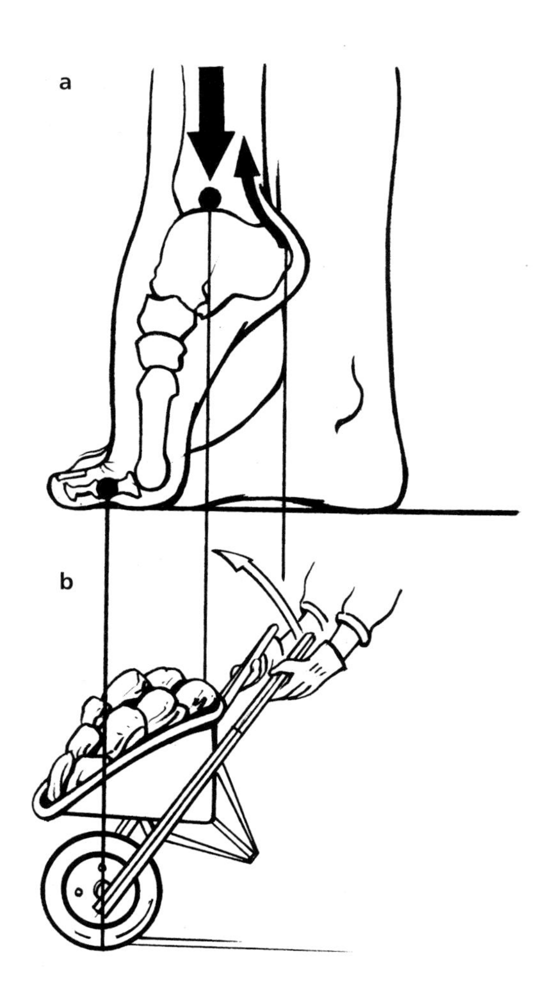

Abbildung 9.10: Hebel der zweiten Gruppe: die „Schubkarren"-Hebel.

Der Fuß kann als Hebel der zweiten Gruppe gesehen werden, da er sich vom Boden abdrückt, um das Gewicht des Körpers anzuheben (Abbildung 9.10a). Hierbei ist der Fuß der Stützpunkt. Die Kraft wirkt über die Achillessehne am Fersenbein auf die Wadenmuskeln. Die Last ist das Gewicht, das auf dem langen Fußgewölbe getragen wird. Tanzt ein Tänzer ein Relevé und befindet sich die Schwerelinie dann vor dem Fußballen, kann das ganze System als Hebel der ersten Gruppe bezeichnet werden, weil sich Gewicht und Kraft auf den gegenüberliegenden Seiten des Drehpunktes befinden. Von der Position Demi-pointe oder Full-pointe an wechselt der Fuß daher von einem Hebel der zweiten Gruppe zu einem Hebel der ersten Gruppe. Ist bei einem Tänzer während einer Demi-pointe der Knöchel nicht über dem Fußballen, nimmt die Kraft der Wadenmuskeln stark zu, weil ständig das gesamte Körpergewicht ausbalanciert werden muß. Hebel der zweiten Gruppe sind zwar mechanisch gesehen äußerst wirksam, kommen jedoch kaum im menschlichen Körper vor, weil überlange Muskeln nötig wären, die bis zu den distalen Knochenenden reichen müßten und den Körper in eine schwerfällige Masse verwandeln würden.

Übung: Die Demi-pointe-Position als Hebel imaginieren

Fühlen Sie in der Demi-pointe-Position auf einem Fuß, wie sich Ihr Gewicht langsam vor, dann hinter den Drehpunkt verlagert. Stellen Sie sich in Gedanken vor, wie Ihr Knöchel genau über dem Fußballen ausgerichtet ist und so nur eine geringe Anstrengung in den Unterschenkelmuskeln erfordert.

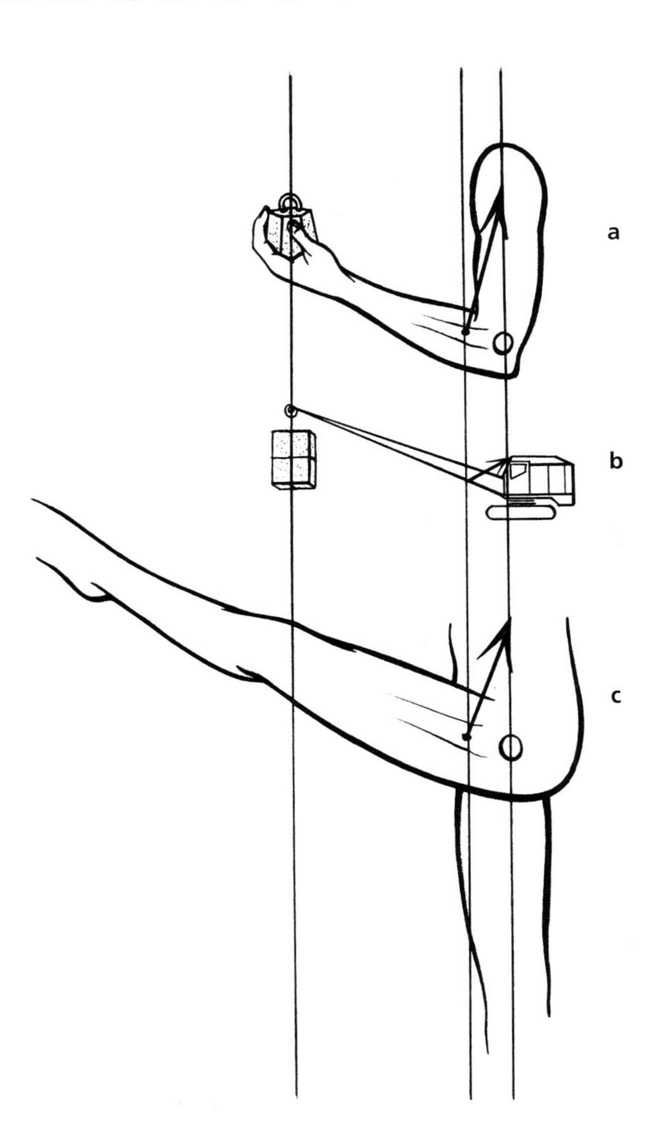

Abbildung 9.11: Hebel der dritten Gruppe: die „Kran"-Hebel.

Hebel der dritten Gruppe: Der Kran

Bei diesen Hebeln ist die Kraft näher am Drehpunkt als an der Last. Obwohl dies nicht die effizienteste Anordnung ist, finden wir in unserem Körper größtenteils diese Hebelart vor. Um eine Last in der Hand zu tragen, müssen unsere Muskeln daher sehr viel Kraft aufwenden (Abbildung 9.11a). Die Vorteile wiegen jedoch den Kraftverlust auf: Diese dritte Hebelart benötigt weniger Muskelmasse und ermöglicht den distalen Knochenenden, sich schnell zu bewegen. Eine geringfügige Muskelkontraktion am proximalen Knochenende in der Nähe des Drehpunktes führt am distalen Knochenende zu einer großen kreisförmigen Bewegung im Raum. Auf die Effizienz wird verzichtet zugunsten der Fähigkeit, sich im Raum elegant und schnell zu bewegen.

Übung: Lendenmuskel beugt Oberschenkel

Stellen Sie sich aufrecht hin, die Beine stehen parallel nebeneinander. Visualisieren Sie die Kraftlinie des rechten Lendenmuskels, ausgehend vom oberen, inneren Ende des Oberschenkelknochens, nach oben entlang der Wirbelsäule bis zum zwölften Wirbel. Der wichtigste Hüftbeuger, der Lendenmuskel (Iliopsoas), sitzt in der Nähe des Drehpunktes seines Hebels der dritten Gruppe, dem Hüftgelenk. Sehen Sie vor Ihrem inneren Auge, wie sich der Oberschenkel hebt, indem der Lendenmuskel den Oberschenkelknochen nach oben zieht. Stellen Sie sich bildhaft vor, daß dieser Muskel das Knie bewegen kann, wie ein Kran seinen Hebearm. Machen Sie sich nochmals bewußt, daß die Kraft für diese Bewegung ganz nah am Hüftgelenk wirkt. Haben Sie diese Art der Bewegungseinleitung in Gedanken eingeübt, visualisieren Sie eine Schnur, die an Ihrem Knie befestigt ist. Stellen Sie sich bildhaft vor, daß diese Schnur die Kraft ist, die den Oberschenkel anhebt und die Flexion des Oberschenkels einleitet. Der Oberschenkel ist nun tatsächlich zu einem wirksameren Hebel der zweiten Gruppe geworden. Sehen Sie vor Ihrem inneren Auge, wie die Schnur Ihr Knie im Raum bewegt. Haben Sie dieses Bild eingeübt, stellen Sie das Bein wieder ab und vergleichen die Empfindungen, die diese beiden Bilder hervorgerufen haben. Mit welchem Bild fiel es Ihnen leichter, den Oberschenkel anzuheben? Mit welchem Bild fiel es Ihnen leichter, das Knie im Raum zu bewegen? (Auf den Lendenmuskel wird in Kapitel 10 und 11 noch näher eingegangen.)

Der mechanische Vorteil

Das Verhältnis zwischen der Länge des Kraftarms und der Länge des Lastarms bestimmt den mechanischen Vorteil oder die Effizienz eines Hebels.

$$\text{Mechanischer Vorteil} = \frac{\text{Länge des Kraftarms}}{\text{Länge des Lastarms}}$$

Bei der zweiten Hebelgruppe ist der Kraftarm länger als der Lastarm, was einen mechanischen Vorteil von größer null ergibt. Bei der dritten Hebelgruppe ist der Kraftarm kürzer als der Lastarm, wodurch der mechanische Vorteil bei weniger als eins liegt.

Übungen: Vorstellungsbilder zum mechanischen Vorteil

Versuchen Sie, die folgenden Vorstellungsbilder einzusetzen, während Sie ein Grand battement (hoch angesetzter Stoß mit dem Fuß) üben. Ist es möglich, die Hebelkraft in unserem Körper zu verändern, um uns effizienter zu bewegen? Wir können unsere Muskeln zwar nicht dahingehend verändern, daß längere Kraftarme entstehen, doch können wir uns in Gedanken eine größere Effizienz vorstellen. Hier einige Übungen (weitere Übungen siehe bei Franklin 1996):

1. **Gegengewicht:** Stellen Sie sich beim Anheben Ihres Beines vor, wie der Trochanter (Knochenvorsprung am proximalen Ende des Oberschenkelknochens) an der Rückseite des Beines als Gegengewicht hinunterzieht (Abbildung 9.12). Auf diese Weise wandeln Sie einen Hebel der dritten Gruppe in einen leistungsfähigeren Hebel der ersten Gruppe um.

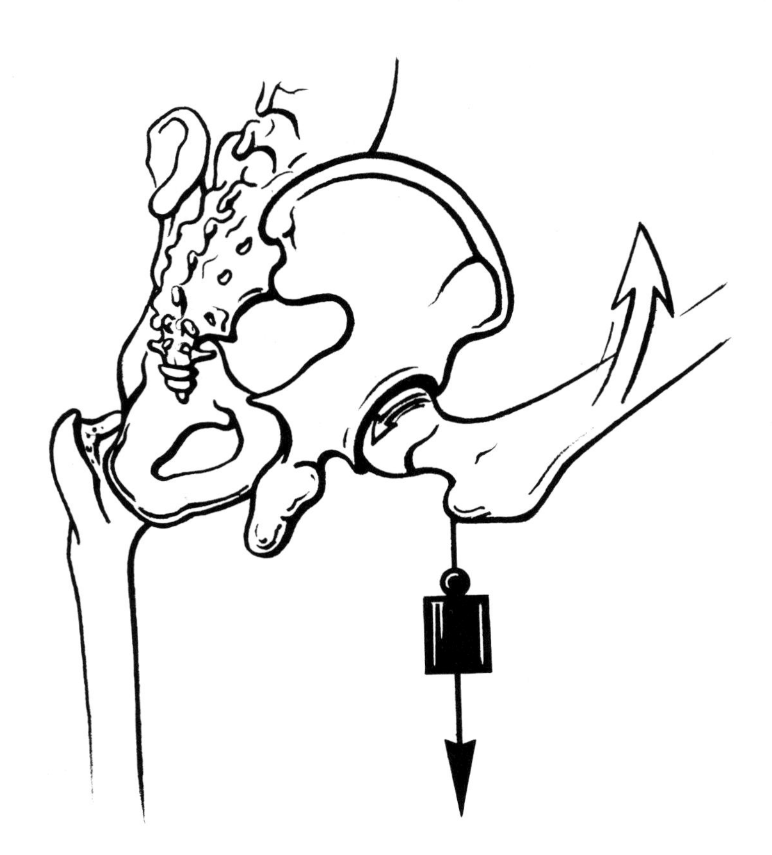

Abbildung 9.12: Stellen Sie sich vor, wie der Trochanter auf der Rückseite Ihres Beines wie ein schweres Gegengewicht nach unten zieht.

2. **Billardkugel:** Stellen Sie sich Ihr Bein hohl vor, und denken Sie sich eine Billardkugel, die beim Anheben Ihres Beines vom Knie zur Hüftgelenkpfanne rollt.
3. **Windstoß:** Stellen Sie sich vor, wie Ihr Fuß von einem starken Windstoß nach oben getrieben wird.
4. **Imaginäre Hand:** Stellen Sie sich eine imaginäre Hand vor, die Ihren Fuß nach oben trägt.
5. **Seil:** Stellen Sie sich ein Seil vor, das um Ihren Fuß gebunden ist und das ganze Bein noch oben zieht.

Der Hebelarm

Wenn zwei Kinder auf einer Wippe sitzen, üben sie im 90°-Winkel eine Kraft auf die Wippe aus. Müßten die Muskeln in unserem Körper in diesem Winkel Kraft auf die Knochen, die Hebel des Körpers, ausüben, müßten sie im rechten Winkel zum Knochen nach außen zeigen. Tatsächlich verläuft die Kraftlinie der meisten Muskeln jedoch parallel zu den entsprechenden Knochen. Da die Kraft nicht in einem 90°-Winkel zum Hebel angreift, ist der Hebelarm der Abstand zwischen der Kraftlinie des Muskels und dem Drehpunkt oder der Rotationsachse des Gelenks. Dieser Abstand ist die kürzeste Entfernung zwischen der Rotationsachse und der Wirkungslinie des Muskels.

Unser Körper kennt verschiedene Mechanismen, um eine Flaschenzugwirkung zu erzielen und somit den Kraftvektor des Muskels und den mechanischen Vorteil zu verändern. Eine Umlenkrolle verlagert dabei die Kraftlinie des Muskels von der Rotationsachse weg und schafft einen längeren Hebel, an dem der Muskel wirken kann. Die Kniescheibe (Patella) zum Beispiel ist Teil der Quadrizepssehne vor dem Übergang zum Schienbein. Die Kniescheibe dient als Umlenkrolle und vergrößert den Abstand zwischen der Sehne und der Rotationsachse. Je länger der Hebel, desto größer die Kraft.

Übungen: Vorstellungsbilder zur Hebelarmkraft

1. **Die schwebende Kniescheibe:** Vermeiden Sie die Vorstellung, daß das Knie nach innen oder zurückgezogen wird, wenn Sie Ihr Knie nach einer Kniebeuge (Plié) wieder strecken. Stellen Sie sich statt dessen eine sich öffnende Bewegung vor, als ob beim Strecken des Knies die Kniescheibe rechtwinklig vom Oberschenkelknochen weg schwebte (Abbildung 9.13).

Abbildung 9.13: Die auf dem Oberschenkelknochen gleitende Patella verlagert die Kraftlinie des Muskels von der Rotationsachse weg und schafft dadurch einen längeren Hebel, an dem der Muskel wirksam wird.

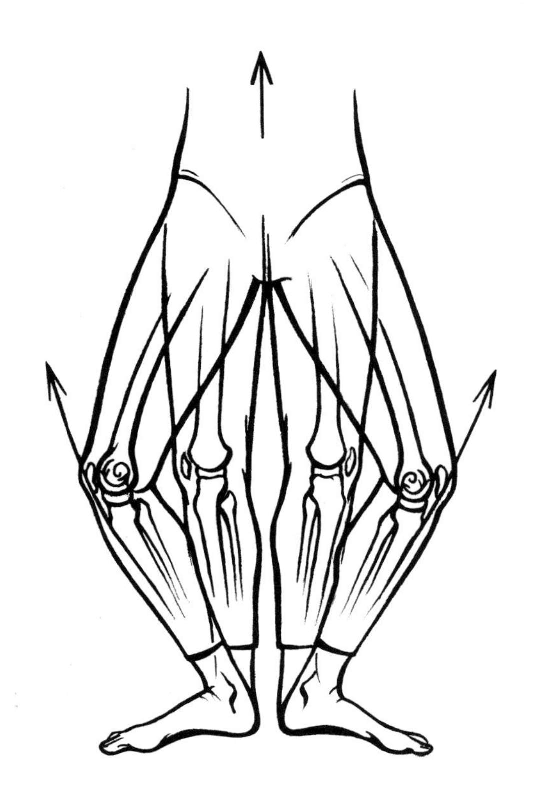

2. **Luft hinter der Kniescheibe:** Wenn Sie aus einem Plié hochkommen und Ihr Bein wieder strecken, stellen Sie sich vor, wie der Raum hinter Ihrer Kniescheibe größer wird und ein kleines Luftkissen entsteht, auf dem die Kniescheibe gleitet.
3. **Seiltanz des Lendenmuskels:** Visualisieren Sie den Iliopsoas-Muskel als zwei Seile, die am Trochanter minor (einwärtsliegender Knochenvorsprung am Oberschenkelknochen) festgemacht sind. Die Seile lösen sich von ihrem Ursprung an der Wirbelsäule und bleiben aber am Trochanter minor hängen. Beobachten Sie, wie die Seile nach vorn fallen, um in horizontaler Ebene zum Boden zu verlaufen. Die Seile zeigen nun nach außen, vertikal zum Knochen. Lassen Sie die Seile die Oberschenkelknochen abwechselnd nach vorn ziehen, so daß Sie in eine lockere Gehbewegung kommen.

Die Drehbewegung

Eine Pirouette ist ein ideales Beispiel für eine Drehbewegung. Die Drehkraft wird auch Drehmoment genannt. Die Masse des sich drehenden Gegenstandes bestimmt das Trägheitsmoment oder den Widerstand des Körpers, seine Drehbewegung zu ändern. Das Drehmoment ergibt sich aus einem Kräftepaar, das aus zwei gleich großen und nicht parallelen Kräften besteht, die auf einen Körper einwirken. Als Vorbereitung für eine Drehung stellt die Tänzerin oder der Tänzer seine Füße etwas auseinander, so daß sie oder er sich im richtigen Augenblick vom Boden abdrücken kann. Der Boden drückt mit einer gleich großen Kraft in entgegengesetzter Richtung zurück. Je größer der Abstand zwischen den abdrückenden Füßen, desto größer das Drehmoment. Man benötigt also für eine Pirouette aus der fünften Position heraus mehr Muskelkraft als für eine Pirouette mit derselben Anzahl von Drehungen aus der vierten Position (breitere Beinposition) heraus.

Um noch länger Kraft auf den Untergrund ausüben zu können, führen die Tänzer und Tänzerinnen häufig mit Armen und Oberkörper eine vorbereitende Bewegung aus. Während die Kraft auf den Untergrund ausgeübt wird und sich die Tänzerin dreht, bleibt das Drehmoment konstant oder verringert sich aufgrund der Reibung mit dem Untergrund. Da das Drehmoment das Produkt des Trägheitsmoments und der Winkelgeschwindigkeit ist, kann die Tänzerin durch Verringerung der Trägheit schneller werden. Wie bereits erläutert, hängt die Trägheit von der Masse des Körpers ab und, im Falle des Trägheitsmoments, von seiner Verteilung in bezug auf die Rotationsachse. Ist die Masse weit von der Achse entfernt, ist das Trägheitsmoment größer. Je mehr sich der Gegenstand von seiner Form her ausdehnt, desto größer das Trägheitsmoment. Offensichtlich erfordert eine Pirouette in der Passé-Position weniger Kraft als eine in der Arabesque. Ein sich drehender Tänzer verringert instinktiv die Trägheit und versucht, schneller zu werden, indem er die Arme enger an den Körper legt. Um langsamer zu werden und die Drehung zu beenden, erhöht der Tänzer die Trägheit, indem er die Arme vom Körper weg bewegt.

Übungen: Vorstellungsbilder zur Drehbewegung

1. **Einzelteilchen und Pirouetten:** Visualisieren Sie Ihren Körper als Masse (obwohl das nicht gerade schmeichelhaft klingt), die sich aus vielen Einzelteilchen zusammensetzt. Während einer Pirouette können die einzelnen Teile näher an die Rotationsachse gebracht werden, um die Rotationsgeschwindigkeit zu erhöhen. Oder sie können weiter von der Rotationsachse weg bewegt werden, um die Rotationsgeschwindigkeit zu verringern.
2. **Magnetische Achse:** Wenn Sie eine Pirouette drehen, stellen Sie sich vor, die Achse sei ein Magnet. Damit Ihre Drehungen schneller werden, zieht der Magnet die Masse um ihn herum an. Dabei ist es wichtig, daß die Masse von allen Seiten gleichmäßig angezogen wird, sonst wird die Achse selbst gestört.

Die Energieerhaltung

Manchmal scheint es, als ob Energie sich in Luft auflöst. Ein Hüpfball springt auf und ab, wobei er jedesmal weniger hoch springt, bis er ganz liegenbleibt. Die Energie ist dann nicht einfach verschwunden. Sie wurde in eine andere Energieform umgewandelt. Während sich der Ball bewegte, wurde ein Teil der Energie dazu verwendet, die Luft zu verdrängen, und ein Teil wurde in Hitze umgewandelt, als der Ball den Boden berührte. Dieser Sachverhalt wird Energieerhaltungsgesetz genannt. Ein Gesamtsystem kann verschiedenen Veränderungen unterliegen, aber ein gewisser meßbarer Bestandteil des Systems bleibt unverändert.

Eine Wippe kann Energie von einer Form in eine andere umwandeln. Bewegt sich die Masse auf der einen Seite der Wippe nach oben, bewegt sich die Masse auf der anderen Seite nach unten. Die Masse, die sich oben befindet, hat mehr potentielle Energie. In diesem Fall handelt es sich um Schwereenergie, die erhalten wird. Die nach oben strebende Masse gewinnt Schwereenergie; die nach unten fallende Masse verliert Schwereenergie.

In einer normalen stehenden Position, hat der Kopf mehr potentielle Energie als die Hüften oder die Knie, weil der Abstand zwischen Kopf und Boden am größten ist. Würde er auf den Boden fallen, hätte er die größte kinetische Energie. Wenn Sie in die Höhe springen und den Boden entgegen der Erdanziehungskraft verlassen haben, bewegen Sie sich durch den Raum und haben kinetische Energie. Während Sie sich nach oben bewegen, wird die kinetische Energie in potentielle Energie umgewandelt, und je höher Sie springen, desto größer ist die daraus resultierende potentielle Energie. Diese Energie entstand durch Kontraktion der Muskeln, wobei die Knochen eine Hebelwirkung auf den Boden ausübten. Auf der Höhe Ihres Sprunges halten Sie für einen Augenblick inne, weil keine kinetische Energie mehr vorhanden ist – nur potentielle Energie. Die Fähigkeit, etwas zu leisten, ist vorhanden, doch wird sie in diesem Moment nicht aktiviert. Kommen Sie wieder nach unten, wird die Energie rückumgewandelt.

Üben Sie ein Battement (schnelles Beinhochheben), wandelt sich die chemische Energie in den Muskeln in kinetische um, sobald sich die Muskeln kontrahieren. Diese Energie wird dann eingesetzt, um die Knochen als

Hebel zu bewegen. Die Hebel gewinnen potentielle Energie, wenn das Bein hochgehoben wird. Dehnungsenergie entsteht, wenn die dehnbaren Bestandteile der Muskeln, der Sehnen und des Bindegewebes gestreckt werden. In dem Moment, in dem das Bein anhält, bevor es sich wieder nach unten bewegt, ist seine potentielle Energie am größten. Bewegt sich das Bein wieder nach unten, wandelt es Dehnungsenergie und potentielle Energie in kinetische Energie um.

Diese Grundregeln der Physik zeigen, wie wir uns am effizientesten bewegen können. Beim Tanzen wollen wir in der Regel einen Großteil unserer Energie in kinetische Energie umwandeln. Selbstverständlich können wir nicht vermeiden, daß wir Energie in Form von Hitze verlieren und dabei schwitzen, damit sich der Körper wieder abkühlt. Einige Tänzerinnen und Tänzer sehen nach den Aufwärmübungen oder der Arbeit an der Stange so aus, als hätten sie gerade am New York City-Marathonlauf teilgenommen. Sich nach dem Tanzunterricht sehr müde zu fühlen, ist nicht unbedingt ein Maß für erfolgreiches Arbeiten. Nach einem guten Unterricht sollten Sie sich beweglich und gut koordiniert fühlen – und nicht steif und verspannt sein.

Übung: Potentielle und kinetische Energie erfahren

Hier eine Fall- und Aufprallübung (nach Doris Humphrey), mit der Sie den Übergang von potentieller in kinetische Energie erfahren können: Sie beginnen, mit einer großen potentiellen Energie zu fallen, und beim Fallen wird aus ihr kinetische Energie. Unterbrechen Sie den Fall mit Ihren Beinen, leiten Sie mehr Energie in das System, um wieder auf die Beine zu kommen, und wandeln Sie Ihre kinetische Energie in potentielle Energie um, wenn Sie sich wieder aufrichten. (Siehe dazu auch FRANKLIN 1996.)

Die Fähigkeit von Materialien, einer Kraft zu widerstehen

Wo immer eine Kraft auf Materialien wie Metall, Holz oder Gummi einwirkt – oder im menschlichen Körper auf Knochen, Muskeln oder Sehnen –, kann es sein, daß sich das betreffende Material daraufhin in seiner Form und Größe verändert. *Spannung* wird definiert als Verformung eines Materials im Vergleich zu seiner ursprünglichen Form; der Begriff *Belastung* umschreibt die Reaktionskräfte, die im Material entstehen, wenn es einer Krafteinwirkung von außen ausgesetzt ist. Die Fähigkeit eines Materials, einer Kraft zu widerstehen, hängt von seiner Struktur ab. Unter Zugfestigkeit versteht man den Grad, bis zu dem ein Material beim Auseinanderziehen widerstehen kann. Zwei Kräfte, die von außen entlang derselben Linie von entgegengesetzten Seiten greifen, verursachen Zugbelastung. Die Zugfestigkeit eines Seils ist seine Fähigkeit, ein Gewicht zu tragen, bevor es reißt. Die entgegengesetzten Kräfte entstammen dem Gewicht, das am Seil hängt, und der Stelle, an der das Seil befestigt ist.

Die Druckfestigkeit ist der Grad des Widerstandes gegen Druck. Zwei Kräfte, die von außen in derselben Linie von entgegengesetzten Seiten greifen, verursachen Druckbelastung bei dem betreffenden Gegenstand. Wenn Sie aufstehen, widersetzen sich Ihre Knochen, zusammengedrückt zu werden. Könnten Ihre Knochen dem Kompressionsdruck nicht standhalten, würde sich Ihr Körper aufgrund der Erdanziehungskraft wie in einem Science-fiction-Film als Klecks auf dem Boden ausbreiten. Auf dem Jupiter würde Ihnen das – ob mit oder ohne Knochen – jedenfalls garantiert passieren, weil dort die Schwerkraft sehr viel größer ist als auf der Erde. In unserem Körper sind es die Knochen, die am besten den Kompressionskräften widerstehen können. Sehnen, Bänder und Muskeln sind so gebaut, daß sie Dehnungskräften widerstehen können. Wäre dies nicht der Fall, würden Ihre Arme, die in erster Linie durch Bänder, Muskeln und Sehnen gehalten werden, aufgrund der unablässig wirkenden Erdanziehungskraft zu Boden fallen.

Weitere Kräfte, denen der menschliche Körper ausgesetzt ist, sind die der Scher-, Dreh- und Biegekraft. Die Scherkraft zeigt sich an der Berührungsfläche am Drehpunkt von Hebeln der ersten Gruppe, die nicht im Gleichgewicht sind. Ein gutes Beispiel dafür sind die Scherkräfte zwischen Wirbelkörpern und Bandscheiben in der Bewegung. Eine Biegung erfolgt, wenn eine Last auf einen abgestützten Hebel trifft. Wie stark die Biegung ist, hängt vom Gewicht der Last und dem Abstand zwischen der Last und den Stützen ab. Biegen entsteht aus einer Kombination von Scherbeanspruchung, Zug- und Druckbelastung. Zu einer Drehung kommt es, wenn Kräfte auf ein Seil oder eine Welle einwirken und sie drehen; wieder sind Zug- und Druckbelastung sowie Scherbeanspruchung am Werk.

So wie die oben genannten Kräfte im menschlichen Körper wirken, sind sie auch bei jedem von Menschenhand geschaffenen Gebilde wirksam. Die Backsteine in einer Wand widerstehen dem auf sie ausgeübten Druck. Querbalken übertragen das Gewicht eines Bodens auf die Wände. Die Balken dürfen sich nicht biegen; beginnt man, sie zu biegen, muß eine Verstrebung angebracht werden (Abbildung 9.14). Auf ähnliche Art und Weise verringern wir unsere Verletzungsgefahr, indem wir unsere Koordination verbessern, um schädliche Verspannungen und Belastungen einzudämmen.

Sogar die Lungen haben eine gewisse Stützfunktion. Am Gymnasium, das ich in der Schweiz besuchte, spielten wir Fußball in einer Halle, einem runden Gebilde, das „Ballon“ genannt wurde. Auf den oben erläuterten Grundprinzipien basierend, wurde diese ziemlich große Turnhalle ohne Wände oder Querträger durch einen leicht erhöhten atmosphärischen Druck in den Plastikwänden getragen. Die Kunststoffdecke mußte sehr stabil und reißfest sein, damit sie nicht riß; ein Loch hätte das ganze Gebilde einstürzen lassen. Die Ballonhülle stellte das Dehnungselement des Gebildes dar. Dem Gewicht der Decke wirkte die Luft entgegen, die sich, einer Wand gleich, nicht zusammendrücken ließ, wenn sie eingefüllt war.

Übung: Die Fähigkeit, einer Kraft zu widerstehen

Nehmen Sie ein kleines Gummiband, und ziehen Sie es so weit auseinander, bis es reißt. Finden Sie so seine maximale Dehnungsstärke heraus. Das Maximum ist kurz vor dem Augenblick des Reißens erreicht.

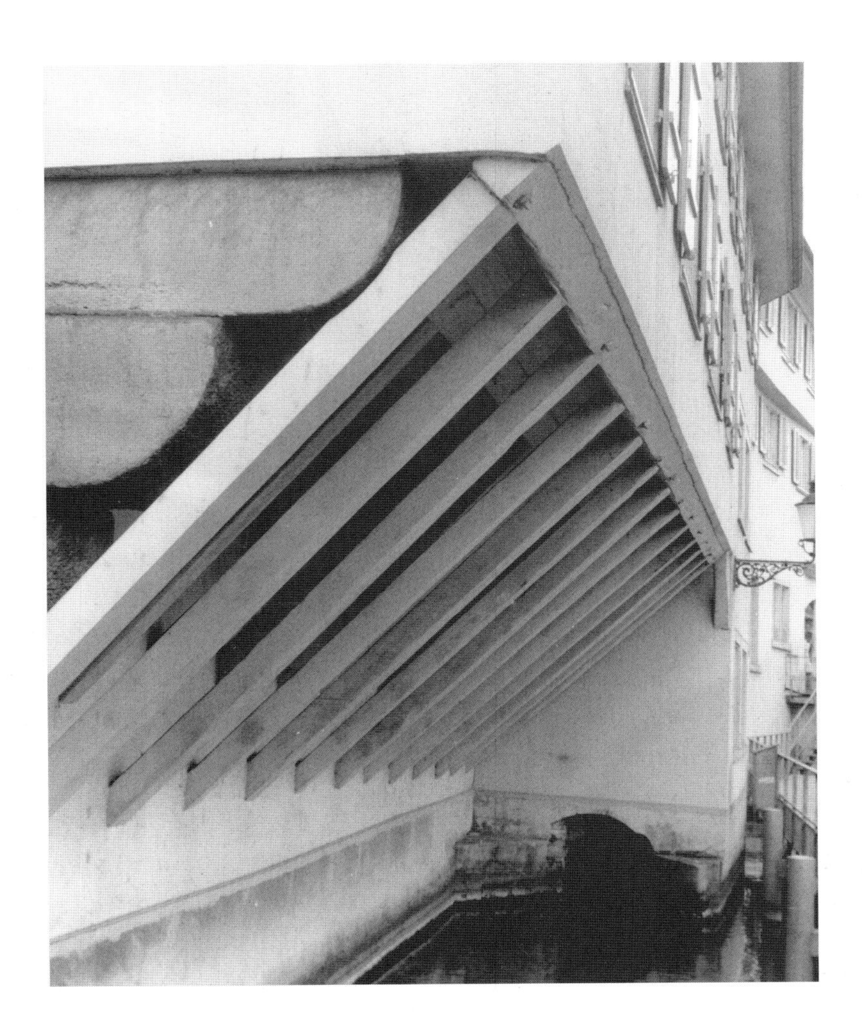

Abbildung 9.14:
Ein traditionelles Schweizer Haus, das von Holzverstrebungen gestützt wird.

Kapitel 10

Gelenk- und Muskelfunktionen

Eine Veränderung der Körperhaltung ist immer mit einer Anpassung in den Gelenken und Muskeln verbunden. In einer dynamischen Haltung geht es nicht darum, Gelenke oder Muskeln in bestimmten Positionen zu fixieren, denn dies wäre eine blockierte Haltung und somit das Gegenteil von dem, was wir zu erreichen versuchen. Wenn wir verstehen, wie unsere Gelenke und Muskeln funktionieren, können wir Gedankenbilder einsetzen, um ein Gleichgewicht in unseren Muskeln und Gelenken zu schaffen. Dieses Gleichgewicht ist kraftvoll und dennoch fließend und bereitet unsere Muskeln und Gelenke auf koordinierte Bewegungen vor. In einer dynamischen Haltung werden die auftretenden Kräfte durch subtile Ausgleichsbewegungen und nicht durch Fixieren oder Festhalten des Körpers aufgefangen. Die Festhaltestrategie, die leider immer noch sehr verbreitet ist (Bauch und Po anspannen) führt zu frühzeitigem Verschleiß etc. des Bewegungsapparates.

Gelenkarten

Die Gelenke werden in zwei Gruppen unterteilt: kontinuierliche Knochenverbindungen (Gelenke ohne Gelenkschmiere) und echte Gelenke (Gelenke mit Gelenkschmiere, landläufig als bewegliche Gelenke bezeichnet). Die kontinuierlichen Knochenverbindungen werden weiter unterteilt in faserige und knorpelige Gelenke. Die Nähte des Schädels sind Fasergelenke, die durch dünnes Bindegewebe miteinander verbunden sind. Dieses Bindegewebe bewirkt, daß die Schädelknochen bei Geburt und im Säuglingsalter etwas beweglich sind. Das Gelenk zwischen den Schambeinen, die Schambeinfuge, ist ein Beispiel für eine knorpelige kontinuierliche Knochenverbindung.

Ein echtes Gelenk ermöglicht, daß die entsprechenden beiden Knochen sich frei bewegen können. Das Gelenk ist in einer Gelenkschmiere eingekapselt, die gleitfähig macht, und von Knorpelgewebe bedeckt. Innerhalb der Kapsel befinden sich Gelenkrezeptoren, die Informationen über den Zustand des Gelenks an das Zentralnervensystem weiterleiten. Scharnier- und Drehgelenke sind echte Gelenke und haben die Möglichkeit, sich in eine Richtung zu bewegen. Bei den Interphalangealgelenken der Finger handelt sich um Scharniergelenke. Und das atlantoaxiale Gelenk im Nacken ist ein Drehgelenk, um das sich der oberste Halswirbel dreht.

Eigelenke und Sattelgelenke können sich auf zweierlei Arten bewegen. Das Handgelenk ist ein Eigelenk; das Daumengelenk ist ein Sattelgelenk. Kugelgelenke, wie die Hüfte, und ebene Gelenke, wie die Handwurzeln, haben drei Freiheitsgrade, wobei ein Handgelenk noch beweglicher ist als ein flaches Gelenk.

Gelenkoberflächen sind entweder konvex oder konkav. Die Kugel des Hüftgelenks gehört zum Oberschenkelknochen und ist von konvexer Form. Die Pfanne des Hüftgelenks gehört zum Becken und ist konkav. Ist das Ende eines Knochens konvex, wie beim Oberschenkelknochen, bewegt sich der Knochenschaft in die entgegengesetzte Richtung zur Kugeloberfläche (Abbildung 10.1a). Dies bedeutet, daß sich die Kugeloberfläche nach unten bewegt, wenn Sie das Bein und somit auch den Oberschenkelschaft anheben. Das Gegenteil gilt für die Pfanne des Hüftgelenks. Da die Gelenkpfanne Teil des Beckens ist, bewegt sie sich in dieselbe Richtung wie das Becken. Neigen Sie das Becken nach vorn, bewegt sich die Gelenkpfanne ebenfalls nach vorn (Abbildung 10.1b).

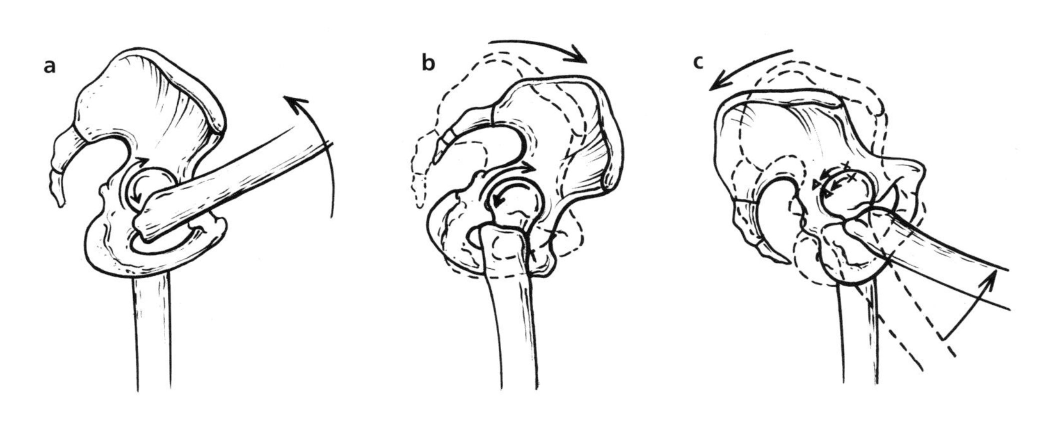

Abbildung 10.1:
a) Ist ein Knochenende konvex, bewegt sich der Knochenschaft in die entgegengesetzte Richtung zur Kugeloberfläche. (b) Da die Hüftgelenkpfanne zum Becken gehört und konvex ist, bewegt sie sich nach vorn, wenn Sie das Becken nach vorn neigen. (c) Dreht sich der Oberschenkelkopf nicht genügend, fällt das Becken zurück, um sich dem weiteren Anheben des Beines anzupassen.

Übung: Die Gelenkbewegung imaginieren

Stehen Sie auf einem Bein. Heben Sie Ihr Knie an, bis Ihr Oberschenkel sich in horizontaler Ebene zum Boden befindet, und senken Sie Ihr Knie dann wieder ab. Führen Sie dieselbe Bewegung nochmals aus. Konzentrieren Sie sich jetzt aber darauf, wie sich die Kugelfläche im Hüftgelenk nach unten bewegt. Vielleicht haben Sie jetzt ein anderes Gefühl, wenn Sie das Bein hochheben. Nehmen Sie noch ein letztes Mal Ihr Knie hoch, und stellen Sie sich nun eine imaginäre Schnur vor, die um Ihr Knie gebunden ist. Diese Schnur zieht Ihr Knie nach oben, und die Kugel des Hüftgelenks wird schwer und fällt nach unten (siehe unten Abbildung 10.2).

Das Zusammenwirken von Gelenk und Gelenkoberfläche

Die Gelenkoberflächen können auf drei verschiedene Arten zueinander in Beziehung treten. Die Schulter (glenohumerales Gelenk) dient uns als Beispiel für alle drei Arten. Eine Gelenkoberfläche kann sich über die andere drehen, ähnlich den Reifen eines Autos, die auf dem Eis durchdrehen, ohne zu greifen (siehe unten Abbildung 10.3a). Hierbei bleibt der Berührungspunkt des Eises konstant, während der Berührungspunkt des Reifens

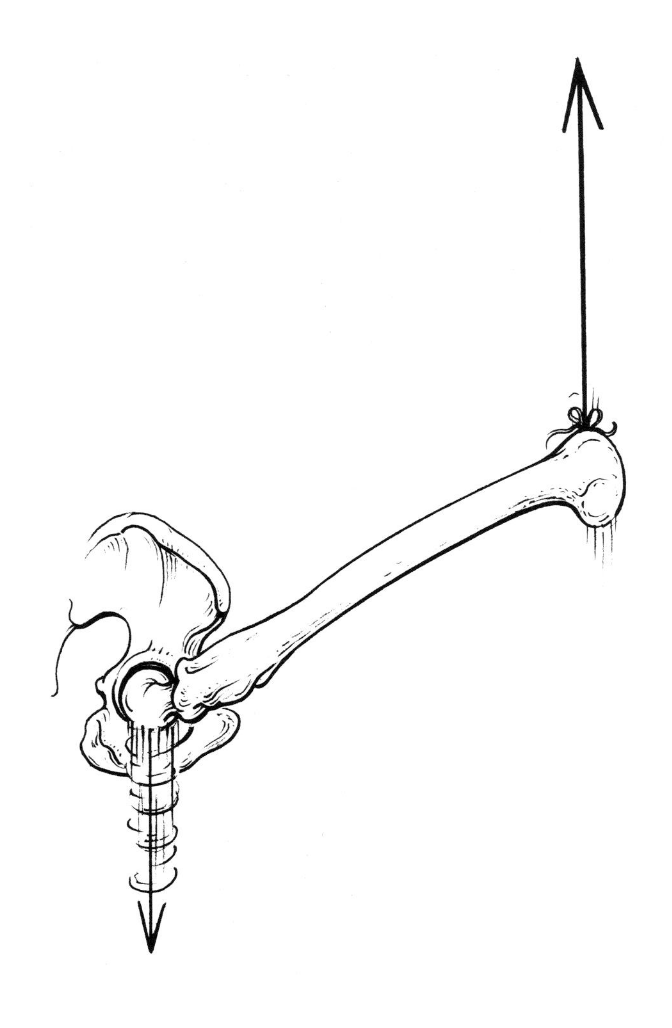

Abbildung 10.2:
Eine imaginäre Schnur zieht Ihr Knie nach oben; die Kugel in der Gelenkpfanne fällt nach unten.

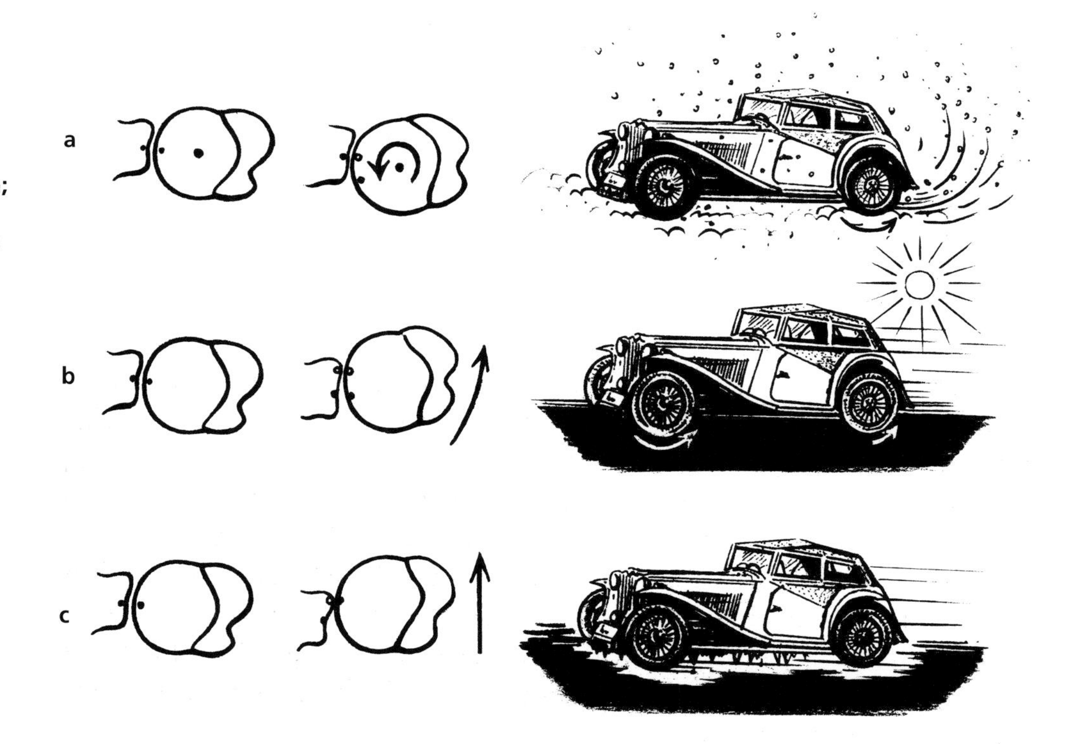

Abbildung 10.3:
Eine Gelenkoberfläche kann: (a) sich über einer anderen drehen, wie die Reifen eines Autos, die sich auf dem Eis durchdrehen, ohne zu greifen; (b) über eine andere rollen, wie ein Reifen auf normalem Straßenbelag; (c) über eine andere gleiten, so wie die Reifen eines Autos über eine vereiste Straße rutschen, wenn die Bremsen blockieren. (Vgl. auch ZUCKERMAN/MATSEU 1989.)

sich ständig verändert. Eine Gelenkoberfläche kann sich über eine andere drehen wie ein Reifen auf normalem Straßenbelag (Abbildung 10.3b), wobei sich die Berührungspunkte der beiden Oberflächen in gleichem Maße ändern. Eine Gelenkoberfläche kann aber auch über die andere gleiten, wie die Reifen eines Autos über einer vereisten Straße, wenn die Bremsen blockieren (Abbildung 10.3c). Der Berührungspunkt des Reifens bleibt derselbe, während der Kontaktpunkt des Eises sich ändert. Nur beim Durchdrehen der Räder auf Eis bleibt die Radachse in derselben Stellung; in den anderen Fällen bewegt sich die Achse und führt zu einer sogenannten momentanen Rotationsachse.

In vielen Fällen ist die Gelenkbewegung eine Kombination aus Gleiten, Rollen und Durchdrehen – die momentane Rotationsachse bewegt sich bogenförmig im Raum (Abbildung 10.4).

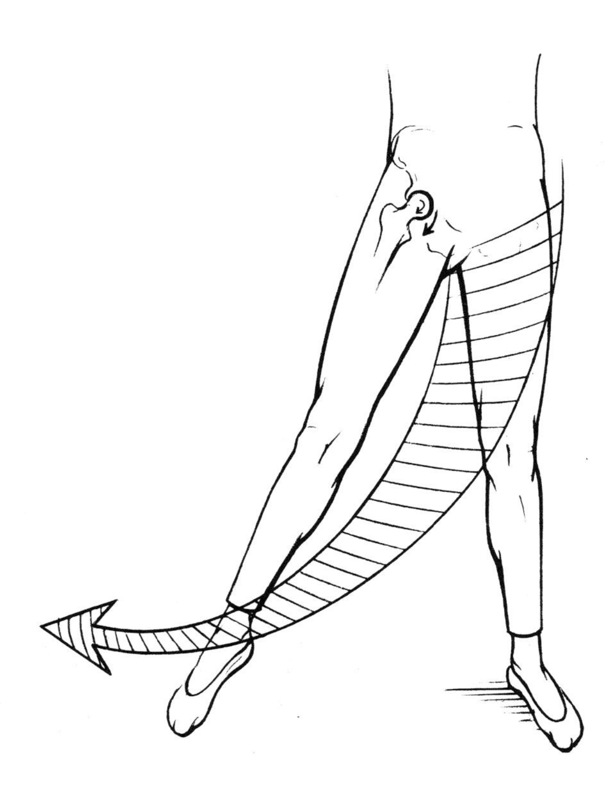

Abbildung 10.4: Adduktion und Abduktion des Oberschenkelknochens in der Hüftgelenkpfanne führen zu einer bogenförmigen Bewegung.

Für das Funktionieren der Gelenke ist die Schmierung von großer Bedeutung, denn durch sie wird die Abnutzung verringert und das Knorpelgewebe erhalten. Folgende Abbildung (Abbildung 10.5) zeigt einen Springbrunnen, der von Christian Meyer, München, entworfen wurde. Ein solches System kann sehr wirksam sein, wenn es darum geht, ein Gewicht zu tragen. Bei diesem Springbrunnen liegt ein 1 000 kg schwerer Granitball in einer perfekt geformten Vertiefung auf einer Wasserschicht, die aus einer tiefen Bodenquelle gespeist wird. Das Wasser erzeugt genügend Schmierung und hydrostatische Hebewirkung, so daß die Kinder die enorm schwere Kugel leicht drehen können.

Abbildung 10.5: Eine Granitkugel liegt in einer perfekt geformten Vertiefung auf einer Wasserschicht, die aus einer tiefen unterirdischen Quelle gespeist wird.

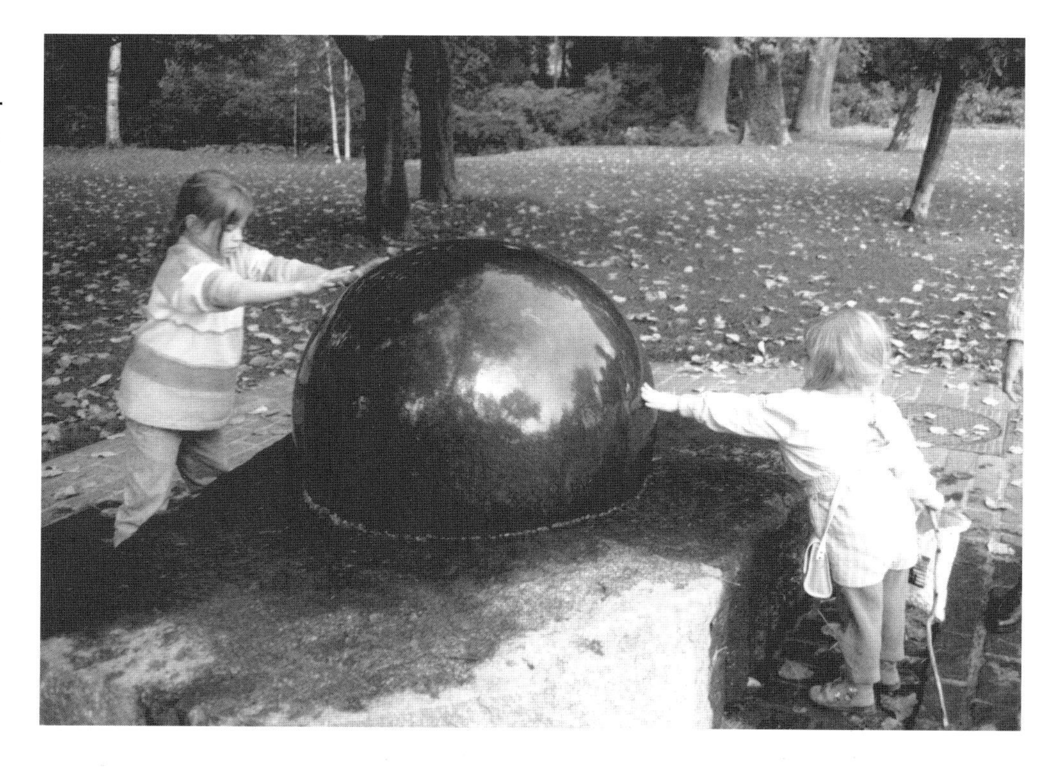

Beim Drehen bewegen sich die Gelenkoberflächen in entgegengesetzte Richtungen (Gegenrotation). Dies könnte uns zunächst verwirren, da das Auge in der Regel nur die Bewegung der einen Gelenkoberfläche wahrnimmt. In Wirklichkeit bewegen sich beide relativ zueinander. Folgende Abbildung (Abbildung 10.6) hilft Ihnen vielleicht beim Visualisieren dieses Phänomens. Der Grund eines Schiffes stellt die Kugel des Gelenks dar; das die Kugel umgebende Wasser entspricht der Gelenkpfanne. Neigt sich das Schiff zur rechten Seite, rutscht das konvexe Schiffsgehäuse nach links. Das Wasser unter dem Schiff fließt nach rechts, wobei es am Schiffsrumpf entlanggleitet. Obgleich die Wasseroberfläche des Ozeans immer noch horizontal ist, hat das Wasser seine Position hinsichtlich der Schiffsunterseite verändert.

Abbildung 10.6: Gleitet der Schiffsrumpf nach links, fließt das Wasser darunter nach rechts, wobei es an der Unterseite des Schiffes entlanggleitet.

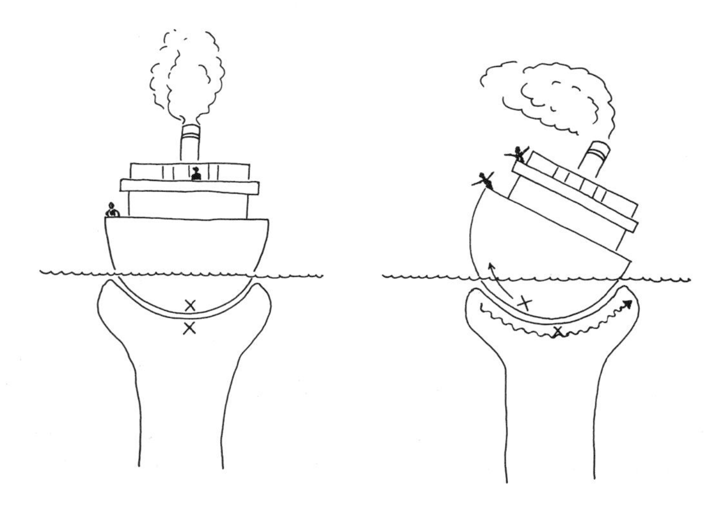

Bei einem Grand battement nach vorn (Oberschenkel bewegt sich mit einem Schwung nach vorn), dreht sich der Kopf des Oberschenkelknochens in der Gelenkpfanne. Im Idealfall reicht die Drehbewegung im Gelenk dafür aus, das Bein anzuheben. Ist die Drehbewegung nicht ausreichend oder wird sie irgendwie behindert, kippt das Becken zurück, um die Hebebewegung des Beines nicht zu behindern. Durch diese Kippbewegung des Beckens wird das Standbeinknie verdreht (siehe weiter oben Abbildung 10.1c).

Diese Situation ist vergleichbar mit dem Drehen eines Türknaufs. Halten Sie den Türknauf nur locker, gleitet Ihre Hand über ihn hinweg, ohne daß er sich dreht (Abbildung 10.7a). Wird Ihr Griff fester, hört die Gleitbewegung auf, und der Türknauf dreht sich (Abbildung 10.7b). In ähnlicher Weise verhindert ein Festerwerden der Gelenke, daß das Bein leicht nach oben gehoben wird. Diese Situation wurde bereits am Beispiel des Hüftgelenks dargestellt (siehe weiter oben Abbildung 10.1c). Das X in jener Abbildung weist auf zwei entgegengesetzte Punkte am Kopf des Oberschenkelknochens und der Gelenkpfanne des Beckens hin. In dieser Abbildung bewegen sich die mit X bezeichneten Punkte nicht voneinander weg (entsprechend des durchdrehenden Reifens), sondern in dieselbe Richtung auf einen Punkt hin, der Punkt *delta* genannt wird. Das Anheben des Beines hat dazu geführt, daß das Becken nach hinten kippt. Die Beweglichkeit Ihrer Gelenke können Sie dadurch fördern, daß Sie sich vorstellen, wie die Kugel sich ganz leicht in der Gelenkpfanne dreht.

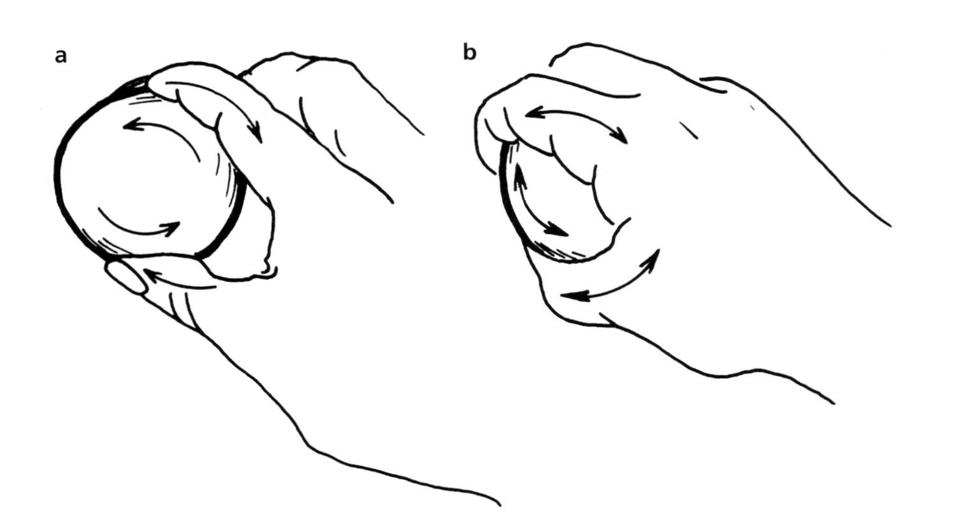

Abbildung 10.7:
(a) Umfassen Sie einen Türknauf nur locker, gleitet Ihre Hand über ihn hinweg. (b) Greifen Sie fester zu, hört die Gleitbewegung auf und der Türknauf dreht sich.

Übungen: Vorstellungsbilder zur Interaktion der Gelenkoberflächen

1. **Gegendrehung in der Hüftgelenkpfanne:** Konzentrieren Sie sich beim Anheben Ihres Knies auf die Bewegungen des Kugelgelenkes. Stellen Sie sich bei der Aufwärtsbewegung vor, wie sich die dorsale Kugelgelenkfläche nach unten bewegt (siehe weiter oben Abbildung 10.1a). Obwohl die konkave Oberfläche der Hüftgelenkpfanne sich nicht zu bewegen scheint, bewegt sie sich doch relativ im Verhältnis zu der Oberfläche des

Oberschenkelkugelgelenks. Da sich die Oberfläche des Kugelgelenks abwärts bewegt, geht die relative Bewegung der Hüftgelenkpfanne nach oben. Bei der Abwärtsbewegung des Knies können Sie visualisieren, wie sich die dorsale Kugelgelenkoberfläche nach oben und die Hüftgelenkoberfläche nach unten bewegt.

2. **Drehen, Gleiten und Gegendrehen bei Abduktion/Adduktion der Hüftgelenkpfanne:** Bewegen Sie Ihr Bein seitwärts (Abduktion) und dann wieder zurück (Adduktion). Bei der Abduktion kommt es zu einer abwärts gleitenden Bewegung des Kugelgelenks in der Pfanne und einer Drehung und Gegendrehung der Pfanne. Die momentane Rotationsachse beschreibt einen Bogen nach unten und außen. Stellen Sie sich diesen Bogen in viel größerem Umfang vor. Übertragen Sie ihn dann gedanklich auf die Bewegung des gesamten Beins (siehe weiter oben Abbildung 10.4). Um alle Möglichkeiten der Gelenkbewegungen abzudecken, stellen Sie sich noch die Aufwärtsbewegung der konkaven Hüftgelenkpfanne vor (Gegendrehung), die kurz vor der Abwärtsbewegung des Oberschenkelkopfes eintritt. Durch dieses Synkopieren wird das Gelenk im Raum stabilisiert.

Kinematische Ketten

Beim Beugen der Knie (Plié) falten sich auch die Knöchel- und Hüftgelenke. Jede Bewegung des Knöchelgelenks (im Stehen) führt zu einer Bewegung in den Knie- und Hüftgelenken. Die Knochen sind in einer engen kinematischen Kette miteinander verbunden – eine Bewegung des einen Gelenks führt zu einer Bewegung in den benachbarten Gelenken. Stehen Sie mit beiden Beinen auf dem Boden, werden die Beine durch Boden und Becken begrenzt; sie gehören somit zu einer geschlossenen kinematischen Kette. Steht ein Fuß nicht auf dem Boden, kann die Bewegung des Knies die Hüft- und Knöchelgelenke mit einbeziehen, muß es aber nicht. Hierbei handelt es sich um eine offene kinematische Kette.

Der Bewegungsumfang

Jedes Gelenk hat einen normalen Bewegungsumfang. Einschränkungen des Bewegungsumfanges können von der Form der Knochen oder von Problemen mit dem Knorpelgewebe oder den Bändern herrühren. Bei beschränktem Bewegungsumfang sind die zu diesem Gelenk gehörenden Muskeln in den meisten Fällen angespannt. Für Tänzer und Tänzerinnen ist es daher wichtig, Dehnübungen oder andere beweglichkeitsfördernde Übungen zu machen, um den Bewegungsumfang zu vergrößern (Franklin 1998). Ein zu großer Bewegungsumfang ohne ausreichende Muskelkraft kann zu Verletzungen führen, da das Gelenk nicht durch die stabilisierende Muskeltätigkeit geschützt ist. Eine dynamische Körperausrichtung erhöht den Bewegungsumfang durch Verringerung der Muskelanspannung und gleichzeitiger Aufrechterhaltung der Stabilität.

Die Knochen

Die Knochen stellen die dichteste Art von Bindegewebe im Körper dar. Im Knochenmark werden nicht nur weiße und rote Blutkörperchen produziert, sondern die Knochen schützen auch unsere inneren Organe – zum Beispiel schützen die Rippen das Herz und die Lungen und der Schädel das Gehirn. Stanley Keleman (KELEMAN 1985) spricht von Knochen als „inneren Honigwaben". Der Mineraliengehalt der Knochen ähnelt zwar dem von Marmor, doch enthalten Knochen auch Kollagenfasern für die Elastizität (JUHAN 1987). Ein entmineralisierter Knochen kann gebogen werden als bestünde er aus Gummi und springt dann wieder in seine Ausgangsform zurück. Knochen können großen Druck, starke Dehnungs- und Schwerkräfte aushalten.

Der menschliche Körper enthält 200 Knochen der unterschiedlichsten Form. Es gibt kurze Knochen in den Händen und Füßen, lange Knochen in den Armen und Beinen, flache Knochen im Schädel, Knochen mit Luftkammern in den Nebenhöhlen und so weiter. Die langen Knochen sind hohl, was sie stabiler macht. Die Sesamknöchelchen in den Füßen wirken als Umlenkrollen und Schlagdämpfer. Einige Knochen (wie die Wirbel) gehören zu keiner der oben genannten Kategorien.

Die Knochen bestehen aus mehreren Schichten, die sich in Aufbau und Funktionsweise beträchtlich unterscheiden. Ihre äußerste Schicht, eine feste Schutzmembran, wird Knochenhaut genannt. Sie können diese glatte, hautähnliche Membran fühlen, wenn Sie Ihren Finger vorn auf Ihrem Schienbein hin und her bewegen. Die nächste Knochenschicht ist die dichte und kompakte Rindenschicht; sie ist die härteste Schicht und der Hauptbestandteil des Knochens. Weiter innen liegt die Schwammschicht mit ihrer plattenähnlichen Struktur, der sogenannten Trabekel (Bälkchen). Die Bälkchen liegen entlang der Kraftlinien im Knochen und helfen, die Gelenke zu stützen. Die Bälkchen entstehen als Reaktion auf Belastung im System (Abbildung 10.8), wobei sie Kraftlinien erzeugen, vergleichbar den Eisenstäben des Eiffelturms oder den gewölbten Verstrebungen eines Bogenganges (siehe Kapitel 12, Abbildung 12.23).

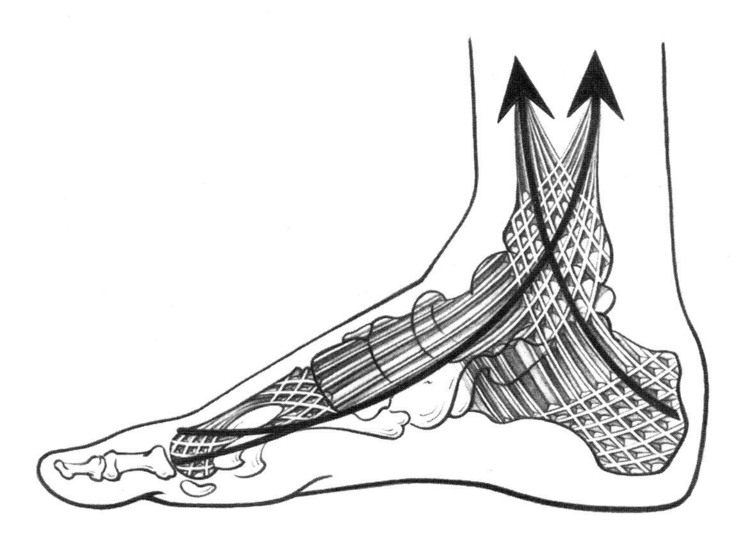

Abbildung 10.8: Die Trabekel (Bälkchen) sind Kraftlinien, die mit den gewölbten Verstrebungen eines Bogenganges vergleichbar sind.

Ähnlich wie bei einer Koralle besteht das Knocheninnere aus vielen miteinander verbundenen Kanälen und Gebilden, die erfolgreich Gewicht abstützen können. Ärzten ist sogar gelungen, Knochen nach Verletzungen aus Korallenmaterial herzustellen.

Die innerste Lage des Knochen ist das weiche Knochenmark, das andauernd neue Blutkörperchen bildet. Während Sie dieses Kapitel lesen, werden Millionen neuer Blutkörperchen geboren.

Die Knochen haben keine feste Form. Je nachdem, welche Kräfte sie aushalten müssen, können sie von sich aus ihre Form verändern. So wie ein windgepeitschter Baum sich an die Beanspruchung anpaßt (Abbildung 10.9), so verformen sich Knochen selbst, je nach wirkenden Druck- und Zugkräften. Die Knochenmasse eines Möbelpackers nimmt insgesamt zu; bei einer Primaballerina wird der Knochen des zweiten Zehs dicker. Der Muskelzug auf die Knochen führt zu Knochenvorsprüngen wie dem großen und kleinen Rollhügel am Oberschenkelknochen.

Abbildung 10.9: Ein windgepeitschter Baum paßt sich der Beanspruchung an.

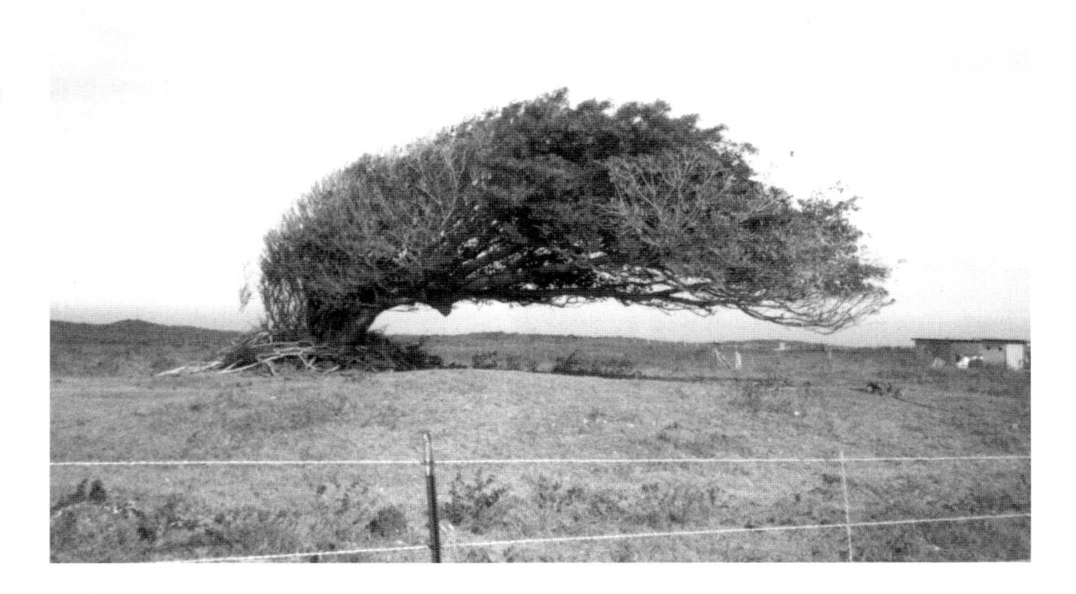

Die meisten Knochen können als an ihrer Längsachse in sich gedreht gesehen werden. Ein klassisches Beispiel hierfür ist der Oberschenkelknochen, der spiralförmig nach innen gedreht ist, wenn man ihn von oben nach unten betrachtet (siehe Kapitel 11, Abbildung 11.12). Die Beinknochen sind eigentlich gegeneinander gedrehte Spiralen; die Schienbeinspiralen sind nach außen und die Fußspiralen nach innen gedreht. Die Rippen sind sehr interessant, weil sie sowohl gekrümmt als auch spiralförmig sind. Diese Formen führen direkt zu Vorstellungsbildern hin, die uns bei spiralförmigen Bewegungen helfen können, wie etwa beim Kugelstoßen, beim Diskuswerfen oder bei spiralförmigen Drehungen.

Übungen: Vorstellungsbilder für die Knochen

1. **Der Körper hängt an den Knochen** (im Gehen, Stehen oder Sitzen): Legen Sie Ihr ganzes Gewicht auf Ihre Knochen, indem Sie sich Ihre Knochen als Kleiderbügel vorstellen, an denen Ihr übriger Körper wie ein glatt gebügelter Anzug hängt. Für die Knochen ist es ganz einfach, diese Aufgabe zu übernehmen; sie bleiben leicht und federnd, während der Körper sich auf sie legt.
2. **Lockere Ärmel** (in Bewegung): Stellen Sie sich vor, Ihre Knochen seien von lockeren Muskelärmeln umgeben. Unter Umständen ist es hilfreich sich vorzustellen, die Muskeln seien aus Seide oder aus einem ähnlich weichen Material. Wackeln Sie mit Ihren Knochen in den Ärmeln, und stellen Sie sich dabei vor, daß beide sich unabhängig voneinander bewegen können. Lassen Sie die Ärmel über die Knochen rutschen. Zu Beginn der Übung ist es am einfachsten, wenn Sie tatsächlich einen Arm bewegen, solange Sie mit diesem Bild arbeiten. Es erfordert etwas Übung, um dieses Gedankenbild wirksam einsetzen zu können, ohne sich dabei zu bewegen. Verwenden Sie dieses Bild für unterschiedliche Körperteile, und beobachten Sie, an welchen Stellen es Ihnen schwerer fällt, das Gefühl zu erzeugen, die Knochen seien von den Muskeln unabhängig. Wo fühlt es sich so an, als seien die Ärmel direkt an den Knochen befestigt?
3. **Knochen und Muskeln strecken** (in Bewegung): Erkunden Sie den Raum. Stellen Sie sich vor, wie Ihre Knochen Ihnen den Weg weisen, so als ob sie sich freuten, sich zu bewegen und den Raum zu erforschen. Achten Sie beim Üben mit unterschiedlichen Körperregionen darauf, wo es Ihnen leichter fällt, die Knochen die Bewegung einleiten zu lassen und wo es Ihnen schwerer fällt. Können Sie sich vorstellen, wie Ihre Fingerknochen sich in den Raum hinaus bewegen? Das Steißbein? Die Oberseite des Schädels? Üben Sie nun das Gegenteil: Statt der Knochen, die nicht mehr daran interessiert sind, den Raum zu erforschen, weisen die Muskeln Ihnen jetzt den Weg.
4. **Bewegungseinleitung aus dem Knocheninnersten:** Üben Sie die Bewegungseinleitung aus dem Innersten Ihrer Knochen. Es geht dabei um den weichen Teil der Knochen, das Knochenmark. Es fällt schon schwer genug, sich Knochen mit einem weichen Inneren vorzustellen, ganz zu schweigen davon, das Knochenmark als Auslöser unserer Bewegungen zu visualisieren. Vielleicht stellen Sie jedoch fest, daß in dieser Weichheit eine gewisse Kraft liegt.

Bindegewebe und Muskelhaut (Faszie)

Das Bindegewebe kreiert eine Gemeinschaft aus nebeneinanderliegenden Strukturen. Würde man alles außer dem Bindegewebe entfernen, könnten wir dennoch eine Körperform erkennen. Das Bindegewebe besteht aus Knochen, Bändern, Sehnen und Muskelhaut. Es formt, füllt Zwischenräume aus, überträgt mechanisch einwirkende Kraft, umhüllt und stützt. Da es dehnbar ist, kann es nach einer Deformation in seine Ausgangsform zurückkehren und Scherkräfte mildern.

Das Knochenmaterial, die dichteste Substanz des Bindegewebes, kann eine hohe Drucklast aushalten. Das Bindegewebe ist das Verpackungsmaterial all unserer Körperoberflächen. Die Muskelhaut (Faszie) ist die Schicht, die den Muskeln am nächsten liegt, und wirkt wie eine fest gewebte Decke, die trennt, verbindet und einhüllt. Ohne Muskelhaut würden unsere Muskeln sich wie warmer Honig ausbreiten. Daher sind Bilder, die mit schmelzenden, sich ausbreitenden Muskeln arbeiten, auch in diesem Sinne nicht abwegig. Die Muskelhaut verbindet die Organe miteinander und arrangiert ihre räumliche Anordnung. Sie läßt sie zum Beispiel von der Decke des Zwerchfells hängen, wie im Fall der Leber, oder nimmt sie wie in einer Hängematte zwischen Knochenträgern auf. In dieser gleichberechtigten Partnerschaft stützen die Organe die sie umgebenden Strukturen durch ihre hydrostatischen und muskelähnlichen Eigenschaften.

Die Sehnen übertragen die Kraft der Muskeln auf die Knochen. Die Bänder sind die Seile und Flaschenzüge des Körpers. Sie schützen die Gelenke, schränken die Gelenkbewegung dort ein, wo es erforderlich ist, und verleihen anderen Körperstrukturen Stabilität. Die Sehnen und Bänder verfügen über eine hohe Dehnungskraft und, bei normaler Aktivität, über eine große „Dehnungsreserve". Wie die Knochen können die Bänder und Sehnen sich abhängig von der Beanspruchung, der sie ausgesetzt sind, verformen.

Die Muskeln

Ein Muskel ist ein großes Faserbündel, das von kleinen Bindegewebshüllen umfaßt wird, die selbst wiederum von einer größeren Umhüllung zusammengehalten werden. Die funktionelle Einheit eines Skelettmuskels (eines Muskels, der uns ermöglicht, daß wir uns durch den Raum bewegen) ist die Faser. Jede Faser ist im Grunde eine kleine Kontraktionsmaschine, die eine Kraft auf die ihr zugehörigen Knochen ausüben kann, indem sie sich verkürzt.

Stimulation durch Nervenreize

Ein spezieller Nervenzellentypus, das Alpha-Motoneuron, regt die Muskelfasern an, sich zusammenzuziehen. Alle Muskelfasern sind mit einem Alpha-Motoneuron verknüpft, einer motorischen Einheit, die den kleinsten, kontraktionsfähigen Teil des Muskels bildet. Erhalten die Fasern ein Reizsignal, können sie nur eins tun – sich verkürzen. Dies heißt nicht, daß sich der gesamte Muskel verkürzt. Erhalten nur einige Muskelfasern die Aufforderung, sich zu verkürzen, kann nicht unbedingt bei dem ganzen Muskel eine Bewegung wahrgenommen werden. Die wenigen Fasern, die tätig sind, reichen möglicherweise nicht aus, um den gesamten Muskel zu kontrahieren. Wir können diese Situation mit einer Gruppe von Schlittenhunden vergleichen, die einen Schlitten ziehen sollen. Versucht nur einer der vielleicht ein Dutzend Hunde, den Schlitten zu ziehen, während die anderen schlafen, bewegt sich der Schlitten keinen Meter.

Damit ein Muskel kontrahiert, müssen die motorischen Einheiten wiederholt Signale aussenden. Je mehr motorische Einheiten aktiviert sind, desto größer die Bewegung. Wenn Sie an eine Bewegung denken, ohne sie auszuführen, oder wenn Sie zögern, eine bestimmte Bewegung auszuführen, dann aktivieren Sie einige motorische Einheiten, doch nicht genügend, um sich zu bewegen.

Kontraktionsarten

In der Regel werden drei Kontraktionsarten beschrieben: die konzentrische, die exzentrische und die isometrische Kontraktion. Bei der konzentrischen und der exzentrischen Kontraktion handelt es sich um einen dynamischen Vorgang, bei dem sich der Knochenhebel, der mit den jeweiligen Muskeln verbunden ist, im Raum bewegt. Wenn Sie ein Gewicht in der Hand halten und Ihren Ellbogen langsam beugen, um es hochzuheben, verkürzen und kontrahieren sich erwartungsgemäß Ihr Bizeps und andere Oberarmmuskeln gleichzeitig. Dies wird konzentrische oder verkürzende Kontraktion genannt. Senken Sie das Gewicht wieder ab, bleiben die Muskeln angespannt, um das Gewicht kontrolliert zu senken. Sie werden dabei jedoch länger, um ein Fallen des Gewichts abzubremsen. Dies wird exzentrische oder verlängernde Kontraktion genannt. Halten Sie einfach nur ein Gewicht mit abgewinkeltem Ellbogen, arbeiten die Muskeln, ohne länger oder kürzer zu werden. Hier spricht man von einer isometrischen Kontraktion oder Kontraktion bei konstanter Länge. Eigentlich ist der Begriff der Kontraktion verwirrend. Wörtlich bedeutet „exzentrische Kontraktion" nämlich „weg vom Zentrum und zusammenziehen", was ein inhaltlicher Widerspruch ist. Einige Autoren ersetzen daher den Begriff „Muskelkontraktion" durch „Muskelaktion".

Übung: Langsames Einsetzen der Muskeltätigkeit

Wenn Ihr Quadrizepsmuskel des Oberschenkels Ihr Knie streckt, führt er eine verkürzende oder konzentrische Kontraktion aus. Bei einem Plié muß derselbe Muskel dem Fallen durch exzentrische Aktion entgegenwirken. Wenn Sie Ihr Knie beugen, verlängert sich der Quadrizeps, wobei er sich gerade soviel zusammenzieht, um die Fallbewegung abzufangen. Visualisieren Sie, wie sich Ihr Muskel langsam in Aktion setzt. Sie können dieses Gefühl damit vergleichen, daß Sie einen Eimer ganz vorsichtig in einen tiefen Brunnen hinablassen. Sie können sich den Muskel auch als ein sich langsam in die Länge ziehendes Sahnebonbon vorstellen.

Primärkräfte, Synergisten und Stabilisatoren

Für jede Gelenkbewegung gibt es Muskeln, die diese Bewegung hervorrufen; sie werden Primärkräfte oder Agonisten genannt. Möchten Sie Ihren Ellbogen abwinkeln, stellen bestimmte Ellbogenflexoren dazu die Kraft bereit. Diese Kraft wird Primärkraft genannt, weil sie die Bewegung auslöst. Die Muskeln, die diese Bewegung hemmen, heißen Antagonisten. Bei einer Passé-Bewegung ist der Iliopsoas-Muskel die Primärkraft, denn er ist der stärkste Hüftbeuger. Manchmal legen einige Muskeln ihre Kraft zusammen, um eine bestimmte Wirkung zu erzielen; diese Muskeln werden Synergisten genannt.

Der Agonist sendet ein hemmendes Signal an den Antagonisten, damit er seine Funktion erfüllen kann. Ähnlich wie ein Schiff, das nicht auslaufen kann, wenn die Taue nicht gelöst werden, kann auch ein Agonist sich nicht bewegen, wenn er nicht von seinem Antagonisten losgelassen wird. Dieser Vorgang wird reziproke Inhibition genannt – eine wechselseitige Lösung von Spannungszuständen, so daß die Muskeln harmonisch zusammenarbeiten können.

Sollen die Gelenke stabil sein, so wie im Standbein bei einem Grand battement, kann es zu einer Co-Kontraktion kommen, bei der sowohl der Agonist als auch der Antagonist gleichzeitig kontrahieren. Diese Muskeln agieren nun als Stabilisatoren, um die Haltung aufrechtzuerhalten und einen ununterbrochenen Bewegungsverlauf zu ermöglichen. Stabilisierung bedeutet nicht immer, daß ein Körperteil in einer unbeweglichen Position verharrt, sondern auch einen dynamischen Prozeß während einer Bewegungsphase.

Übung: Muskeln in die Länge bürsten

Unterstützen Sie die Primärkräfte, indem Sie sich die Antagonisten als lang und losgelöst vorstellen. Bei einem Battement, Développé oder einer anderen Streckbewegung visualisieren Sie, wie die Unterseiten Ihres Armes und Ihres Beines in die Länge gebürstet werden (Abbildung 10.10).

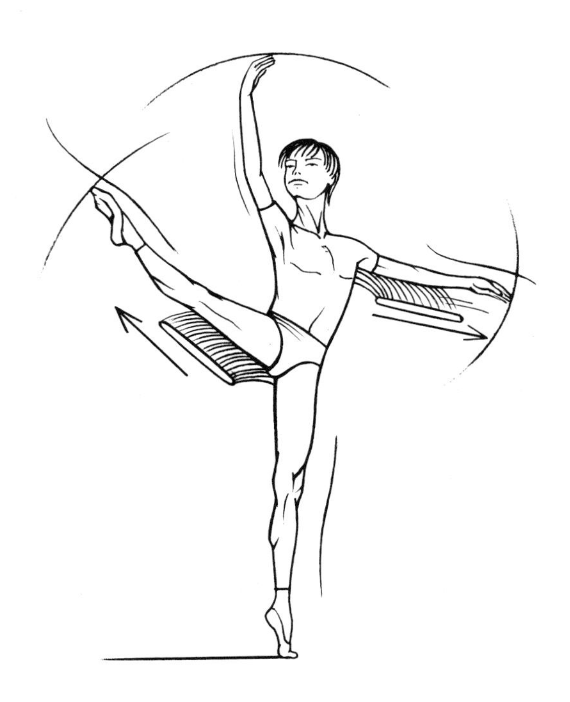

Abbildung 10.10: Bei einem Battement, einem Développé oder einer anderen Streckbewegung visualisieren Sie, wie die Unterseiten Ihres Armes und Ihres Beines in die Länge gebürstet werden (vgl. auch Steven Speliotis).

Der Streckreflex

Komplexe Bewegungsabläufe wären nicht möglich, ohne einen automatischen Piloten, der ständig unsere Haltung anpaßt. Dieser Autopilot verfügt über Reflexe, die unseren bewußt gesteuerten Bewegungen zugrunde liegen. Sherrington schreibt:

„Der Reflex ist auch beim ersten Auftreten unabhängig von unserem Bewußtsein. Er entsteht nicht in unserem Ego." (Sherrington 1964, S. 156)

Wir haben alle schon einmal in einem Reflex unsere Finger von einer heißen Platte oder Flamme zurückgezogen. Der Körper handelt, bevor wir denken. Er erzeugt schnelle Bewegungen, um Verletzungen zu vermeiden. Trifft der ärztliche Hammer den richtigen Punkt, streckt sich das Knie aufgrund des Streckreflexes. Die sogenannten Muskelspindeln und die Golgi-Sehnenorgane überwachen die Länge eines Muskel, um ihn vor Verletzung durch Überstrecken zu schützen. Reflexe, Stellreaktionen und Gleichgewichtsreaktionen sind die Grundlage erfolgreicher, müheloser Bewegungen. Primitive Reflexe begleiten uns von Geburt an. Stellreaktionen, die die Körperausrichtung steuern, gewinnen dann ab etwa einem Jahr an Bedeutung. Gleichgewichtsreaktionen halten uns von unseren ersten Gehversuchen an im Gleichgewicht (COHEN 1993a).

Der Muskeltonus

Der Tonus (griech. *tónos*: Spannung), das Grundniveau der Muskelspannung, bestimmt die Dichte des Körpers. Der Grundtonus Ihrer Muskeln ist niedriger, wenn Sie schlafen, und höher, wenn Sie sehr aktiv sind. Ohne Muskeltonus würde der Körper zusammenbrechen; ein zu starker Tonus dagegen verhindert Bewegungen. Die Muskeln eines Babys fühlen sich weich, elastisch und gummiartig an, weil sie frei von starker Anspannung sind. Einige Menschen scheinen sich in einem andauernden Zustand hoher Muskelspannung zu befinden, wohingegen andere sich im entgegengesetzten Zustand, in dem der Schlaffheit, wähnen. Häufig sind bei Menschen gleichzeitig verschiedene Spannungszustände im Körper zu beobachten, wie etwa angespannte Schultern mit hohem Muskeltonus und eine Körpermitte mit niedrigem Muskeltonus. Unterschiedliche Bewegungsarten erfordern auch einen unterschiedlich starken Muskeltonus. Die Vor-Breakdance-Phase mit ihrem roboterartigen Tanzstil war zum Beispiel eindeutig mit einem hohen Muskeltonus verbunden.

Gerda Alexander, Begründerin eines Körpertherapie-Systems, das sich „Eutonie“ nennt (griech. *eu*: gut, wohl, recht, schön), versuchte ein optimales Gleichgewicht des Muskeltonus im ganzen Körper zu erreichen. Als sie bei ihren Schülern die Sensibilität für ihren Muskeltonus testete, indem sie sie Zeichnungen und Lehmfiguren ihres eigenen Körpers fertigen ließ, konnte sie nur einen geringen Zusammenhang zwischen den Kunstwerken und dem Körpertyp der jeweiligen Personen feststellen; das galt auch bei Tänzern und Tänzerinnen. Sie lehrt, diese „Dys-tonie“ (ungleichgewichtiger Muskeltonus im Körper) unter anderem durch Modellieren, Zeichnen und Bewegungsübungen, bei denen man auf Bällen oder Kastanien liegt oder rollt, abzubauen (ALEXANDER 1976).

Je besser Sie den Muskeltonus Ihres Körpers willentlich ändern können, desto reicher werden Ihre Ausdrucksmöglichkeiten. Improvisation ist ein Weg, diese Fähigkeit einzuüben. Ein ausgeglichener Muskeltonus gehört zu den Zielen der dynamischen Körperausrichtung. Die meisten Menschen müssen den Muskeltonus in der vorderen Körpermitte erhöhen, das heißt den Tonus der Bauch- und tiefen Beckenmuskeln. Dies wiederum schafft die Grundlage dafür, Spannungen im Schulter- und Rückenbereich abzubauen.

Übungen: Den Muskeltonus erfahren

1. **Änderung des Tonus:** Bewegen Sie sich wie ein Roboter und dann wie ein fließender Fluß. Stellen Sie sich vor, daß Sie ein schweres Gewicht tragen, und als nächstes, daß Sie wie ein Seidenvorhang in einem Lufthauch hin und her schweben. Seien Sie eine Eiche, die dem Wind trotzt, und dann ein Blatt, das vom Wind herumgewirbelt wird. (Siehe auch Franklin 1996.)
2. **Auf Kastanien liegen:** Nehmen Sie einige Kastanien oder Murmeln und breiten sie auf einem Handtuch aus. Legen Sie sich mit dem Rücken auf die Kastanien, und stellen Sie sich vor, wie Ihr Rücken auf ihnen schmilzt. Wenn es weh tut, verwenden Sie weiche Gummibälle oder legen die Kastanien unter die Körperstellen, die nicht schmerzen, bis etwas Druck aus Ihrem Rücken gewichen ist. (Bei akuten Rückenschmerzen führen Sie diese Übung bitte nicht durch; setzen Sie sie nur als vorbeugende Maßnahme ein.)

Die Muskeln und die Gelenke, die sie kreuzen

Die Muskeln haben nur einen Einfluß auf Gelenke, die sie kreuzen. Einige Muskeln kreuzen nur ein Gelenk, andere zwei, was häufig zu entgegengesetzten Reaktionen an zwei benachbarten Gelenken führt. Muskeln, die über zwei Gelenke führen, sind äußerst wirkungsvoll, wenn sie sich an dem einen Gelenk verkürzen und an dem anderen verlängern können; ansonsten kann sich eine sogenannte aktive Insuffizienz entwickeln. Der gerade Oberschenkelmuskel zum Beispiel beginnt an der Hüfte und reicht bis unterhalb des Knies. Er beugt die Hüfte und streckt das Knie, und es ist daher leichter, ein Développé (Knie wird gebeugt angehoben) auszuführen, als das Bein ausgestreckt hochzuheben. Ist das Knie gestreckt, wenn Sie das Bein hochheben, muß sich besagter Muskel sowohl an der Hüfte als auch am Knie verkürzen, was zu einer aktiven Insuffizienz führt. Einfacher ausgedrückt: Es bleibt weniger „Kürzungskraft" übrig, wenn das Knie beim Hochheben des Beines ausgestreckt ist. Ist das Knie gebeugt, kann der Rectus femoris seine Kontraktionskraft auf die Hüfte konzentrieren. Wenn Sie lernen, das Muskelgleichgewicht dahingehend zu ändern, daß beim Strecken des Beines der Iliopsoas entsprechend aktiver eingesetzt wird, können Sie eine aktive Insuffizienz im Rectus femoris vermeiden.

Strecken Sie bei einer Arabesque das Bein nach hinten, verlängert sich der Rectus femoris an der Hüfte und verkürzt sich am Knie, wodurch dieser für zwei Gelenke zuständige Muskel optimal funktioniert. Wenn Sie das Knie wie in der Attitude-Position beugen, verkürzen sich die Muskeln auf der Rückseite des Oberschenkels sowohl an der Hüfte, als auch über dem Knie. Beugen Sie in dieser Position das Knie noch weiter, werden Sie feststellen, daß die Kniesehnen eine aktive Insuffizienz aufweisen und sich manchmal sogar verkrampfen.

Übung: Dem Iliopsoas besondere Bedeutung geben

Der Sinn dieser Übung besteht darin, den tiefliegenden Iliopsoas bei der Hüftbeugung in den Mittelpunkt zu rücken. Heben und senken Sie Ihr Knie. Beobachten Sie, was Sie dabei fühlen. Um den für die Hüftbeugung hauptsächlich zuständigen Muskel, den Iliopsoas, zu aktivieren, wählen Sie eine indirekte Vorgehensweise, bei der Sie sich weniger auf die zweitrangigen Beuger, wie den Rectur femoris, verlassen. Beim Hochheben des Knies visualisieren Sie die Stelle, an der sich die Hüfte beugt. Dabei stellen Sie sich vor, wie leicht dies geht, wie weich diese Körperzone ist oder wie sie schmilzt. Senken Sie dann das Knie wieder ab. Wiederholen Sie diese Übung, jedoch diesmal nur vor Ihrem inneren Auge. Konzentrieren Sie sich auf eine geschmeidige, weiche Hüftneigung. Heben Sie dann das Knie erneut hoch. Hat sich Ihr Gefühl verändert? Heben Sie anschließend das andere Knie hoch, und achten Sie auf die unterschiedlichen Empfindungen in Ihren Beinen.

Kontrolle über einzelne Muskeln

Zu lernen, wie man die Aktivität einzelner Muskeln steuern kann, ist so schwierig, daß es in der Regel nur mit dem visuellen und auditiven Feedback einer Biofeedback-Maschine gelingen kann. Die Menschheit wäre schon längst ausgelöscht worden, müßten wir jeden einzelnen Muskel extra anweisen, sich zu bewegen. Es hätte ewig gedauert, bis wir vor einem angreifenden Raubtier hätten davonlaufen können (Abbildung 10.11), was verheerende Folgen für die Menschheit gehabt hätte (Abbildung 10.12). Es gäbe jedoch keine Körpertherapien, wenn wir eine derartige Kontrolle besäßen, weil jeder dann die einzelnen Muskeln optimal einstellen könnte. Wir bräuchten auch keine Massagen. Aber wir wären einen Großteil des Tages damit beschäftigt, unsere Muskeltätigkeit zu steuern.

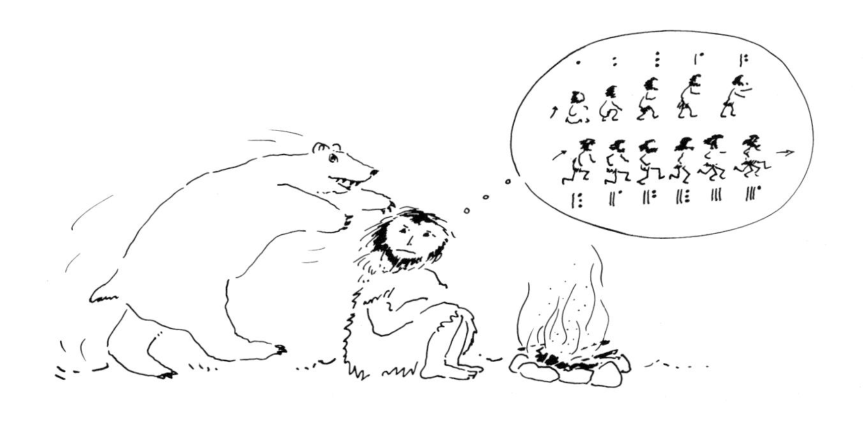

Abbildung 10.11: Die Menschheit wäre schon längst ausgerottet, müßten wir jeden einzelnen Muskel extra anweisen, sich zu bewegen. Es hätte ewig gedauert, bis wir vor einem angreifenden Bär hätten davonlaufen können.

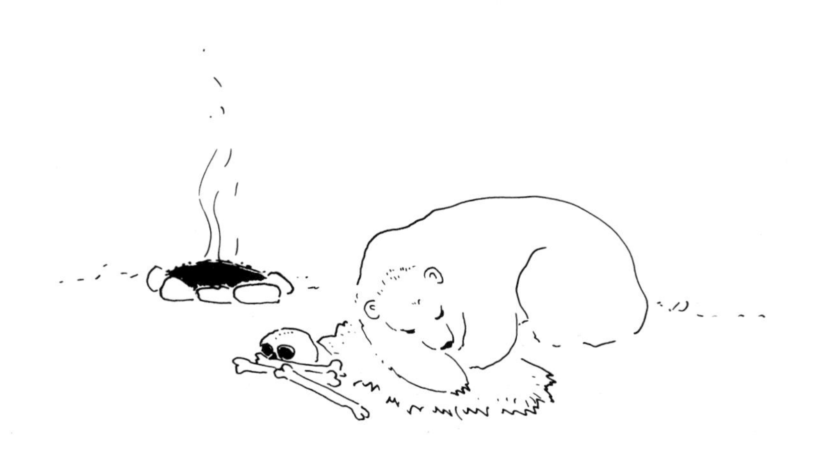

Abbildung 10.12: ... was sich verheerend auf die Menschheit ausgewirkt hätte.

Wenn Sie zum Thema Muskeln mit Gedankenbildern arbeiten, dürfen Sie nicht vergessen, daß die einzelnen Muskeln voneinander abhängig sind. Stellen Sie sich beispielsweise vor, wie die Kraftlinie eines Muskels länger wird, beeinflussen Sie damit nicht nur diesen einen Muskel, sondern alle zusammenwirkenden Synergisten und Antagonisten.

Muskelgleichgewicht und Körperhaltung

Im Idealfall sollten Muskeln, die zu einer bestimmten Bewegung nicht gebraucht werden, auch nicht eingesetzt werden. Doch gibt es überhaupt solche speziellen Bewegungen? Selbst wenn Sie nur Ihren Arm seitlich ausstrecken, entstehen subtile Veränderungen im ganzen Körper. Ihr Atemmuster verändert sich geringfügig, und selbst die Beinmuskulatur muß sich dieser Bewegung anpassen. Die Muskeln stabilisieren einen Körperteil, während sich ein anderer gerade bewegt, und gleichzeitig finden Korrekturen in den anderen Muskeln statt, um das Gleichgewicht insgesamt zu erhalten. All diese Vorgänge sollten so wirkungsvoll wie möglich geschehen, ohne den Körper zu belasten.

Die dynamische Körperausrichtung hilft uns, dieses Ziel zu erreichen, indem die Muskeln in unserer neutralen Körperhaltung ausbalanciert werden (leichter gesagt als getan). Ich habe bereits darauf hingewiesen, wie wichtig gut ausbalancierte Hebel der ersten Gruppe für die Körperausrichtung sind. Es ist ein recht klares und einfaches Bild, die Muskeln, die auf einen Knochen einwirken, als ein Zelt oder einen Vorhang mit einem zentralen Pol zu visualisieren. Sind die Muskeln angespannt, wird der Knochen fest an seinem Platz gehalten (Abbildung 10.13a). Sind die Muskeln schlaff, schwenkt der Knochen hin und her und gerät außer Kontrolle (Abbildung 10.13b). Befinden sich die Muskeln nicht im Gleichgewicht, sind sie also auf einer Seite des Gelenks angespannt und auf der anderen Seite schlaff, verliert der Knochen seine Ausrichtung (Abbildung 10.13c). Idealerweise sollten die Muskeln weder zu angespannt noch zu locker sein.

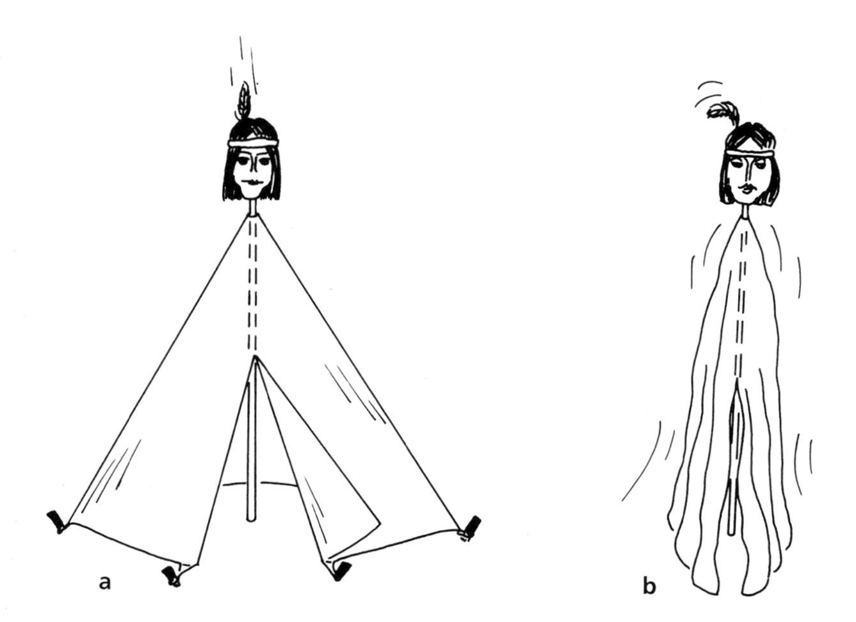

Abbildung 10.13:
(a) Sind die Muskeln angespannt, wird der Knochen fest an seinem Platz gehalten.
(b) Sind die Muskeln schlaff, schwenkt der Knochen hin und her und gerät außer Kontrolle.

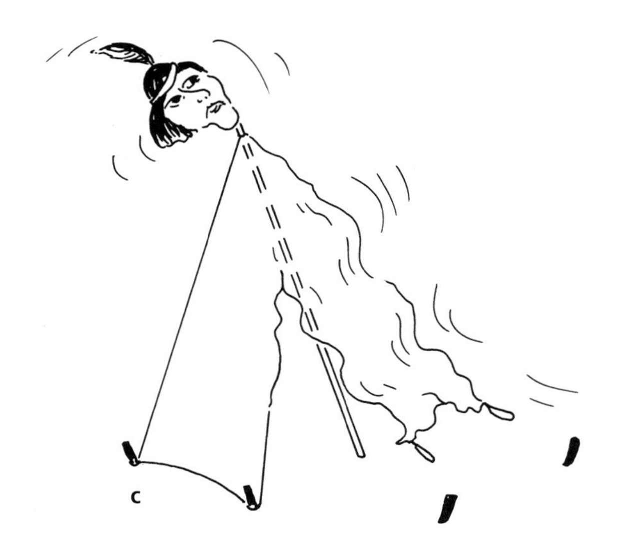

Abbildung 10.13:
(c) Sind die Muskeln nicht im Gleichgewicht – auf der einen Seite des Gelenks angespannt, auf der anderen schlaff –, verliert der Knochen seine Ausrichtung.

Die Ausrichtung kann dadurch korrigiert werden, daß einige Muskeln gestärkt und andere geschwächt werden: Um ein Gleichgewicht herzustellen, könnten Sie einen durch Gewohnheiten verkürzten Muskel länger werden lassen und einen schwachen Muskel stärken. Um mit derartigen Übungen ein Gleichgewicht unter den Muskeln zu erzeugen, ist jedoch eine gute Kenntnis der Muskelfunktionen notwendig; und selbst dann wird sich der Erfolg darauf beschränken, ein zeitweiliges und „ungefähres" Gleichgewicht zu schaffen. Sweigard (SWEIGARD 1978) weist darauf hin, daß alle Übungen, die dazu dienen, schwache Muskeln zu stärken, auch starke Muskeln aufbauen. Sie werden also nur das bestehende Ungleichgewicht verstärken, es sei denn, Sie verändern Ihre grundlegenden Gewohnheiten, Ihr Körperbild und Ihre Bewegungsmuster. Einige somatische Therapien, wie die Vojta-Reflexlokomotion, gehen davon aus, daß Muskeltraining nicht sehr hilfreich ist, weil es zu einer Überanstrengung einzelner Muskelgruppen führt. Vojta (VOJTA 1992) behauptet, daß in unserem Gehirn ein Plan für die ideale Körperhaltung angelegt sei und daß wir es nur richtig stimulieren müßten, damit sich diese Anlage entfaltet.

Übung: Minimale Anstrengung beim Halten

Halten Sie ein Stäbchen oder ein Seil von drei bis fünf Zentimeter Länge in einer Hand und bewegen es senkrecht Richtung Boden. Wenn Sie es fest genug halten, bleibt es, wo es ist. Versuchen Sie herauszufinden, wie fest Sie das Stäbchen mindestens halten müssen, damit er Ihnen nicht aus der Hand fällt. Machen Sie diese Übung auch mit der linken Hand, und vergleichen Sie, wie leicht es jeder Hand fiel, diese Aufgabe zu erfüllen.

Ungleichgewicht in der Muskulatur

Es gibt verschiedene Möglichkeiten, auf muskuläre Ungleichgewichtsverhältnisse in Ihrem Körper aufmerksam zu werden. Zum einen können Sie einfach einen bestimmten Bereich auf der einen Seite Ihres Körpers abtasten und die Muskeldicke und -dichte mit dem entsprechenden Bereich auf der anderen Körperseite vergleichen. Beginnen Sie am besten mit dem

Nacken. Hier tritt häufig ein Muskelungleichgewicht auf, weil viele von uns den Kopf gewohnheitsmäßig mehr nach einer Seite drehen. Legen Sie Ihre Hände auf beide Seiten des Nackens, und achten Sie darauf, ob sich die Muskeln auf der linken und der rechten Seite unterschiedlich anfühlen. Vergleichen Sie das Ergebnis mit der bevorzugten Haltung Ihres Kopfes: Halten Sie Ihren Kopf normalerweise leicht nach rechts oder nach links geneigt? Drehen Sie den Kopf eher nach links oder eher nach rechts, wenn Sie nach hinten schauen? Schauen Sie lieber nach rechts hinten, können Sie sich auch beim Tanzen am besten nach dieser Seite drehen, wobei auf dieser Seite auch alle Muskeln bis zu den Füßen von diesem einseitigen Gebrauch beeinflußt werden.

Übung: Ungleichgewichtsverhältnisse in der Muskulatur erkennen

Stehen Sie von einem Stuhl auf, und setzen Sie sich wieder hin. Das ist eine gute Methode, Ungleichgewichtsverhältnisse in der Muskulatur zu erkennen. Stellen Sie Ihr rechtes Bein etwas nach vorn und Ihr linkes nach hinten; stehen Sie auf, und setzen Sie sich wieder hin. Wiederholen Sie diese Übung mit dem linken Bein vorn und dem rechten Bein hinten. Führen Sie die Übung ganz langsam durch. Achten Sie auf die Unterschiede bei der jeweiligen Beinstellung. Achten Sie im Laufe eines Tages darauf, wie Sie aufstehen und sich hinsetzen. Sehr wahrscheinlich läuft das immer nach demselben Muster ab und verstärkt sich dadurch ständig. (Siehe auch Kapitel II *Übung: Vorstellungsbilder zur Ausrichtung des Beines.*)

Bewegungsgewohnheiten erzeugen ein Ungleichgewicht in der Muskulatur

Beim Tanzen ist es wichtig, daß beide Körperseiten gleich kräftig sind. Gleich kräftige Körperseiten sind wichtiger, als insgesamt über eine große Körperkraft zu verfügen. Im allgemeinen sind wir uns darüber im klaren, welches unser „besseres“ Standbein ist und welches Bein sich „besser“ ausstrecken läßt. Manchmal versuchen wir, korrigierend einzugreifen. Wenn Sie jedoch nichts unternehmen, außer Ihre Muskeln zu kräftigen und zu dehnen, ohne Ihre Bewegungsgewohnheiten unabhängig vom Tanzen zu ändern, werden Sie keinen entscheidenden Erfolg haben. Arbeiten Sie nicht nur im Tanzunterricht an Ihrer Haltung. Wenn Tänzerinnen und Tänzer dem Lehrer im Unterricht zuhören, machen sich oftmals ihre wahren Haltungsmuster bemerkbar, und diese sind erstaunlicherweise ganz anders als ihre Körperausrichtung beim Tanzen. Eine tatsächliche Verbesserung der Körperhaltung ist nicht möglich, wenn Sie sich nur während des Tanzens auf Ihren Körper konzentrieren und Ihre Haltung künstlich aufrechterhalten.

Muskelketten

Muskelketten sind einzelne Muskeln, die an verschiedenen Stellen des Körpers ansetzen, aber ähnliche Kraftlinien haben. Die linken inneren schrägen Bauchmuskeln und die rechten äußeren schrägen Bauchmuskeln bilden eine Muskelkette, ebenso wie die rechten inneren schrägen Bauchmuskeln und die linken äußeren schrägen Bauchmuskeln. Diese speziellen Muskelketten unterstützen komplexe Drehbewegungen im ganzen Körper. Ein Zusammenhang ist zwar nicht ohne weiteres erkennbar, doch verbinden Muskelketten den Arm mit dem Becken. Auf der Körpervorderseite wirken die aufsteigenden Fasern der Brustmuskeln in einer Linie mit den Musculi obliquii interni und den Lendenmuskeln der gegenüberliegenden Seite. Auf der Körperrückseite verbindet der breiteste Rückenmuskel den Arm mit der Wirbelsäule und mit der Faszie der Lendenwirbel. Seine Fasern liegen im allgemeinen auf einer Linie mit den Musculi obliquii externi und dem großen Gesäßmuskel der gegenüberliegenden Seite. Muskelketten zu visualisieren, schafft starke kinästhetische Verbindungen im ganzen Körper, die sich als Gefühle des Eingebettetseins, der Dreidimensionalität und allgemeiner innerer Verbindungen bemerkbar machen. Diese Visualisierungen und Empfindungen helfen bei Spiraldrehungen, aber auch bei vielen anderen Bewegungen, selbst beim Stehen.

Übung: Visualisieren von Muskelketten

Sie liegen auf dem Boden und halten einen Arm ausgestreckt neben dem Kopf. Visualisieren Sie eine diagonal in Ihrem Körper verlaufende Muskelkette vom Bizeps über den aufsteigenden Brustmuskel und den Serratus anterior, die Körpermitte diagonal kreuzend, bis zu den Musculi obliquii interni und der Lendenmuskulatur (Abbildung 10.14).

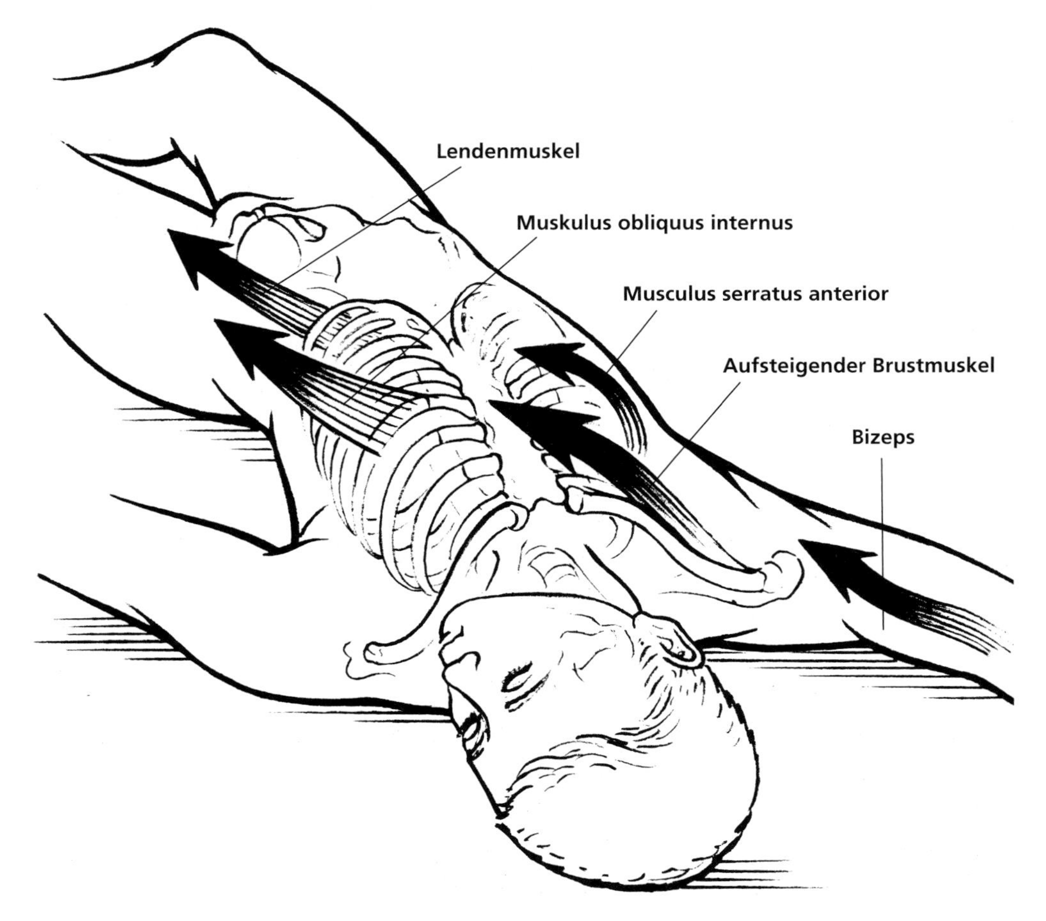

Abbildung 10.14: Visualisieren Sie eine diagonal in Ihrem Körper verlaufende Muskelkette.

Teil III

Anatomische Vorstellungsbilder üben

Für eine dynamische Körperhaltung und eine gute Bewegungskoordination sind Kenntnisse der Anatomie erforderlich. Sie müssen Bescheid wissen über Lage und Stellung Ihrer Gelenke, den Spannungszustand Ihrer Muskeln und Organe, die zahlreichen Verbindungen zwischen den Muskeln, Knochen und Organen und die Formen und Verhältnisse in Ihrem Körper, um in Gedanken auf eine große Auswahl an Möglichkeiten zur Verbesserung und Anpassung Ihrer Koordination zurückgreifen zu können.

Ein vollständiger Überblick über die Anatomie des Menschen würde den Rahmen dieses Buches sprengen. Bei der Vorbereitung dieses Teils des Buches habe ich mich darauf konzentriert, welche speziellen Bedürfnisse bei Tänzern und Bewegungsspezialisten hinsichtlich einer korrekten Ausrichtung des Muskel- und Skelettsystems bestehen. Gelegentlich werde ich aber auch noch andere Körpersysteme erwähnen.

Zwar habe ich eine Einteilung nach den wichtigsten anatomischen Bereichen und den zusammenhängenden mentalen Übungen vorgenommen, aber das ist natürlich nicht zwingend, denn jeder Körperteil ist in irgendeiner Weise mit allen anderen verbunden. Ziehen Sie das Bein von jemandem, der auf dem Rücken liegt, spürt der- oder diejenige auch eine Reaktion im Nacken. Das Bindegewebe leitet die mechanische Kraft durch den ganzen Körper.

Aufgrund dieser Verbindungen innerhalb des Körpers beziehen sich auch die Vorstellungsbilder aufeinander. Ein Bild, das sich zum Beispiel auf das Kreuzbein und die Gelenke zwischen Kreuzbein und Becken (die Iliosakralgelenke) auswirkt, führt auch zu einer Reaktion auf der anderen Seite des Beckens, an der Symphyse (Schambeinfuge). Das Bild, das für die Rückseite des Beckens verwendet wird, kann so etwas wie „sich öffnen" oder „ausbreiten" beinhalten, wohingegen auf der Beckenvorderseite das Gefühl von „verbinden" und „integrieren" entstehen kann. Die Vorstellungsbilder tragen zu einer einheitlichen Körpererfahrung bei, indem sie das Bewußtsein für diese Zusammenhänge schärfen und uns einer dynamischen Körperausrichtung näher bringen.

Es ist immer auch hilfreich, die zugänglichen anatomischen Teile zu ertasten. Den Verlauf der Knochen zu erspüren, hilft beim Visualisieren, denn dadurch entsteht eine taktile Landkarte dieser Teile im eigenen Körper. Viele Übungen sind noch nützlicher, wenn Sie sie mit einer Partnerin oder einem Partner gemeinsam durchführen. Über unseren Charakter, unsere Haltung und unsere Fingerabdrücke hinaus macht uns auch jeder Knochen und jeder Muskel einzigartig.

Ist jemand in der Arbeit mit mentalen Bildern bereits geübt, kann er oder sie eine Synergiewirkung erreichen, die die Effektivität dadurch erhöht, daß zwei oder mehr Bilder gleichzeitig visualisiert werden. Visualisieren Sie zum Beispiel im Stehen die Schultern und das Kreuzbein, wie sie weiter werden, und konzentrieren Sie sich gleichzeitig darauf, daß Ihre Körperachse sich senkrecht zum Boden ausrichtet.

Ich versehe im Folgenden jedes Vorstellungsbild mit einer Bezeichnung, die auf den Zweck und die Stellung oder Bewegung, in der es eingeübt werden soll, hinweist. Sie müssen sich nicht unbedingt an die vorgegebene Stellung halten. Sie können stehen, umhergehen und sich bewegen, wie es Ihnen am liebsten ist.

Kapitel 11

Becken und Hüftgelenk

Wir beginnen in der Körpermitte, in der das Leben selbst seinen Ursprung hat. Das Becken ist der Mittelpunkt des Körpers, das Stabilitätszentrum, dem alle Bewegung entspringt. Jede größere Bewegung im Raum erfordert eine Gewichtsverlagerung des Beckens. Aufgrund seiner im Vergleich zum übrigen Körper großen Masse führt eine falsche Ausrichtung des Beckens zu beachtlichen Auswirkungen im ganzen Körper. Das Becken stellt ein Bindeglied zwischen den Beinen und der Wirbelsäule dar; es dämpft zu große Stöße von unten, bevor sie die empfindliche Wirbelsäule erreichen. Der stärkste Muskel unseres Körpers, der Gesäßmuskel, ist mit dem Becken verbunden, und auch viele andere große Muskeln sind mit dem Becken verbunden oder führen durch diesen Körperteil. Darin eingebettet finden wir unsere innersten Bauchorgane, die für den Tonus und die Allverbundenheit des Beckens sorgen. Ähnlich einer geneigten Fruchtschale auf Still-

Abbildung 11.1: Stellen Sie sich das Becken als eine mit Obst gefüllte Schale vor.

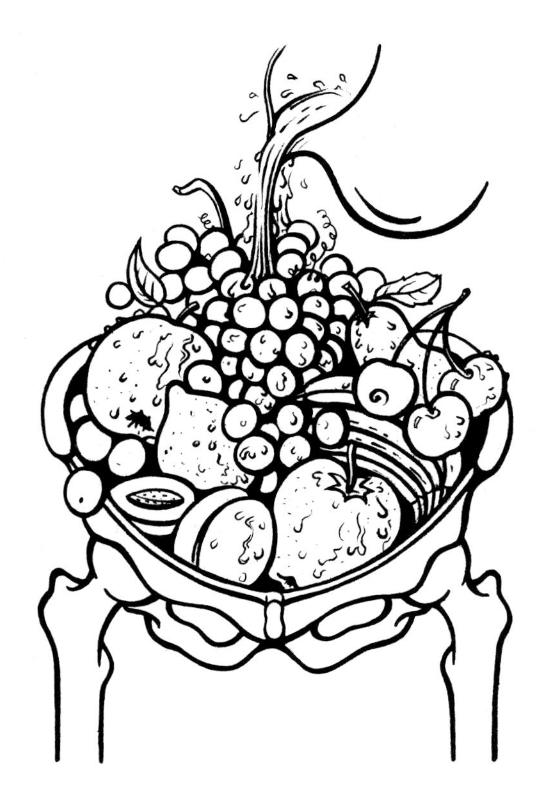

leben, die in der Renaissance gern gemalt wurden, verbinden sich die hydrostatischen und die flüssigen Eigenschaften der Organe mit den Knochen, den Muskeln und den Bändern und schaffen ein ausgeglichenes Ganzes (siehe oben Abbildung 11.1).

Die Beckenbögen

Das Becken besteht aus zwei Hälften, die jeweils drei Knochen umfassen: das Darmbein, das Schambein und das Sitzbein. Bis zum Alter von drei Jahren sind diese drei Knochen noch voneinander getrennt.

Von vorn betrachtet, ähnelt das Becken einem bogenförmigen Gebilde in der Art einer alten römischen, griechischen oder chinesischen Brücke. Bogenförmige Gebilde sind so stabil, daß uns viele Exemplare aus früherer Zeit erhalten geblieben sind, darunter zwei, die die Römer vor 19 Jahrhunderten gebaut haben, um Wasser nach Segovia in Spanien und nach Nîmes in Frankreich zu leiten. Der Eingang zu den alten olympischen Spielen, so kann man es in einer Chronik aus dem Jahre 776 v. Chr. nachlesen, bestand aus einem geweihten Torbogen, der immer noch steht – ein wahres Wunderwerk: blanker Stein auf blankem Stein, ohne bindenden Mörtel dazwischen. An den unteren Enden des Bogens sind die Steine enger zusammengefügt und bilden dicke Keile, deren Form dem Kreuzbein ähnelt. Stehen Sie auf solch einem Bogen, drücken die Keile stärker gegen die benachbarten Steine, wodurch sich die Stabilität des Gebildes erhöht. Der in der Mitte befindliche Stein, auch Schlußstein genannt, scheint in der Luft zu hängen und wird von den jeweils gleichen Kräften der angrenzenden Steine gestützt (Abbildung 11.2).

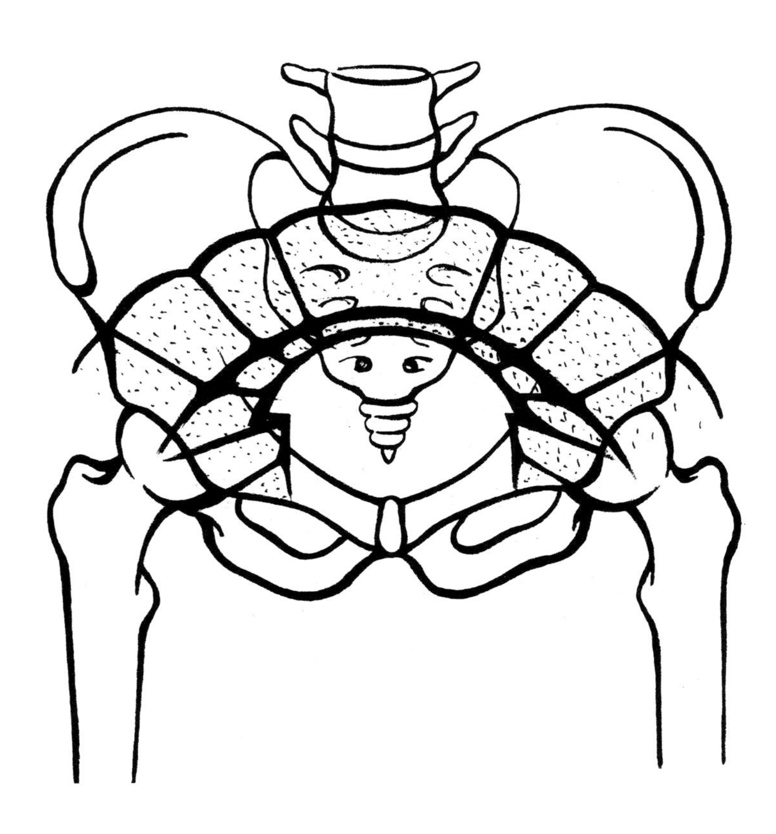

Abbildung 11.2: Das Becken ähnelt einem bogenförmigen Gebilde in der Art der alten römischen, griechischen und chinesischen Brücken.

Das Becken enthält im Grunde zwei Bögen: einen höheren Hauptbogen im hinteren Teil und einen zweiten, niedrigeren Bogen im vorderen Teil. Der Schlußstein des hinteren Bogens ist das Kreuzbein, das den Ausgangspunkt für die Wirbelsäule bildet. Das kleinere Gegenstück im vorderen Beckenteil ist die Schambeinfuge (Symphyse; von griech. *symphyesthai*: zusammenwachsen; siehe Abbildung weiter unten 11.18). Die angrenzenden „Steine" der Schambeinfuge sind die Schambeinäste oder Rami ossis pubis (Abbildung 11.3).

Abbildung 11.3: Die untere Brücke im Vorderteil des Beckens wird von den Schambeinknochen gebildet.

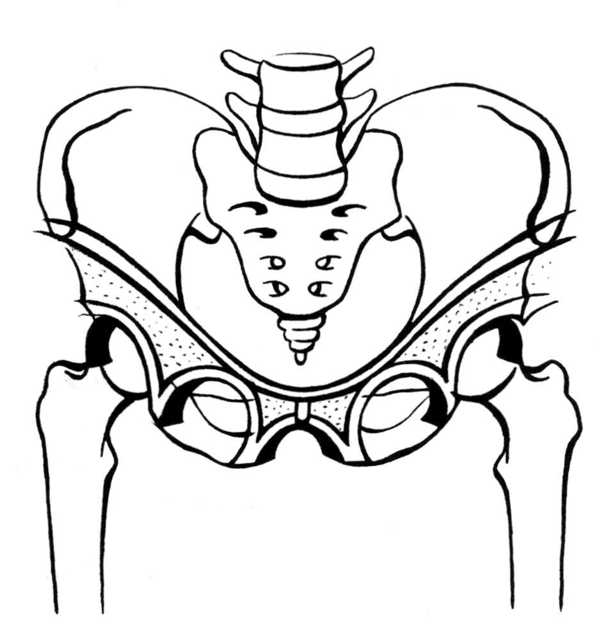

Kraft im unteren Bauchbereich ist entscheidend beim Tanzen. Oft wird der hintere Bogen überbeansprucht, während der vordere Bogen, die starke Schambeinfuge, vernachlässigt wird. Indem wir die Vorderseite des Beckens überdehnen, anstatt beim Ausdrehen die Bewegung nur vom Hüftgelenk auszuführen, wird der vordere Bogen breiter und die gesamte Struktur schwächer. Die Bälkchen (Gebilde innerhalb des Knochens, die die Kraft übertragen; innere Knochenverstrebungen) weisen auf den „richtigen" Weg der Gewichtsübertragung im Becken hin: vom Kreuzbein zu den Schambeinästen und den Sitzbeinen zur Wölbung und dem Mittelpunkt der Hüftgelenkpfanne. Dies gilt im Sitzen als auch im Stehen – mit der Ausnahme, daß beim Sitzen die Kraft auf die Sitzbeine statt auf die Hüftgelenkpfanne übertragen wird. Beim Sitzen besteht jedoch die Tendenz, das Becken nach hinten zu kippen und den Rücken abzurunden, wodurch der hintere Bogen und die Lendenwirbelsäule zu stark belastet werden. Erfolgt die Gewichtsübertragung auch über die Schambeinäste, wird der vordere Beckenbogen gekräftigt. Wird die Ausdrehbewegung in den Hüftgelenkpfannen isoliert betrachtet, kann, wie bereits erwähnt, die Kraft des Schambeinbogens in die der Drehbewegung entgegengesetzte Richtung geleitet werden, nämlich in Richtung der Schambeinfuge als Schlußstein.

Übungen: Vorstellungsbilder zu den Beckenbögen

1. **Bau des Beckens:** Wie das Becken gebaut ist, läßt sich am leichtesten am Beckenkamm ertasten. Tasten Sie mit den Fingern unterhalb der untersten Rippe nach dem Beckenkamm, und gehen Sie mit den Fingern an ihm entlang zur Körpervorderseite, bis Sie zum ventralen oberen Vorsprung des Darmbeins gelangen (siehe weiter unten Abbildung 11.18). Wenn Sie Ihre Finger dann diagonal nach unten zum Beckenmittelpunkt hin gleiten lassen, gelangen Sie an die Stelle der Hüftgelenke, die Sie nicht direkt tasten können, weil sie von Muskelgewebe bedeckt sind. Von hier aus lassen Sie Ihre Finger weiter nach unten und einwärts gleiten, um die Schambeinäste zu finden. Dann tasten Sie in horizontaler Linie zum Beckenmittelpunkt weiter, wo sich Ihre Hände oberhalb der Schambeinfuge treffen. Folgen Sie dem Beckenkamm nach hinten, ertasten Sie den dorsalen Vorsprung des Darmbeins (siehe weiter unten Abbildung 11.21). Drunter befindet sich eine Vertiefung, an der man den Beginn des Iliosakralgelenks erkennt. Das sind die Dellen, die Sie oberhalb von den Gesäßbacken sehen können. Von dort gehen Sie vertikal nach unten, bis unterhalb der Gesäßbacken, wo Sie auf die großen Knochenvorsprünge, die sogenannten Sitzbeine, stoßen. Etwas höher zwischen den Sitzbeinen finden Sie das Steißbein. Legen Sie Ihre Daumen jeweils rechts und links auf den Beckenkamm, und gleiten Sie mit den übrigen Fingern an der Seite der Beine nach unten. Sie gelangen dann zu weiteren Knochenvorsprüngen, den Trochantern des Oberschenkelknochens.
2. **Übungen mit dem Theraband® (im Stehen und Gehen):** Um die Auswirkung der Bögen auf die Schlußsteine zu erfahren, legen Sie ein Theraband® um Ihr Becken in Höhe der Trochanter. Sowohl im Stehen als auch im Gehen bemerken Sie vielleicht, daß im Zentrum des Beckens etwas angehoben wird, wenn die Stützbögen gegen ihre Schlußsteine drücken. Wollen Sie diese Übung mit einem Partner mit den Händen als Hilfsmittel durchführen, muß die stützende Person sich etwas anstrengen, um den gleichen Effekt wie ein Theraband® zu erzielen.
3. **Fallenlassen des Kreuzbeins:**
   a) Konstruktive Ruheposition: Visualisieren Sie die Form des Kreuzbeins, das zwischen den Darmbeinen liegt. Vor Ihrem inneren Auge arbeiten Sie nun daran, Bewegung zwischen Darmbein und Kreuzbein entstehen zu lassen. Visualisieren Sie, daß das Kreuzbein zu Boden fällt. Stellen Sie sich vor, es sei schwer. Möchten Sie noch eine auditive Komponente hinzufügen, stellen Sie sich vor, mit welchem Geräusch es auf den Boden oder in imaginäres Wasser fällt. Achten Sie darauf, daß zwischen Kreuzbein und Darmbein Bewegung entsteht und daß genügend Platz zwischen diesen beiden Knochen ist. Dieses Vorstellungsbild läßt sich noch dadurch verstärken, daß Sie sich gleichzeitig oder abwechselnd vorstellen, wie das Steißbein nach unten länger wird (siehe auch die Erläuterungen zur Wirbelsäule in Kapitel 13).

b) Im Stehen: Visualisieren Sie das Kreuzbein als einen Keil, der sich zwischen den Darmbeinknochen befindet. Beobachten Sie, wie dieser Keil zwischen den benachbarten Knochen nach unten fällt. Stellen Sie sich das Gewicht des Kreuzbeins vor. Hüpfen Sie kurz, um das Gefühl zu verstärken, das Kreuzbein fiele nach unten.

4. **Kreuzbein-Fähre** (in der Konstruktiven Ruheposition oder im Stehen): Visualisieren Sie, wie das Kreuzbein nach unten treibt, um sich zwischen den Darmbeinen einzukeilen, ähnlich wie eine Fähre, die gerade anlegt. Die Fähre muß ausgerichtet werden, um mit der Anlegestelle verbunden werden zu können. Sehen Sie, wie die Anlegestelle (Darmbeine) die Fähre perfekt ausrichtet (Abbildung 11.4).

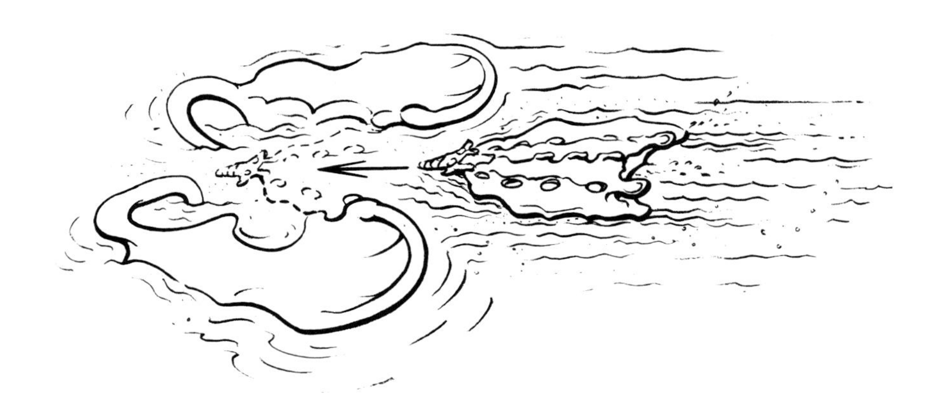

Abbildung 11.4: Das Kreuzbein treibt nach unten, um sich zwischen die Darmbeine zu keilen.

Ungleichgewicht im Becken

Ein Bogen ist nicht besser als sein Grundpfeiler; je besser verankert und stabiler die Basis, desto stabiler das Gesamtgebilde. Die Auswahl des Materials ist der Schlüssel zum Erfolg. An den Stellen, an denen große Kräfte greifen, besteht das Becken aus verstärktem Knochenmaterial, Bändern und Gewebe, wohingegen andere Bereiche weniger stabil gebaut sind. Ein Beispiel hierfür ist der Darmbeinknochen, der an seinem Vorsprung und im Bereich des Hüftgelenks dick und verstärkt und im Mittelteil dünner ist. Kräftige Bänder verbinden die wichtigen Bereiche miteinander.

Die Organe sind aktive Bestandteile im Becken. Ihr Gewicht erhöht die Tragkraft, indem es die Bögen verstärkt und eine innere hydrostatische Stütze bildet. Gelangt von den Beinen her ein ungleichmäßiger Stoß nach oben, geraten die Schlußsteine aus dem Gleichgewicht und verursachen eine kompensatorische Spannung, die sich die gesamte Wirbelsäule hinauf auswirkt. Um ein solches Ungleichgewicht zu vermeiden, ist es wichtig, die Ausrichtung des Beckens zu verbessern.

Das Becken kann nach vorn, nach hinten, zur Seite geneigt oder verdreht werden. Im letzten Fall befinden sich die rechte und die linke Beckenhälfte nicht auf derselben von vorn nach hinten verlaufenden Ebene. Liegt der dorsale obere Vorsprung des Darmbeins rechts höher und der ventrale links höher, ist die rechte Beckenhälfte im Vergleich zur linken nach vorn gedreht (Abbildung 11.5). Diese Vorgänge lassen sich imaginieren, indem Sie Ihre Hände zu Fäusten ballen und sie nebeneinander halten. Jede Hand stellt eine Beckenhälfte dar. Seite an Seite liegend können die Fäuste gleichmäßig seitlich, nach vorn oder nach hinten geneigt werden. Eine Faust kann auch relativ zur anderen verdreht sein.

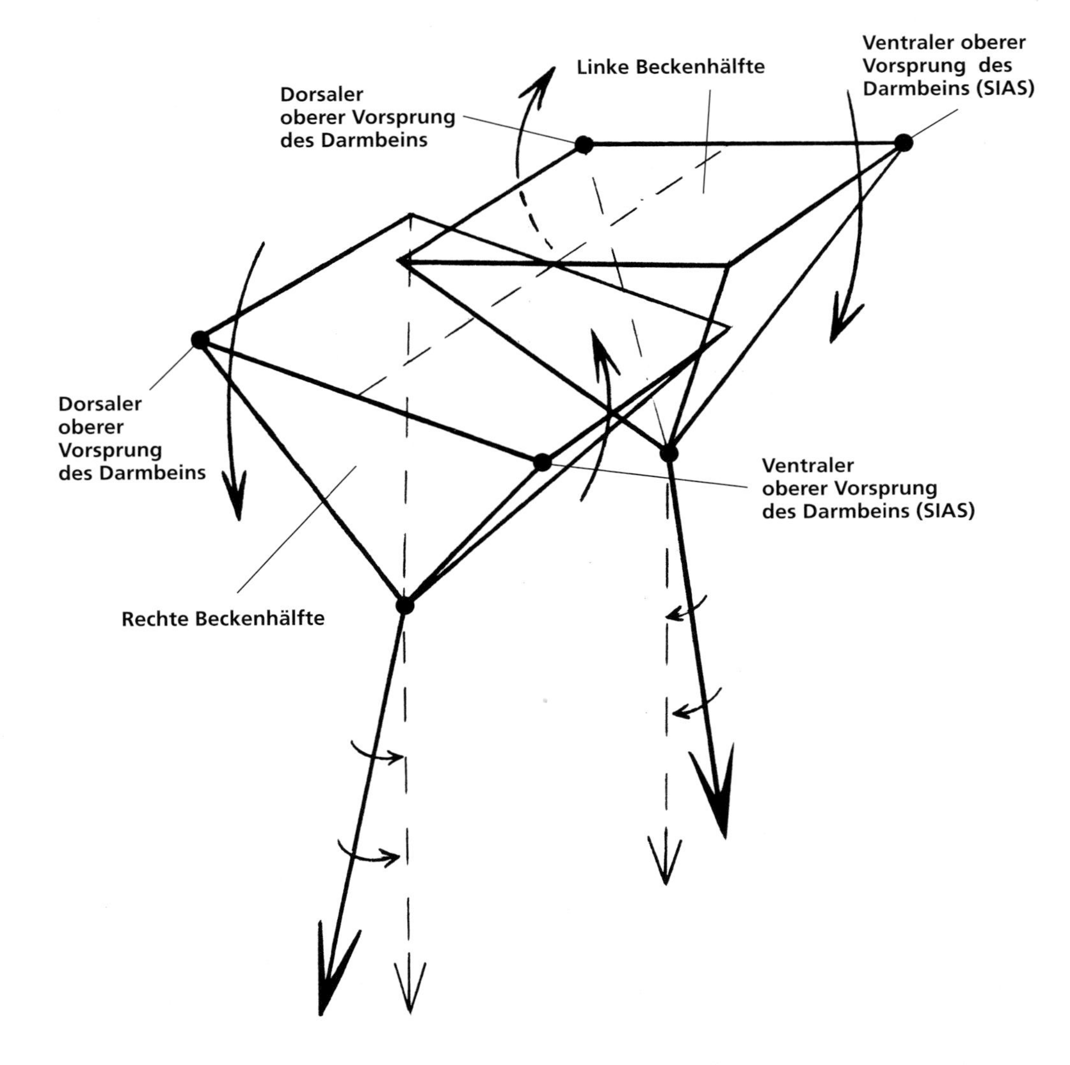

Abbildung 11.5: Stellen Sie sich das Becken so vor, daß es aus zwei einzelnen Hälften in der Form von umgekehrten Pyramiden besteht. Richten Sie die beiden Pyramidenspitzen im Schwerelot zueinander aus.

Ein Ungleichgewicht im Becken kann dadurch verursacht werden, daß gewohnheitsmäßig ein Bein mehr belastet wird als das andere. Dies führt zu einem muskulären Ungleichgewicht, wodurch auch das Becken aus dem Gleichgewicht gerät. Die meisten Menschen haben ein bevorzugtes Standbein, auf das sie am liebsten ihr Gewicht verlagern, weil es sich am stabilsten anfühlt, und ein bevorzugtes „Spielbein", das sie zur Bewegung im Raum einsetzen. Ein Ungleichgewicht kann auch durch eine unterschiedliche Beinlänge hervorgerufen werden. Sweigard weist darauf hin, daß diese asymmetrischen Muster auch beim Tanzen auffallen (Sweigard 1978).

Übungen: Bewegungsmuster der Beine erkennen und korrigieren

1. **Erkennen, welches Bein die Führung übernimmt:** Stellen Sie fest, mit welchem Bein Sie beim Gehen den ersten Schritt tun. Wenn Sie sich einen Tag lang bewußt beobachten, werden Sie feststellen, daß Sie beim Treppensteigen meistens mit demselben Bein beginnen. Das Bein, das Sie zunächst stehen lassen, drückt nach, das führende Bein schreitet in den Raum. Hierdurch werden die Beine und die Beckenhälften unterschiedlich trainiert.
2. **Finden Sie heraus, auf welchem Bein Sie am besten balancieren können:** Stellen Sie ein Bein auf einen Stuhl. Dann stellen Sie sich auf den Stuhl und balancieren kurz auf dem einen Bein. Wiederholen Sie den Vorgang mit dem anderen Bein. Auf welchem Bein konnten Sie müheloser balancieren und am besten zentriert bleiben?
3. **Ein Ungleichgewicht im Quadrizeps korrigieren:** Bewegen Sie sich, mit dem Rücken zu einem Stuhl, einen Schritt vom Stuhl weg, und stellen Sie die Füße nebeneinander. Nun gehen Sie einen Schritt zurück und setzen sich langsam auf den Stuhl. Machen Sie diese Übung zweimal: Einmal gehen Sie mit dem rechten Fuß, das andere Mal mit dem linken Fuß zurück. Vergleichen Sie, wie Sie sich beim Hinsetzen fühlen, wenn Ihr rechtes Bein hinten steht und wenn Ihr linkes Bein hinten steht. Beim Hinsetzen ist eine exzentrische Muskelaktion der Quadrizeps-Gruppe des hinteren Beines erforderlich. Haben Sie beim Hinsetzen normalerweise immer dasselbe Bein hinten, schaffen Sie durch stetiges Wiederholen im Laufe Ihres Lebens (sogar schon nach einem Jahr) ungleichmäßige Bedingungen in Ihren Beinen. Dieses Ungleichgewicht in den Quadrizeps-Muskeln kann ein Auslöser für die Schieflage des Beckens sein.
4. **Die „schwächere“ Seite trainieren:** Wann immer es möglich ist, sollten Sie Ihre üblichen Bewegungsmuster umkehren und mit dem für Sie unüblicheren Bein zuerst aufstehen, sich hinsetzen und Treppen steigen.

Übungen: Vorstellungsbilder zur Förderung des Gleichgewichts

1. **Wasserwaage** (im Stehen): Stellen Sie sich die Wasserwaage eines Schreiners vor, die auf beide Seiten des Darmbeinkamms gelegt wird. Prüfen Sie, ob die Luftblase eher links oder rechts von der Mitte liegt. Stellen Sie sich vor, wie sich die Beckenknochen ausgleichen und die Luftblase in die Mitte wandert.
2. **Horizontale Ausrichtung des Beckens:**
   a) Zweite Position Plié bis zum Tendu à la seconde: Visualisieren Sie eine horizontale Linie, die den beidseitigen Darmbeinkamm (Cristae iliacae) miteinander verbindet, und eine weitere horizontale Linie, die die Hüftgelenkpfannen miteinander verbindet. Die beiden Seiten des Darmbeinkamms sind oben und seitlich am Becken ziemlich einfach zu ertasten. Die Hüftgelenkpfannen können hinter der Mitte des Leistenbandes, oberhalb und seitlich der Sitzbeine ertastet werden. Visualisieren Sie diese beiden Linien als Parallelen zueinander und horizontal zum Boden, während Sie aus der zweiten Position Plié in die Position Tendu à la seconde wechseln (Abbildung 11.6). Auch bei

anderen Bewegungsabläufen, wie etwa dem Chassé oder bei Pirouetten, ist es hilfreich, diese beiden Linien als horizontal verlaufende Parallelen zu visualisieren. Fügen Sie noch die Linien hinzu, die den linken Beckenkamm mit der linken Hüftgelenkpfanne verbinden und den rechten Beckenkamm mit der rechten Hüftgelenkpfanne, dann erhalten Sie eine fast quadratische Form, die auch als visuelles Ausrichtungsraster für das Becken dienen kann. Das Quadrat neigt sich nicht zur Seite, während Sie aus der zweiten Position Plié in die Position Tendu à la seconde übergehen.

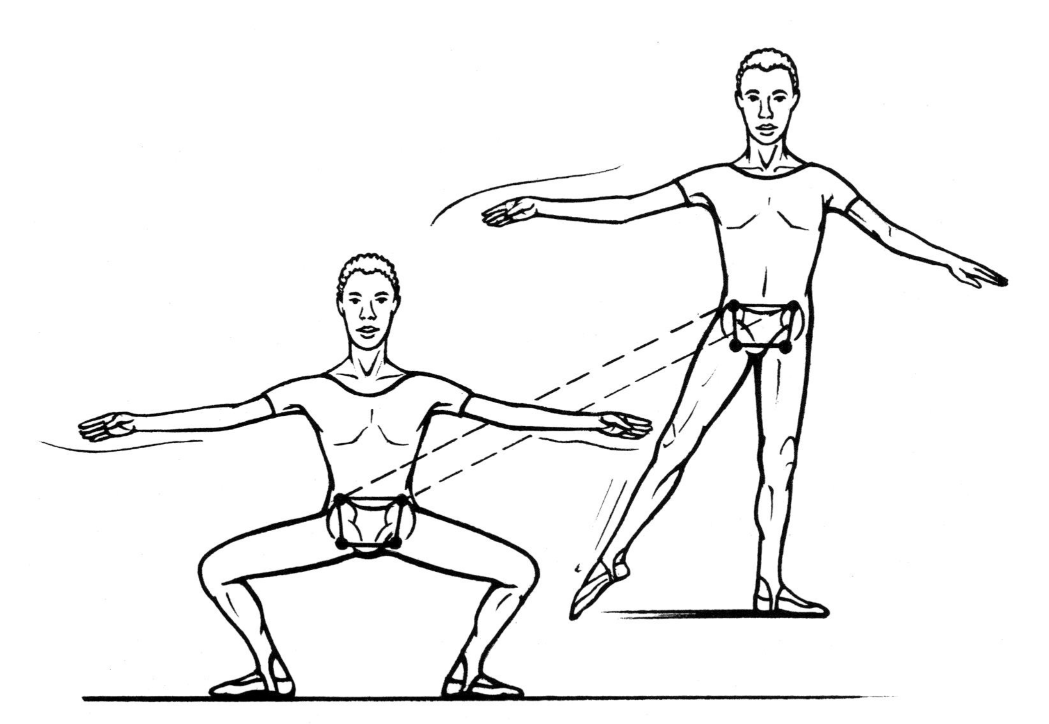

Abbildung 11.6: Visualisieren Sie ein Quadrat, das von den vier gezeigten Punkten gebildet wird.

b) Stehen: Visualisieren Sie die Oberschenkelköpfe als Bojen, die an der Wasseroberfläche schwimmen (siehe Kapitel 8, Abbildung 8.2). Diese Bojen stützen Ihr Becken. Ihre Beine sind die Ankerketten, Ihre Füße die Anker. Da die Wasseroberfläche eben ist, sind auch die Bojen und das Becken, das von ihnen gestützt wird, horizontal. Das Becken schwimmt, von den Bojen getragen, auf der Wasseroberfläche. Sinkt die Oberfläche ab (wie bei einem Plié), gleitet das Becken gleichmäßig abwärts, wobei es von den Bojen im Gleichgewicht gehalten wird. Steigt der Wasserspiegel an, drücken die Bojen das Becken mit gleicher Kraft wieder nach oben. Steht die rechte Seite des Beckens höher als die linke, stellen Sie sich vor Ihrem inneren Auge vor, daß die Boje links stärker nach oben drückt. Ist das Becken nach vorn geneigt, visualisieren Sie, daß beide Bojen verstärkt nach oben drücken, während Ihr Steißbein nach unten fällt.

3. **Sagittale Ausrichtung des Beckens** (im Stehen oder Gehen): Stellen Sie sich zwei Scheinwerfer an den Hüftgelenkpfannen vor. Das Licht sollte horizontal nach vorn leuchten. Leuchten Ihre Scheinwerfer nach oben, dann passen Sie sie so an, daß sie horizontal scheinen. Sweigard schlägt vor, statt der Scheinwerfer an Augen zu denken, die in horizontaler Ebene nach vorn blicken.
4. **Die Ausrichtung des Beckens beim Strecken** (in der Streckbewegung; beim Développé): Stellen Sie sich das Becken als Schale vor. Sehen Sie vor Ihrem inneren Auge, wie die Schale an Ihrer zentralen Achse aufgehängt ist. Der Rand der Schale soll sich in einer horizontalen Ebene befinden. Kippen Sie die Schale nicht, wenn Sie Ihr Bein ausstrecken, heben Sie keine Seite an, und senken Sie auch keine Seite ab.
5. **Öffnen des Beckens:** Stellen Sie sich vor, daß Ihr Becken aus zwei getrennten Hälften in der Form von jeweils umgekehrten Pyramiden besteht. Ihre Sitzbeine sind die Pyramidenspitzen. Schicken Sie einen Lichtstrahl aus beiden Pyramidenspitzen (siehe oben Abbildung 11.5). Vielleicht stellen Sie fest, daß das Licht in unterschiedliche Richtungen scheint. Im Idealfall sollten beide Lichtkegel vertikal nach unten zeigen. Beobachten Sie, wie sich die Lichtkegel aneinander anpassen, bis sie sich auf derselben frontalen Ebene befinden. Gelingt Ihnen diese Anpassung in Ihrer Vorstellung nicht, erzwingen Sie sie nicht. Nehmen Sie den Unterschied zwischen den beiden Lichtkegeln wahr, und wiederholen Sie die Übung, sobald Sie mehr Erfahrung mit mentalen Übungen zum Becken haben.

Das Becken als Kraftwerk

Der Schwerpunkt des Körpers liegt ungefähr vor dem zweiten Sakralwirbel. Wie bereits erwähnt, sind die größten Muskeln unseres Körpers mit dem Becken, unserem muskulären Kraftwerk, verbunden oder verlaufen durch diese Körperregion. Für den Körper ist es ein glücklicher Umstand, daß hier seine Kraft lokalisiert ist. Eine koordinierte Muskeltätigkeit schließt immer auch die Körpermitte ein. Auch beim Ballett ist der Körpermittelpunkt beteiligt. Das Becken trägt das beträchtliche Gewicht des Oberkörpers auf zwei ziemlich schmalen Schäften und muß so stark werden, damit wir als Kinder überhaupt laufen lernen können. Nur wenn diese Muskeln gut ausbalanciert und auf den übrigen Körper abgestimmt sind, können wir unser Gewicht anmutig tragen. Die Erick-Hawkins-Methode (Tanzpartner von Martha Graham) setzt bei einer Kontraktion im Becken an, die dann bis in die äußersten Gliedmaßen ausstrahlt. Einige wirbellose Tiere wie zum Beispiel Kraken bewegen sich, indem sie sich zusammenziehen und Wasser aus der Körpermitte schleudern, wodurch sie rückwärts getrieben werden, ähnlich einer Rakete (siehe Kapitel 7, Abbildung 7.5).

Die Körpermitte ist auch entscheidend, um geistig zentriert zu sein. Meditative Praktiken sowohl östlicher als auch westlicher Religionen messen dem *Hara* oder *Tanden,* das sich unterhalb des Nabels befindet, eine besondere Bedeutung bei. Durkheim erläutert die Bedeutung dieses Mittelpunktes im Gedankengut sowohl der östlichen als auch der westlichen Welt (Durkheim 1992). Er zitiert einige Lehren von Okada Torajiro, der Seiza lehrte, eine Schule, die auf Übungen im Sitzen basiert:

„Sammle deine ganze Kraft an einem Punkt im Unterleib. Deine Haltung ist gebeugt, weil dein Geist gebeugt ist. Wie eine fünfstöckige Pagode – so tadellos sollte deine Haltung sein. Deine Füße sind das Brennholz, der Magen der Ofen. Warum tun deine Füße weh? Weil du keine Kraft im Unterleib hast." (Durkheim 1992, S. 205)

Okada sagte, in seiner Jugend sei er immer schwach und kränklich gewesen, und mit Seiza hätte er diesen Zustand überwunden. Der Meister Ohashi betont:

„Mein Lehrer, Meister Shizuto Masanuga, pflegte uns folgendes zu sagen: Wenn wir im Bereich des Hara diagnostizieren und massieren, müssen wir wie eine Mutter werden, aber mit der Einstellung eines Samurais. Das bedeutet, daß wir überaus sanft sind und doch gleichzeitig konzentriert, zielgerichtet und aufmerksam." (Ohashi 1991, S. 116f.)

Sanft und dennoch konzentriert, zielgerichtet und aufmerksam zu sein, ist auch beim Tanzen sehr wertvoll.

Übungen: Vorstellungsbilder zum Becken als Kraftwerk

1. **Ein Geysir aus dem Becken** (im Sitzen, Stehen, in Bewegung): Stellen Sie sich Ihr Becken als Quelle eines gewaltigen Geysirs vor. Spüren Sie sein großes Energiepotential. Visualisieren Sie einen Ausbruch des Geysirs – zuerst hören Sie nur ein Blubbern, dann schießt er hoch auf, durch den ganzen Körper (Abbildung 11.7).

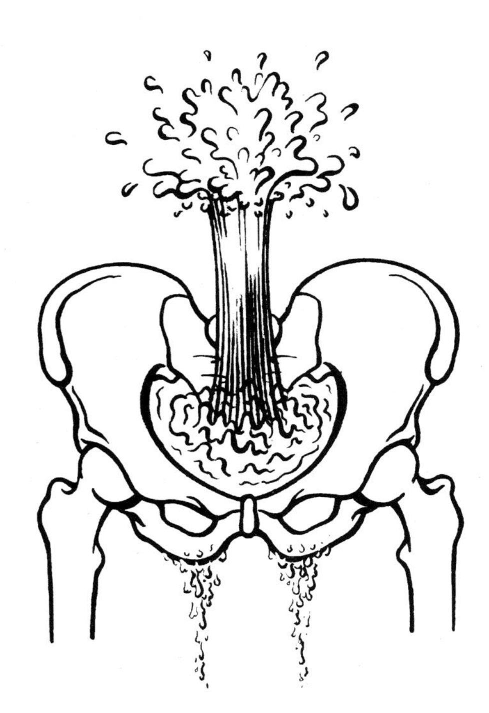

Abbildung 11.7: Stellen Sie sich Ihr Becken als Quelle eines gewaltigen Geysirs vor.

2. **Babyschaukel** (in Bewegung): Stellen Sie sich vor, daß Ihr Becken in einer Babyschaukel hängt. Die Beine baumeln nach unten. Das Becken hat die Kontrolle über das gesamte Körpergewicht (dieses Bild wird in der Erick-Hawkins-Methode verwendet). Ich möchte darauf hinweisen, daß Kinder erst dann laufen lernen sollten, wenn sie selbst soweit sind, und nicht in Laufgestelle oder Babyschaukeln gestellt werden sollten, damit sie es früher lernen. Das bedeutet jedoch nicht, daß dieses Bild nicht für erwachsene Tänzer und Tänzerinnen nützlich wäre.
3. **Klettergurt** (in Bewegung): Wer sich im Bergsteigen auskennt, kann sich das Becken vorstellen, wie es in einem Klettergurt hängt.

Der Beckenboden

Der Beckenboden wird durch vier Knochen umgrenzt: den beiden Sitzbeinen, der Schambeinfuge und dem Steißbein. Das Bindegewebe und die Muskeln bilden lasagneartige Lagen, wobei sich Bindegewebs- und Muskelschichten abwechseln. Der Musculus levator ani bildet den inneren Teil des Beckenbodens; er setzt vorn am Schambein und an der Fascia obturatoria interna an und hinten am Steißbein. Der Musculus pubococcygeus bildet einen Teil des Musculus levator ani und setzt am Steißbein und am Schambein an. Er sieht aus wie eine Hängematte, die an diesen beiden

Abbildung 11.8: Der Beckenboden schafft ein Sicherheitsnetz; er ist eine entscheidende Stütze für die Organe der Beckenregion.

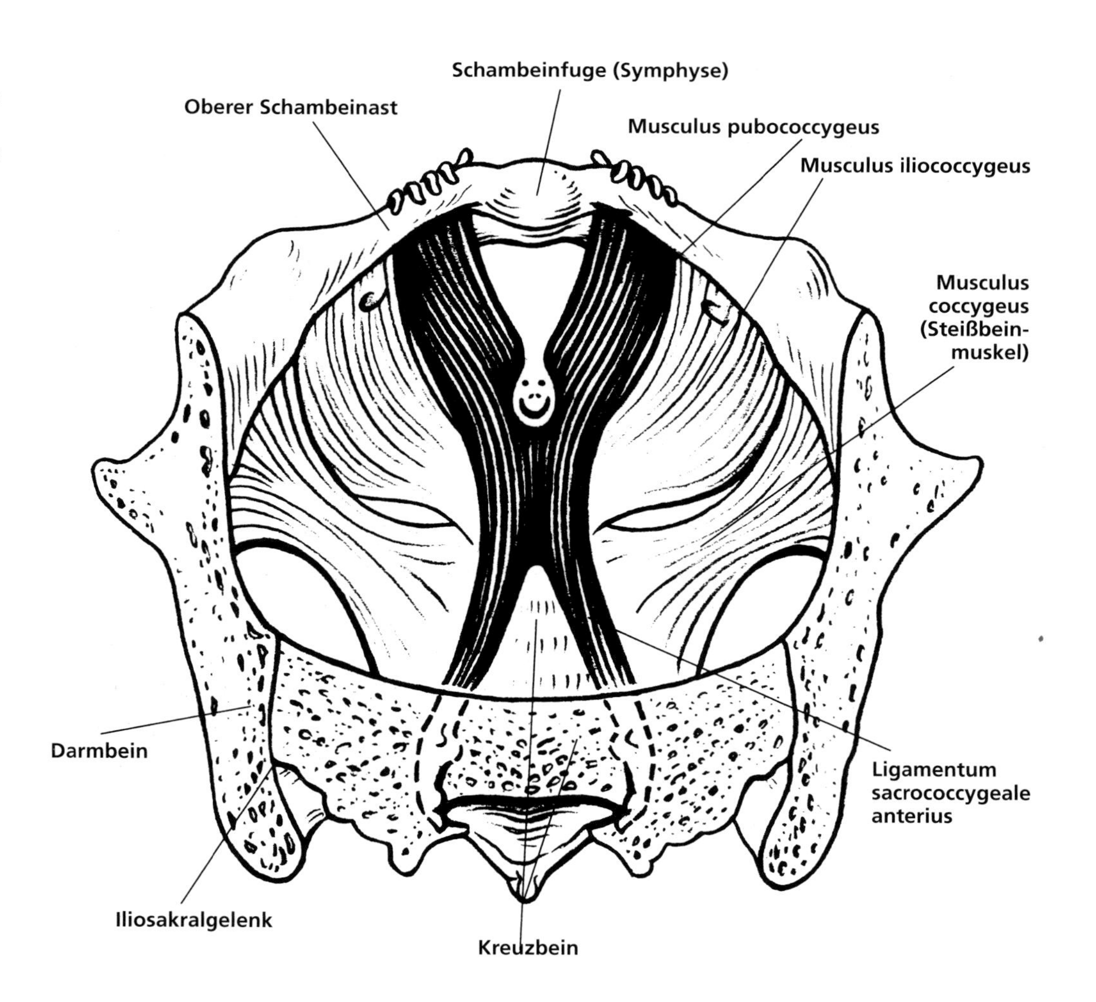

Punkten fixiert ist. Diese Muskeln schaffen ein Sicherheitsnetz und dienen letztlich auch als Stütze für die im Beckenbereich befindlichen Organe (Abbildung 11.8). Der Beckenboden steht in einem funktionalen Zusammenhang mit dem Zwerchfell und erfahrungsgemäß auch mit vielen anderen Körperregionen, wie etwa der Ebene der ersten Rippe und dem Scheitel. Der Beckenboden ist, psychologisch gesehen, aufgrund seines direkten Bezuges zu den Geschlechts- und Ausscheidungsorganen ein sensibler Bereich für mentale Vorstellungen. Die Beweglichkeit des Beckenbodens ist jedoch wichtig für die Ausrichtung des Beckens, eine bessere Beweglichkeit des Oberschenkelknochens in der Hüftgelenkpfanne und für den Gleichgewichtszustand in der gesamten Wirbelsäule. Ein beweglicher Beckenboden schafft eine große Stütze für eine aufrechte Haltung, und zwar dadurch, daß sich das Rückgrat verlängert und daß Schultergürtel, Nacken und Kopf entlastet werden. Ein Gespür für den Beckenboden zu entwickeln, hilft auch, die Körperausrichtung tiefgreifend zu verbessern. Das führt dazu, daß das Hüftgelenk beweglicher wird und die Bewegungen kontrollierter ablaufen.

Übungen: Den Beckenboden aktivieren

1. **Den Tonus erhöhen** (im Sitzen): Stellen Sie sich die vier Punkte vor, die den Beckenboden umgeben: die Sitzbeine, die Schambeinfuge und das Steißbein. Sehen Sie, wie sie sich beim Einatmen dehnen und sich beim Ausatmen verengen.
2. **Den Tonus erhöhen** (beim Improvisieren):
   a) Trampolin: Visualisieren Sie die vier Knochenabgrenzungen, die den Beckenboden umgeben. Stellen Sie sich vor, daß ein Trampolin an diesen vier Punkten festgemacht sei. Denken Sie sich einen großen Ball oder einen anderen beliebigen Gegenstand, der auf dem Trampolin auf und ab springt. Hüpfen Sie etwas, ohne dabei vom Boden abzuheben, und stellen Sie sich vor, wie Ihr Beckenboden mit dem Ball darauf auf und ab springt. Finden Sie heraus, was Sie tun müssen, damit der Ball senkrecht vom Trampolin in die Höhe springt.
   b) Trommel: Stellen Sie sich vor, der Beckenboden sei eine Trommel. Fühlen Sie, wie er vibriert und mitschwingt. Wenn Sie wollen, können Sie selbst dazu trommeln, am besten mit einer tiefen Baßtrommel, um das Bild des widerhallenden Beckenbodens zu verstärken. Afrikanische Trommeln eignen sich am besten. Leiten Sie jede Bewegung von Ihrem vibrierenden Beckenboden her ein. Versuchen Sie auch Sprünge und Drehungen mit dieser Art der Bewegungseinleitung. Sehen Sie den Aufschwung beim Springen als Reaktion auf das Vibrieren des Beckenbodens. Spüren Sie beim Aufkommen auf dem Boden den Stoß in Ihrer Körpermitte und den Widerhall beim Plié (siehe unten Abbildung 11.9).

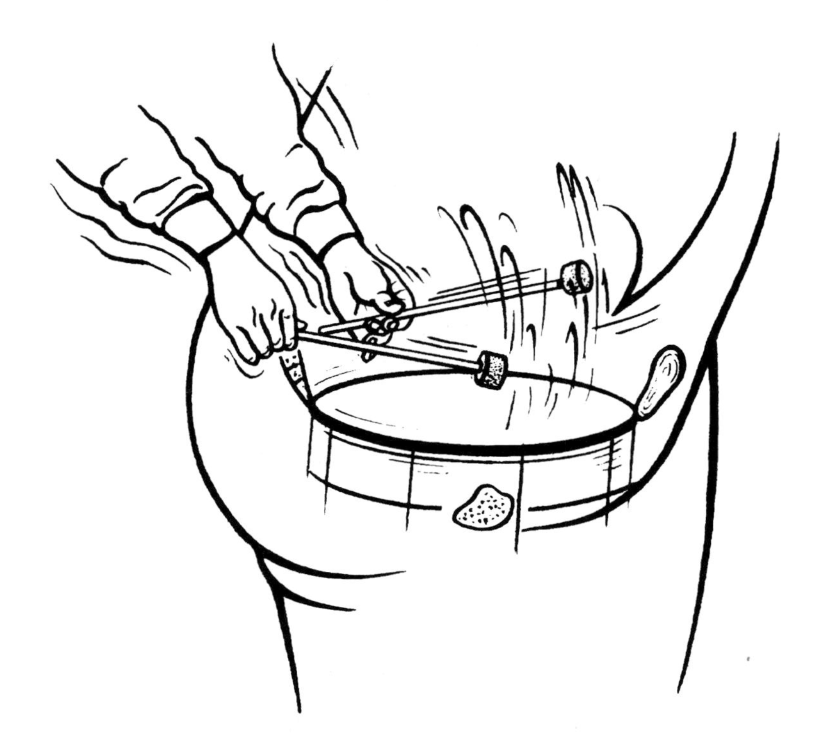

Abbildung 11.9: Stellen Sie sich vor, der Beckenboden sei eine Trommeloberfläche.

3. **Fliegender Teppich** (beim Improvisieren, Treppensteigen, Aufstehen und Hinsetzen; beim Plié; bei allen Veränderungen der Beckenstellung in vertikaler Ebene, einschließlich vertikalen Sprüngen und Sprüngen aus einer Laufbewegung heraus): Stellen Sie sich den Beckenboden als fliegenden Teppich vor, der das Becken und den Rumpf anhebt und stützt, während Sie sich bewegen. Der fliegende Teppich stützt sanft das Becken und löst die Beine.
4. **Der Beckenboden als Zylinder:**
   a) Verbinden Sie den Beckenboden mit dem ersten Rippenring (im Stehen; Veränderungen des Körpers in der vertikalen Ebene): Visualisieren Sie die Ebene des Beckenbodens. Visualisieren Sie die Ebene der ersten Rippe. Stellen Sie sich einen Zylinder vor, der die beiden Ebenen miteinander verbindet. Denken Sie sich den Zylinder vertikal. Die Beckenschüssel und die Rippen bilden zusammen eine ovale Form, die diesen Zylinder umgibt. Stellen Sie sich die Dreidimensionalität des Zylinders und die ovale Form in Gedanken vor (Abbildung 11.10).
   b) Aufsteigende und absteigende Vibration: In Anlehnung an obige Übung 2b können Sie sich die oberen und unteren Kreise als zwei gegenüberliegende Oberflächen einer zylindrischen Trommel vorstellen. Stellen Sie sich vor, wie die oberen und unteren Trommelflächen zusammen vibrieren. Es mag hilfreich sein, bei dieser Vorstellung zu summen. Sehen Sie in Gedanken, wie die untere Trommelfläche (Beckenboden) Vibrationen durch den Körper in den oberen Kreis (Ebene der ersten Rippe) sendet. Stellen Sie sich auch umgekehrt vor, wie die obere Trommelfläche Vibrationen nach unten durch den Körper zur unteren Trommelfläche sendet.

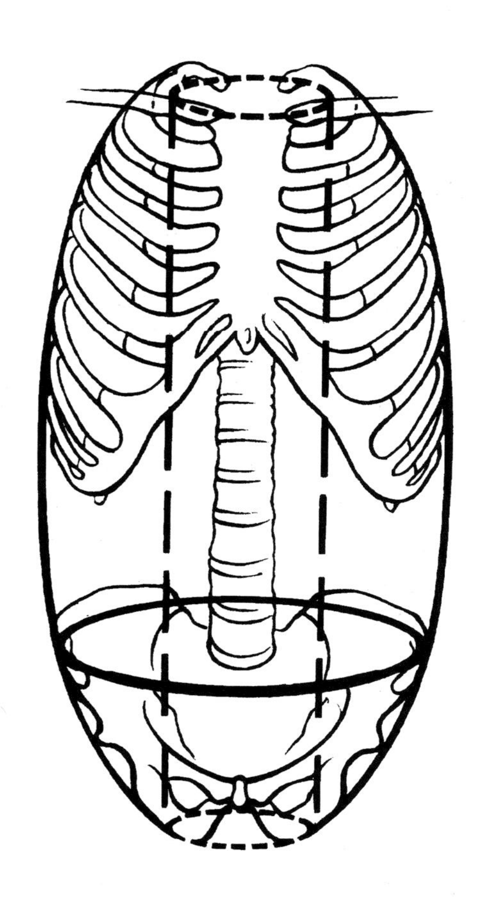

Abbildung 11.10: Stellen Sie sich einen Zylinder vor, der vom Beckenboden bis zu den Rippen reicht.

5. **Auditive Übungen für das Zwerchfell und den Beckenboden** (im Hüpfen): Hüpfen Sie ganz leicht, ohne die Füße vom Boden zu heben. Lassen Sie ein tiefes „Haa" durch Ihre Kehle klingen, ohne Ihre Stimmbänder anzustrengen. Sehen Sie vor Ihrem inneren Auge das Zwerchfell auf und ab hüpfen, wobei genügend Luft durch die Stimmbänder fließt, um einen tiefen, offenen Ton zu erzeugen. Stellen Sie sich vor, wie dieser Ton am Beckenboden zurückhallt. Lassen Sie Ihre Schultern und Arme hängen; spannen Sie Ihre Unterleibsmuskeln nicht an. Während Sie weiter hüpfen, stellen Sie sich vor, wie Sie Ihr Steißbein in Richtung Boden schütteln. Das Gefühl ist so ähnlich, als ob Sie ein altmodisches Quecksilberfieberthermometer herunterschütteln.

Die Sitzbeine

In früheren Zeiten saßen die Menschen offensichtlich auf der Unterseite des Beckens. Im Laufe der Zeit entstand aus dieser Gewohnheit, verbunden mit dem Ziehen der hinteren Oberschenkelmuskulatur an dieser Stelle, eine markante Erhebung, die sich zum Sitzen eignete – die Sitzbeine. Aber auch noch heute können wir Angehörige von entlegenen Eingeborenenstämmen in Neuseeland und Afrika so sitzen sehen. Eine andere Gruppe von Menschen, die immer noch spontan so sitzen, sind kleine Kinder (siehe Kapitel 6, Abbildung 6.5). Die Sitzbeine verhinderten, daß die lebenswichtigen Ausscheidungs-, Verdauungs- und Geschlechtsorgane zu nah am kalten, harten Boden jener Behausungen waren. Ohne Sitzbeine würde man praktisch auf der Harnblase sitzen.

Gepolsterte Stühle sind eine relativ neue Erscheinung. Auf harten Sitzflächen konnten sich die Menschen wahrscheinlich nicht auf ihre Steißbeine zurücklehnen, so wie viele von uns heute sitzen. Ich versuchte einmal, mich ein paar Minuten auf einen mittelalterlichen Königsthron zu setzen. Ich muß sagen, daß ich so wohl am schnellsten eine korrekte Ausrichtung der Sitzbeine schätzen lernte (Abbildung 11.11).

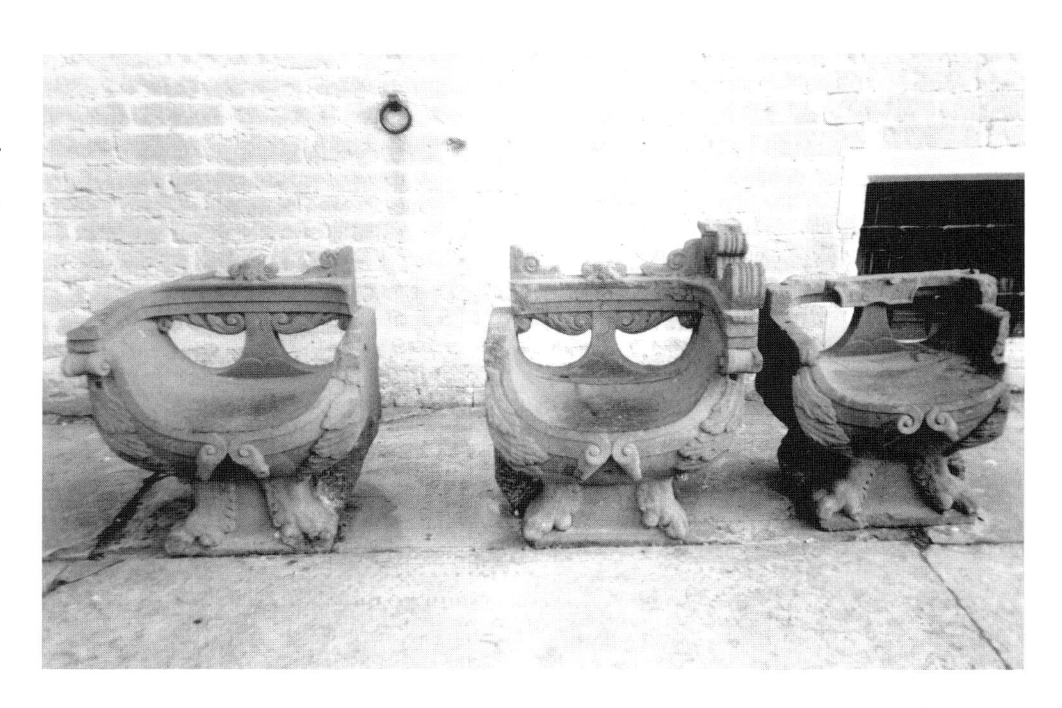

Abbildung 11.11: Sich ein paar Minuten auf einen mittelalterlichen Königsthron zu setzen, kann bewirken, daß wir eine korrekte Ausrichtung unserer Sitzbeine schätzen lernen.

Wie bereits erwähnt, sitzen Babys und Kleinkinder perfekt ausgerichtet auf ihren Sitzbeinen, und zwar im allgemeinen bis zum Alter von drei Jahren. Danach neigen sie dazu, die Haltung ihrer weniger perfekt sitzenden Eltern zu übernehmen. Die Sitzbeine können als Beine in Miniaturform visualisiert werden. Mit diesen Minifüßen können Sie hervorragend lernen, das Becken auszubalancieren, ohne daß unnötige Spannung die Wirbelsäule hoch gelangt. Die Sitzbeine können mit dem schweren Ballast an Segelbooten verglichen werden, der sie selbst im schlimmsten Wetter (hoffentlich) aufrecht hält. Ohne diesen Ballast würde ein Segelboot sofort kentern. Unsere übliche Sitzhaltung wirkt sich auf unsere gesamte Körperhaltung aus, insbesondere, wenn wir lange in dieser Haltung verweilen. Zeigen die Sitzbeine nach unten, steht das Becken aufrecht und ist perfekt ausgerichtet. Die fließende Vorstellung eines Ballasts am Schiff hilft uns, dieses Ziel dynamisch und locker zu erreichen.

Übungen: Sitzbeine aktivieren

Suchen Sie sich für die folgenden Übungen einen Stuhl, dessen Sitzfläche und Höhe Ihnen ermöglicht, Ihre Oberschenkel parallel zum Boden auszurichten, so daß zwischen Oberschenkeln und Rumpf ein 90°-Winkel entsteht. Fällt die Sitzfläche nach hinten ab, neigt sich Ihr Becken nach hinten, so daß Sie nicht mehr direkt auf Ihren Sitzbeinen sitzen können.

1. **Die Sitzbeine visualisieren** (im Sitzen): Legen Sie Ihre Hände unter Ihr Becken. Spüren Sie einen Augenblick lang, wie das Gewicht der Knochen auf Ihren Fingern lastet. Achten Sie darauf, wie nah die Knochen beieinanderliegen. Versuchen Sie, das räumliche Verhältnis zwischen den Sitzbeinen und den Hüftgelenkpfannen, die nur ein paar Zentimeter höher, etwas weiter vorn und seitlich liegen, zu visualisieren. Stellen Sie fest, ob Sie Ihr Körpergewicht gleichmäßig auf beide Sitzbeine verteilen.
2. **Die Sitzbeine als Sockel des Beckens:** Aktivieren Sie die Muskeln im Unterleib, im unteren Beckenbereich und im Beckenboden (im Sitzen):
   a) Auf den Sitzbeinen schaukeln: Schaukeln Sie auf Ihren Sitzbeinen vor und zurück. Schaukeln Sie sehr schnell, und spüren Sie, wie die Becken- und Bauchmuskulatur aktiviert wird. Werden Sie wieder langsamer, bis Sie sich fast nicht mehr bewegen. Bleiben Sie dann ganz ruhig sitzen. Stellen Sie sich jetzt in Gedanken vor, wie Sie schaukeln.
   b) Die Sitzbeine als Setzkeile: Stellen Sie sich Ihre Sitzbeine als Setzkeile vor, und sehen Sie, wie sie in die weiche Erde unter Ihnen drücken.
   c) Die schwingenden Gewichte einer Kuckucksuhr: Stellen Sie sich Ihre Sitzbeine als die schweren Gewichte vor, die von einer Kuckucksuhr herabhängen. Lassen Sie sie herunterhängen und vor- und zurückschwingen.
   d) Sitzbeine anheben: Probieren Sie einmal folgendes auf beiden Seiten aus: Verlagern Sie Ihr ganzes Gewicht auf ein Sitzbein, und heben Sie das andere an. Sehen Sie in Gedanken das angehobene Sitzbein als schweres Gewicht herunterhängen.
   e) Die Sitzbeine schmelzen lassen: Stellen Sie sich vor, wie Ihre Sitzbeine schmelzen und an dem Stuhl hinunterlaufen. Winkeln Sie ein Bein in der Hüftgelenkpfanne an. Heben Sie nun das Knie, ohne dabei das Becken anzuheben. Wiederholen Sie diese Übung mehrmals auf beiden Seiten.
   f) Den Oberschenkelkopf fallen lassen: Stellen Sie sich wieder vor, daß Ihre Sitzbeine den Stuhl hinunterschmelzen. Visualisieren Sie eine Schnur, die an einem Knie befestigt ist und vertikal nach oben zieht. Beugen Sie im Hüftgelenk, und stellen Sie sich vor, daß die am Knie befestigte Schnur die Bewegung auslöst. Visualisieren Sie, wie der Oberschenkelkopf nach unten in die Hüftgelenkpfanne fällt, wenn Sie das Knie anheben.
3. **Entspannen von Gesäßbacken, unterer Wirbelsäule und der Rückseite der Beine** (im Stehen): Umfassen Sie Ihre Gesäßbacken mit beiden Händen, und ziehen Sie sie gerade nach oben, ohne das Becken nach vorn zu kippen. Verharren Sie eine Minute lang in dieser Stellung, dann lassen Sie sie langsam los. Während sich die Gesäßbacken wieder nach unten bewegen, visualisieren Sie, wie sie schmelzen und an der Rückseite Ihrer Beine bis zu Ihren Fersen hinunterfließen.

Das Hüftgelenk

Die Hüftgelenke sind Kugelgelenke und dafür zuständig, die von den Beinen kommenden Stöße an das Becken weiterzugeben. Das Hüftgelenk besitzt drei Freiheitsgrade: Beugen/Strecken, Abduktion/Adduktion und interne/externe Rotation. Es ist stabiler und weniger beweglich als das Schultergelenk und erfährt seine maximale Belastungsgrenze beim Tanzen.

Mees weist auf die große Ähnlichkeit in der Form hin, die zwischen der rechten Beckenhälfte und dem linken Schulterblatt und umgekehrt besteht, was einen größeren funktionalen Zusammenhang vermuten läßt, als auf den ersten Blick ersichtlich ist (Mees 1981). Die Hüftgelenkpfannen befinden sich auf der Beckenvorderseite und sind nach unten abgebogen, wohingegen sich die Gelenkpfannen der Schultern an der Seite des Oberkörpers befinden. Dies ist eine wichtige Unterscheidung, da wir im allgemeinen annehmen, die Hüftgelenkpfannen lägen weiter auseinander, als dies tatsächlich der Fall ist, und die Schultergelenke enger beieinander (wie bei nach vorn oder hoch gezogenen Schultern) als in Wirklichkeit. Die Tiere, die am schnellsten laufen können, sind, von vorn oder hinten betrachtet, schmal. Ihre Hüftgelenkpfannen liegen eng beieinander.

Bei Männern liegen die Hüftgelenkpfannen in der Regel enger beieinander als bei Frauen, wodurch Männer biomechanisch gesehen bevorteilt sind, da diese Lage günstiger ist für die Kraftübertragung aus den Beinen in das Becken (hinsichtlich des Energieverbrauchs sind jedoch Frauen im Vorteil). Der größere Abstand zwischen den Hüftgelenkpfannen bei Frauen schafft einen breiteren Geburtskanal zwischen Darmbein, Sitzbein- und Schambeinknochen.

Das Gewicht der Wirbelsäule liegt auf einer Ebene, die sich hinter den Hüftgelenkpfannen befindet, wodurch ein wagenähnliches Gebilde im Rumpf entsteht. Die Beine können als Pferde visualisiert werden, die den Wagen ziehen, wobei der Wagen am Rücken der Pferde befestigt ist. Das Band, das den Wagen mit den Pferden verbindet (das Becken mit den Oberschenkeln) ist das Ligamentum iliofemorale. Es wird auch Y-Band genannt, weil es wie ein umgedrehtes Y aussieht. Dieses Band verhindert, daß wir nach hinten von unserem Pferd fallen. Heben Sie ein Skelett hoch und vergessen dabei, daß ein Y-Band fehlt, fallen Rumpf und Kopf nach hinten. In der tänzerischen Ausbildung wird das Y-Band gedehnt, damit sich die Beine besser ausdrehen und strecken lassen, was zum Beispiel für eine Arabesque wichtig ist.

Der größte Knochen unseres Körpers, der Oberschenkelknochen, trägt das Körpergewicht auf seinen zwei kugelförmigen Köpfen. Der Oberschenkelknochen ist nicht ganz gerade und hat einen kurzen Hals, der in den großen Trochanter übergeht. Dieser Winkel zwischen Hals und Schaft erhöht die Stützwirkung und die Beweglichkeit des Beckenbogens. Ein gerader Oberschenkelknochen würde die Beweglichkeit des Hüftgelenks einschränken und den Muskelansatz erschweren.

Der Oberschenkelknochen ist an seinem Ausgangspunkt vom Becken zur Körpermitte hin geneigt. Je breiter das Becken, desto größer die Neigung. Wenn wir uns den Schaft und den Hals des Oberschenkelknochens als einen aus zwei Kräften bestehenden Vektor vorstellen, können wir die resultierende mechanische Achse des Oberschenkels ermitteln (siehe Kapitel 9, Abbildung 9.5), die wir visualisieren, um eine korrekte Beinausrichtung zu erreichen. Schauen wir entlang des Oberschenkelknochens nach unten, sehen wir einen Winkel, der durch die Achse des Oberschenkelhalses und die Achse durch die am Knie gelegenen Gelenkknorren am Oberschenkel entsteht (Abbildung 11.12). Der Drehwinkel beträgt bei Erwachsenen im Durchschnitt 15° (Norkin/Levangie 1992). Bei Kindern ist er jedoch größer, und deshalb laufen Kleinkinder oft mit etwas nach innen gedrehten Beinen. Allgemein gesagt: je kleiner der Drehwinkel, desto größer die Drehung nach außen.

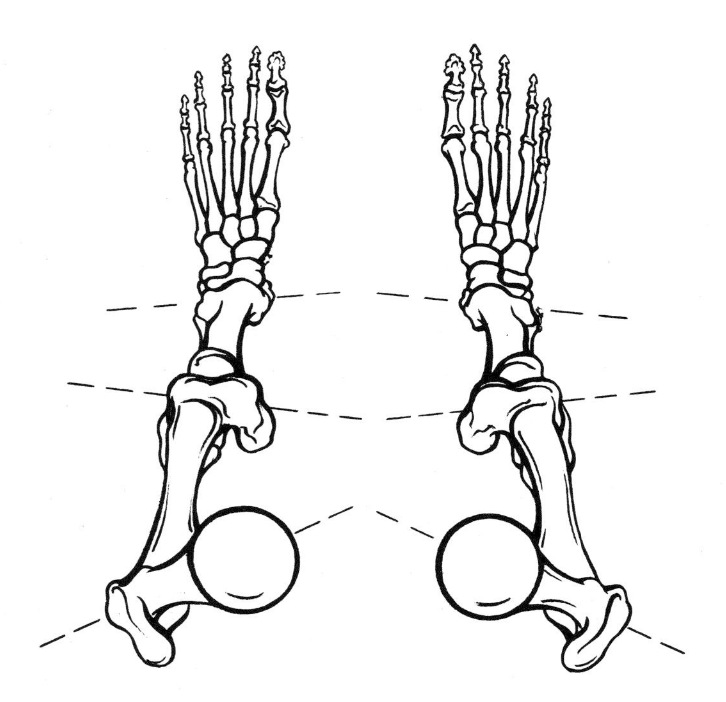

Abbildung 11.12: Dargestellt ist hier der Drehwinkel, der sich aus der Achse durch den Oberschenkelhals und der Achse durch den Gelenkhöcker am Oberschenkelknochen zusammensetzt.

Beim Beugen und Strecken der Beine kann die Bewegung des Oberschenkelkopfes in der Gelenkpfanne als Rotation visualisiert werden, doch gleitet der Oberschenkelkopf auch bei jeder Bewegung in der Hüftgelenkpfanne. Beim Beugen, wenn sich zum Beispiel bei einem Grand battement das Bein nach oben bewegt, dreht sich der Kopf zurück (könnte er rollen, würde er zu Ihnen hin rollen). Beim Strecken, wenn sich das Bein im Grand battement nach unten bewegt, dreht sich der Kopf nach vorn (und würde von Ihnen weg rollen). Rotation, Abduktion und Adduktion sind ebenfalls Gelenkbewegungen, die sich aus Rollen, Drehen und Gleiten zusammensetzen.

Übungen: Vorstellungsbilder zur Ausrichtung des Beines

1. **Ausrichtung des Beines** (im Stehen): Legen Sie Ihren Finger auf Ihren zweiten Zehen. Tun Sie so, als ob an Ihrem Finger Farbe wäre, streichen Sie auf der Vorderseite des Beines nach oben, und schaffen Sie eine imaginäre Farblinie, die sich von Ihrem zweiten Zehen über die Mitte des Fußknöchels entlang der Vorderseite Ihres Beines über die Kniescheibe und den Oberschenkel bis zur Hüftgelenkpfanne erstreckt. Wiederholen Sie diese Übung, und visualisieren Sie dabei, wie die zentrale Achse Ihres Beines durch den Mittelpunkt des Sprungbeins, den Unterschenkel, das Knie und den Oberschenkel bis in die Hüftgelenkpfanne verläuft. Zuletzt stellen Sie sich noch vor, wie Ihr Becken gleichmäßig auf beiden Oberschenkelköpfen balanciert (Abbildungen 11.12 und 11.13).

Abbildung 11.13: **Die zentrale Achse Ihres Beines verläuft durch den zweiten Zeh, den Mittelpunkt des Sprungbeins, den Unterschenkel, das Knie und den Oberschenkel bis in die Hüftgelenkpfanne.**

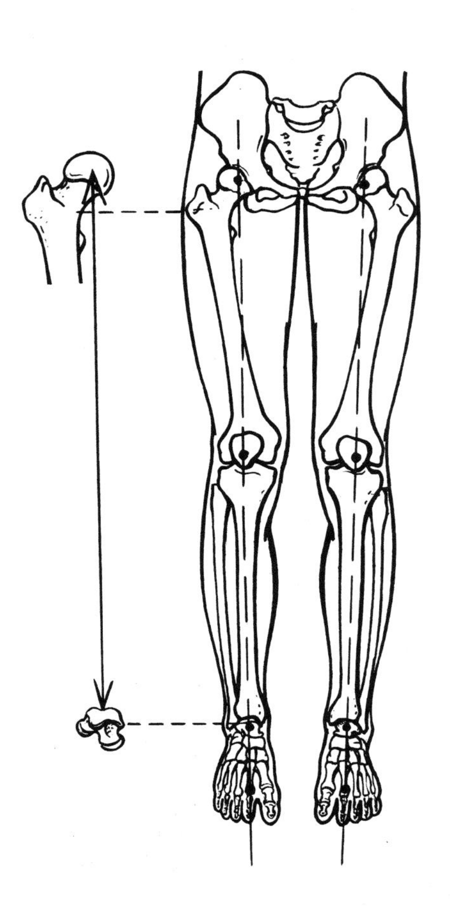

2. **Einknicken der Hüfte** (im Sitzen):
   a) Ein Blatt Papier: Stellen Sie einen Fuß oder zumindest die Ferse auf den Stuhl, auf dem Sie gerade sitzen. Machen Sie sich ein inneres Bild davon, wie Ihre Hüftgelenkpfanne stark einknickt. Stellen Sie sich diesen Knick in Gedanken wie den Falz in einem gefalteten Stück Papier vor. Erleichtern Sie sich die Arbeit mit diesem Bild dadurch, daß Sie sich vorstellen, wie sich die Sitzbeine bis zum Boden verlängern und der Rücken breiter wird. Wiederholen Sie die Übung mit dem anderen Bein. (Diese Übung geht auf Andre Bernard zurück.)

b) Eine Stoffpuppe: Stellen Sie sich vor, Sie seien eine Stoffpuppe, deren Beine an den Rumpf genäht sind. Knicken Sie Ihren Oberkörper über Ihre Beine, und lassen Sie ihn herunterhängen. Visualisieren Sie tiefe Knicke in Ihrer Hüfte. Bleiben Sie einen Augenblick lang in dieser Stellung. Richten Sie Ihren Oberkörper langsam über jeden einzelnen Wirbel Ihrer Wirbelsäule auf. Beginnen Sie am Ende Ihrer Wirbelsäule, indem Sie das Steißbein in Richtung Boden fallen lassen.

3. **Oberschenkelkopf als Billardkugel** (beim Aufstehen oder Hinsetzen): Stellen Sie sich vor, Ihre Oberschenkelköpfe seien Billardkugeln. Wenn Sie aufstehen, visualisieren Sie, wie die Billardkugeln durch Ihre Hüftgelenkpfannen hinauf- und hinten aus Ihrem Becken hinausrollen. Beim Hinsetzen stellen Sie sich vor, wie Ihre Hüftgelenkpfannen den Billardkugeln einen Stoß versetzen, so daß sie bis in Ihre Knöchel hinunterrollen. Können Sie dieses Bild deutlich vor Ihrem inneren Auge sehen, fügen Sie noch das Bild eines warmen, sanften Duschstrahls hinzu, der Ihren Rücken vollkommen entspannt (Abbildung 11.14).

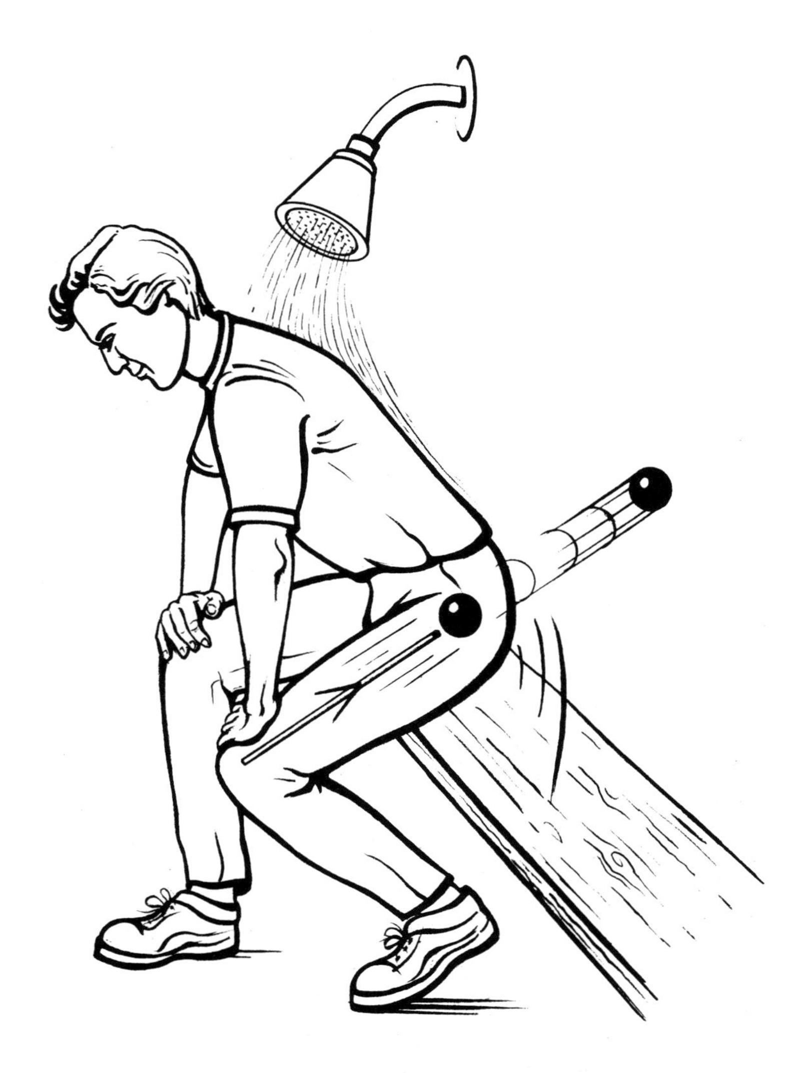

Abbildung 11.14: Die Oberschenkelköpfe sind Billardkugeln, und ein warmer, sanfter Duschstrahl löst die Spannung in Ihrem Rücken.

4. **Hüftgelenkbewegung beim Ausdrehen:**
   a) In Rückenlage: Legen Sie sich auf den Rücken. Winkeln Sie Ihre Knie im 90°-Winkel an, wobei die Füße flach auf dem Boden aufgesetzt sind. Lassen Sie nun Ihre Knie nach außen zur Seite fallen. Visualisieren Sie, wie sich der Oberschenkelkopf in der Hüftgelenkpfanne dreht, und beobachten Sie, wie die Schambeinäste entgegengesetzt in Richtung Schambeinfuge drücken. Während sich der rechte Oberschenkelknochen nach außen dreht, visualisieren Sie, wie die rechten Schambeinäste entgegengesetzt in Richtung Schambeinfuge drücken. Während sich der linke Oberschenkelknochen nach außen dreht, visualisieren Sie, wie die linken Schambeinäste sich entgegengesetzt in Richtung Schambeinfuge bewegen. Haben Sie Ihre Knie so weit wie möglich nach außen bewegt, drehen Sie sie wieder nach innen, so daß die Beine wieder parallel sind.
   b) Im Stehen: Stellen Sie sich beim Ausdrehen der Beine vor, wie sich die Schambeinäste aufeinander zu bewegen.
   c) Zahnräder im Hüftgelenk (in Rückenlage; im Stehen): Die Beziehung zwischen dem Ausdrehen und der Bewegung der Schambeinäste können Sie als zwei sich gegeneinander drehende Zahnräder visualisieren. Wenn sich die äußeren Zahnräder (die Oberschenkelköpfe) nach außen drehen, drehen sich die inneren Zahnräder (Schambeinäste) nach innen. Wenn die äußeren Zahnräder sich nach innen drehen, drehen sich die inneren Zahnräder nach außen (Abbildung 11.15).

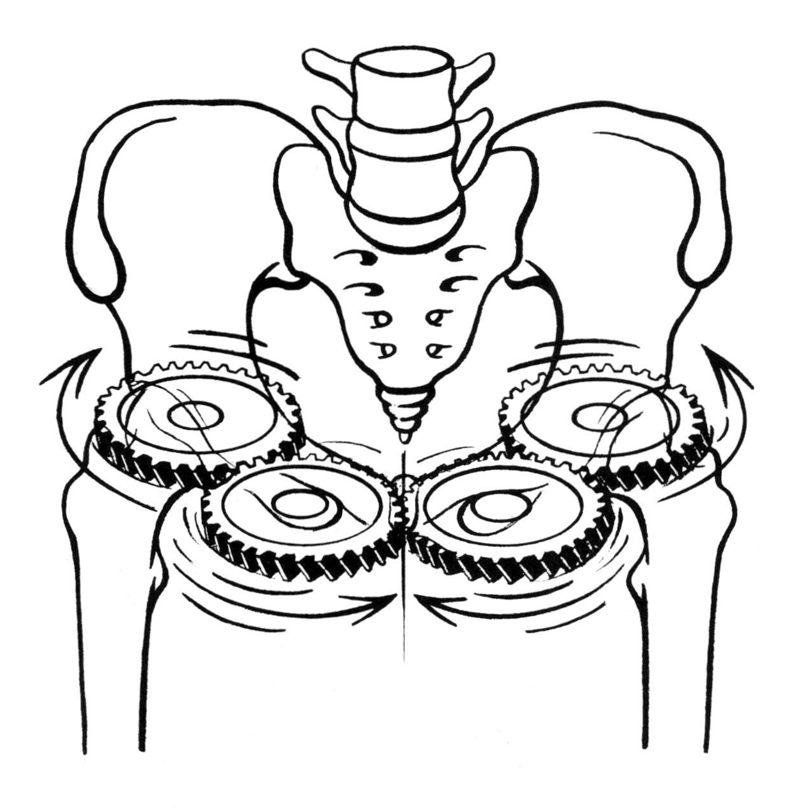

Abbildung 11.15: Wenn sich die äußeren Zahnräder (Oberschenkelköpfe) nach außen drehen, drehen sich die inneren Zahnräder (Schambeinäste) nach innen.

5. **Gelenkpfanne steuert Oberschenkelknochen** (in Bewegung): Stellen Sie sich vor, die Hüftgelenkpfanne sei wie eine Hand, die den Oberschenkelkopf hält. Diese Hand bewegt den Oberschenkel durch sanftes Ziehen und Stoßen, um das Bein in Bewegung zu setzen.
6. **Beckenballon auf Oberschenkelköpfen** (im Stehen und in Bewegung): Stellen Sie sich vor, das Becken sei ein mit Luft gefüllter Ballon, der von den Oberschenkelköpfen gestützt wird. Visualisieren Sie, wie der Ballon auf den Oberschenkelköpfen leicht auf und ab springt. Stellen Sie sich vor, wie die Oberschenkelköpfe sanft gegen den Ballon drücken, damit er im Gleichgewicht bleibt (Abbildung 11.16).

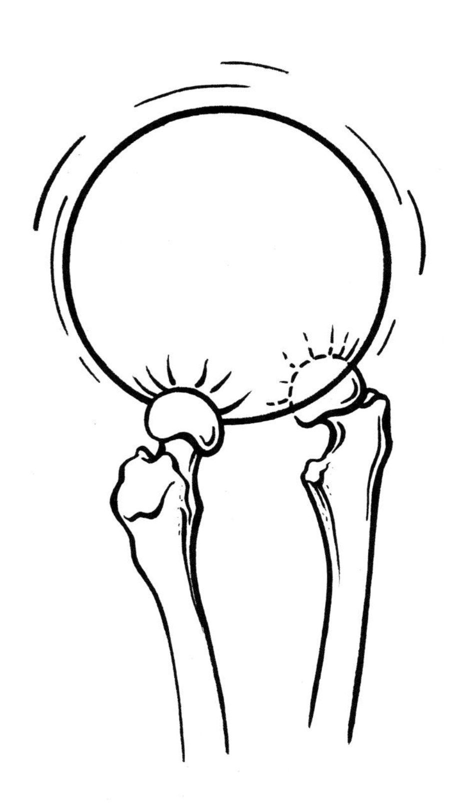

Abbildung 11.16: Das Becken ist ein Ballon, der leicht auf den Oberschenkelköpfen auf und ab springt.

7. **Oberschenkelkopf als Kreisel:**
   a) Battement: Stellen Sie sich vor, daß Sie von hinten auf den Oberschenkelkopf schauen. Visualisieren Sie die Bewegung des Oberschenkelkopfes in der Hüftgelenkpfanne, wenn Sie das Bein zu einem Grand battement heben. Beobachten Sie, wie der Oberschenkelkopf sich wie ein Kreisel nach hinten dreht. Während sich das Bein nach oben bewegt, stellen Sie sich vor, wie der Oberschenkelkopf nach unten fällt. (Siehe auch Kapitel 10, Abbildung 10.2.)
   b) Der Gelenkpfanne entgegenwirken: Während Sie das Bein zum Battement anheben, konzentrieren Sie sich auf die rückwärtige Oberfläche der Hüftgelenkpfanne. Beobachten Sie, wie sich diese

Oberfläche im Vergleich zum Oberschenkelkopf nach oben bewegt, während Sie Ihr Bein und Ihren Fuß anheben. Beobachten Sie, wie sich diese Oberfläche im Verhältnis zum Oberschenkelkopf abwärts bewegt, sobald Sie Ihren Fuß nach unten bewegen.

c) Kombinierte Übung (beim Grand battement): Verbinden Sie die Übungen a) und b) mittels folgender Vorstellungen: Beim Anheben des Beines: „Die rückwärtige Oberfläche der Hüftgelenkpfanne und der Fuß bewegen sich aufwärts, der Oberschenkelkopf gleitet abwärts." Beim Absenken des Beines: „Die rückwärtige Oberfläche der Hüftgelenkpfanne und der Fuß bewegen sich abwärts, der Oberschenkelkopf gleitet aufwärts."

Der Iliopsoas

Mabel Todd vertritt die Auffassung, daß der Psoas (Lendenmuskel) der wichtigste Muskel für eine aufrechte Haltung sei (Todd 1972). Der obere Lendenmuskel ist mit dem zwölften Brustwirbel und den fünf Lendenwirbeln verbunden. Man könnte sagen, er schmiegt sich an beide Seiten der großen Lendenwirbel. Zwar ist er nicht direkt mit dem Becken verbunden, doch wirkt er mit dem Iliacus (Darmbeinmuskel) zusammen, der aus dem Darmbein hervortritt. Über eine gemeinsame Sehne reichen diese Muskeln bis zum Trochanter minor an der Innenseite des proximalen Oberschenkelknochens (Abbildung 11.17). Da der Lendenmuskel (Psoas) und der Darmbeinmuskel (Iliacus) zusammenwirken, werden sie auch als Iliopsoas bezeichnet. Als Hauptflexor des Hüftgelenks ist der Iliopsoas der wichtigste Heber des Oberschenkels. Wenn beide Füße am Boden sind, kann er auch das Becken vorkippen. In der Regel werden die Möglichkeiten, die der Iliopsoas bietet, beim Beugen der Hüfte nicht voll ausgeschöpft, obwohl diese Bewegung beim Tanzen häufig vorkommt. Statt dessen werden die oberflächlich wirkenden und weniger kräftigen Hüftbeuger, wie der Musculus rectus femoris und der Musculus sartorius, überbeansprucht. Zusätzliche Schwierigkeiten entstehen, wenn die äußeren Drehmuskeln des Oberschenkelknochens, der Musculus obturator und der Musculus piriformis, den Lendenmuskel nicht richtig balancieren (Todd 1972).

Die Musculi obturatorii interni und externi verbinden den Trochanter major mit den Schambein- und Sitzbeinästen sowie dem Foramen obturatum an einem Punkt oberhalb des Lendenmuskelansatzes. Der Musculus piriformis verbindet in der Nähe des Musculus obturatorius internus die ventrale Oberfläche des Kreuzbeins mit dem Trochanter major (Abbildung 11.18). Eine ausgeglichene Tätigkeit der linken und rechten Piriformis-Muskeln ist für das Funktionieren der Wirbel wesentlich, denn das Kreuzbein bildet den Ausgangspunkt für die Wirbelsäule, und unterschiedliche Spannungen in diesen Muskeln könnten möglicherweise eine veränderte Ausrichtung im Kreuzbeinbereich hervorrufen.

In der geschlossenen kinematischen Kette (wenn Sie also auf beiden Beinen stehen) wird die Beckenvorderseite nach unten gezogen, sobald sich die Obturator-Muskeln zusammenziehen. Bei einem derart nach vorn geneigten Becken ist die Gewichtsübertragung zwischen den Oberschenkelköpfen

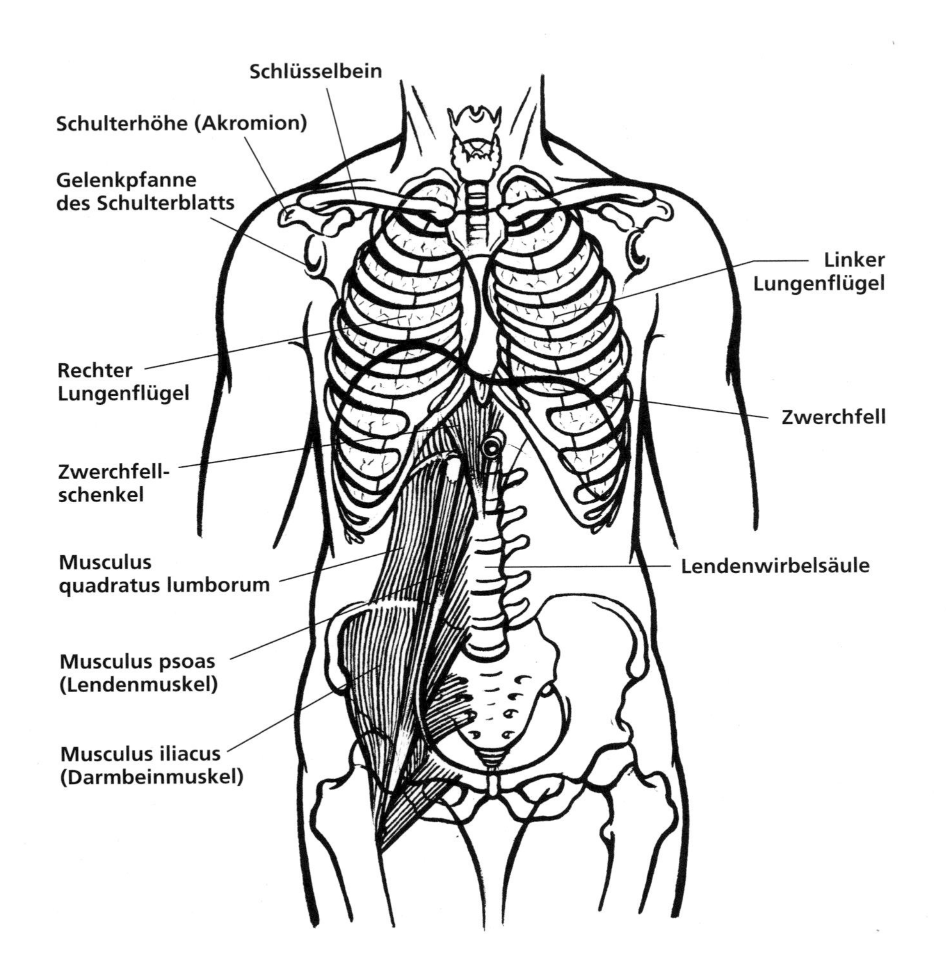

Abbildung 11.17: Der obere Lendenmuskel ist mit dem zwölften Brust- und den fünf Lendenwirbeln verbunden.

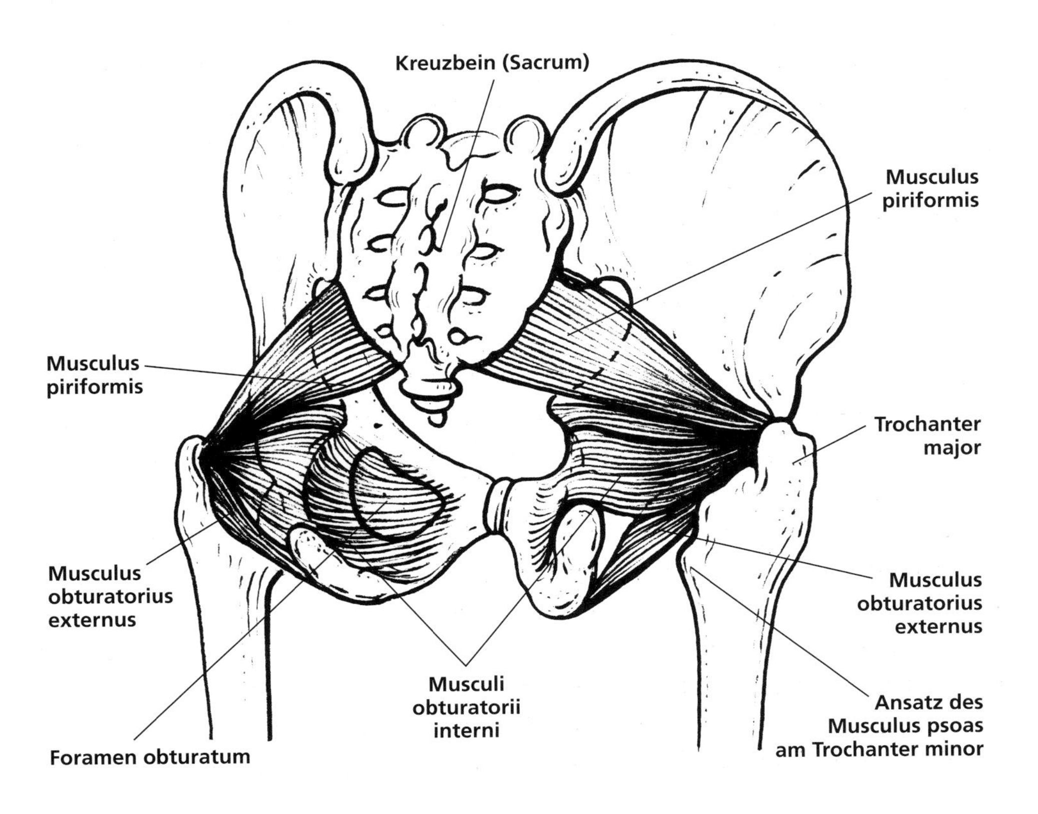

Abbildung 11.18: Die Musculi obturatorii interni und externi und die Musculi piriformis.

und dem Becken weniger effizient. Der Lendenmuskel rutscht zusammen mit der Lendenwirbelsäule weiter nach vorn. Diese Streckung der Lendenwirbelsäule führt zu stärkeren Scherkräften am Übergang zwischen Lendenwirbelsäule und Becken. Außerdem ist die resultierende Lage des Lendenmuskels ungünstig, wenn es darum geht, diese Körperregion zu stützen. Da die Musculi obturatorii Außenrotatoren sind, haben Tänzer und Tänzerinnen häufig feste (angespannte) Musculi obturatorii, was noch schneller dazu führt, daß das Becken nach vorn kippt. Häufig wirken Tänzer und Tänzerinnen dieser Tendenz entgegen, indem sie die Bauchmuskeln anspannen, um so den vorderen Beckenrand nach oben zu ziehen. Dadurch trifft Anspannung auf Anspannung, und die Arbeit des Zwerchfells wird beeinträchtigt.

Der Kreis schließt sich, wenn wir bedenken, daß die sich nach unten ausdehnenden Zwerchfellschenkel eng mit dem Lendenmuskel verbunden sind. Der Lendenmuskel kann in seinem Verlauf auch über die Muskelgruppen an der Rückseite der Wirbelsäule nach oben verfolgt werden. Die innen liegenden Fasern des Trapezmuskels reichen bis zum Dornfortsatz des zwölften Brustwirbels hinunter, wohingegen die oberen Fasern des Lendenmuskels am zwölften Brustwirbel auf der ventralen Seite ansetzen. Der Trapezmuskel erstreckt sich bis zur Schädelrückseite und überträgt so die Wirkung des Lendenmuskels bis in die oberen Körperregionen.

Wichtiger, als einfach nur die Iliopsoas-Muskelgruppe zu dehnen oder zu stärken, ist es, das gesamte Becken und die mit ihm verbundenen Körperstrukturen ins Gleichgewicht zu bringen. Sogar der Zustand der eng mit dem Becken verbundenen Organe, wie etwa der Nieren, kann den Lendenmuskel beeinflussen und umgekehrt. Ist der Lendenmuskel stark verkürzt, zieht er natürlich die Lendenwirbelsäule beim Stehen (geschlossene Kette) nach vorn, und die verstärkte Krümmung kann unter Umständen Rückenschmerzen verursachen. In diesem Fall schafft eine richtig ausgeführte Dehnung des Lendenmuskels Erleichterung. Gedankenbilder können diese Muskeldehnung unterstützen, doch mit Bildern und Dehnen allein, selbst wenn sie gekonnt eingesetzt werden, würde es zu lange dauern, eine Verkürzung des Lendenmuskels zu beseitigen, und im Laufe der Zeit könnten noch weitere Schäden hinzukommen. Wirksame Hilfe bringt eine langsam ausgeführte exzentrische Aktion des Psoas (Franklin 1998).

Sind die tiefen Rotatoren angespannt, wirkt sich dies ebenfalls auf die mit ihnen verbundenen Beckenbodenmuskeln aus und stört die Verbindung zwischen dem Beckenboden und dem Zwerchfell. Diese Störung schwächt die Bauchwand, die in einer entgegengesetzten Beziehung zum Zwerchfell steht. Die schräge Bauchmuskulatur, die als Beuger der Wirbelkörper agieren kann, muß mit dem Rückenstrecker im Lendenbereich zusammenarbeiten, um das Gleichgewicht im Beckenbereich und eine adäquate Funktion des Lendenmuskels aufrechtzuerhalten. Sind wir uns der Lendenmuskulatur bewußt, kommt es von selbst zu der bei Tänzern erwünschten flachen Bauchdecke. Ebenso wichtig ist, daß die Beckenvorderseite durch die aktive Verlängerung des Iliopsoas-Muskels angehoben wird.

Hat der Iliopsoas-Muskel erst wieder die Rolle des Beckenstabilisators übernommen, ist keine zusätzliche Haltearbeit des Bauches erforderlich. Die folgenden Übungen konzentrieren sich auf die tiefen Außenrotatoren und die Lendenmuskulatur – eine von mehreren Möglichkeiten, die Tätigkeit der Iliopsoas-Gruppe effizienter zu gestalten.

Übungen: Vorstellungsbilder zum Iliopsoas-Muskel

1. **Abwinkeln der Hüfte:**
   a) Angelrute (in der Konstruktiven Ruheposition; die Beine berühren sich nicht): Stellen Sie sich vor, Ihre Beine seien eine Angelrute (Abbildung 11.19). Der Unterschenkel ist die Schnur und der Fuß ein Fisch. Der Griff der Angelrute befindet sich in der Hüftgelenkpfanne. Ziehen Sie den Fisch (Fuß) aus dem Wasser, wobei Sie die Bewegung vom Griff her einleiten. Während Sie damit beschäftigt sind, sollten Sie sich auch vorstellen, wie sich Ihr Rücken und insbesondere der Lendenwirbelbereich auf dem Boden ausbreiten. (Diese Übung geht auf Sweigard zurück.)

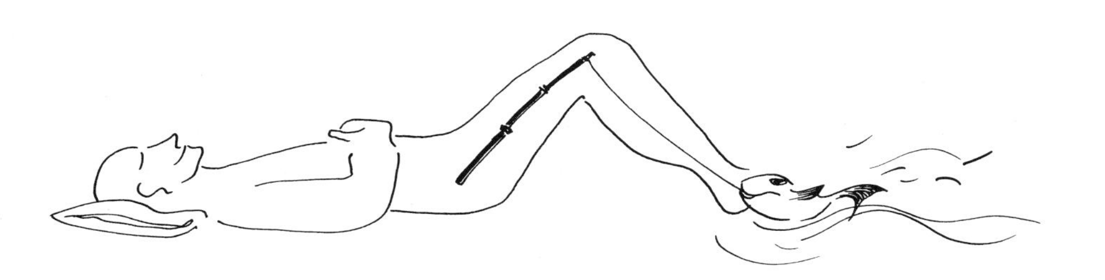

Abbildung 11.19: Ziehen Sie den Fisch (Fuß) aus dem Wasser, wobei Sie die Bewegung vom Griff der Angelrute her einleiten (vgl. auch Sweigard 1974).

   b) Schnur am Trochanter minor (in Rückenlage): Stellen Sie sich vor, daß eine Schnur am Trochanter minor befestigt ist. Leiten Sie das Beugen der Hüfte dadurch ein, daß Sie das Seil in Richtung Kopf ziehen, und zwar parallel zum Boden. (Siehe auch Kapitel 9, Abbildung 9.11c.) Entspannen Sie den Oberbauch. Lassen Sie den Rücken (insbesondere den Lendenwirbelbereich) und den Nacken wie ein weiches Tuch fallen.
   c) Schnur am Knie (im Liegen): Stellen Sie sich vor, eine Schnur sei um Ihr Knie gebunden. Ziehen Sie an der Schnur horizontal in Richtung Kopf, um das Bein in der Hüftgelenkpfanne abzuwinkeln. Bewegt sich das Bein wieder zurück, senken Sie den Fuß an der Schnur ganz langsam zum Boden ab. Während Sie mit diesen Bewegungsabläufen beschäftigt sind, stellen Sie sich vor, wie der Lendenmuskel neben der Wirbelsäule wie ein Fluß an Ihnen hinabfließt.
   d) Ausbreiten des Darmbeinmuskels (Rückenlage): Stellen Sie sich den Darmbeinmuskel in Gedanken vor, der auf der ventralen, konkaven Oberfläche des Darmbeinknochens liegt. Wenn Sie das Bein in der Hüftgelenkpfanne abwinkeln, sehen Sie vor Ihrem inneren Auge, wie sich der Darmbeinmuskel ausdehnt und sich über dieser Fläche ausbreitet.

2. **Atemkreislauf im Foramen obturatorium** (in Rückenlage, im Sitzen oder Stehen): Visualisieren Sie vor Ihrem inneren Auge die runde Öffnung zwischen Schambein und Sitzbeinen (das Foramen obturatorium). Stellen Sie sich beim Ausatmen vor, wie Ihr Atem durch diese Öffnung strömt, wodurch sie weich und durchlässig wird. Beim Einatmen sehen Sie den Atem um die Sitzbeine kreisen. Während Sie ausatmen, stellen Sie sich vor, die Öffnung sei der Ring, aus dem die Seifenblasen hervorgepustet werden. Blasen Sie von innen nach außen durch den Ring, und visualisieren Sie, wie sich eine Seifenblase bildet und immer größer wird, bis sie platzt.
3. **Schmelzen des Obturator-Muskels** (im Sitzen oder Stehen): Stellen Sie sich vor, wie der Obturator internus durch das Foramen ischiadicum minus hervortritt, sich biegt und von hinten auf den Trochanter major trifft. Stellen Sie sich vor, wie die inneren Obturatoren über das Sitzbein hinabschmelzen (siehe Abbildung 11.20).

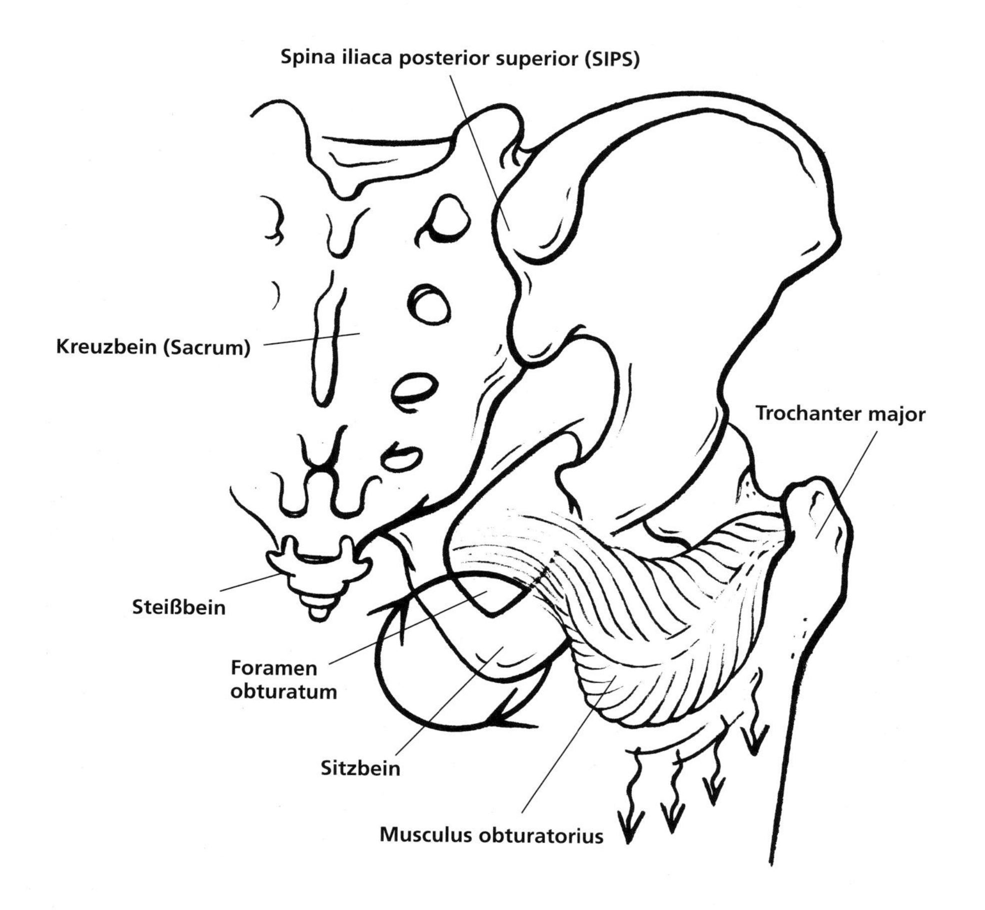

Abbildung 11.20: Visualisieren Sie, wie der Atem um die Sitzbeine kreist. Sie können sich vorstellen, wie die Obturator-Muskeln und andere tiefe Drehmuskeln über das Sitzbein hängen und an ihm hinabschmelzen.

4. **Strecken des Piriformis-Muskels** (im Stehen): Visualisieren Sie den Piriformis-Muskel, wie er am Kreuzbein befestigt ist. Beobachten Sie, wie das Kreuzbein an den Piriformis-Muskeln nach unten zum Boden hängt. Stellen Sie sich vor, wie sich die linken und rechten Piriformis-Muskeln wie weiche Karamellbonbons oder wie Kaugummis in die Länge ziehen.

5. **Der Femurkopf senkt sich in die Hüftgelenkpfanne:**
   a) In Rückenlage (bei beliebiger Bewegung): Visualisieren Sie, wie die Femurköpfe in die Hüftgelenkpfanne sinken. (Diese Übung geht auf Sweigard zurück.)
   b) In Rückenlage: Stellen Sie sich vor, der Oberschenkelknochen sei ein zylindrischer Stab ähnlich einem Besenstiel. Visualisieren Sie, das Becken bestünde aus weichem Lehm. Stellen Sie sich vor, wie der Besenstiel tief in den Lehm sinkt. (Diese Übung geht auf Andre Bernard zurück.)
6. **Hüfte beugen und unteren Rückenabschnitt entspannen** (im Stehen): Wenn Sie Ihr Hüftgelenk beugen, stellen Sie sich vor, wie sich die Muskeln im unteren Rückenabschnitt nach und nach entspannen. Visualisieren Sie, wie die unteren Rückenmuskeln schmelzen, während sich der Knick zwischen Oberschenkel und Becken vertieft.
7. **Rippen als Flaschenzug** (im Stehen): Visualisieren Sie eine Schnur, die am Trochanter minor befestigt ist. Die Schnur schlingt sich wie ein Flaschenzug nach oben über die unterste Rippe. Die Muskeln des unteren Rückenabschnitts sind die Gegengewichte des Flaschenzugs. Wenn Sie das Hüftgelenk biegen, fallen die Gegengewichte des unteren Rückenabschnitts nach unten und ziehen den Oberschenkelknochen am Trochanter minor nach oben.
8. **Der Lendenmuskel ist mit dem Bein verbunden** (beim Schaukeln oder Gehen):
   a) Die Beine hängen am Lendenmuskel: Stellen Sie sich mit einem Bein auf eine erhöhte Fläche, so daß das andere Bein locker herunterhängen kann. Stellen Sie sich vor, das herunterhängende Bein sei die Verlängerung des Lendenmuskels nach unten. Schwingen Sie mit dem Bein vor und zurück, wobei die Bewegung vom Lendenmuskel ausgelöst wird. Nachdem Sie die Übung mit dem einen Bein durchgeführt haben, gehen Sie ein paar Schritte umher. Vergleichen Sie dann das Gefühl in Ihren beiden Beinen. Üben Sie nun mit dem anderen Bein. Stellen Sie fest, welches Bein sich eher wie der nach unten verlängerte Lendenmuskel anfühlt, also mit ihm verbunden ist. Stellen Sie sich beim Gehen oder Laufen vor, wie der Lendenmuskel Ihr Bein nach vorn schwingen läßt (siehe unten Abbildung 11.21).
   b) Der Lendenmuskel als Seil: Visualisieren Sie das Bein und den Lendenmuskel als Seil, das an der Lendenwirbelsäule befestigt ist. Lösen Sie an verschiedenen Stellen des Seils eine Schwingbewegung aus – ganz oben, in der Mitte und im unteren Teil. Wie unterschiedlich schwingt das Seil, und wie wirkt sich das Schwingen auf das Hüftgelenk aus? Üben Sie mit diesem Bild auch im Gehen.
   c) Verlängern des Lendenmuskels: Stellen sie sich mit einem Bein auf eine erhöhte Fläche. Schwingen Sie das andere Bein sanft vor und zurück, oder lassen Sie es einfach herunterbaumeln. Stellen Sie sich vor, daß das Gewicht Ihres Beines den Lendenmuskel in die Länge zieht. Durch das Gewicht des Beines wird der Lendenmuskel wie ein

weiches Sahnebonbon in die Länge gezogen. Haben Sie die Übung mit beiden Beinen durchgeführt, arbeiten Sie mit diesem Bild auch im Gehen. Visualisieren Sie besonders während des Schwingens, wie der Lendenmuskel in die Länge gezogen wird (Abbildung 11.21).

Abbildung 11.21: Stellen Sie sich vor, das herunterhängende Bein sei die Abwärtsverlängerung des Lendenmuskels. Spüren Sie, wie das Gewicht des Beines den Lendenmuskel in die Länge zieht.

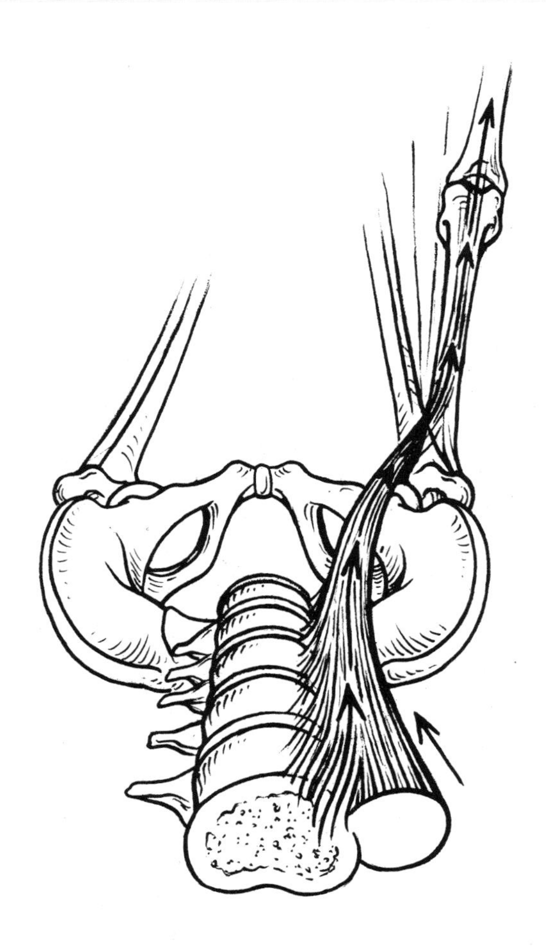

9. **Der Lendenmuskel ist mit dem Hinterkopf verbunden** (im Stehen): Stellen Sie sich vor, der Lendenmuskel erstrecke sich vom Trochanter minor an der oberen Innenseite des Oberschenkelknochens bis zum Hinterkopf. Sehen Sie in Gedanken Ihre Beine am Hinterkopf hängen.

Das Becken befindet sich in der Mitte zwischen dem oberen und dem unteren Teil des Körpers. Es dient als Relaisstation für die aus den Beinen kommenden Kräfte und für das Gewicht des oberen Teils des Körpers, das in die entgegengesetzte Richtung wirkt. Es ist daher ein Koordinationszentrum und Initiator für Bewegungen, dämpft aber auch Stöße und schützt die Unterleibsorgane.

Kapitel 12

Knie und Unterschenkel

Zu Beginn des Themas, machen Sie doch einmal folgendes Experiment: Halten Sie zwei Bleistifte an ihren spitzen Enden, die flachen Enden aneinander. Drücken Sie nun die Stifte gegeneinander. Es passiert leicht, daß die Stifte von ihrer Berührungsfläche abrutschen. Jetzt halten Sie die Stifte etwas weiter vorn, in der Nähe der Berührungsfläche. Wenn Sie nun die Stifte gegeneinanderdrücken, werden Sie feststellen, daß es Ihnen besser gelingt – weil Sie den Hebel verkürzt haben. In eben dieser Situation befinden sich unsere Knie: Zwischen zwei langen Knochen oder Hebeln gelegen, die die sowohl von oben als auch von unten wirkenden Kräfte vergrößern, sollen sie gleichsam stabil und flexibel sein. Das Knie löst dieses Dilemma auf verschiedene Weise. Die eine Lösung hat mit der Größe des Knies zu tun, die andere ist ziemlich originell. Tiefe Gelenkpfannen sorgen für Stabilität, wie wir am Beispiel der Hüfte sehen können, schränken jedoch letztendlich die Flexibilität ein. Daher ist das Knie mit einem Gelenk ausgestattet, das zwar in die Tiefe geht (der Meniskus), sich aber während des Beugens und Streckens vor allem dreht und an eine andere Stelle „bewegen" kann. Dadurch erhöht sich der Bewegungsumfang des Gelenks.

Wadenbein und Schienbein des Unterschenkels stehen in einer Art David-und-Goliath-Beziehung zueinander, zumindest was ihre Größe und Kraft anbelangt. Das Schienbein überträgt 90 Prozent des Gewichts vom Knie auf den Fuß. Sein proximales Ende bildet die untere Kniegelenkfläche (hier ist das Wadenbein völlig unbeteiligt). Sein distales Ende liefert den größten Teil der oberen Gelenkfläche des Knöchelgelenks. Weshalb also brauchen wir das ziemlich empfindliche Wadenbein? Während das Schienbein damit beschäftigt ist, Gewicht zu übertragen, kann das Wadenbein feine und schnelle Anpassungen am Knöchelgelenk vornehmen, ohne die Gewichtsübertragung zu gefährden, die für unser Körperganzes notwendig ist.

Führen Sie folgendes Experiment durch: Schlagen Sie Ihr rechtes Bein über Ihr linkes, so daß der rechte Fuß in der Luft hängt. Legen Sie die Finger der linken Hand auf die Innenseite des rechten Fußknöchels und die Finger der rechten Hand auf die Außenseite des rechten Fußknöchels. Der innen liegende Fußknöchel ist das distale Ende des Schienbeins und der außen liegende Fußknöchel das distale Ende des Wadenbeins. Während Sie nun Ihren Fuß auf verschiedenste Weise bewegen, werden Sie feststellen, daß sich der innen liegende Knöchel weniger bewegt als der außen liegende. Vor allem, wenn Ihr Fuß schnelle Kreisbewegungen ausführt, scheint der äußere Knöchel im Vergleich zum ruhigeren, innen liegenden Knöchel zu „tanzen". Legen Sie Ihren Finger nun auf den proximalen Schienbeinkopf, der sich an der Außenseite unterhalb des Knies befindet. An dieser Stelle befindet sich das proximale Tibiofibulargelenk. Legen Sie die Finger der linken Hand auf das proximale Ende des Schienbeins unterhalb der inneren Abgrenzung des Knies. Wenn Sie nun Ihren Fuß im Fußgelenk bewegen, fühlen Sie, wie sich das Wadenbein bewegt, während das Schienbein nahezu bewegungslos bleibt. Wiederholen Sie das Experiment mit dem linken Bein.

Das Knie

Das Kniegelenk wird als Eigelenk bezeichnet, weil es aus zwei zwiebelförmigen Abrundungen, den Gelenkhöckern, am unteren Ende des Oberschenkelknochens besteht. Die Gelenkhöcker, die an zwei aneinanderliegende Reifenhälften erinnern, befinden sich gegenüber den beiden flachen, konvexen Oberflächen des Schienbeinplateaus (Abbildung 12.1). Das Kniegelenk hat zwei Freiheitsgrade; es erlaubt ein Beugen und Strecken um eine transversale Achse sowie ein Drehen um eine vertikale Achse. Die letztgenannte Bewegung ist nur möglich, wenn das Knie weit genug gebeugt ist, und zwar im Idealfall um 90°, denn im ausgestreckten Zustand schränken die Bänder die Drehbewegung ein. Aus diesem Grund können Sie Ihre Knie besser aus dem Plié heraus in die fünfte Position drehen und den Bewegungsablauf am besten durch Aufrichten beenden.

Die Knie müssen auch dann flexibel bleiben, wenn sie den größten Teil des Körpergewichts tragen. Theoretisch läßt sich Stabilität durch Steifheit erreichen und Flexibilität durch Lockersein, doch beides kommt für das Knie nicht in Frage. Die Lösung besteht in einem großen Gelenk mit anpassungsfähigen Oberflächen. Das heißt, daß die Beugungs- und Streckungsachse, die quer durch den Mittelpunkt des Oberschenkelkondylus verläuft, beweglich ist. Beim Strecken bewegt sie sich über das Schienbeinplateau nach vorn, und beim Beugen verlagert sie sich weiter nach hinten. Würde diese Achse immer an derselben Stelle bleiben, wären die Oberschenkelkondylen im Mittelpunkt des Schienbeinplateaus eingeschlossen, und der Femurschaft stieße gegen die Plateaukante, wodurch die Beweglichkeit eingeschränkt wäre.

So genial dieses System scheinen mag, es erfordert doch während des Bewegungsablaufs komplizierte Anpassungsvorgänge innerhalb des Gelenks. Bei einem Plié geschieht, wenn Sie nach unten gehen, folgendes: Während sich das Knie beugt, rollen die Oberschenkelkondylen auf dem Schienbeinplateau nach hinten. Damit sich die Kondylen in ihrem Bett auf dem Schienbeinplateau weiterdrehen können, gleiten sie nach vorn (Abbildung 12.2). Gäbe es keine Gleitbewegung nach vorn, würden sie einfach über das Schienbeinplateau hinabrollen, wenn sie nach hinten rollen sollten. Das Gegenteil gilt beim Strecken.

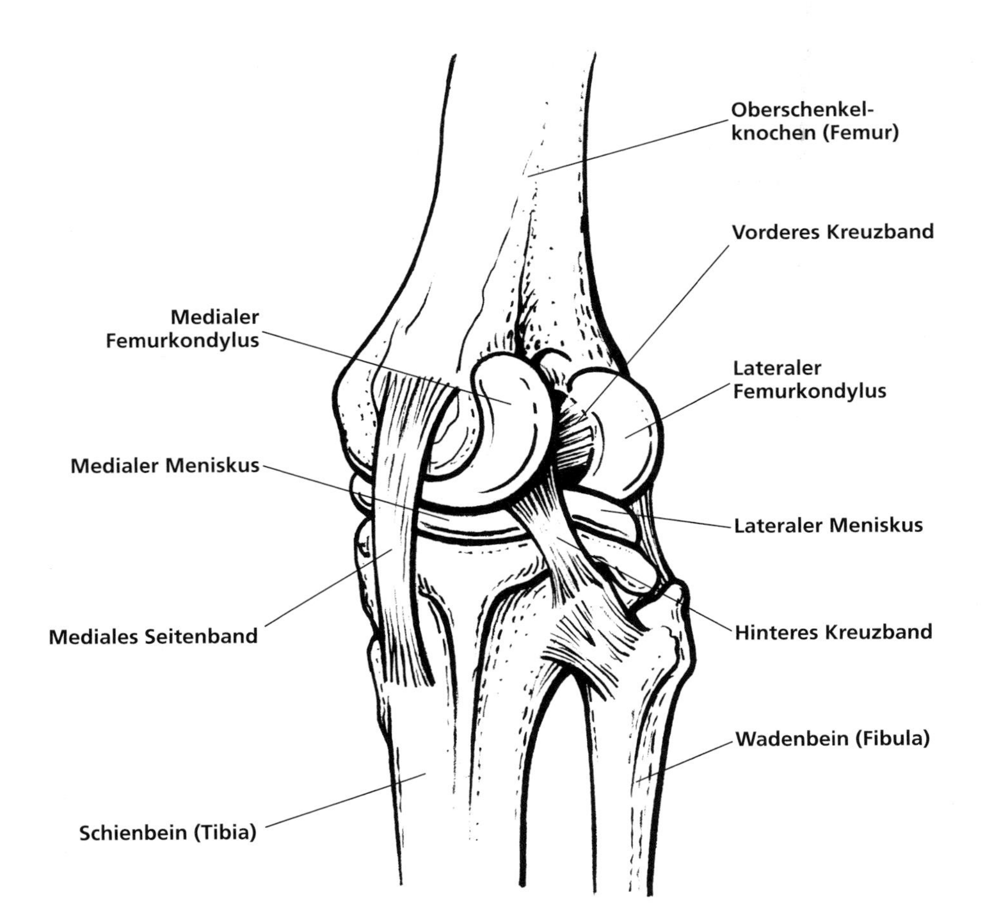

Abbildung 12.1:
Das rechte Knie in Mittel- und Rückansicht.

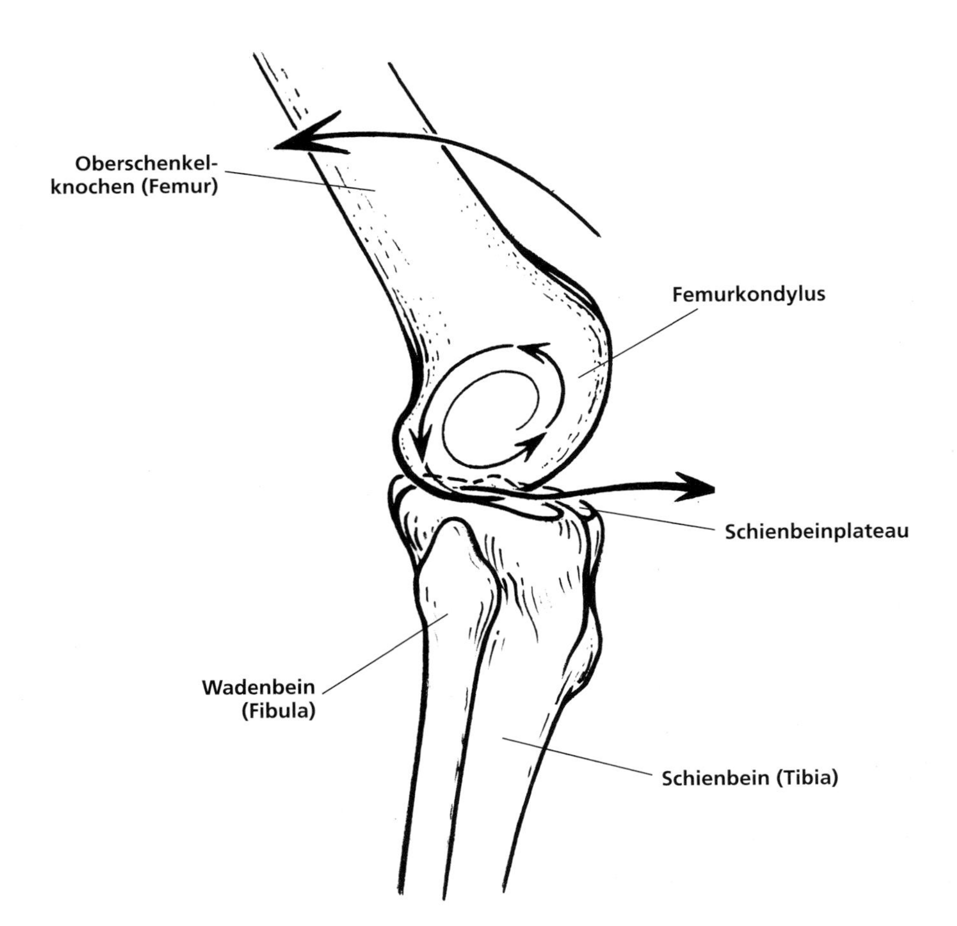

Abbildung 12.2:
Beugt sich das rechte Knie im Plié, gleiten die Oberschenkelkondylen nach vorn, so daß sie sich weiter in ihren Rillen auf dem Schienbeinplateau drehen können.

Machen Sie sich nochmals bewußt, daß die Kondylen mit zwei aneinanderliegenden Reifen vergleichbar sind. Um die Vorgänge im Kniegelenk während der Abwärtsbewegung ins Plié besser visualisieren zu können, stellen Sie sich vor, daß die Reifen, während sie auf Sie zu rollen, ihre Bodenhaftung verlieren und nach vorn auf dem Boden rutschen und wie Räder im Schnee durchdrehen (Abbildung 12.3a). Die Schienbeinoberfläche bewegt sich, auf die Kondylen des Oberschenkels bezogen, nach hinten. Gehen Sie aus dem Plié wieder nach oben und richten sich auf, geschieht das Gegenteil: Die Reifen fangen an, von Ihnen wegzurollen. Würden sie sich so weiterbewegen, würden sie vorn über das Schienbein hinunterrollen; statt dessen gleiten sie auf dem Schienbein zurück (Abbildung 12.3b). Hierbei bewegt sich das Schienbein in bezug auf die Oberschenkelkondylen nach vorn und stützt den vorderen Teil der Oberschenkelkondylen.

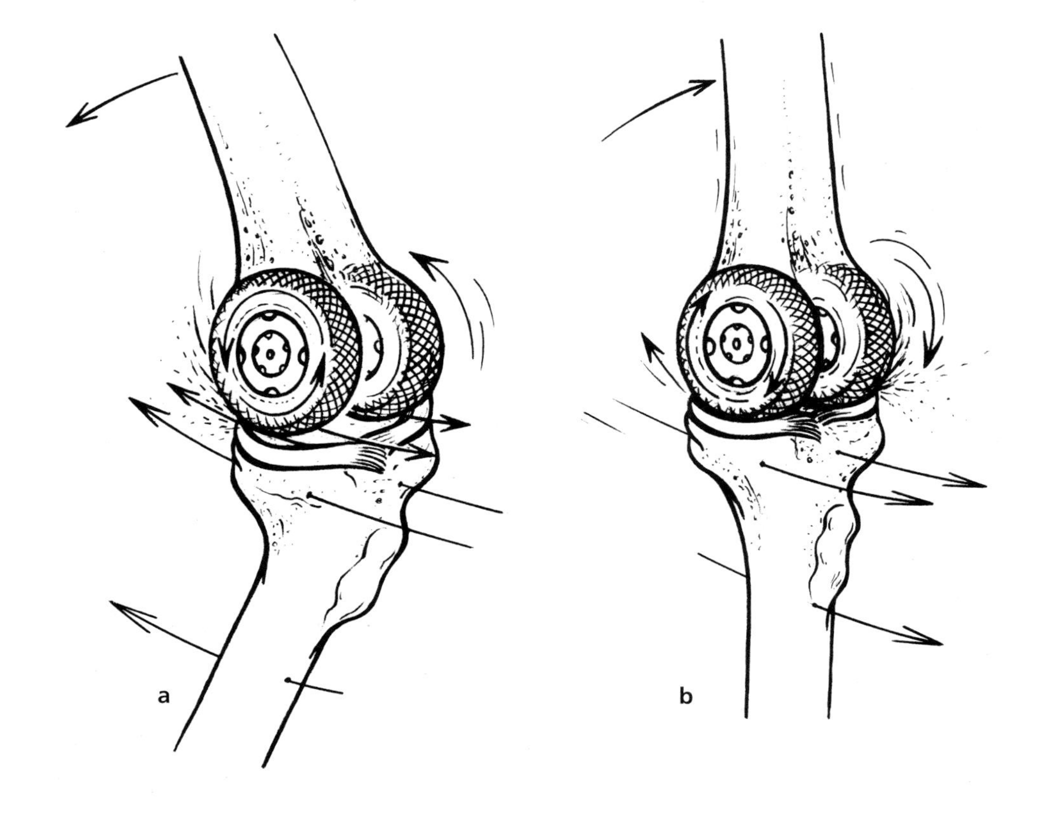

Abbildung 12.3:
(a) Die Reifen rollen auf Sie zu, verlieren jedoch ihre Bodenhaftung, gleiten auf dem Untergrund nach vorn und drehen wie Reifen im Schnee durch. Die Schienbeinoberfläche bewegt sich in bezug auf die Kondylen nach hinten. (b) Die Reifen rollen von Ihnen weg, rutschen auf dem Schienbein nach hinten und drehen sich im Kreis. Bezogen auf die Oberschenkelkondylen bewegt sich das Schienbein nach vorn.

Eine ungenügende Gleitfunktion im Knie führt zu einer größeren Druck- und Scherbeanspruchung. Erinnern Sie sich an die Ausführungen über den glatten Türknauf in Kapitel 10: Ist der Türknauf sehr glatt, rutscht Ihre Hand ab und kann den Knauf nicht drehen (siehe Kapitel 10, Abbildung 10.7). Bei Gelenkflächen ist es ähnlich: Wenn eine Gelenkfläche nicht mühelos auf einer anderen gleiten kann, bleiben beide aneinander hängen. Benachbarte Gelenke versuchen, diesen Mangel an Beweglichkeit auszugleichen, aber es bleibt eine erhöhte Verletzungsgefahr bestehen. Unter dem Gesichtspunkt des Gewichts ist das Knie Teil einer geschlossenen kinematischen Kette, zu der auch die Hüfte und die Knöchelgelenke zählen. Verbessert sich daher die Gelenkfunktion an einer Stelle, erhöht sich die Effizienz der gesamten Kette.

Zwei keilförmige Menisken (knorpelige Scheiben im Kniegelenk), die sich auf den Kondylen des Schienbeins befinden, vergrößern die Berührungsfläche zwischen den Gelenkoberflächen und verringern die Reibung (siehe oben Abbildung 12.1). Ohne die Menisken wäre die Berührungsfläche zwischen den Kondylen des Oberschenkels und dem Schienbeinplateau nur sehr klein, wodurch extreme Kräfte entstünden, die die Gelenkoberflächen beschädigen könnten.

Die Art, wie die Menisken befestigt sind, ermöglicht ihnen, sich bis zu einem gewissen Grad an die Bewegung des Knies anzupassen. Sie verändern sogar ihre Form, damit sie ihrer Funktion gerecht werden können, die darin besteht, die Berührungsfläche zwischen den Gelenken zu vergrößern. Man kann sie sich wie Lehm vorstellen, das die Dehnungseigenschaften von Gummi hat. Es verfügt auch über eine Haftfähigkeit, die sie unterhalb der Oberschenkelkondylen hält. Sie lassen sich wie Lehm formen, springen aber wie ein Gummiband in ihre ursprüngliche Form zurück. Wird das Knie gebeugt, rollen die Oberschenkelkondylen auf dem Schienbeinplateau zurück, wobei sie die Menisken vor sich her schieben und bis in den rückwärtigen Teil des Knies drücken. Wird das Knie gestreckt, passiert das Gegenteil: Die Oberschenkelkondylen rollen nach vorn und drücken die Menisken in den vorderen Teil des Knies.

Bewegen sich die Menisken nicht schnell genug, kann es vorkommen, daß sie unter den Kondylen eingeklemmt werden und reißen. Dies geschieht dann, wenn die Oberflächen der Oberschenkelkondylen auf den Menisken „bergauf" rollen. Auch hier können wir auf die Metapher des Autoreifens zurückgreifen. Sind die Oberflächen rutschig, gleiten die Oberschenkelkondylen leicht auf den Menisken, während sie sie nach vorn schieben (siehe unten Abbildung 12.4). Sind die Oberflächen zu „trocken", rollen die Oberschenkelkondylen auf die Menisken und drücken sie zusammen. Es ist daher wichtig, für eine ausreichende Schmierung des Kniegelenks zu sorgen, indem man es regelmäßig um beide Gelenkachsen bewegt.

Dadurch, daß die Menisken eine Art Barriere für die Oberschenkelkondylen bilden, unterstützen sie die Kondylen in ihrer Gleitbewegung auf dem Schienbeinplateau; durch die Barriere werden die Kondylen nämlich wieder zum Plateaumittelpunkt zurückgedrückt. Der mittlere Meniskus, der etwas fester angebracht ist, wird leichter vom Oberschenkelkopf verletzt, weil er sich nicht so leicht drehen kann wie der seitliche Meniskus. Auch sind die äußeren Ränder der Menisken weniger fest verbunden, so daß sie beweglicher sind als der innere Teil des Meniskus. Bei Drehbewegungen verringern die Menisken die Reibung durch Verformung, um ihre Lage unter den Oberschenkelkondylen beizubehalten.

Die Kniescheibe (Patella) wirkt wie ein Flaschenzug und vergrößert die Kraft, mit der der Quadrizeps-Muskel auf das Schienbein einwirkt. Die Kniescheibe ist der größte Sesamknochen (ein Knochen, der an einer

Abbildung 12.4: Sind die Oberflächen rutschig, können die Oberschenkelkondylen auf den Menisken zurückgleiten, während sie sie nach vorn drücken.

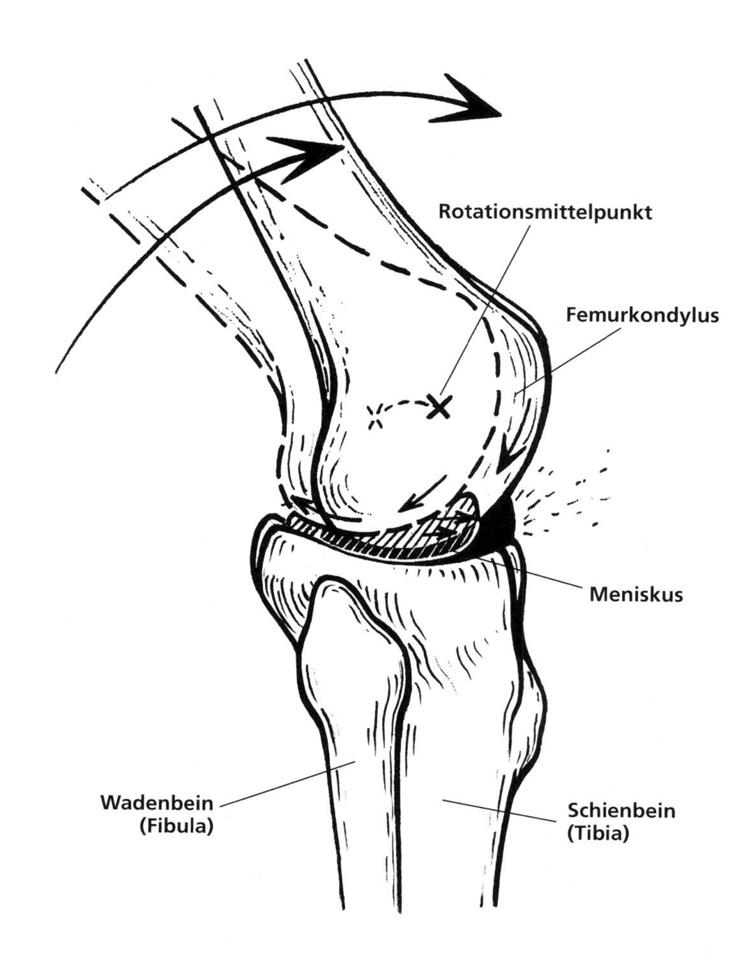

Muskelsehne hängt wie Lehm an einer Schnur) des Körpers und Teil der Sehne des Quadrizeps-Muskels. Durch die Kniescheibe vergrößert sich der Abstand zwischen der Rotationsachse des Gelenks und dem Kraftvektor des Quadrizeps (siehe Kapitel 9, Abbildung 9.13). Außerdem verringert sich die Reibung zwischen der Quadrizeps-Sehne und den Oberschenkelkondylen. Die Kniescheibe dient somit als eingebautes Kniekissen, das das Gelenk vor direkter Druckeinwirkung schützt.

Die Kniescheibe gleitet in einer kleinen, zwischen den Oberschenkelkondylen liegenden Rille. Diese Gleitbewegung muß man sich ähnlich vorstellen wie die beim Langlauf – in einer gut gespurten Loipe läßt es sich leichter gleiten. Laufen Sie an den Seiten der Loipe oder fahren Sie quer über sie, geht sie kaputt. Und wenn die Loipe nicht mehr einwandfrei gespurt ist, werden Sie durch die erhöhte Reibung langsamer und müssen sich mehr anstrengen. Ähnlich muß sich auch die Kniescheibe in ihrer Rille bewegen. Wird nämlich ihre Spur unterbrochen, könnte der Knorpel, der die Rille zwischen den Kondylen bedeckt, und die hintere Oberfläche der Kniescheibe beschädigt werden.

Wenn Sie beim Plié in die Knie gehen, bewegt sich die Kniescheibe in ihrer Rille zusammen mit der Quadrizeps-Sehne abwärts. Kommen Sie wieder nach oben, gleitet sie in ihrer Rille aufwärts. Da der Quadrizeps aus vier Muskeln besteht, hängt es von der gemeinsamen Zugwirkung dieser

Muskeln ab, wie die Kniescheibe beim Beugen und Strecken in ihrer Rille gleitet (Abbildung 12.5a). Übt zum Beispiel der äußere Quadrizeps, der Vastus lateralis, mehr Kraft aus als der innere Quadrizeps, der Vastus medialis, wird die Kniescheibe zur Seite gezogen (Abbildung 12.5b). Um in unserer Vorstellung beim Winter zu bleiben: Wenn drei Reihen Rentiere einen Schlitten ziehen und die rechte Reihe zur Seite schwenkt, wird der Schlitten aus seiner geraden Bahn gezogen.

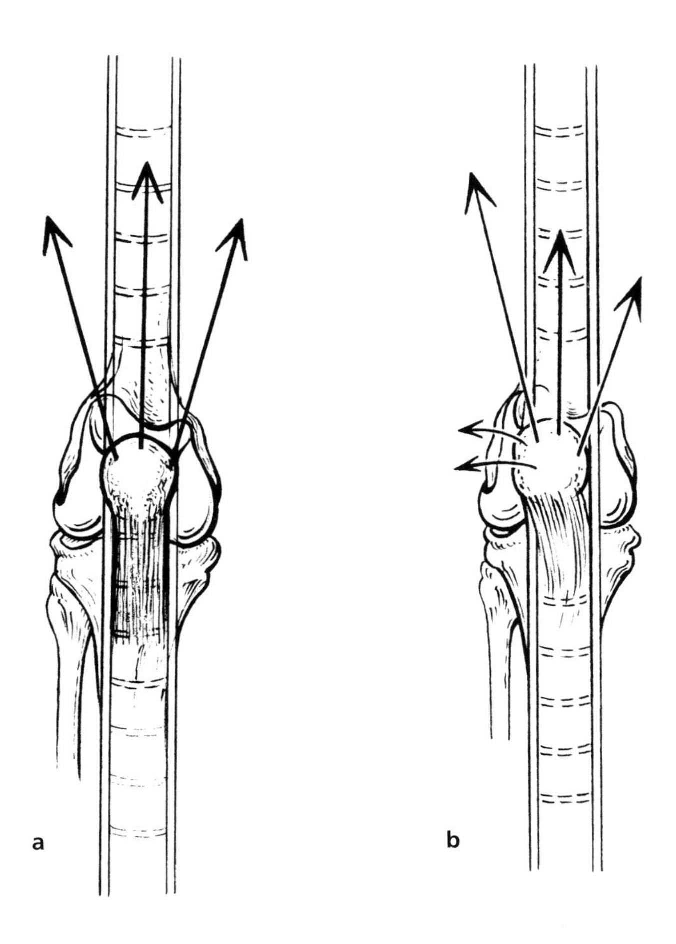

Abbildung 12.5:
(a) Durch eine gemeinsame Zugwirkung gleitet die Kniescheibe beim Beugen und Strecken in ihrer Rille.
(b) Übt der äußere Quadrizeps-Muskel eine größere Kraft aus als der innere Quadrizeps, wird die Kniescheibe zur Seite gezogen.

Übungen: Vorstellungsbilder zur Funktionsweise des Knies

Die folgenden Vorstellungsbilder verbessern die Funktionsfähigkeit des Knies und die Ausrichtung des Beins insgesamt. Die Übungen fördern auch die Versorgung des Gelenks mit Nährstoffen dadurch, daß die Gelenkflüssigkeiten besser zirkulieren. Dies ist besonders wichtig für die Menisken, die keine Blutgefäße enthalten.

1. **Berühren Sie zunächst einige der oben besprochenen anatomischen Bereiche:** Beugen Sie Ihr Knie, und legen Sie einen Finger auf die scharfe, knochige Kante an der Vorderseite Ihres Unterschenkels. Dies ist Ihr Schienbein. Tasten Sie am Schienbein entlang aufwärts, bis Sie auf einen Knochenvorsprung treffen. Dies ist die Tuberositas des Schienbeins, an dem das Knieband ansetzt, am Übergang des Quadrizeps-Muskels zum Schienbein. Legen Sie Ihren Finger an die Stelle oberhalb

der Tuberositas des Schienbeins, und strecken Sie Ihr Bein aus. Sie werden dann feststellen, daß sich das Band strafft, da der Quadrizeps an der Kniescheibe und die Kniescheibe am Patellarband zieht. Gehen Sie zurück zur Tuberositas des Schienbeins, und legen Sie einen Finger jeder Hand darauf. Bewegen Sie nun den einen Finger nach links und den anderen nach rechts und etwas nach oben, um die Unterseite des Schienbeinplateaus zu spüren, die einer überhängenden Klippe ähnelt. Wenn Sie mit Ihren Fingern weitergehen und über das Plateau streichen, können Sie den Gelenkzwischenraum ertasten. Dieser Zwischenraum ist leichter zu finden, wenn Sie das Knie beugen, da die Menisken dann auf der Rückseite des Knies unter den Oberschenkelkondylen liegen. Lassen Sie Ihre Finger liegen und strecken Sie Ihr Knie wieder, so spüren Sie die Menisken, die diesen Raum ausfüllen. Bewegen Sie Ihre Finger nun einwärts, um die Kniescheibe zu fühlen. Zuletzt gleiten Sie mit Ihren Fingern über die Kniescheibe nach oben und dann zur Außenseite des Knies, um die Oberschenkelkondylen zu ertasten.

2. **Die Kondylen ins Gleichgewicht bringen:**
   a) Im Stehen: Verteilen Sie Ihr Körpergewicht gleichmäßig auf beide Beine. Visualisieren Sie die Oberschenkelkondylen beider Oberschenkelknochen, die auf den jeweiligen Menisken und Schienbeinkondylen sitzen. Stellen Sie sich vor, daß beide Oberschenkelkondylen gleichmäßig auf ihren Schienbeinkondylen ruhen. Visualisieren Sie den vertikalen Reaktionskraftvektor des Untergrundes, der zwischen den Kondylen verläuft (Abbildung 12.6).

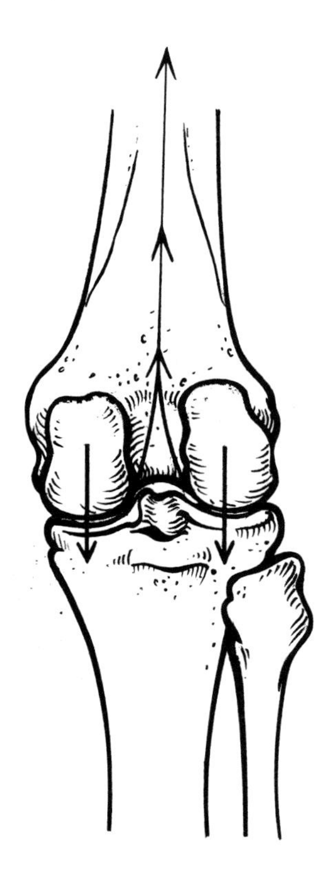

Abbildung 12.6: Stellen Sie sich vor, daß beide Oberschenkelkondylen gleichmäßig auf ihren Schienbeinkondylen ruhen.

b) Ausgleichen des „Reifendrucks“ der Kondylen (im Stehen): Falls Sie spüren, daß auf den seitlichen Kondylen zuviel Gewicht lastet, visualisieren Sie sie als Reifen, die aufgepumpt werden. Pumpen Sie den seitlichen Reifen auf, bis Sie das Gefühl haben, daß ein Teil Ihres Gewichts auf den mittleren Kondylus verlagert worden ist. Haben Sie eher das Gefühl, daß auf den mittleren Kondylen zuviel Gewicht lastet, pumpen Sie diesen Reifen auf und visualisieren, wie Gewicht auf die seitlichen Kondylen verlagert wird.

3. **Visualisieren der Bewegung der Kondylen auf dem Schienbeinplateau** (im Plié auf- und abwärts): Beim Beugen der Knie im Plié rollen die Oberschenkelkondylen auf dem Schienbeinplateau nach hinten. Die Kondylen können sich also in ihren Rillen auf dem Schienbeinplateau weiterdrehen, weil sie nach vorn gleiten (siehe weiter oben Abbildung 12.2). Beim Strecken der Knie rollen die Oberschenkelkondylen auf dem Schienbeinplateau nach vorn. Die Kondylen können sich also in ihren Rillen auf dem Schienbeinplateau weiterdrehen, weil sie nach hinten gleiten (siehe weiter oben Abbildung 12.4).
4. **Bewegen des Schienbeins unterhalb der Oberschenkelkondylen** (im Plié auf- und abwärts): Visualisieren Sie, wie das Schienbein in entgegengesetzter Richtung von den Oberschenkelkondylen weggleitet. Beim Beugen des Knies gleitet das Schienbein unter die Oberschenkelkondylen zurück (siehe weiter oben Abbildungen 12.3a und b).
5. **Bewegen des Meniskus:**

   a) Plié: Während Sie Ihr Knie beugen und sich nach unten bewegen, stellen Sie sich vor, wie sich die Menisken hinten verformen, damit sie unter den Oberschenkelkondylen bleiben können (Abbildung 12.7a). Beobachten Sie bei der Streckbewegung, wie die Menisken ihre Richtung ändern und sich vorn verformen, damit sie unter den Oberschenkelkondylen bleiben können (Abbildung 12.7b). Visualisieren Sie diesen Vorgang als sehr sanft und rutschig.

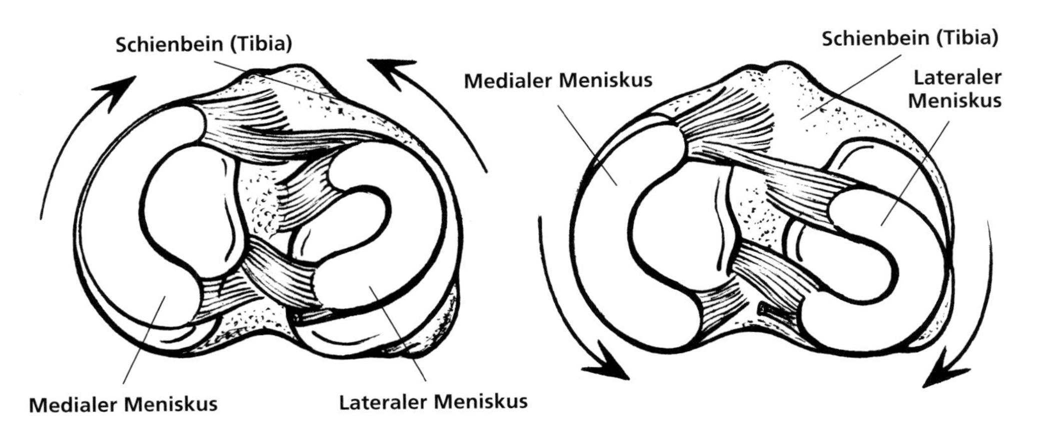

Abbildung 12.7: Verformen der Menisken im rechten Knie: (a) Kniestreckung – die Menisken rutschen nach vorn und (b) Kniebeugung – die Menisken rutschen nach hinten.

b) Unabhängigkeit des Meniskus: Stellen Sie sich jetzt vor, daß die Menisken die Bewegung des Knies auslösen. Um den Beugevorgang einzuleiten, bewegen sich die Menisken nach hinten; um den Streckvorgang auszulösen, bewegen sie sich nach vorn. (Diese Übung geht auf B. Cohen zurück.)

c) Rettungsringe: Sie können sich auch die Menisken als Rettungsringe vorstellen. Dazu visualisieren Sie den Vorgang wie zuvor, versuchen aber jetzt das Gefühl zu bekommen, daß die Menisken die Oberschenkelkondylen anheben.

d) Achsendrehung mit dem rechten Knie: Beugen Sie Ihr Knie. Setzen Sie Ihre Hände ein, um Ihr Knie bei der Achsendrehung zu unterstützen. Legen Sie dabei Ihre Finger vorn auf das Schienbein, und drehen Sie es nach rechts und nach links. Visualisieren Sie, wie sich die Menisken unter den Oberschenkelkondylen verformen. Wenn Sie den Unterschenkel auswärts drehen, bewegt sich der seitliche Oberschenkelkondylus im Verhältnis zum Schienbeinplateau nach vorn, wobei der laterale Meniskus nach vorn und der mediale Meniskus nach hinten verschoben wird (Abbildung 12.8a). Drehen Sie den Unterschenkel einwärts, bewegt sich der mediale Oberschenkelkondylus im Verhältnis zum Schienbeinplateau nach vorn, wobei der laterale Meniskus nach hinten und der mediale Meniskus nach vorn verschoben wird (Abbildung 12.8b).

Abbildung 12.8:
(a) Wenn Sie den rechten Unterschenkel auswärts drehen, bewegt sich der laterale Oberschenkelkondylus im Verhältnis zum Schienbeinplateau nach vorn, wobei der laterale Meniskus nach vorn und der mediale Meniskus nach hinten verschoben wird. (b) Drehen Sie den Unterschenkel einwärts, bewegt sich der mediale Oberschenkelkondylus im Verhältnis zum Schienbeinplateau nach vorn, wobei der laterale Meniskus nach hinten und der mediale Meniskus nach vorn verschoben wird.

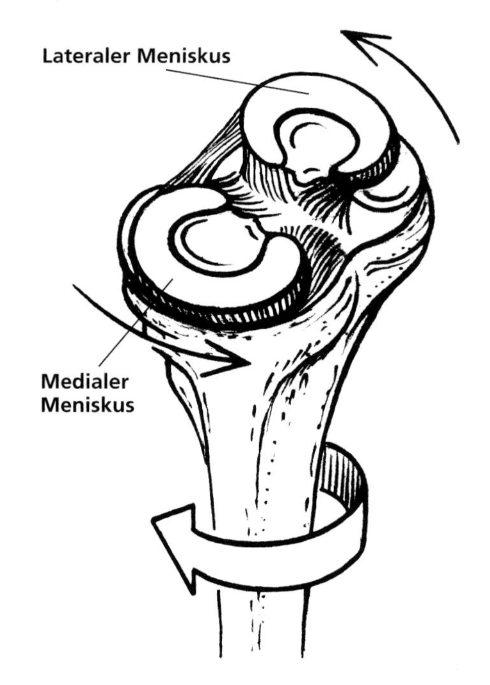

Außenrotation des rechten Schienbeins
(a)

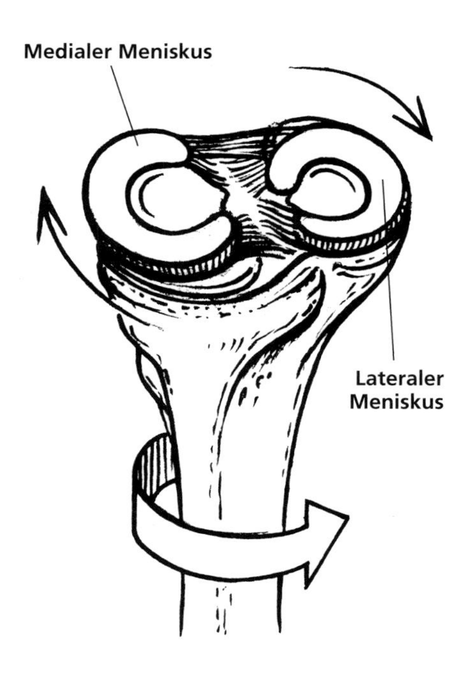

Innenrotation des rechten Schienbeins
(b)

6. **Beweglichkeit der Kniescheibe** (im Plié):
   a) Ein nasses Stück Seife: Bei der Abwärtsbewegung ins Plié visualisieren Sie, wie die Kniescheibe leicht in ihrer gut geschmierten Rille gleitet, so wie ein nasses Stück Seife in einer glatten Rille rutscht.
   b) Ein aufsteigender Luftballon: Stellen Sie sich bei der Aufwärtsbewegung im Plié die Kniescheibe als kleinen Luftballon vor, der mühelos nach oben steigt.
   c) Rieselnder Sand: Stellen Sie sich in Gedanken vor, daß während des Pliés Sand aus Ihren Knien rieselt. Beide Hüftgelenkpfannen und Knie befinden sich auf derselben Ebene wie die zweiten Zehen. Der Sand rieselt in dieser Ebene nach unten.
   d) Beidseitige Zügel: Visualisieren Sie Zügel, die auf beiden Seiten der Kniescheibe befestigt sind und entlang des Oberschenkelknochens nach oben verlaufen. Die Zügel stellen das Ziehen des Quadrizeps-Muskels dar. Die inneren und äußeren Zügel sollten mit gleicher Kraft ziehen, um ein Gleichgewicht in der Kniescheibe herzustellen. Läuft die Kniescheibe zu weit nach innen, muß der seitliche Zügel stärker anziehen, um sie in die Spur zurückzuholen und umgekehrt.
7. **Schwingen des Schienbeins** (auf dem Bauch liegend, Knie abwechselnd angewinkelt und gestreckt): Beim Beugen und Strecken der Knie schwingt das Schienbein um den Oberschenkelknochen. Stellen Sie sich die nach außen wirkende Zentrifugalkraft vor, die auf die Gelenkoberfläche des Schienbeins einwirkt, wenn es von der Gelenkoberfläche des Oberschenkelknochens wegschwingt. Schwingt der Unterschenkel weiter, vergrößert sich der Gelenkzwischenraum. Die folgende Abbildung (Abbildung 12.9) zeigt das Knie während der Streckbewegung.

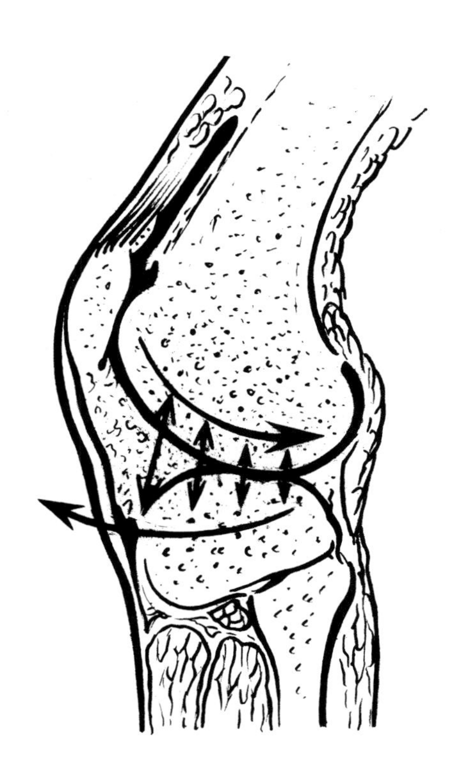

Abbildung 12.9: Beim Beugen und Strecken der Knie schwingt das Schienbein um den Oberschenkelknochen. Schwingt der Unterschenkel weiter, vergrößert sich der Zwischenraum im Kniegelenk.

Die Knie sind wichtige Bestandteile unseres Fortbewegungsapparates. Sie helfen uns, unseren Schwerpunkt nach Bedarf tiefer oder höher zu verlagern. Mit Hilfe anpassungsfähiger Gelenkoberflächen sorgen sie sowohl für Stabilität als auch für Flexibilität. Vergrößerte Gelenkoberflächen erhalten ihre Beweglichkeit.

Schienbein, Wadenbein und Knöchel

Die Unterschenkelknochen – Schienbein (Tibia) und Wadenbein (Fibula) – bilden eine Funktionseinheit. Die lateinische Bezeichnung *tibia* (Flöte) läßt in unseren Gedanken das Bild von Luft entstehen, die durch den Knochen strömt, ihn vibrieren läßt und die umliegenden Muskeln lockert. Das Schienbein ist der vertikalste Knochen des menschlichen Körpers in aufrechter Stellung und der wichtigste Gewichtsträger. Es überträgt die Kraft, die der Oberschenkel erzeugt, bis zum Sprungbein (Talus), dem wichtigsten Knochen des Fußlängsgewölbes. Die Bezeichnung *fibula* stammt von der Spange, mit der die Toga, das Gewand der Römer, zusammengehalten wurde. Das Wadenbein ist nicht mit dem Oberschenkelknochen verbunden. Schienbein und Wadenbein sind an beiden Enden fest miteinander verbunden; außerdem sind sie durch eine starke interosseale (zwischen den Knochen liegende) Membran über ihre gesamte Länge miteinander verbunden. Die Muskeln, die die Knöchel-, Fußwurzel- und Zehengelenke bewegen, entspringen zwischen Schienbein und Wadenbein. Bei Tänzern sind diese Muskeln oft verspannt, weil sie ständig eingesetzt werden. Ihre Elastizität kann durch Massage, Dehnungsübungen und die im folgenden aufgeführten Vorstellungsbilder erhalten werden. Todd erläutert, wie wichtig der Musculus tibialis posterior, der unterhalb des Knies ansetzt, für den Aufbau und den Erhalt des Fußgewölbes ist, und zwar weil er mit den Fußwurzelknochen verbunden ist (Todd 1972).

Das Knöchelgelenk liegt zwischen Sprungbein und Schienbein und zwischen Sprungbein und Wadenbein. Es kann sich in einer Ebene bewegen, nämlich beugen und strecken (im Tanz zum Beispiel beim Relevé). Wie wir es bereits beim Knie kennengelernt haben, bleibt die Achse beim Beugen und Strecken jedoch nicht an derselben Stelle; so ist das Gelenk beweglicher. Zwei Drittel der oberen Gelenkfläche des Knöchels werden vom Schienbein gebildet. Das Wadenbein bildet die Außenkante, wodurch ein Hohlraum entsteht. Schienbein und Wadenbein zusammen umklammern fest das Sprungbein und können in der Sagittalebene schwingen. Das ist so, als ob Schienbein und Wadenbein zusammen ein verstellbarer Schraubenschlüssel wären (Abbildungen 12.10 und 12.11).

Das Wadenbein trägt weniger das Körpergewicht, sondern ist eher an der zangenähnlichen Funktionsweise des Knöchelgelenks beteiligt und macht es beweglich. Dabei ist der Schienbeinteil wie der gewichtaufnehmende Handteller einer Hand, während das Wadenbein den Fingern einer anderen Hand gleicht, die für die Feinanpassung zuständig sind, um das Knöchelgelenk in die gewünschte Stellung zu bringen (Abbildung 12.13).

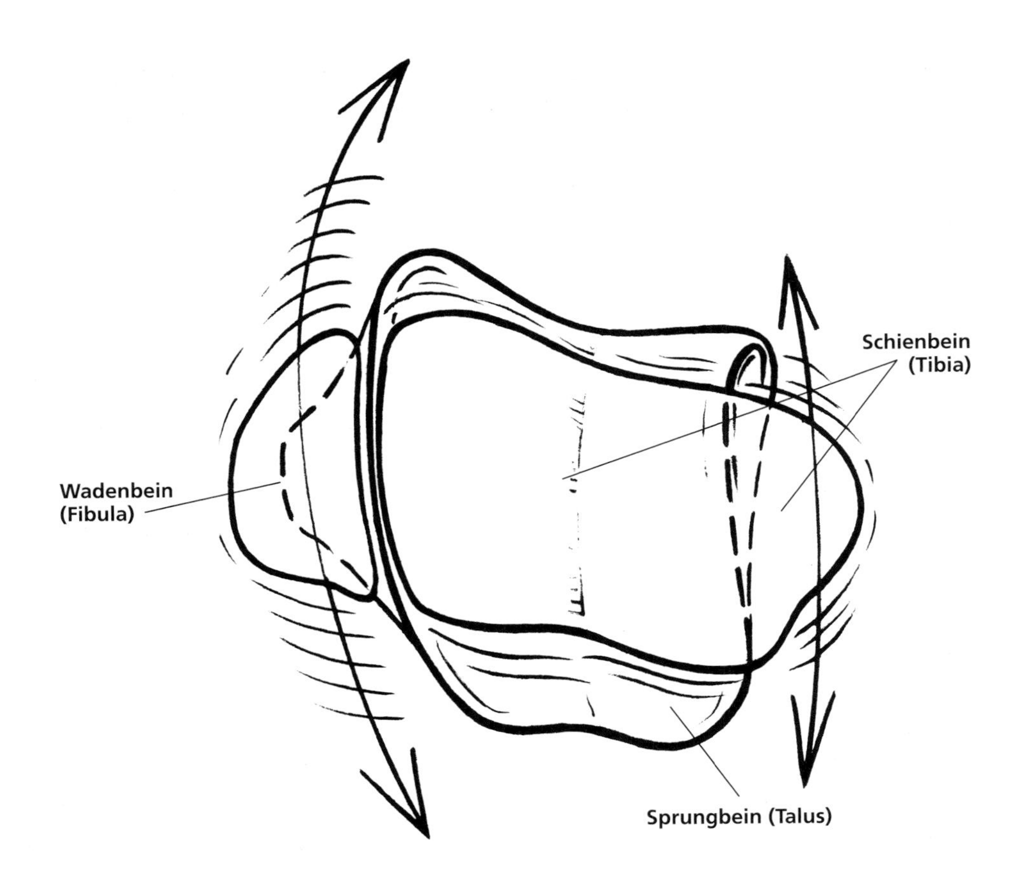

Abbildung 12.10:
Das Wadenbein, das auf der breiteren seitlichen Gelenkfläche des Sprungbeins liegt, gleitet weiter als das Schienbein auf der medialen Gelenkfläche (hier sind die Knochen des linken Fußes abgebildet).

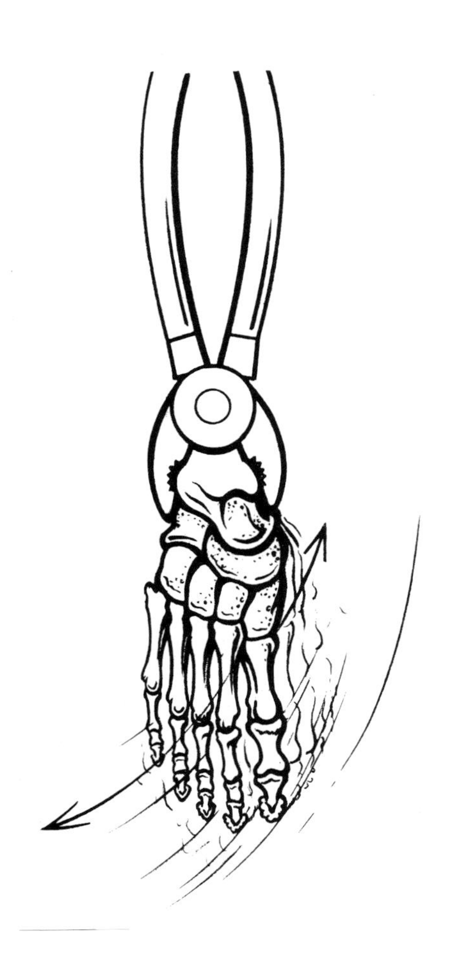

Abbildung 12.11:
Schienbein und Wadenbein umklammern fest das Sprungbein, so daß der Fuß in der Sagittalebene schwingen kann.

Die untere Oberfläche des Knöchelgelenks wird von der zangenförmigen Trochlea des Sprungbeins gebildet, die vorn breiter ist als hinten. Beim Plié schiebt sich dieser breitere Teil zwischen Wadenbein und Schienbein. Hierdurch wird Ihre Haltung viel stabiler als beim Relevé, bei dem Wadenbein und Schienbein den schmaleren Teil der Trochlea umklammern. Das Sprungbein besitzt drei tieferliegende Gelenkflächen: eine große seitliche (mit dem Wadenbein verbundene), eine kleinere mediale (mit dem Schienbein verbundene) und eine obere, dem Schienbein zugewandte Gelenkfläche. Da das Wadenbein seitlich liegt, muß es sich mehr bewegen als das Schienbein. Sowohl Wadenbein als auch Schienbein gleiten entlang ihrer Sprungbein-Gelenkflächen vor und zurück (siehe oben Abbildung 12.10). Einige Wissenschaftler sind der Ansicht, daß das Wadenbein sich außerdem um seine Längsachse dreht, wenn sich der Knöchel bewegt. Sollte dies tatsächlich der Fall sein, kann der Knöchel nicht als Scharniergelenk bezeichnet werden, da seine Achse variabel ist. Bei der Dorsalflexion (durch Anheben des Fußes) gleitet beziehungsweise dreht sich das Wadenbein nach vorn; bei der Plantarflexion (Beugen der Fußsohle, als ob man auf Zehenspitzen stünde), gleitet/dreht es sich auf der lateralen Gelenkfläche des Sprungbeins nach hinten.

Bei jedem unserer Schritte setzen wir einen Fuß auf den Boden auf und veranlassen eine Dorsalflexion, während Schienbein und Wadenbein sich vorwärts bewegen und die Trochlea des Sprungbeins rückwärts in Richtung Ferse gleitet. Beim Abdrücken vom Boden beugt sich die Fußsohle nach unten, und die Trochlea gleitet im Fuß nach vorn.

Übungen: Vorstellungsbilder zu Schienbein, Wadenbein und Knöchel

1. **Die Knöchel als Zangen:**
   a) Ohne Gewichtsbelastung: Halten Sie einen Fuß so, daß kein Gewicht auf ihm lastet. Visualisieren Sie, wie das Sprungbein zwischen dem Schienbein und dem Wadenbein hängt (siehe oben Abbildung 12.11). Lassen Sie den Fuß in der Sagittalebene zwischen den Zangen hin und her schwingen. Stellen Sie sich vor, daß die Zangen nicht fest greifen, so daß sich der Fuß mühelos bewegen kann.
   b) Beim Relevé: Beim Relevé stellen Sie sich ein umgekehrtes Verhalten der Zangen vor. Sie greifen hier fester und helfen, das Knöchelgelenk zu stabilisieren.
2. **Die Knöchel als Hände, die das Sprungbein einstellen** (ohne Gewichtsbelastung): Visualisieren Sie das untere Ende des Schienbeins als Handinnenfläche und das distale Ende des Wadenbeins als Finger. Die „Schienbeinhand“ stützt das Sprungbein; die „Wadenbeinfinger“ sind für die Feineinstellungen zuständig. Stellen Sie sich vor, wie die „Wadenbeinfinger“ die Bewegung des Fußes im Knöchel auslösen, und zwar in ganz verschiedene Richtungen (Abbildung 12.13).
3. **Relative Beweglichkeit des Schien-, Waden- und Sprungbeins:**
   a) Die Beziehungen verändern sich: Konzentrieren Sie sich während eines Pliés auf die sich ändernden Beziehungen zwischen Schien-, Waden- und Sprungbein. Visualisieren Sie bei der Abwärtsbewegung,

wie Schienbein und Wadenbein über die Oberfläche des Sprungbeins nach vorn gleiten. Vergessen Sie dabei nicht, daß das Schienbein hauptsächlich dafür verantwortlich ist, Gewicht auf das Sprungbein zu übertragen. Da sich das Wadenbein weiter als das Schienbein an der Außenseite des Sprungbeins entlangbewegt, dreht sich der Unterschenkel bei diesem Vorgang leicht nach innen und, im Gegenzug, das Sprungbein nach außen (Abbildung 12.12). Beobachten Sie beim Ausstrecken der Beine, wie Schienbein und Wadenbein über den Taluskopf zurückgleiten. Da sich das Wadenbein weiter an der Außenseite des Sprungbeins entlangbewegt, dreht sich der Unterschenkel bei diesem Vorgang leicht nach außen, und das Sprungbein dreht sich relativ dazu ein. Es ist daher äußerst wichtig, die Knie über den zweiten Zehen auszurichten (Abbildung 12.12).

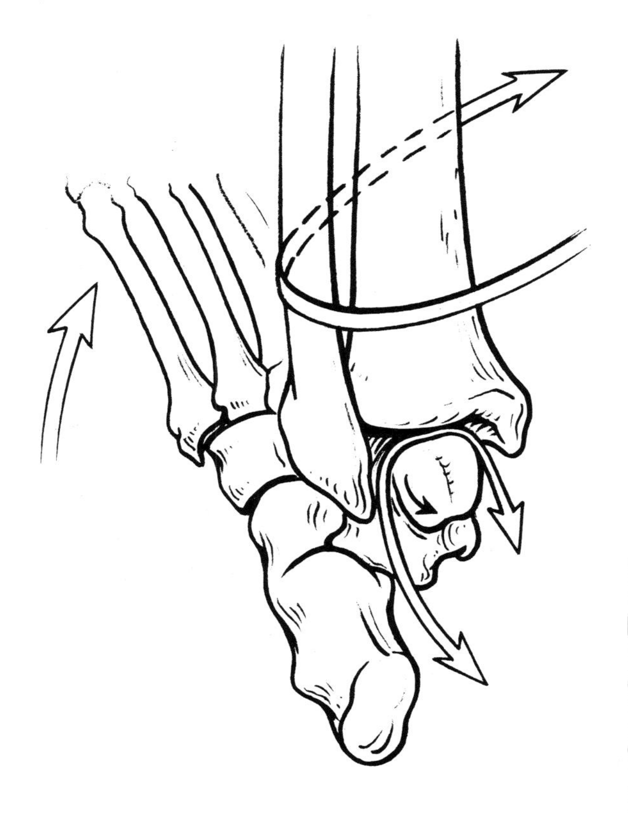

Abbildung 12.12:
Der Unterschenkel dreht sich leicht nach innen; das Sprungbein dreht sich bei der Dorsalflexion nach außen und beim Plié nach unten (die Abbildung zeigt den linken Fuß).

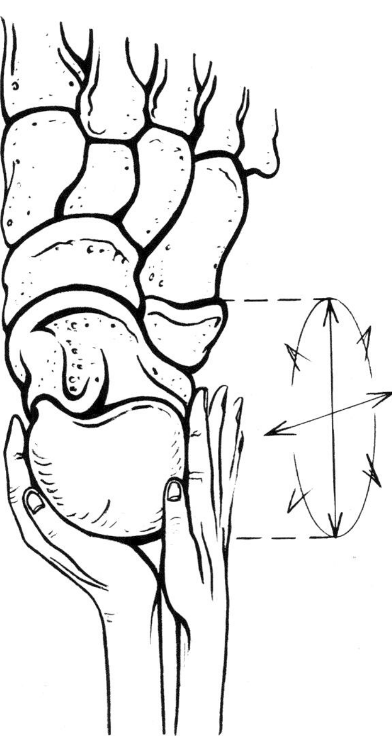

Abbildung 12.13:
Das Schienbeinstück entspricht der belastbaren Handinnenfläche, während das Wadenbein wie die Finger einer anderen Hand funktioniert, die für die Feineinstellung zuständig sind.

b) Das Sprungbein im Schienbein-/Wadenbeintunnel: Wiederholen Sie die gleiche Bewegung, doch konzentrieren Sie sich nun auf die Bewegung der Trochlea des Sprungbeins, die sich unter dem Schienbein und dem Wadenbein befindet. Konzentrieren Sie sich bei der Abwärtsbewegung in den Plié darauf, wie die Trochlea unterhalb des Tunnels aus Schienbein und Wadenbein zurückrutscht (Abbildung 12.14). Beobachten Sie beim Strecken, wie die Trochlea unter dem aus Schienbein und Wadenbein gebildeten Tunnel hervorgleitet.

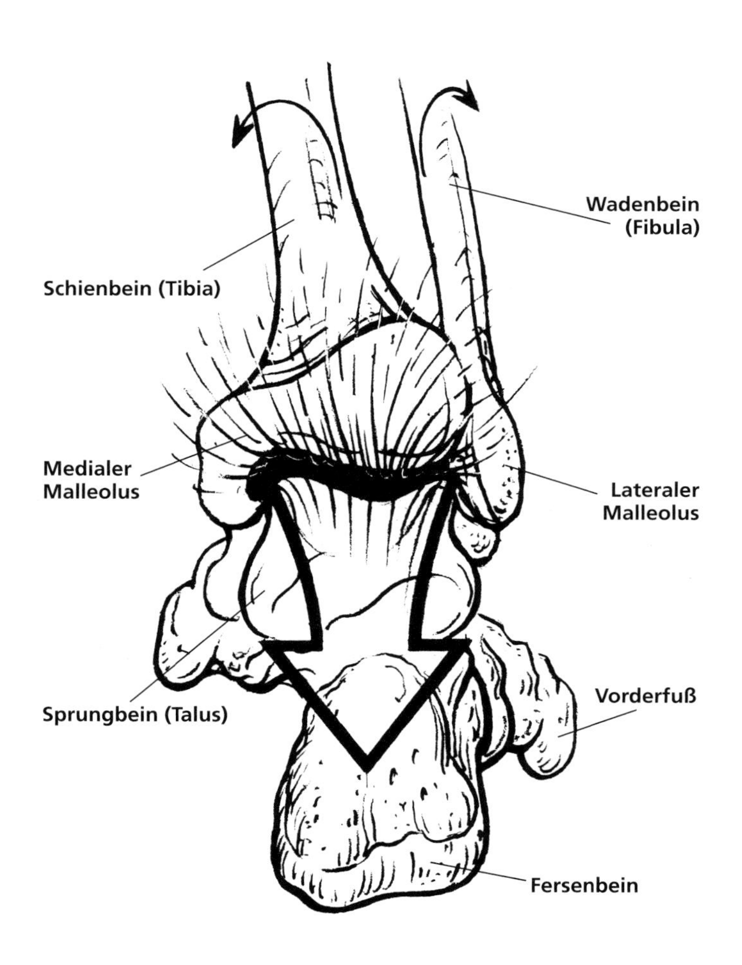

Abbildung 12.14: Konzentrieren Sie sich bei der Abwärtsbewegung im Plié darauf, wie die Trochlea des Sprungbeins unter dem Tunnel, der von den distalen Enden des Schien- und Wadenbeins gebildet wird, zurückgleitet.

c) Das Sprungbein zwischen Schwingtüren (Plantar- und Dorsalflexion, das heißt Beugen des Fußes in Richtung Fußsohle und in Richtung Fußoberseite): Gehen Sie mit Ihrem Fuß in den Zehenstand, und stellen Sie sich das Schienbein und das Wadenbein wie zwei Schwingtüren vor, die sich nach vorn öffnen und durch die sich das Sprungbein nach vorn bewegen kann. Visualisieren Sie beim Beugen des Fußes, wie sich die Schienbein- und Wadenbeintüren nach innen (hinten) öffnen und das Sprungbein durch sie zurückgleiten kann (Abbildung 12.15).

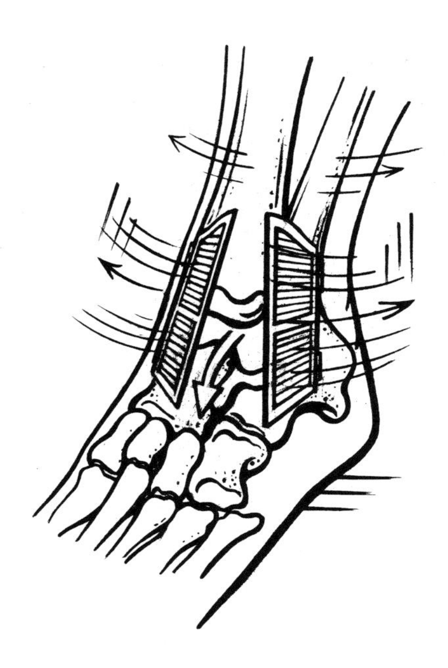

Abbildung 12.15: Visualisieren Sie beim Strecken des Fußes Wadenbein und Schienbein als zwei Schwingtüren.

4. **Eine Membran als Segel:** Stellen Sie sich in Gedanken vor, daß die interosseale Membran ein Segel ist, das sich zwischen Schienbein und Wadenbein befindet. Bläst der Wind zwischen Schien- und Wadenbein, bläht sich das Segel. Visualisieren Sie, wie der Wind von vorn nach hinten bläst, sehen Sie dann vor Ihrem inneren Auge, wie der Wind in die umgekehrte Richtung bläst und sich das Segel auf der anderen Seite bauscht. Ändern Sie in Gedanken einige Male die Windrichtung. Spüren Sie dieses Vor- und Zurückschlagen des Segels, wodurch sich die jeweilige Körperregion lockert. Suchen Sie sich jemanden, der Sie entsprechend zwischen Schien- und Wadenbein berührt, während Sie visualisieren (Abbildung 12.16).

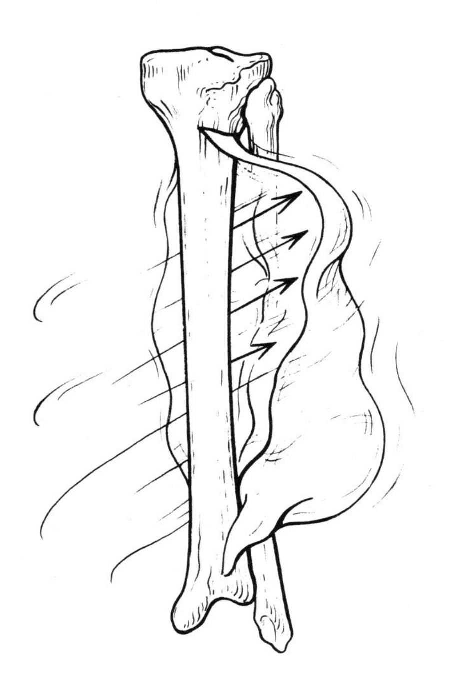

Abbildung 12.16: Stellen Sie sich die interosseale Membran als aufgebauschtes Segel vor, das zwischen Schienbein und Wadenbein angebracht ist.

5. **Fußwurzel-Tendu** (in den Positionen Tendu, Dégagé und bei Plantarflexion): Visualisieren Sie während des Tendu einen Energiefluß an der Vorderseite Ihres Beins entlang, der den Fußwurzelknochen umkreist und über die Oberseite des Fußes zu den Zehen hinausströmt. Stellen Sie sich beim Beugen des Fußes vor, wie die Energie auf der Rückseite Ihres Beins entlangfließt, den Fußwurzelknochen umkreist und durch die Ferse hinausströmt (Abbildung 12.17).

Abbildung 12.17: Visualisieren Sie beim Strekken und Beugen den Energiefluß.

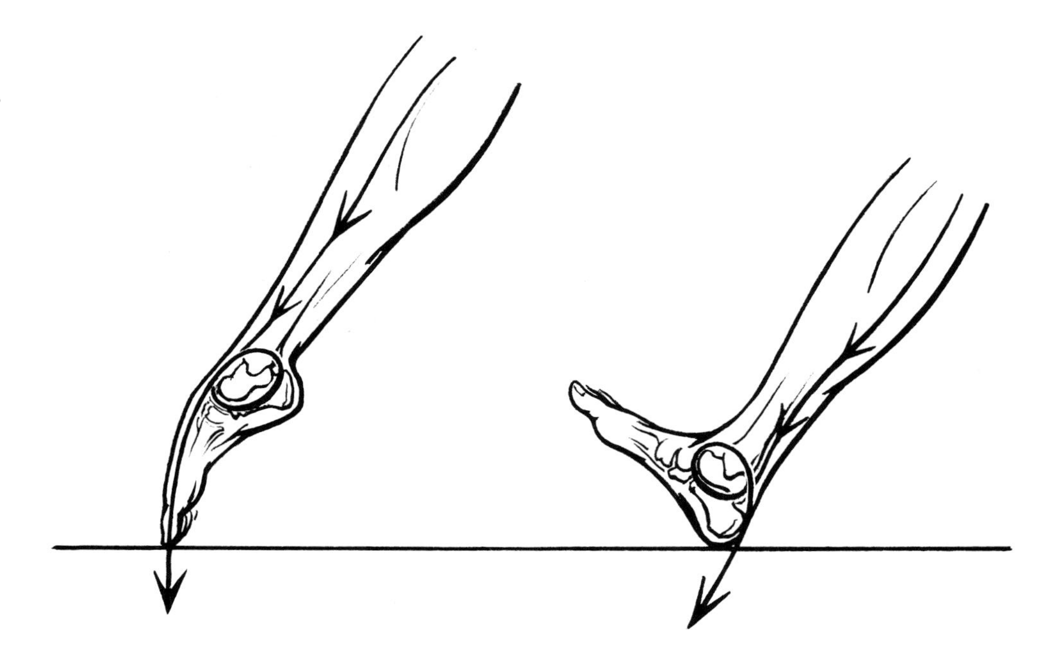

Der Fuß

Die meisten Füße sind den Großteil ihres Lebens in an Mieder erinnernde Verpackungen aus Leder eingezwängt. Für einige Sportler ist es eine völlig neue Erfahrung, wenn sie ihre Schuhe für Bewegungsübungen ausziehen sollen. Man hört dann „ah" und „oh", wenn sie erfahren, daß der Fuß eine komplexe Einheit ist, die aus vielen Gelenken besteht, und nicht nur ein Hebel, der das Bein beim Gehen und Springen unterstützt. Tänzerinnen und Tänzer sind sich in der Regel über die technische und ästhetische Bedeutung ihrer Füße im klaren, doch betreffen die meisten Verletzungen, die bei Tänzern auftreten, leider die Füße. Es dauert einige Zeit, bis sich eine bewußtere Körperausrichtung herausbildet und Muskeln und Gelenke kräftiger und flexibler werden, damit Fußproblemen vorgebeugt und die Ausdruckskraft der Füße verbessert werden kann.

Der Fuß besteht aus 26 Knochen und 25 Gelenken. Diese Knochen und Gelenke erfüllen zahlreiche, im Grunde sogar widersprüchliche Aufgaben. Der Fuß dient als stabiler Sockel, der das gesamte Gewicht des Körpers trägt und abfedert. Auf unseren Füßen können wir uns durch den Raum bewegen, wobei sie sich der unterschiedlichen Beschaffenheit des Untergrundes anpassen. Das Bild einer in sich gedrehten und das einer ausgedrehten

Kette verdeutlicht die scheinbar augenblickliche Umwandlung des Fußes von einem belastbaren Sockel in einen Hebel. Drehen Sie eine gelenkige Kette ein, wird sie steif, so wie der Fuß, wenn er als Hebel fungiert. Drehen Sie die Kette aus, wird sie locker und spreizt sich, damit sie besser in der Lage ist, ein Gewicht auszuhalten (Notizen des Autors bei einer Vorlesung von Irene Dowd 1981).

Der Fuß läßt sich auf verschiedene Weise unterteilen. Von vorn nach hinten können wir drei Funktionsbereiche erkennen (Abbildung 12.18). Der Hinterfuß oder die Fußwurzel (Tarsus) besteht aus vergleichsweise großen Knochen: dem Sprungbein oder Talus (lat. *talus*: Würfel) und dem Fersenbein oder Calcaneus. Wie wir bereits wissen, ist das Sprungbein die Stelle, an der das Körpergewicht auf den Fuß übertragen wird. Der Mittelfuß oder die Fußwurzelknochen bestehen aus dem Kahnbein, dem quadratförmigen Würfelbein und den drei Keilbeinen. Der Vorderfuß setzt sich aus den Mittelfußknochen und den Zehenknochen (Phalanx) zusammen. Die Gelenke zwischen den Fußwurzelknochen können sich in allen Ebenen bewegen – so können die Gelenkflächen übereinander gleiten und den Druck auf viele Ebenen verteilen.

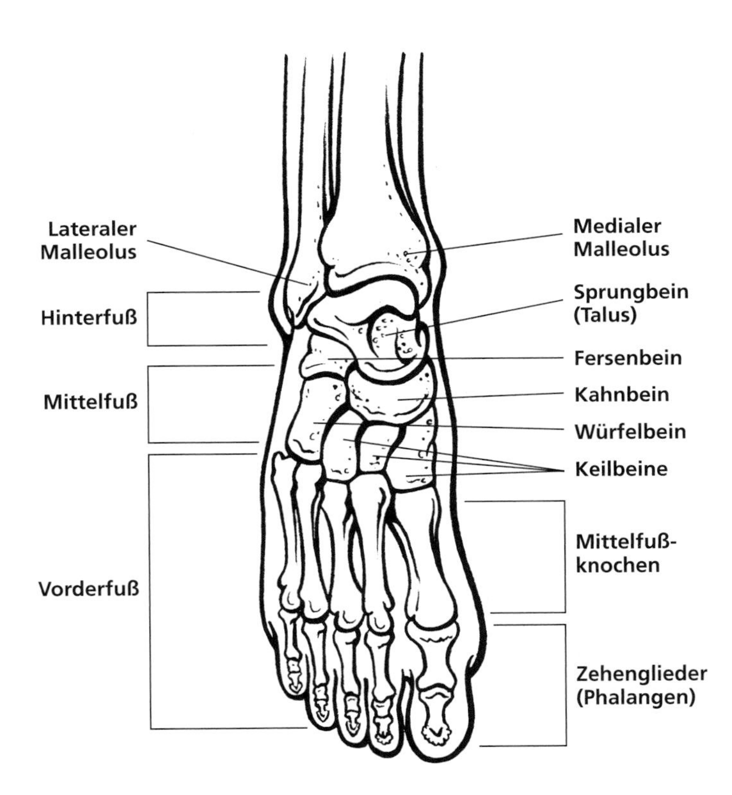

Abbildung 12.18: Der Hinterfuß (Tarsus) besteht aus dem Sprungbein (Talus) und dem Fersenbein (Calcaneus). Der Mittelfuß besteht aus dem Kahnbein, dem quadratförmigen Würfelbein und den drei Keilbeinen. Der Vorderfuß setzt sich aus den Mittelfußknochen und den Zehenknochen (Phalangen) zusammen.

Der Fuß ähnelt mehreren Steinen, die in einem Sack zusammengehalten werden. Werfen Sie den Sack auf den Boden, verändern die Steine leicht ihre Anordnung, übertragen den Stoß aufeinander und gleichen somit von außen einwirkende Kräfte mit einem benachbarten Stein aus. Es ist sehr wahrscheinlich, daß kein einziger Stein kaputtgeht. Würden die Steine jedoch aneinander kleben und hätten nicht die Möglichkeit, sich gegeneinander zu verschieben, würden einige von ihnen zerspringen, wenn der Sack zu Boden fällt. Die Fußwurzelknochen sind perfekt aufeinander abgestimmt, um Kräfte zu absorbieren und zu übertragen und um ein stabiles und ausdauerndes Ganzes zu bilden.

Der Fuß übernimmt zwei Hauptfunktionen: Stützen und Fortbewegen. Jede dieser Funktionen kann für sich betrachtet werden, indem wir den Fuß in einen Fersenfuß und einen Sprungfuß unterteilen. Der Fersenfuß, bestehend aus den vierten und fünften Zehen- und Mittelfußgliedern, dem Würfel- und dem Fersenbein, berührt eher den Boden und steht im Zusammenhang mit dem Wadenbein und der Stützfunktion. Der Sprungfuß besteht aus den ersten drei Zehen- und Mittelfußgliedern, den Keilbeinen, dem Kahn- und dem Sprungbein und ist im Zusammenhang mit dem Schienbein zu sehen. Dieser elastische Teil des Fußes überträgt die Gegenkraft des Untergrundes auf das Schienbein, weshalb das Schienbein eher für die Fortbewegung zuständig ist.

Übung: Anleitung zur Fußmassage

Die Füße sind glücklicherweise für Berührungen durch unsere Hände sehr empfänglich. Die meisten Tänzerinnen und Tänzer haben schon einmal ihre müden, schmerzenden Füße massiert. Sie erhalten hier eine Anleitung zur Fußmassage, die Ihnen hilft, die vielen Teile der erstaunlich komplexen Anatomie des Fußes zu identifizieren.

Der mediale Malleolus stellt die Verlängerung des unteren (distalen) Endes des Schienbeins dar. Der äußere Knöchel oder laterale Malleolus ist die Verlängerung des distalen Endes des Wadenbeins. Beachten Sie, daß der laterale Malleolus weiter unten und weiter hinten liegt als der innere Malleolus.

Das Sprungbein (Talus) ist schwieriger zu ertasten. Bei vollständiger Beugung zur Fußsohle hin können Sie in der Regel den Kopf des Sprungbeins ertasten, der auf der Oberseite des Fußes zwischen den Malleoli liegt, aber zurückweicht, wenn der Fuß zum Fußrücken gebogen wird. Es gibt noch eine Stelle, an der Sie den Kopf des Sprungbeins fühlen können, und zwar unterhalb und auf der Vorderseite des medialen Malleolus. Anatomisch gesehen versteht man unter Beugen zwei Extremzustände: Der Fuß kann sich entweder zur Fußsohle hin (Plantarflexion) oder Richtung Fußoberseite (Dorsalflexion) beugen. Im Berufsjargon der Tänzer ist mit „Flex-Fuß" gemeint, daß der Fuß in Richtung Fußoberseite gewinkelt wird.

Vor und unterhalb des medialen Sprungbeins und distal zu der Stelle gelegen, die wir eben berührt haben, können Sie den Vorsprung des Kahnbeins fühlen. Bewegen Sie Ihre Finger weiter in Richtung Zehen, und erspüren Sie, wo der Ansatz des ersten Mittelfußknochens liegt. Direkt unterhalb des medialen Malleolus können Sie den kleinen Knochenvorsprung an der Innenseite des Fersenbeins, die sogenannte Talusstütze (Sustentaculum tali) fühlen. Berühren Sie das Fersenbein auf seiner medialen und lateralen Seite. Außer dem breiten, glatten hinteren Bereich können Sie auch einen Vorsprung des Fersenbeins unten und vor dem Außenknöchel tasten, die sogenannte peroneale Trochlea. Berühren Sie die Achillessehne oberhalb des hinteren Abschnitts des Sprungbeins. Gleiten Sie mit Ihren Fingern entlang der äußeren Fußkante in Richtung Zehen, wo Sie auf eine Knochenverdickung treffen, den Ansatz des fünften Mittelfußknochens. Er befindet sich genau hinter dem Mittelpunkt der äußeren Fußkante. Ertasten Sie das Würfelbein zwischen dem Sprungbein und dem Ansatz des fünften Mittelfußknochens. Die Keilbeine bilden den gebogenen Fußspann und werden am besten bei entspannten Zehen massiert, so daß die Streckmuskelsehnen nicht hervortreten. Berühren Sie die Köpfe der Mittelfußknochen auf der Ober- und Unterseite des Fußes. Auf der Unterseite wird dies wegen der vielen Muskelschichten schwieriger sein. Unterhalb des Kopfes des ersten Mittelfußknochens spüren Sie die Sesamknöchelchen, die Teil der Flexor-hallucis-Sehne sind (die Sehne, die den großen Zeh beugt). Zum Schluß ertasten Sie die Zehenglieder (Phalanx) und die Interphalangealgelenke.

Das Subtalargelenk (unteres Sprunggelenk)

Das Sprungbein verfügt über drei Gelenkverbindungen zum darunterliegenden Fersenbein und über einen Freiheitsgrad. Die Fachbegriffe für diese Bewegungen sind Supination (Auswärtsdrehung) und Pronation (Einwärtsdrehung). Bei der subtalaren Supination (auf die Außenseite des Fußes rollen), dreht sich das Fersenbein nach innen und bewegt sich in Richtung Mittellinie des Körpers. Bei der subtalaren Pronation (auf die Innenseite des Fußes rollen) dreht sich das Fersenbein nach außen und bewegt sich von der Mittellinie des Körpers weg. Bei diesen Bewegungsabläufen entsteht auch zwischen dem Sprungbein und dem Kahnbeinknochen Bewegung. Die Achse von Supination und Pronation ist schräg; sie neigt sich auswärts um zirka 42° und medial um zirka 16°. Das Verhältnis zwischen dem Unterschenkel und dem Mittelfuß kann als mitraförmiges Scharnier visualisiert werden (Norkin/Levangie 1992). In folgender Abbildung (12.19a) wird der Fuß in neutraler Stellung dargestellt. Wird der Unterschenkel nach innen gedreht, kommt es zu einer Pronation; wird der Unterschenkel supiniert, dreht sich der Fuß ebenfalls nach außen (Abbildung 12.19b).

Bei neutraler Fußstellung sollte eine an der Rückseite des Beines nach unten gezogene Linie im Bereich des Fersenbeins nicht nach innen oder außen abweichen. Mit anderen Worten: Der Anteil des Körpergewichts, der auf der Ferse lastet, sollte genau im Mittelpunkt der Ferse gespürt werden. Bei einer guten Körperausrichtung im Stehen befindet sich die Ebene, die durch die Achillessehne und den Mittelpunkt der Ferse verläuft, im rechten Winkel zum Boden.

Supination und Pronation ermöglichen Ihnen, mit relativer Leichtigkeit an einem Abhang entlangzugehen. Liegt die Bergseite zu Ihrer rechten Seite, proniert Ihr rechtes subtalares Gelenk und Ihr linkes subtalares Gelenk supiniert, wodurch Ihre Beine in nahezu vertikaler Stellung bleiben.

Das Verhalten des Subtalargelenks ist auch bei der Erhaltung des Gleichgewichts von Bedeutung (Abbildung 12.19c).

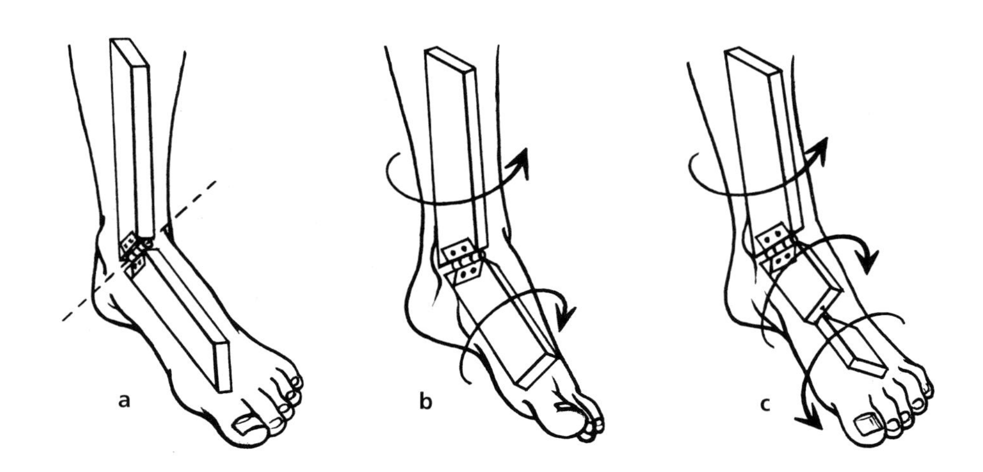

Abbildung 12.19:
(a) Das Verhältnis zwischen dem Unterschenkel und dem Mittelfuß kann als mitraförmiges Scharnier visualisiert werden. (b) Die Auswärtsdrehung des Unterschenkels führt zur Supination.
(c) Gleitet und rollt die Ferse in eine Supinationsstellung, hält der Vorderfuß durch Einwärtsdrehen (Pronation) dagegen (vgl. auch NORKIN/LEVANGIE 1992).

Übungen: Vorstellungsbilder zum Subtalargelenk

1. **Tiefe Wurzeln** (auf einem Bein balancieren): Bitten Sie einen Freund oder eine Freundin, auf einem Bein zu balancieren, und beobachten Sie die Supinations- und Pronationsbewegung. Schließt Ihr Freund oder Ihre Freundin die Augen, wird der Bewegungsablauf noch deutlicher, denn ohne den Korrekturmechanismus des Auges ist es schwieriger, das Gleichgewicht zu halten. Bitten Sie nun die betreffende Person, sich vorzustellen, daß ihr Standbein Wurzeln besitzt, die tief in den Boden hinabreichen. Achten Sie darauf, ob sich die Balance verändert.
2. **Fersenpendel** (im Sitzen oder Stehen): Fühlen Sie die Berührungsfläche zwischen Ihrer Ferse und dem Boden. Stellen Sie sich vor, daß Ihre Ferse ein Pendel ist. Visualisieren Sie, wie das Pendel hin und her schwingt. Das Pendel schwingt immer langsamer, bis es gerade zum Boden hin hängt. Die Ferse befindet sich jetzt in einer Linie mit der Achillessehne (Abbildung 12.20).

Abbildung 12.20:
Stellen Sie sich Ihre Ferse als schwingendes Pendel vor.

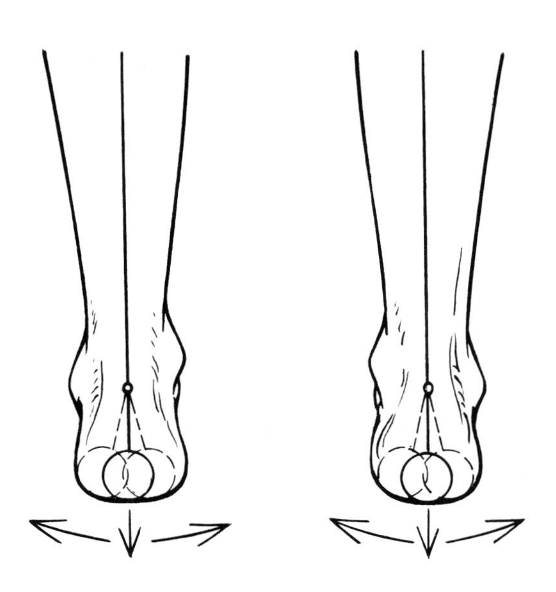

3. **Sitzbein-Fersen-Pendel** (im Stehen): Verlängern Sie die beiden Pendelschnüre nach oben und befestigen Sie sie an Ihren Sitzbeinen. Stellen Sie sich vor, wie die Fersenpendel an Ihren Sitzbeinen hängen.

Das Transversalgelenk des Fußes

Das Transversalgelenk des Fußes setzt sich aus den Talonavicular- und den Calcaneocuboid-Gelenken zusammen (Abbildung 12.21). Ohne dieses Gelenk wäre es schwierig, auf unebenem Untergrund zu gehen; es dient als Mittler zwischen Vorder- und Hinterfuß. Muß der Vorderfuß supinieren, muß es ihm der Hinterfuß nicht gleichtun, weil das Transversalgelenk diesem Bewegungsablauf entgegenwirken kann, so daß die Ferse ihre vertikale Stellung beibehält. Umgekehrt gilt dasselbe: Gleitet und rollt die Ferse zum Beispiel in eine Pronationsstellung, kann der Vorderfuß flach auf dem Untergrund liegenbleiben.

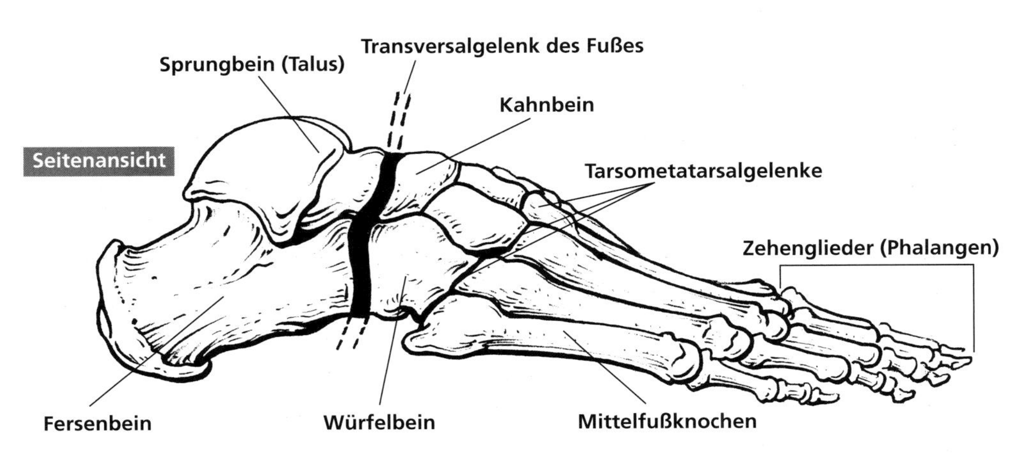

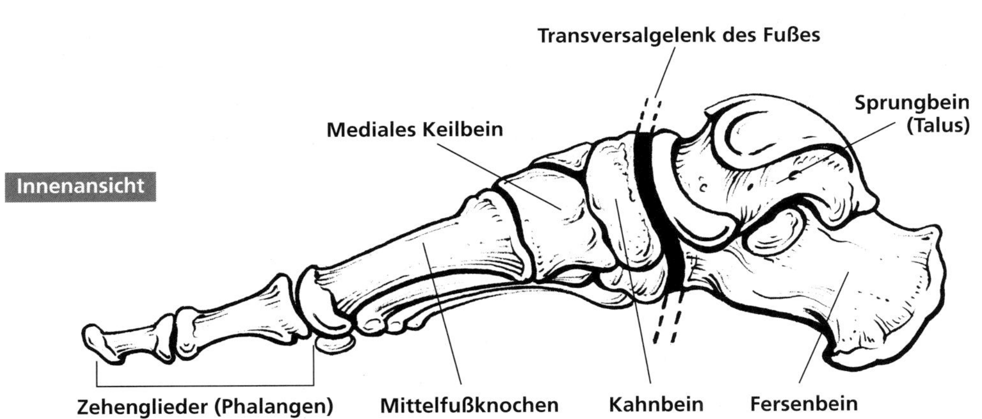

Abbildung 12.21: Das Transversalgelenk des Fußes setzt sich aus den Talonavicular- und den Calcaneocuboid-Gelenken zusammen.

Muß der Vorderfuß pronieren, supiniert der Hinterfuß. Gleitet und rollt die Ferse in eine Supinationsstellung, gleicht der Vorderfuß diese Bewegung durch Pronation aus (siehe weiter oben Abbildung 12.19c) Dies ist von Bedeutung, wenn Sie in Mokassins oder barfuß laufen, ansonsten verhindern die festen Schuhe, die wir heutzutage tragen, daß sich das Transversalgelenk des Fußes bewegt. Dies ist nicht nur vorteilhaft, da der Knöchel und die Kniegelenke zusätzlich belastet werden.

Übungen: Das Transversalgelenk des Fußes wahrnehmen

1. **Murmeln:** Legen Sie ein paar Murmeln unter die mediale Kante Ihres Vorderfußes. Sie werden feststellen, daß die Ferse auf dem Boden bleibt. Legen Sie die Murmeln nun unter die seitliche Kante Ihres Vorderfußes, und auch hier werden Sie feststellen, daß die Ferse auf dem Boden bleibt.
2. **Unebener Untergrund:** Gehen Sie in Gedanken auf einem unebenen Untergrund spazieren. Stellen Sie sich vor Ihrem inneren Auge die unterschiedlichste Beschaffenheit des Bodens, auf den Sie treten, vor, und beobachten Sie, wie sich Ihr Fuß dem Untergrund anpaßt. Suchen Sie ein paar Gegenstände zusammen, die Ihren Füßen nicht weh tun, und versuchen Sie, auf ihnen zu gehen. Nehmen Sie zum Beispiel kleine Steine oder ein Buch (Sie können versuchen, über den Rand dieses Buches zu gehen – das ist im Preis inbegriffen). Nachdem Sie eine Zeitlang mit wirklichen Gegenständen geübt haben, versuchen Sie nun wieder, in Gedanken über unebene Flächen zu gehen.
3. **Schlauchboot:** Stellen Sie sich Ihren Fuß als aufblasbares Schlauchboot vor. Ein Schlauchboot paßt sich leicht den Wellen an, weil es sich entlang seiner Längsachse bewegen kann. Beobachten Sie die Anpassungsmechanismen des Bootes, während Sie auf einem steinigen Weg gehen (Abbildung 12.22).

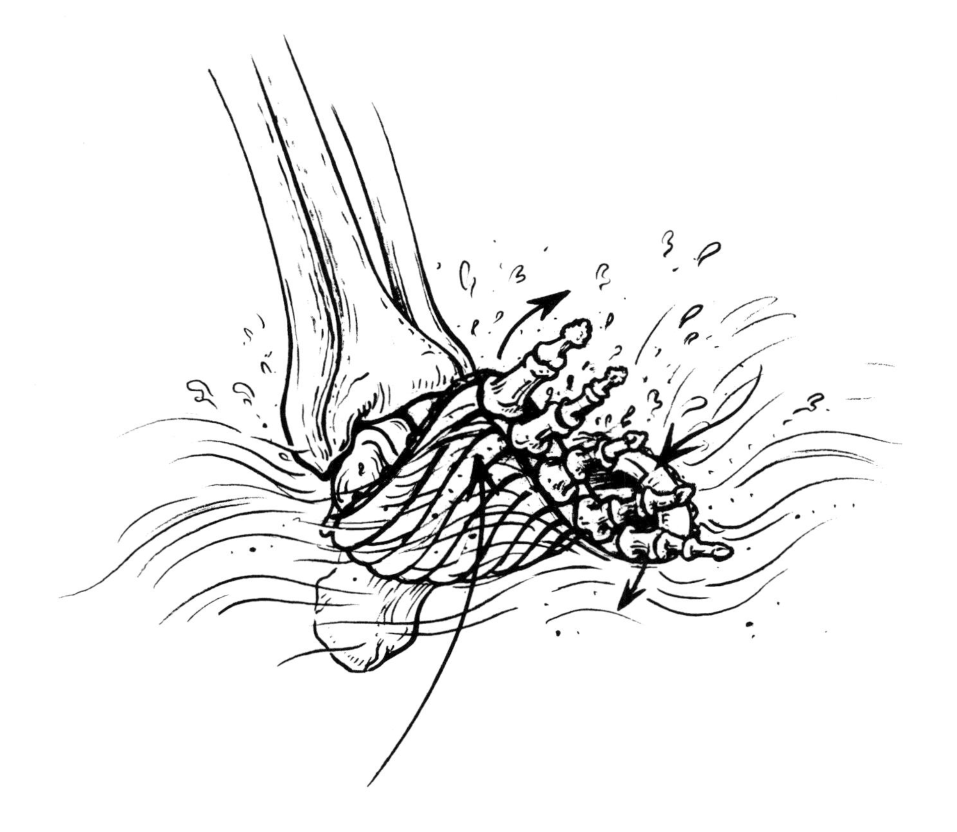

Abbildung 12.22: Vergleichen Sie die Anpassungsmechanismen des Fußes mit einem Schlauchboot.

Die Fußbögen

Ein vielseitiges Bogensystem, das dem Gewölbe des mittelalterlichen Klosters im Schweizer Kreuzlingen ähnelt (Abbildung 12.23), ermöglicht es dem Fuß, das beträchtliche Gewicht des Körpers zu tragen.

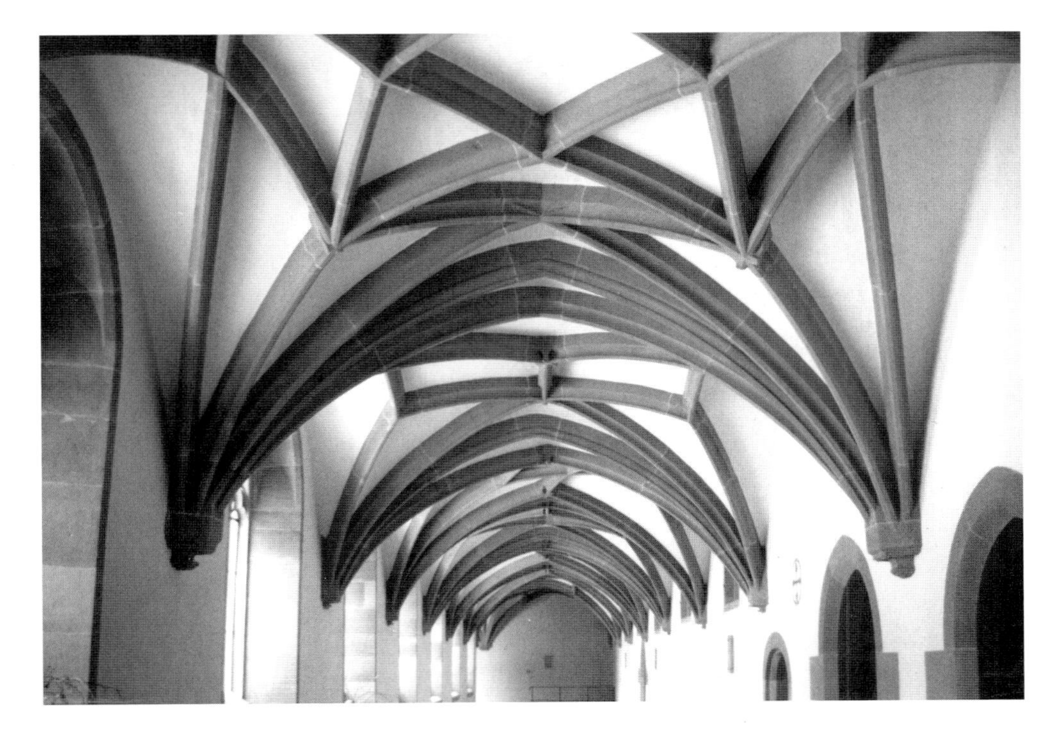

Abbildung 12.23: Ein System aus verschiedenartigen Bögen, wie die Gewölbe des mittelalterlichen Klosters in Kreuzlingen (Schweiz), ermöglicht es dem Fuß, das beträchtliche Körpergewicht zu tragen.

Das Fußlängsgewölbe beginnt am distalen Ende des Fersenbeins und endet jeweils an den distalen Enden des ersten und fünften Mittelfußknochens (die Zehen sind nicht Teil des Bogens). Das Sprungbein ist der Schlußstein des Fußlängsgewölbes (Abbildung 12.24). Das mittlere Keilbein und die zweiten Mittelfußknochen sind die Schlußsteine der Querbögen. Die Römer waren sich wohl der Bedeutung des Sprungbeins als Schlußstein bewußt. Wollten sie jemanden darauf hinweisen, nicht zu fallen oder, im

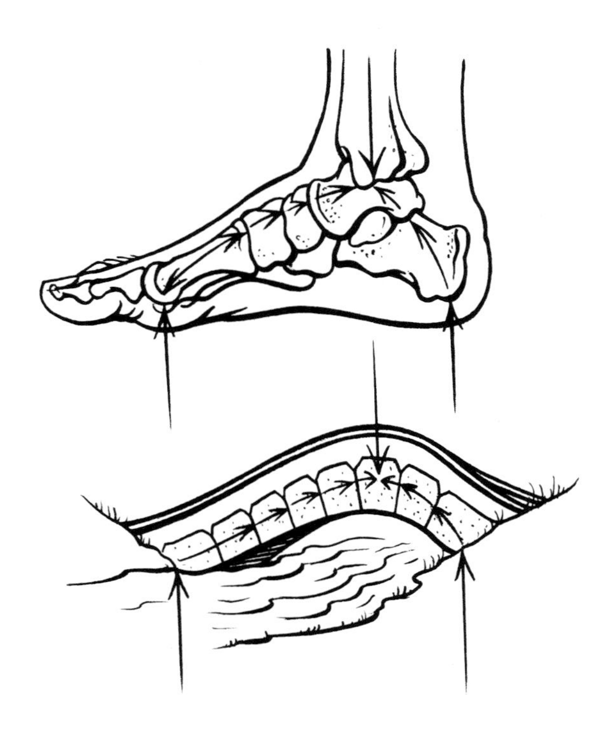

Abbildung 12.24: Das Sprungbein ist der Schlußstein des Gewölbes.

übertragenen Sinn, nicht zu versagen, sagten sie üblicherweise: „Recto talo stare" („Stehe aufrecht auf deinem Talus"; Talus = Sprungbein).

Die distalen Enden des ersten und in der Regel auch des fünften Mittelfußknochens liegen auf Sesambeinen (Ossa sesamoidea), die als Puffer dienen. In dieser Hinsicht ähnelt der Fuß einem verlängerten Dreifuß mit drei Hauptberührungspunkten, der ein großes Gewicht aushalten kann. Die Sehnenplatte der Fußsohle ist eine straffe Bindegewebsschicht, die die Fußbögen an ihren Enden wie einen gespannten Bogen zusammenhält. Wird Druck auf das Fußgewölbe ausgeübt, erhöht sich die Spannung in der Bogensehne; dadurch bleiben die Fußgewölbe stabil und werden nicht überdehnt.

Sie haben bereits die Metapher einer in sich gedrehten Kette kennengelernt, als wir erklärten, wie sich der Fuß von einem steifen Hebel in ein flexibles Fundament verwandelt. Ebenso kann der Fuß als eine in sich gedrehte rechteckige Ebene angesehen werden. Mit dieser Metapher können wir uns die Beziehung, die zwischen den in Längs- und Querrichtung verlaufenden Fußgewölben besteht, besser vorstellen. Die Vorderseite der Ebene besteht aus den Metatarsalköpfchen, die horizontal zum Untergrund verlaufen und ihn berühren. Der hintere Teil der Ebene, das hintere Fersenbein, verläuft in vertikaler Richtung (Abbildung 12.25). Wird der Fuß belastet, „entdreht" sich die Ebene; die Bögen werden flacher und pronieren. Stoßen Sie sich zum Beispiel bei einem Sprung vom Boden ab, dreht sich die Ebene wieder ein oder supiniert und kann so als Hebel wirken.

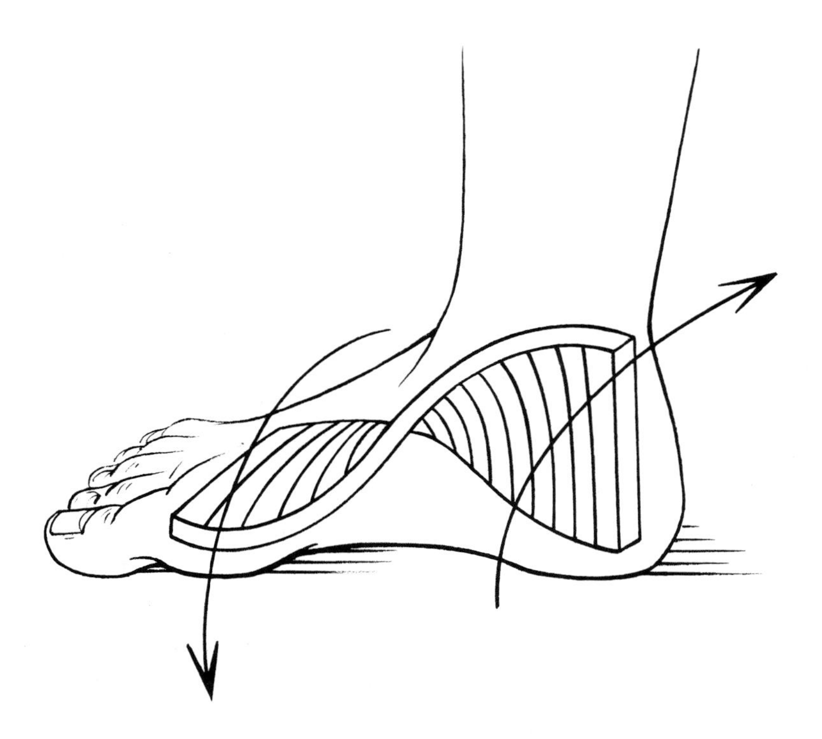

Abbildung 12.25: Der Fuß kann als in sich gedrehte rechteckige Ebene visualisiert werden.

Übungen: Die Fußbögen wahrnehmen

1. **Das Sprungbein als Vermittler** (im Stehen, Gehen und beim Springen): Stellen Sie sich vor, daß das Sprungbein eine Mittlerfunktion zwischen Schienbein, Fersenbein und Kahnbein ausübt. Es ist für alle Kräfte, die von außen auf den Körper und vom Körper auf die Umgebung einwirken, verantwortlich. Wie ein hüpfender Gummiball mit Sprungfedern, nimmt das Sprungbein Kräfte auf und leitet sie weiter. Zur Erhaltung der Elastizität darf keine Seite des Balles ständig extremem Druck ausgesetzt sein (Abbildung 12.26).

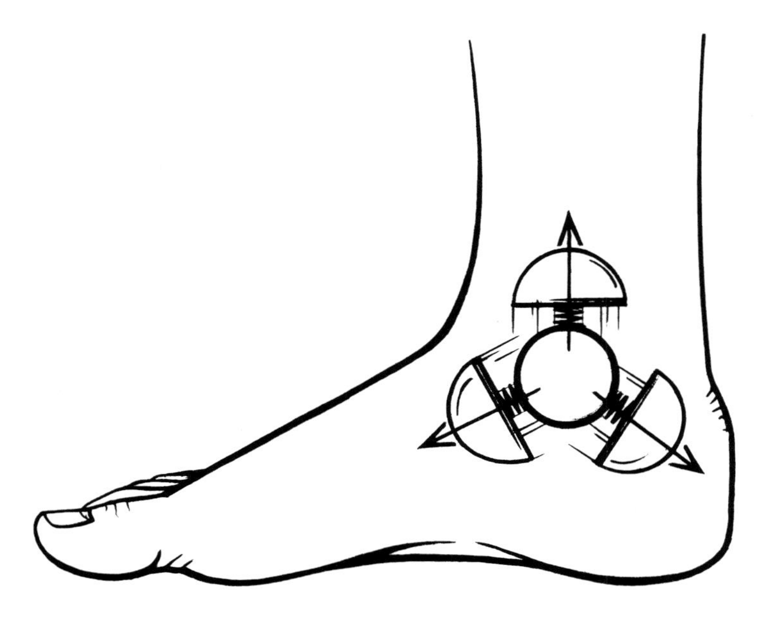

Abbildung 12.26: Das Sprungbein als Mittler zwischen Schienbein, Fersenbein und Kahnbein.

2. **Der Fuß ist ein Lehmklumpen:**
   a) Abrollen des Fußes: Stellen Sie sich vor, Ihr Fuß sei ein Stück Lehm. Rollen Sie ihn über einen Ball, und beobachten Sie, wie er sich nach allen Seiten ausbreitet. Die Ferse breitet sich nach hinten und die Mittelfußknochen nach vorn und seitlich aus.
   b) Vervollkommnen Sie Ihren Lehmfuß: Stellen Sie sich beim Tendu vor, wie imaginäre Hände Ihrem Lehmfuß eine perfekte neue Form geben.
3. **Drei Auflagepunkte** (im Stehen):
   a) Vergrößern der Standfläche: Stellen Sie sich die drei Berührungspunkte des Fußes mit dem Untergrund – Ferse, Metatarsalköpfchen der Großzehe und Metatarsalköpfchen der kleinen Zehe – als Dreibein vor. Verteilen Sie Ihr Körpergewicht gleichmäßig auf diese drei Punkte. Visualisieren Sie sie als Kraftwerke, die ihre Energie in den Raum abgeben. Stellen Sie sich vor, daß die Berührungspunkte ein Dreieck bilden. Beobachten Sie, wie sich die drei Punkte voneinander weg bewegen und das Dreieck größer wird (siehe unten Abbildung 12.27).

b) Energiefluß des Dreibeins: Stellen Sie sich Ihren Fuß als Dreibein vor. Sehen Sie vor Ihrem inneren Auge, wie in jeder Ecke des Dreibeins Energie entsteht, die am höchsten Punkt des Gewölbes zusammenfließt und in der Mitte Ihres Beines nach oben strömt.

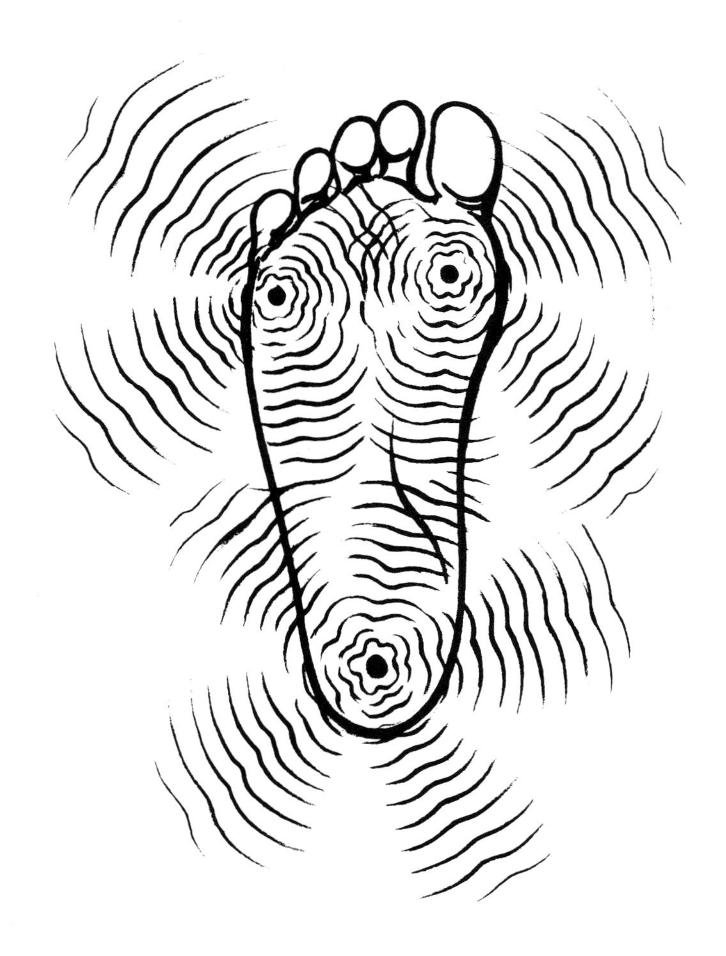

Abbildung 12.27: Stellen Sie sich die drei wichtigsten Berührungspunkte zwischen Fuß und Untergrund als Dreibein vor.

4. **Greifbewegungen des Fußes:**
   a) Massieren des lehmartigen, formbaren Fußes: Berühren Sie mit dem Finger den Punkt auf der Fußsohle, den Sie als Mittelpunkt empfinden. Versuchen Sie, mit dem ganzen Fuß den Finger zu umfassen. Mit dieser Übung können Sie die Muskeln, die das Fußgewölbe stützen, anregen. Stellen Sie sich vor, wie Ihr Finger ganz im Fuß versinkt, bis zwischen das Schien- und das Wadenbein hinein. (Diese Übung geht auf Andre Bernard zurück.)
   b) Aus dem Boden auftauchende Finger (im Stehen oder Gehen): Stellen Sie sich im Stehen vor, wie aus dem Fußboden unter jedem Fuß ein Finger auftaucht. Versuchen Sie bei jedem Schritt, diese imaginären Finger zu greifen. (Diese Übung geht auf Andre Bernard zurück.)
   c) Greifbewegungen der Hüftgelenkpfanne (in Rückenlage; in Bewegung): Stellen Sie sich gleichzeitig vor, wie der Fußmittelpunkt einen Finger umfaßt und wie die Hüftgelenkpfanne den Oberschenkelkopf umfaßt.

d) Spaghetti im Bein (in Rückenlage; aus dem Stegreif): Stellen Sie sich eine lange Spaghetti vor, die in der Mitte Ihres Fußes durch Ihr ganzes Bein bis in die vakuumähnliche Hüftgelenkpfanne hinaufgesaugt wird.

5. **Pfeil und Bogen:**
   a) Auf beiden Füßen stehen: Stellen Sie sich Ihre Füße als Bogen mit Bogensehnen vor, die in Richtung Boden zeigen. Verlagern Sie Ihr Gewicht von einem Fuß auf den anderen, und sehen Sie in Gedanken, wie sich der Bogen dehnt und die Bogensehnen unter der Last Ihres Körpergewichts anspannen. Sehen Sie, wie der Bogen sich wieder wölbt und sich die Bogensehnen lockern, wenn Sie Ihr Gewicht auf den anderen Fuß verlagern.
   b) Stellen Sie sich Ihren Fuß als Bogen vor, dessen Bogensehnen nach unten zum Untergrund zeigen: Nehmen Sie bei der Abwärtsbewegung im Plié die zunehmende Spannung in den Sehnen wahr, wenn der Bogen gedehnt wird. Bei der Aufwärtsbewegung im Plié achten Sie auf die abnehmende Spannung in der Sehne, während sich der Bogen wölbt. Stellen Sie sich nun vor, wie die Abwärtsbewegung des Pliés dadurch ausgelöst wird, daß sich der Bogen dehnt. Schließlich stellen Sie sich noch vor, wie die Aufwärtsbewegung des Pliés ausgelöst wird, indem sich der Bogen wieder wölbt.
6. **Die drei Grundpfeiler** (in der zweiten Position): Konzentrieren Sie sich auf die Sprungbeine beider Füße und auf das Kreuzbein. Stellen Sie sich diese drei Schlußsteine gleichzeitig vor. Stellen Sie sich vor, wie diese drei Schlußsteine von beiden Seiten gleichmäßig gestützt werden. Sie werden feststellen, daß sich der Beckenbogen im rechten Winkel zu den langen Fußgewölben befindet.
7. **Der Fuß als Kuppel** (im Stehen; die Füße stehen parallel und berühren sich): Die aneinander grenzenden Fußgewölbe bilden ein Gewölbe, das einer Kuppel oder dem römischen Pantheon (der älteste noch erhaltene Kuppelbau) ähnelt. Die Dreibeine der Füße bilden zusammen genommen sechs Stützpunkte des Körpers. Direkt vor dem medialen Knöchel befindet sich eine kleine Öffnung zwischen den parallel stehenden Füßen. Stellen Sie sich in Gedanken einen Wasserstrahl vor, der aus dem Boden durch den Mittelpunkt dieser Kuppel entlang der Beininnenseiten emporschießt. Das Wasser fließt außen über den Fuß hinunter und läßt die Zehen und die äußere Fußkante in den Boden sinken (siehe unten Abbildung 12.28).

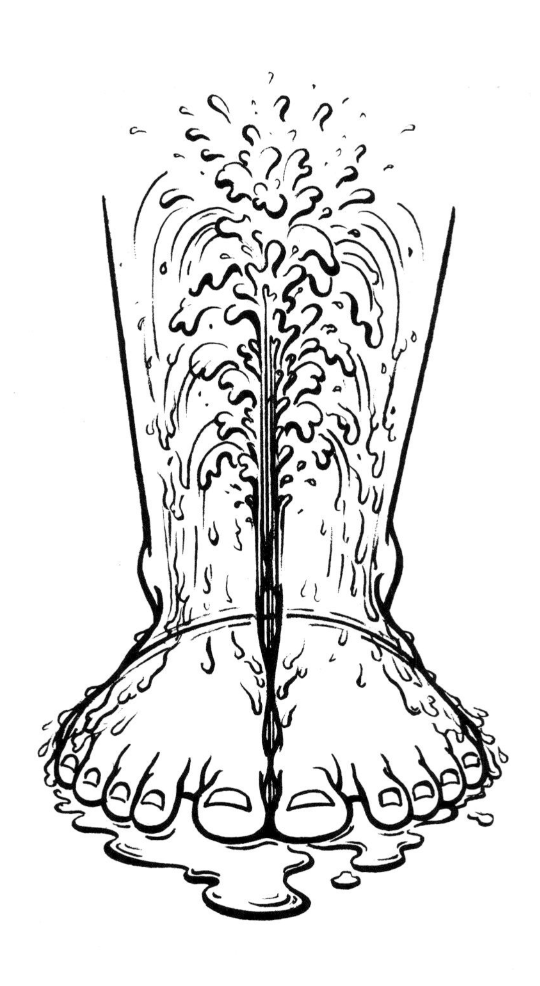

Abbildung 12.28: Visualisieren Sie einen Wasserstrahl, der zwischen den Fußknöcheln hervorsprudelt.

Der Vorderfuß

Die fünf Mittelfußknochen sind die längsten Fußknochen und übernehmen eine wichtige Hebelfunktion. Sie stellen ein wichtiges Segment des Fußquergewölbes dar. Die Tarsometatarsalgelenke unterstützen das Transversalgelenk bei kompensatorischen Bewegungen des Fußes.

Die fünf Zehen haben insgesamt 14 Zehenglieder – zwei in der großen Zehe und je drei in den kleineren Zehen. Die Aufgabe der Zehen besteht nicht so sehr darin, das Körpergewicht zu tragen, sondern vielmehr darin, Feinanpassungen vorzunehmen, damit wir das Gleichgewicht halten können. Die Gelenke zwischen den Mittelfußknochen (Metatarsalen) und den Zehen (Phalangen) haben zwei Freiheitsgrade: Strecken und Beugen sowie Abduktion und Adduktion. Die Zehengelenke selbst haben nur einen Freiheitsgrad: Beugen und Strecken.

Beim Relevé knicken die Zehen an den Metatarsalköpfen und bilden den Metatarsalknick, der entlang der Metatarsalköpfe II bis V verläuft. Dieser Knick verläuft schräg; dadurch lastet das Körpergewicht gleichmäßiger auf den Zehen. Die Plantarflächen der Metatarsalköpfe bilden den Fußballen, die Standfläche beim Demi-pointe.

Übungen: Vorstellungsbilder zum Vorderfuß

1. **Die Mittelfußknochen sind Baumstämme, die auf dem Fluß treiben** (im Stehen und Gehen): Die Mittelfußknochen können Sie sich als Baumstämme vorstellen, die auf dem Fluß treiben und sich an ihren Längsseiten berühren. Von oben betrachtet können sich die Baumstämme in zwei Richtungen drehen: zueinander hin oder voneinander weg. Drehen sich zwei Baumstämme voneinander weg, wird Wasser zwischen ihnen nach oben gedrückt. Drehen sie sich zueinander hin, drücken sie das Wasser zur Seite. Stellen Sie sich beim Gehen die Bewegung der Baumstämme vor. Belasten Sie Ihren Fuß, sehen Sie vor Ihrem inneren Auge, wie die Baumstämme (Mittelfußknochen) auseinanderdriften. Heben Sie Ihren Fuß an, sehen Sie, wie sie wieder zueinander hin rollen (Abbildung 12.29).

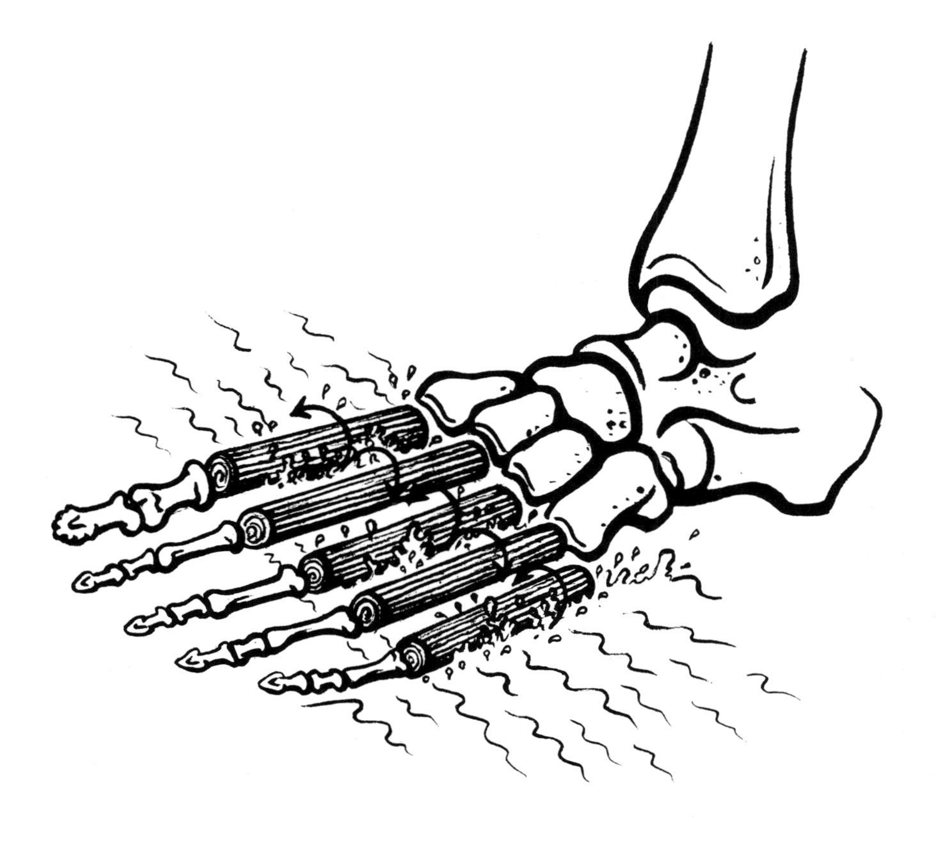

Abbildung 12.29: Stellen Sie sich die Mittelfußknochen als Baumstämme auf einem Fluß vor.

2. **Die Zehen breiten sich aus** (im Demi-pointe): Stellen Sie sich vor, wie sich die Zehen über dem Boden ausbreiten und eine breite Standfläche bilden.
3. **Der Metatarsalknick senkt sich nach unten** (im Demi-pointe): Stellen Sie sich beim Übergang vom Relevé in die Demi-pointe-Position vor, wie die Zehen länger werden und der Metatarsalknick in den Untergrund absinkt. Beobachten Sie, wie der Metatarsalknick gleichmäßig nach unten sinkt (siehe unten Abbildung 12.30).

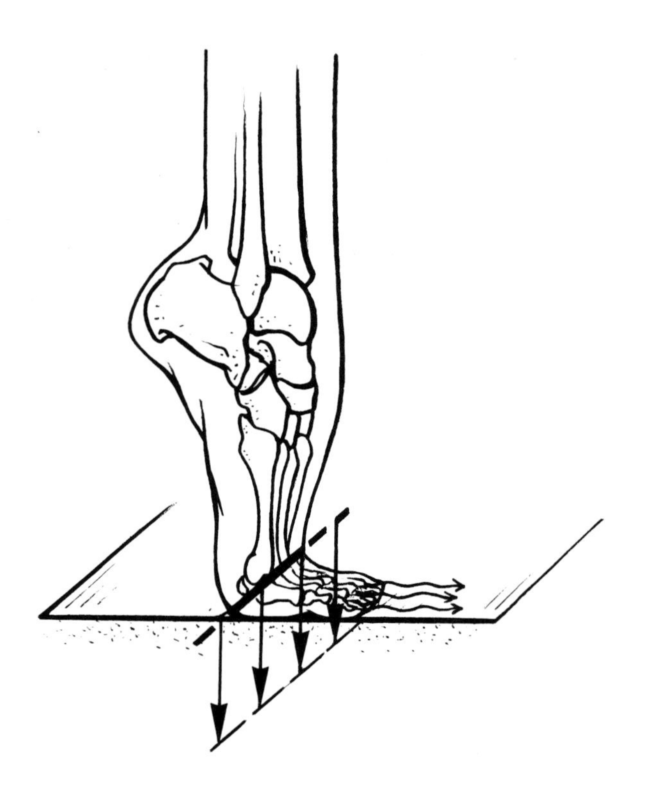

Abbildung 12.30:
Stellen Sie sich vor, wie Ihre Zehen beim Übergang aus dem Relevé in die Demi-pointe-Position länger werden und wie der Metatarsalknick zum Boden sinkt.

4. **Die Zehen sind Löwenzahn-Fallschirmchen** (in Rückenlage; in Bewegung): Stellen Sie sich Ihre Zehen als Löwenzahn-Fallschirmchen vor. Sehen Sie, wie die Pusteblumen aus Ihren Zehenspitzen aufsteigen (Abbildung 12.31).

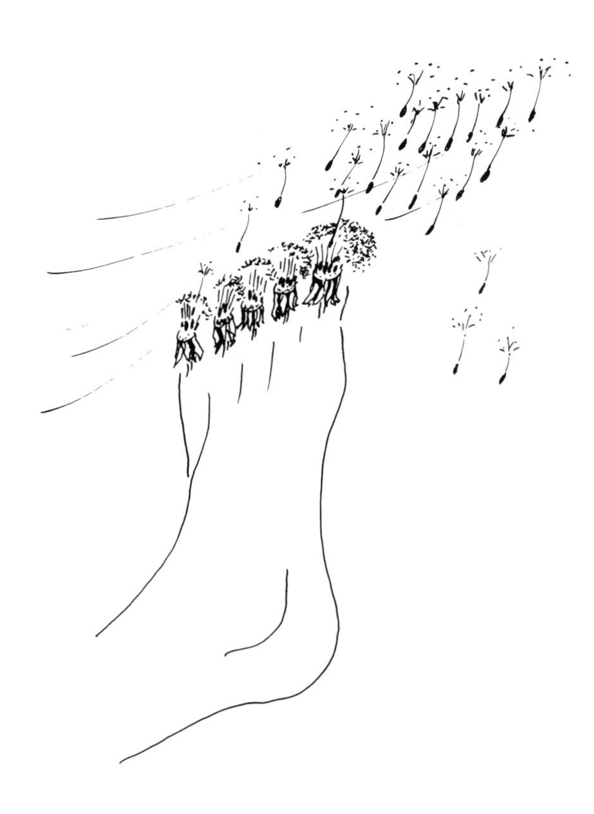

Abbildung 12.31:
Stellen Sie sich Ihre Zehen als Löwenzahn-Fallschirmchen vor.

5. **Die Zehen sind Fühler** (in Bewegung): Stellen Sie sich Ihre Zehen als empfindsame Fühler vor, die den Raum vor ihnen austesten und erkunden.

Der Fuß ist gleichzeitig ein Fundament (ein fester, stabiler Sockel) und ein flexibler, anpassungsfähiger Hebel, der uns über unebenes Gelände führt. Sein multiples Gewölbesystem und die starken Verstrebungen, die das Gewölbe stützen, sorgen für Flexibilität und Elastizität. Seine zahlreichen Gelenke stützen unseren Körper und halten ihn im Gleichgewicht.

Kapitel 13

Die Wirbelsäule

Die Haltung unserer Wirbelsäule verrät viel über unser kulturelles Erbe und unsere persönlichen Eigenheiten. Im klassischen Ballett wird die Wirbelsäule leicht gestreckt (gekrümmt), im klassischen spanischen Tanz sogar noch mehr, bei den Tänzen der Eingeborenen Amerikas ist sie ziemlich aufrecht und bei traditionellen japanischen Tänzen leicht gebogen (nach vorn gekrümmt; Barba/Savarese 1991). Im Modern Dance werden die unterschiedlichsten Haltungen, Krümmungen, Seitwärtsneigungen, Verdrehungen und Schwenkungen eingesetzt.

Die Funktionen der Wirbelsäule

Um ihren verschiedenartigen Funktionen gerecht zu werden, muß die Wirbelsäule sowohl stabil als auch beweglich sein. Als Verbindungsstück zwischen Ober- und Unterkörper stützt und trägt sie das Gewicht des Kopfes, der Organe und der Gliedmaßen und schützt das Rückenmark. Die Wirbelsäule besteht aus 24 einzelnen, miteinander verbundenen Wirbeln, dem Kreuzbein sowie dem Steißbein. Die Halswirbelsäule, der oberste und beweglichste Teil der Wirbelsäule, setzt sich aus sieben Wirbeln zusammen. Die Thoraxwirbelsäule besteht aus zwölf Wirbeln, die den Brustkorb stützen. Die Lendenwirbelsäule besteht aus fünf großen Wirbelkörpern, deren Vorderseiten bis zur Mittellinie des Körpers und darüber hinaus reichen (Abbildung 13.1). Der Sockel der Wirbelsäule wird Kreuzbein genannt. Das Kreuzbein setzt sich aus fünf miteinander verschmolzenen Wirbeln zusammen. Das Steißbein, der unterste Abschnitt der Wirbelsäule, besteht aus vier Wirbelresten. Vom Rücken aus betrachtet sieht die Wirbelsäule von oben bis zu den untersten Lendenwirbeln wie eine lange, schlanke Pyramide aus, während das Kreuzbein an eine umgekehrte Pyramide erinnert. Der breite Sockel einer langen Pyramide sitzt auf dem breiten Sockel einer kurzen, ausgreifenden Pyramide, wodurch ein äußerst stabiles Gebilde entsteht. Von der Seite aus betrachtet sieht man, daß die Wirbelsäule vier Krümmungen in der Sagittalebene besitzt, die ihre Stabilität verbessern.

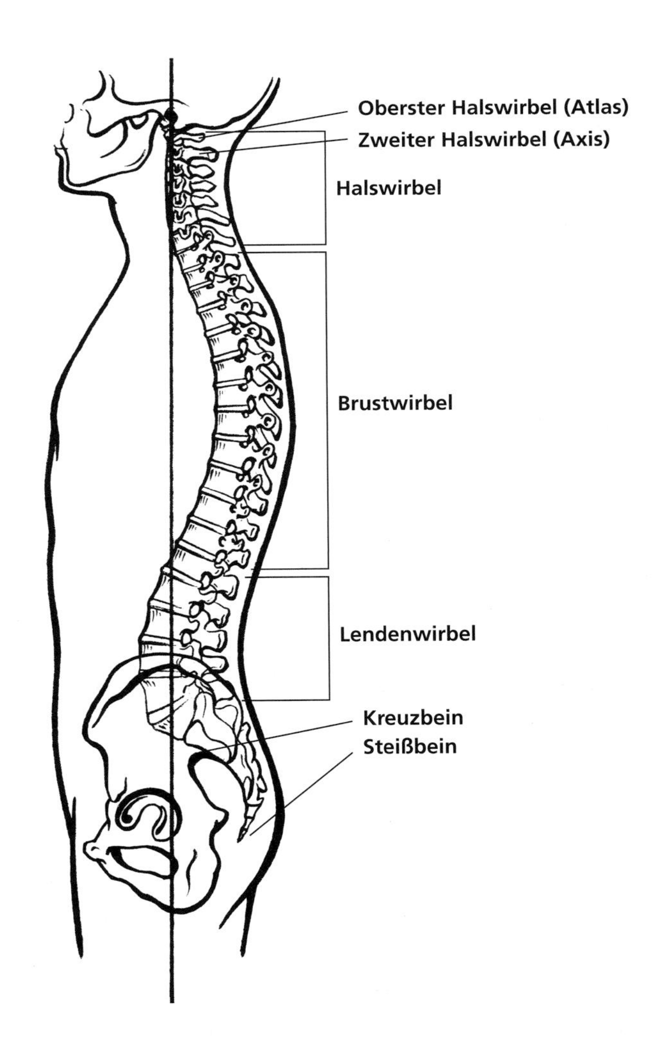

Abbildung 13.1: Die Wirbelsäule besteht aus 24 einzelnen, miteinander verbundenen Wirbeln, dem Kreuzbein sowie dem Steißbein.

Wir werden mit einer konvexen Krümmung der Wirbelsäule geboren; die Krümmungen im Brustbereich sowie im Bereich des Kreuz- und Steißbeins bleiben auch im Erwachsenenalter erhalten. Entgegengerichtete Krümmungen, die zum Sitzen und Gehen notwendig sind, entstehen durch die Bewegungsversuche im Babyalter. Wenn das Baby lernt, seinen Kopf hochzuhalten, entwickelt sich die konkave Krümmung im Nackenbereich.

Aufgrund der unterschiedlichen Winkel der Wirbelfortsätze fühlt sich die Wirbelsäule, wenn man sie ertastet, weniger stark gekrümmt an, als sie es eigentlich ist. Die Lendenwirbelfortsätze liegen an der Stelle, an der sich die Wirbelsäule konkav krümmt, fast horizontal; im konkaven Abschnitt des Brustbereichs sind sie nach unten geneigt. Zwischen den Wirbelfortsätzen und den Rippen liegen starke Muskelstränge, wodurch der Rücken eben wird, so daß er als breite Liegefläche für den Körper dienen kann.

Übungen: Vorstellungsbilder zur Wirbelsäule

1. **Schmelzende Butter** (Rückenlage): Stellen Sie sich Ihren Rücken als ein Stück Butter vor. Beobachten Sie in Gedanken, wie es schmilzt und sich ausbreitet. Je nach persönlicher Vorliebe können Sie auch an Vanilleeis, Honig, Schnee, Schokolade oder anderes denken.

2. **Geglätteter Sand** (Rückenlage): Stellen Sie sich vor, daß Ihr Rücken aus grobem, klumpigem Sand besteht. Sehen Sie vor Ihrem inneren Auge, wie der Wind Ihren Rücken hinabbläst und den Sand einebnet und glättet.
3. **Kreis** (im Stehen mit gekrümmtem Rücken): Stellen Sie sich vor, daß die Hauptkrümmung der Wirbelsäule sich im Raum fortsetzt und auch den Kopf und das Steißbein mit einbezieht, so daß aus diesen Krümmungen schließlich ein Kreis entsteht. Sehen Sie vor Ihrem inneren Auge, wie sich die Größe des Kreises ändert, je nachdem, in welchem Winkel Sie den Rücken beugen (Abbildung 13.2). Stellen Sie sich vor, wie eine Tangente dieses Kreises das Steißbein mit den Fersen verbindet.

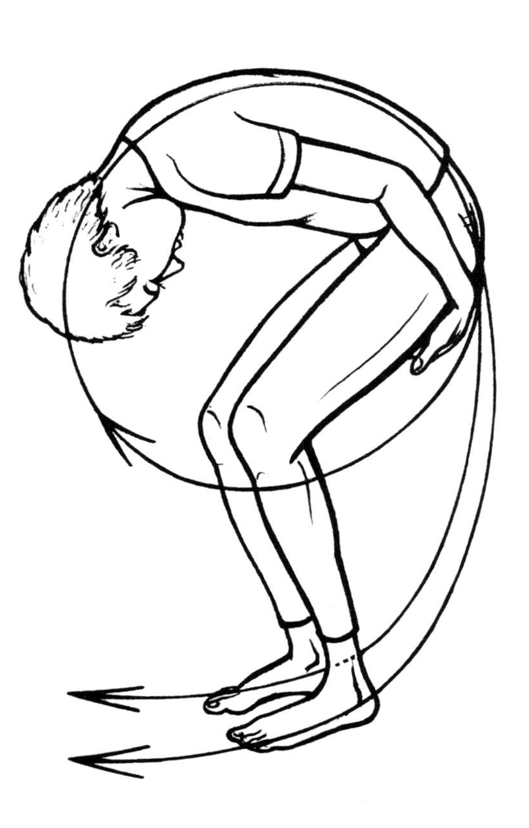

Abbildung 13.2: Stellen Sie sich vor, daß die Hauptkrümmung der Wirbelsäule sich im Raum fortsetzt und auch den Kopf und das Steißbein mit einbezieht.

Die Beziehung zwischen Becken und Wirbelsäule

Die Stellung des Beckens wirkt sich auf die Krümmungen der Wirbelsäule aus. Der fünfte Lendenwirbel liegt auf der schrägen Kreuzbeinebene und erzeugt Scherkräfte im unteren Lendenwirbelbereich. Knochen, Bänder und Muskeln sowie der hydrostatische Druck und der Tonus der Bauchorgane wirken diesen Kräften entgegen. Eine über den Kreuzbeintisch verlaufende Linie schneidet sich mit der Horizontalen und bildet mit ihr den Lumbosakralwinkel (Abbildung 13.3a).

Wird die obere Beckenhälfte zu sehr nach vorn geneigt, vergrößert sich der Lumbosakralwinkel und verstärkt die Lendenwirbelkrümmung, was dazu führt, daß sich die Wirbelsäule insgesamt stärker krümmt (Abbildungen 13.3b und 13.4b). Die Schwerpunkte der einzelnen Wirbel sind in diesem Fall weniger gut aufeinander ausgerichtet. Dadurch erhöht sich die Scherbeanspruchung am Lumbosakralgelenk und an anderen Gelenken der Wirbelsäule. Werden diese Krümmungen „gelängt", verringert sich die Belastung. Ist der Rücken jedoch zu gerade, ist seine Stoßdämpferfunktion eingeschränkt.

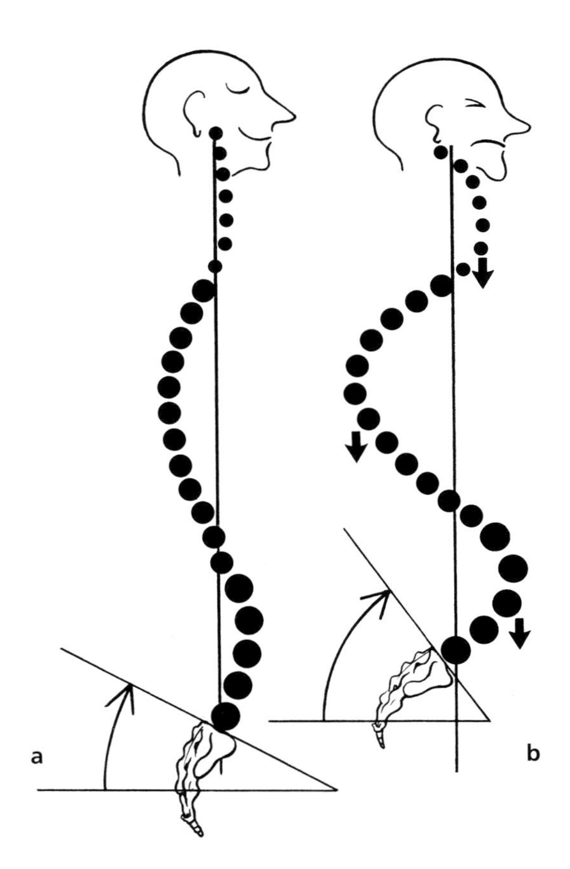

Abbildung 13.3:
(a) Eine über den Kreuzbeintisch verlaufende Linie schneidet die Horizontale und bildet mit ihr den Lumbosakralwinkel. (b) Wird der Lumbosakralwinkel größer, sind die einzelnen Wirbelschwerpunkte weniger gut übereinander ausgerichtet, was zu Scherbeanspruchung am Lumbosakralgelenk und an anderen Gelenken der Wirbelsäule führt.

Bei einem nach vorn gekippten Becken neigt sich die aus der Spina iliaca anterior superior (SIAS) und der Spina iliaca posterior superior (SIPS) gebildete Ebene nach vorn (siehe unten Abbildung 13.4b). Ist das Becken nach hinten gekippt, neigt sich die von SIAS und SIPS gebildete Ebene nach hinten (Abbildung 13.4c).

Wird das Becken und das Kreuzbein nach hinten gekippt (Einziehen des Beckens), scheinen die Krümmungen flacher zu werden (Abbildung 13.4c), wodurch die Wirbelsäule gerader wirkt. Dies ist jedoch kein idealer Weg, die Wirbelsäule zu strecken. In der nach außen gedrehten Stellung verschlechtert sich durch das Anspannen der Gesäßmuskulatur und das Einziehen des Beckens die Ausrichtung der Beine, weil die Knie nach vorn gedrückt werden. Dadurch erhöht sich die Spannung der gesamten Beckenmuskulatur und die mediale Seite der Knie wird stärker belastet. In der Folge kommt es zu einer Funktionseinschränkung des Iliopsoas-Muskels und einer ineffizienteren Hüftbeugung und Beinstreckung. Sobald Sie versuchen, Ihre Gewohnheit, das Becken einzuziehen, aufzugeben, kommt es Ihnen so vor, als ob Ihr Gesäß deutlich nach hinten geschoben wäre. Das fühlt sich nicht gut an, und so ist es schwer, ein neues Haltungsmuster anzunehmen. Sie bringen Ihr Becken ins Gleichgewicht, indem Sie sich richtig bewegen, und nicht dadurch, daß sie bestimmte Muskelgruppen ständig anspannen.

Befinden sich der Beckenkamm und die SIAS nicht in derselben horizontalen Ebene, neigt sich die Lendenwirbelsäule zur unteren Beckenseite. Die Wirbelsäule ist gezwungen, diese Neigung auszugleichen, um ihre vertikale Ausrichtung beizubehalten. Solche Krümmungen der Wirbelsäule in der Frontalebene werden Skoliose genannt (Abbildung 13.4d). Sind die Beckenhälften gegeneinander verdreht, krümmt sich die Wirbelsäule an ihrer Basis – und dies ist sicherlich keine günstige Ausgangssituation für eine gute Haltung der Wirbelsäule.

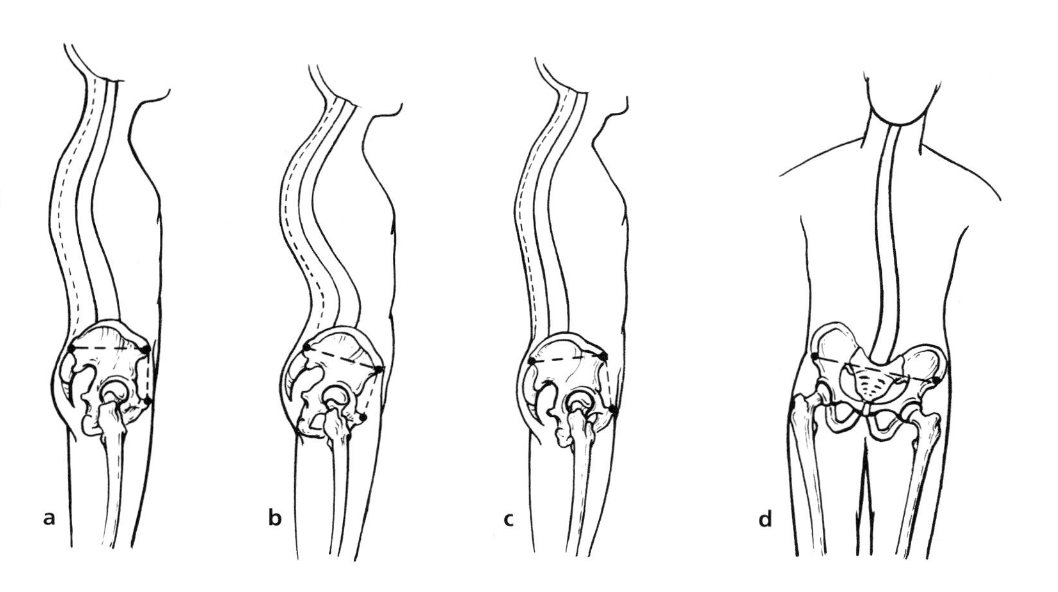

Abbildung 13.4:
(a) SIAS und SIPS befinden sich in einer Ebene.
(b) SIPS liegt höher als SIAS.
(c) SIPS liegt unterhalb SIAS.
(d) Hier befindet sich die SIAS nicht auf derselben horizontalen Ebene.

Ist das Becken richtig ausgerichtet, bilden drei Punkte, die durch die SIAS und den vorderen Teil der Schambeinfuge begrenzt werden, eine vertikale Ebene. In diesem Fall liegen die SIAS und die SIPS ungefähr auf derselben horizontalen Ebene (Abbildung 13.4a). Zwar hilft eine korrekte Beckenausrichtung der Wirbelsäule, sich gleichmäßig zu krümmen, doch reicht es nicht aus, wenn wir das Becken in die richtige Stellung bringen. Es müssen noch weitere Faktoren berücksichtigt werden. Zum Beispiel stützt die Wirbelsäule als eine klassische geschlossene kinematische Kette den Kopf an seinem höchsten Punkt – ein Balanceakt, der einer beeindruckenden artistischen Leistung im Zirkus ähnelt. Jede Veränderung der Kopfhaltung wirkt sich auf die Wirbelsäule aus.

Des weiteren stützt die Wirbelsäule verschiedene innere Organe und schützt das Rückenmark; dabei ist sie durchlässig für die Nerven, die sich fächerförmig über den ganzen Körper ausbreiten. Mit ihren zahlreichen Gelenken stehen der Wirbelsäule unendlich viele Bewegungsmöglichkeiten offen. Wird das Bewegungspotential der Wirbelsäule nicht regelmäßig voll ausgeschöpft, verkümmern ihre Muskeln, insbesondere die kleinen tiefliegenden zwischen den Quer- und Dornfortsätzen.

Daher ist es zwar wichtig, eine sichtbar gute Haltung einzunehmen, doch garantiert dies nicht eine gute Funktionsweise der Wirbelsäule. Die Ausrichtung der Wirbelsäule muß in einem dynamischen Prozeß verbessert werden, das heißt, die Beziehungen zwischen Knochen, Muskeln und Organen müssen berücksichtigt und unsere Selbstwahrnehmung sollte verändert werden. In diesem Beziehungsgeflecht spielen Becken und Kopf eine entscheidende Rolle.

Übungen: Vorstellungsbilder für eine bessere Ausrichtung der Wirbelsäule

Die in den vorangegangenen Kapiteln (zum Ungleichgewicht im Becken, zu Hüftgelenk, Sitzbeinen und Beckenboden) erwähnten Vorstellungsbilder sowie die Übungen zu einer ganzheitlichen Ausrichtung (siehe Teil IV dieses Buches) helfen, das Becken ins Gleichgewicht zu bringen, und verbessern somit die Ausrichtung der Wirbelsäule.

1. **Eine Schnur hebt die Schambeinfuge** (im Stehen oder Gehen): Stellen Sie sich vor, daß an Ihrer Schambeinfuge eine Schnur befestigt ist. Sehen Sie vor Ihrem inneren Auge, wie die Schnur leicht schräg nach oben und nach vorn zieht, um den vorderen Beckenrand anzuheben. Stellen Sie sich vor, wie die Schnur Sie zum Gehen bringt.
2. **Ausrichtung der Wirbelsäule mit Hilfe von Licht** (in Rückenlage, im Sitzen oder Stehen): Stellen Sie sich Ihre Wirbelsäule als eine Kette von Scheinwerfern vor. Werfen Sie die Scheinwerfer an, und beobachten Sie die Ausrichtung der Lichtkegel. Scheint das Licht in viele verschiedene Richtungen, dann stellen Sie die Scheinwerfer so ein, daß sie alle in die Sagittalebene strahlen. Jetzt stellen Sie sie noch so ein, daß sie alle gleich hell scheinen.

   Konzentrieren Sie sich auf den Lichtstrahl am Mittelpunkt der Halswirbelsäule. Der Lichtstrahl sollte horizontal verlaufen (im rechten Winkel zur zentralen Achse des Körpers). Konzentrieren Sie sich dann auf den Scheinwerfer am Mittelpunkt der Brustwirbelsäule. Achten Sie darauf, daß das Licht im rechten Winkel zur zentralen Achse des Körpers scheint. Schließlich konzentrieren Sie sich noch auf den Lichtstrahl in Höhe des vierten Lendenwirbels; auch diesen Scheinwerfer stellen Sie so ein, daß der Lichtstrahl rechtwinklig zur zentralen Achse verläuft. Konzentrieren Sie sich nun noch auf alle drei Scheinwerfer gleichzeitig. Sehen Sie in Gedanken, wie das Licht der Strahler parallel scheint und horizontal auf der Sagittalebene ausgerichtet ist (Abbildung 13.5).

Abbildung 13.5: Stellen Sie sich Ihre Wirbelsäule als eine Reihe von Scheinwerfern vor.

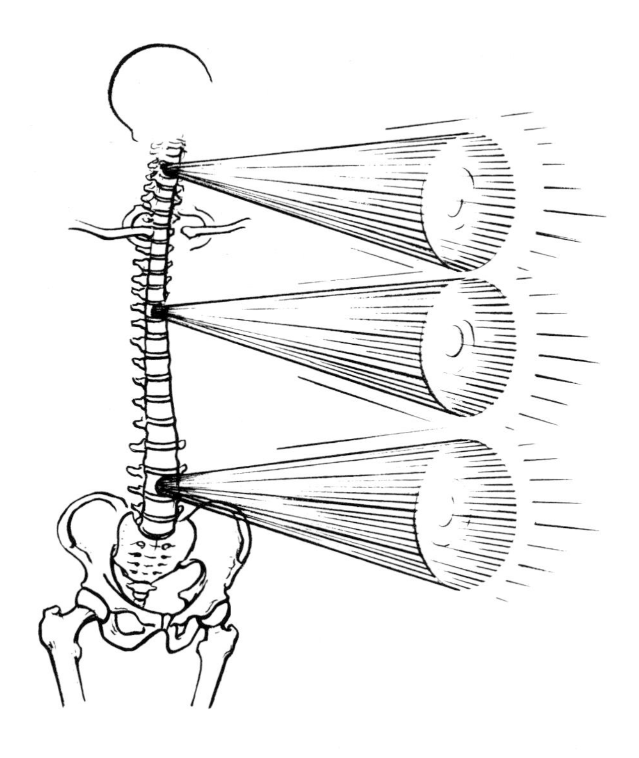

Die Wirbel

Jeder Wirbel besteht im wesentlichen aus zwei Teilen: vorn aus einem zylindrischen Körper, der den Kompressionskräften entgegenwirkt, und hinten aus einem Wirbelbogen. Der Bogen umfaßt vier Gelenk- und drei Nichtgelenkfortsätze; die Nichtgelenkfortsätze sind die Dorn- und Querfortsätze (Abbildung 13.6). Nur die Dornfortsätze sind hinten an der Wirbelsäule sichtbar und fühlbar. Diese Fortsätze sollten eine Linie bilden, die den Rücken in zwei gleiche Hälften teilt. Da die Dorn- und Querfortsätze durch viele kurze Muskeln miteinander verbunden sind, können wir die Wirbelsäule schlangenartig bewegen. Sind diese kurzen Muskeln angespannt, versteifen sich gleichzeitig auch die größeren Muskeln der Wirbelsäule, wodurch Atmung und Energiefluß durch die Wirbelsäule behindert werden.

Abbildung 13.6: Ein Brustwirbel.

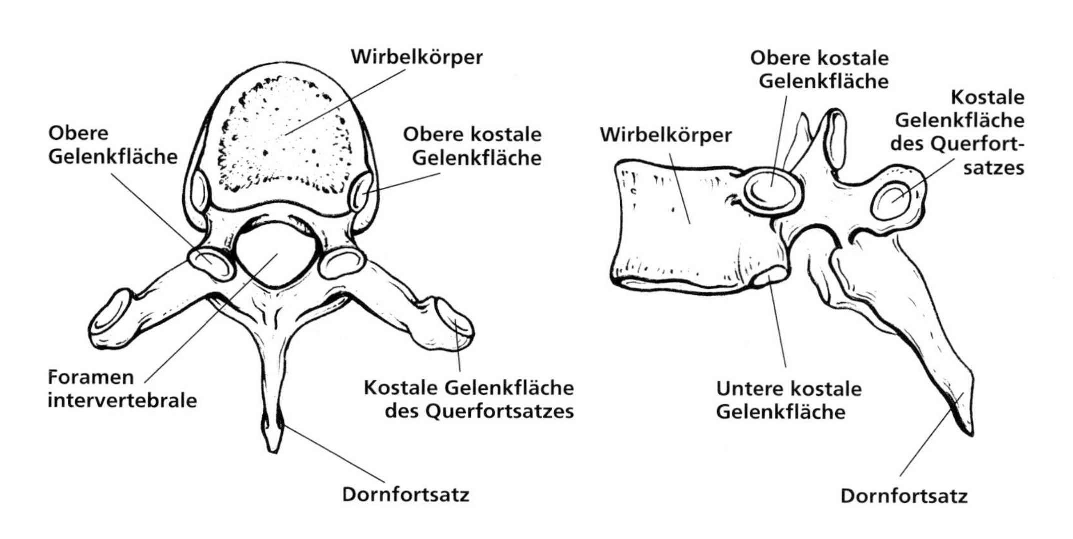

Da die Dornfortsätze den sichtbaren Teil der Wirbelsäule darstellen, neigen wir zu der Ansicht, die Wirbelsäule liege ganz hinten, doch die tragenden Wirbelkörper und die zwischen den Wirbeln liegenden Bandscheiben liegen mehr zur Körpermitte hin. Es ist daher wichtig, unser Tiefengefühl für die Wirbelsäule zu entwickeln. Wenn Sie Ihren Finger an den Bauchnabel legen, sind die Wirbelkörper der Lendenwirbelsäule nur ungefähr fünf bis zehn Zentimeter von Ihrer Fingerspitze entfernt. Auf dem Rücken liegend fiel mir einmal spontan folgendes Gedankenbild ein, das mir ein Gefühl der Tiefe und des Fließens vermittelte:

Meine Wirbelsäule wurde zum Grund eines Urmeeres. Die Bauchdecke bildete die Meeresoberfläche. Ich sah Ablagerungen aus feinem Sand, die von der Oberfläche auf den Meeresgrund sanken und einen immer dickeren, höheren und weicheren Mantel bildeten, der langsam zur Meeresoberfläche hin anstieg.

Diese mentale Erfahrung gab mir einen willkommenen Gegenpol zur üblichen Vorstellung von der Wirbelsäule als einer Kette von festen Bausteinen. Genaugenommen hat die Wirbelsäule viele flüssige und weiche Anteile. Die zwischen den Wirbeln liegenden Scheiben enthalten einen mit Flüssigkeit gefüllten Kern; das Rückenmark ist von der zerebrospinalen Flüssigkeit (Liquor) umgeben, und selbst die Knochen sind im Inneren mit flüssigkeitsähnlichem Knochenmark gefüllt. Fluidität sollte jedoch nicht mit Schwäche gleichgesetzt werden. Wenn Sie schon einmal am Strand von einer Welle umgeworfen worden sind und sich dieses Gefühl wachrufen, werden Sie mir zustimmen können.

Übungen: Die Wirbel visualisieren

1. **Lösen der Dornfortsätze** (im Stehen, Sitzen oder in Rückenlage): Stellen Sie sich die dorsalen Dornfortsätze als kleine Fahnen oder Bänder vor. Lassen Sie den Wind in Gedanken von vorn nach hinten durch Ihren Körper blasen, so daß sich die Fahnen auseinanderfalten. Beobachten Sie, wie die Fahnen im Wind flattern. Sehen Sie in Ihrem mentalen Bild, wie die Fahnen untereinander aufgereiht sind (Abbildung 13.7).

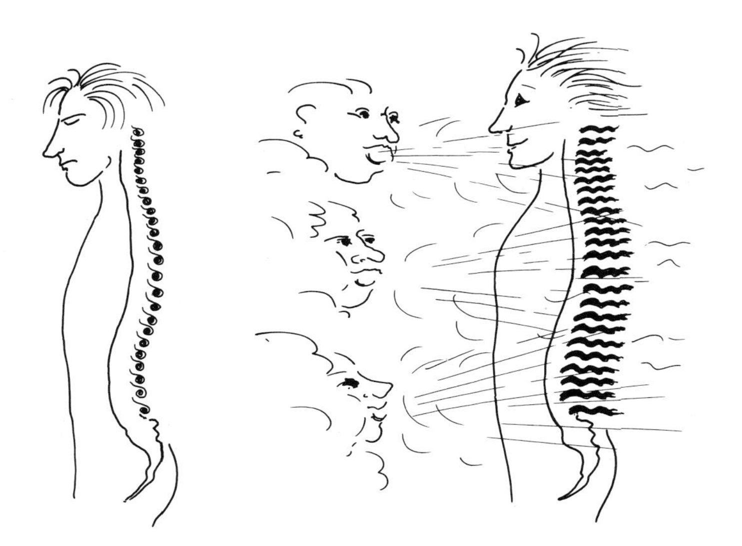

Abbildung 13.7: Stellen Sie sich die dorsalen Dornfortsätze als kleine Fahnen oder Bänder vor.

2. **Fließende und feine Bewegungen der Wirbelsäule** (beliebige Stellung, in Bewegung, eventuell mit Musik): Stellen Sie sich die Dornfortsätze als Platten eines Vibraphons vor. Jeder Fortsatz erzeugt einen eigenen Klang. Hören Sie dem Spiel des Wirbelsäulenvibraphons zu. Spüren Sie, wie jeder einzelne Wirbel vibriert (Abbildung 13.8).

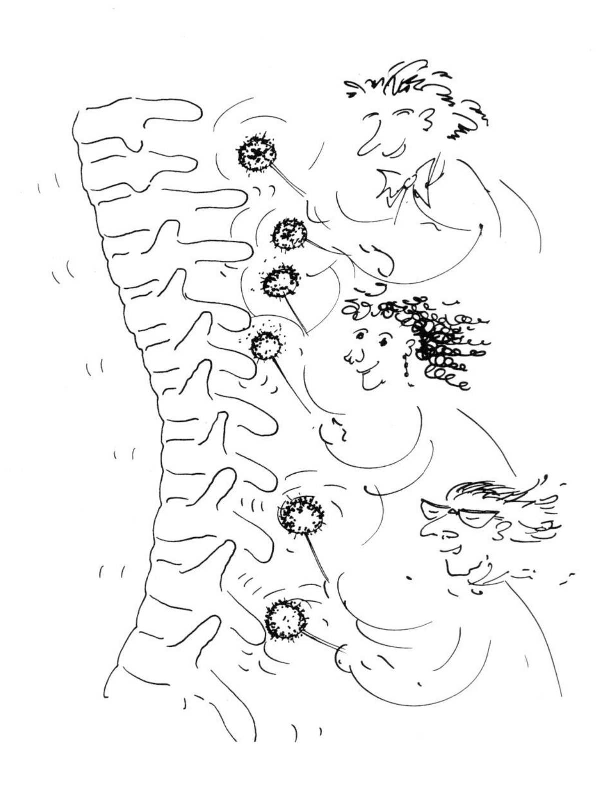

Abbildung 13.8: Stellen Sie sich die Dornfortsätze als Platten eines Vibraphons vor.

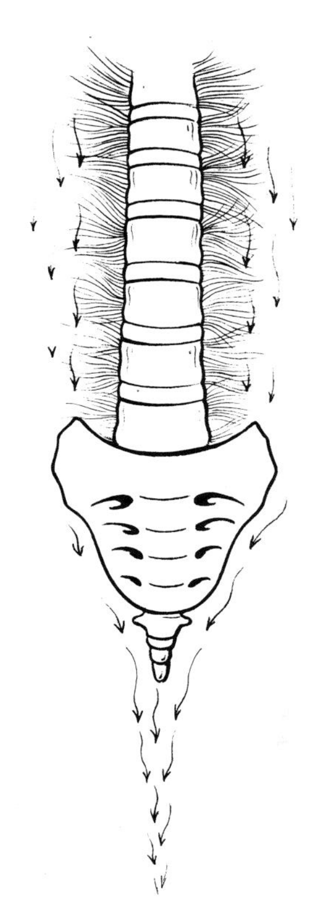

Abbildung 13.9: Stellen Sie sich vor, wie sich die Querfortsätze zur Seite ausstrecken; die Bewegung ist ähnlich wie die der weichen, winzigen Härchen, mit denen sich einzellige Lebewesen im Wasser fortbewegen.

3. **Flatternde Querfortsätze:** Stellen Sie sich vor, wie sich die Querfortsätze zur Seite ausstrecken. Beobachten Sie, wie sie sich sanft bewegen und wie ein Luftstrom zu beiden Seiten der Wirbelsäule nach unten entsteht. Diese Bewegung ist ähnlich wie die der weichen, winzigen Härchen, mit denen sich einzellige Lebewesen im Wasser fortbewegen (Abbildung 13.9).
4. **Die Wirbelsäule ist eine Kette aus Kugeln oder Perlen:**
   a) Die Kette lebendig werden lassen (in Rückenlage; in Bewegung): Legen Sie sich auf den Boden, und stellen Sie sich die Wirbelsäule als eine Kette aus Kugeln vor. Beobachten Sie, wie eine einzelne Kugel sich zu bewegen beginnt. Zunächst spüren Sie nur eine leichte, schaukelnde Regung. Dann bewegt sich der Wirbel stärker, bis auch die angrenzenden Wirbel in Schwingung geraten. Diese Bewegung überträgt sich auf jeden einzelnen Wirbel, bis sich die gesamte Wirbelsäule bewegt.
   b) Loslassen von Perlen (in Rückenlage, im Sitzen, Stehen oder Gehen): Stellen Sie sich Ihre Wirbelsäule als Perlenkette vor, die durch einen Knoten am unteren Ende zusammengehalten wird. Sehen Sie vor Ihrem inneren Auge, wie sich der Knoten löst und die Perlen von der Kette gleiten. Beim Herunterfallen der Perlen sehen Sie, daß die Abstände zwischen den übrigen Perlen größer werden (Abbildung 13.10).
   c) Tanz der Perlen (in Bewegung): Visualisieren Sie Ihre Wirbelsäule als Kette aus polierten, glänzenden Perlen. Sehen Sie, wie die Perlen die unzähligen Farben des Lichts einfangen. Hören Sie, wie es klingt, wenn die Perlen sich ein wenig aneinander reiben.

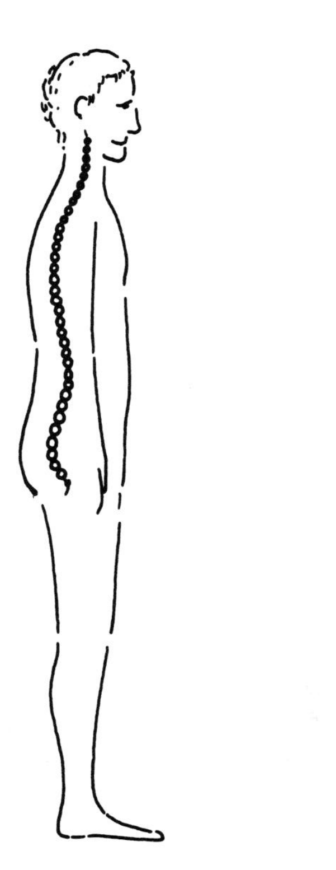

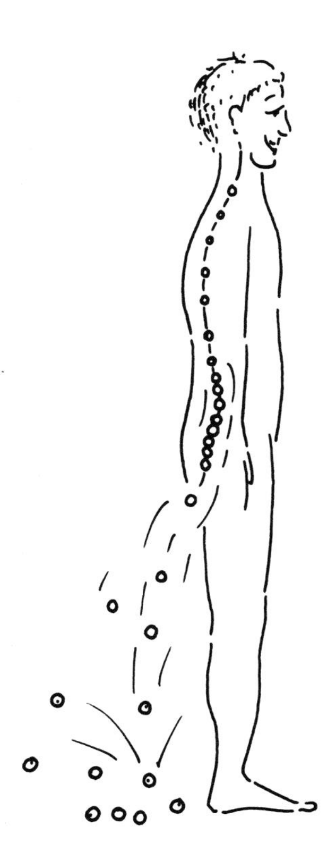

Abbildung 13.10: Stellen Sie sich Ihre Wirbelsäule als Kette aus Perlen vor, die am unteren Ende durch einen Knoten zusammengehalten werden.

5. **Die Wirbelsäule hinterläßt Spuren im Raum** (in Bewegung): Stellen Sie sich vor, daß die Wirbelsäule wie ein hoch fliegendes Flugzeug einen Schweif hinter sich läßt (Abbildung 13.11).

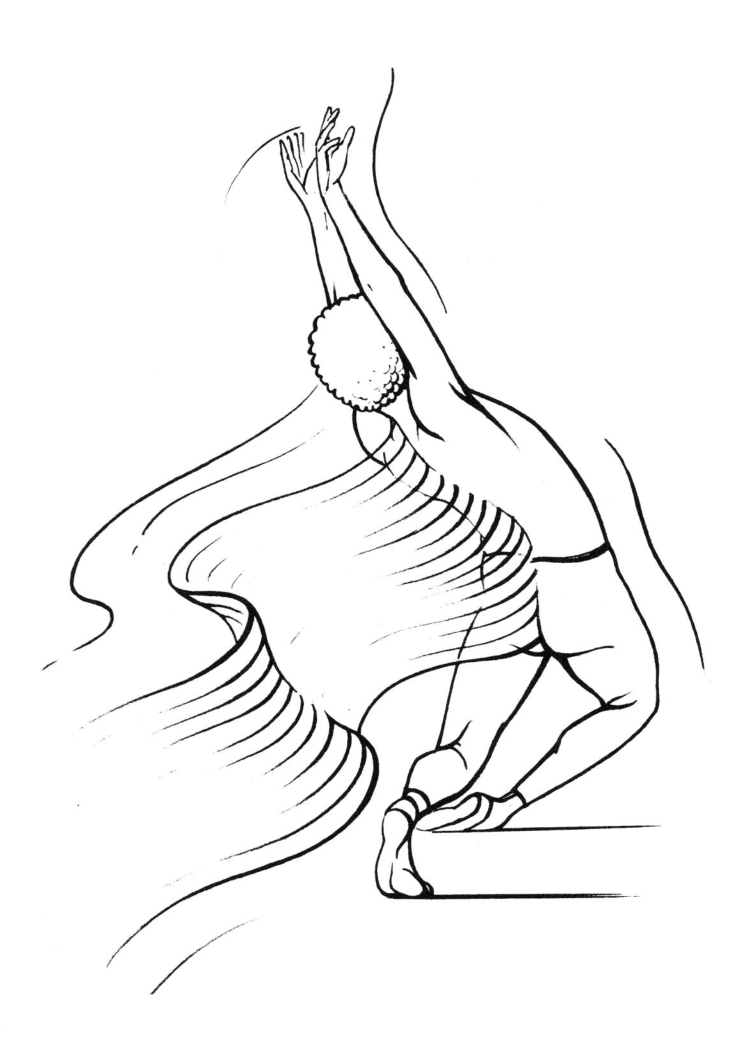

Abbildung 13.11. Stellen Sie sich vor, daß Ihre Wirbelsäule – ähnlich einem hoch in der Luft fliegenden Flugzeug – einen Schweif im Raum hinterläßt.

Die Bandscheiben

Die Bandscheiben funktionieren wie Stoßdämpfer zwischen benachbarten Wirbeln und ermöglichen eine Bewegung auf allen Ebenen. Sie bestehen in der Mitte aus dem Nucleus pulposus, der von dem starken Annulus fibrosus umgeben ist, und ähneln einem springenden Wasserball. Die auf den Scheiben liegenden Wirbel (ohne Bänder oder Muskeln) können mit Brettern verglichen werden, die auf Gummibällen balancieren (Abbildung 13.12). Diese Anordnung ermöglicht ein Neigen in allen Ebenen, ein Drehen und Gleiten, ohne daß die Bretter von den Bällen herunterfallen. Da die Bandscheibe elastisch ist, kann sie Energie speichern, wie ein Ball, der zusammengedrückt und dann wieder losgelassen wird. Dadurch, daß Bänder (Annulus fibrosus) um den Ball (Nucleus) gewickelt sind, ist die Wirbelsäule etwas weniger beweglich, kann jedoch ein größeres Gewicht tragen. Der zusammengehaltene Ball drückt gegen die umliegenden Bänder und dehnt sie so, daß sie Belastungen aushalten können. Durch die dehnbaren Bänder können die Bandscheiben einen Teil der Druckbelastung in Dehnfestigkeit umwandeln.

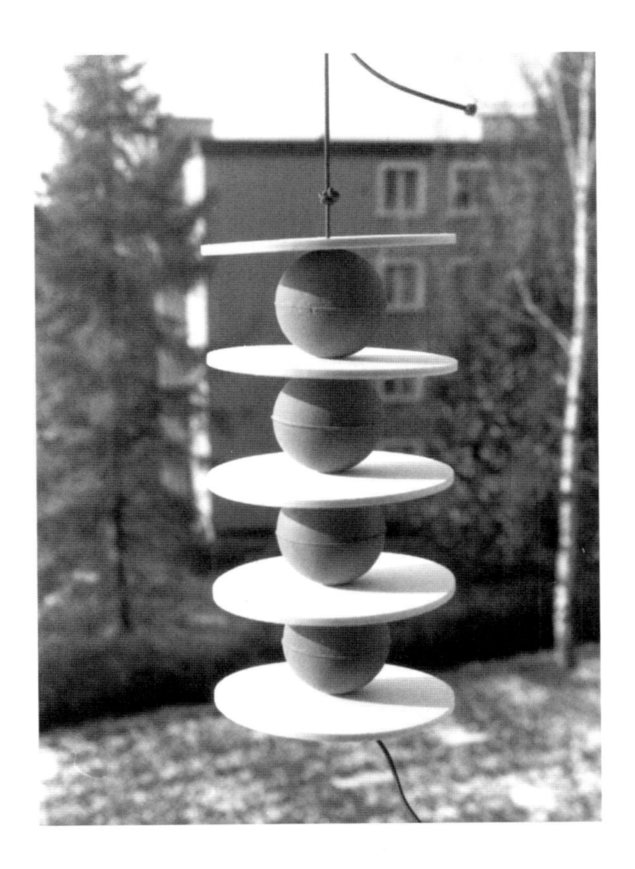

Abbildung 13.12:
Die auf den Bandscheiben liegenden Wirbel sind wie Bretter, die auf stabilen Gummibällen balancieren.

Eine Methode, ein Gebäude erdbebensicher zu bauen, besteht übrigens darin, es auf vier wirbelsäulenähnliche Bausegmente zu stellen, die im Wechsel aus Metallzylindern (Wirbel) und elastischeren Gummizylindern (Bandscheiben) bestehen. Diese Pfeiler absorbieren Erschütterungen, so daß sich das Gebäude kaum bewegt. Jeder unserer Schritte stellt für unseren Körper ein kleines Erdbeben dar. Die Stöße werden zum Teil von den Beinen und dem Becken gedämpft, bevor sie sich auf die Wirbelsäule auswirken. Die Wirbelsäule wiederum dämpft das verminderte Beben, ehe es den Kopf und das empfindliche Gehirn erreicht. Aus der Kopfbewegung eines Tänzers oder einer Tänzerin können wir – besonders beim Aufkommen auf dem Boden nach einem Sprung – auf den Zustand seiner oder ihrer Wirbelsäule schließen. Gleitet der Tänzer oder die Tänzerin durch den Raum und landet wieder auf dem Boden, ohne daß der Nacken oder der Kopf erschüttert wird, wurde der Stoß gedämpft, ehe er den Kopf erreichte. Bei einer starren Wirbelsäule zittert der Kopf des Tänzers oder der Tänzerin.

Übungen: Die Bandscheiben visualisieren

1. **Die Bandscheiben entdecken:**
   a) Ausdehnung des Nukleus (Rückenlage): Wählen Sie einen Wirbelabschnitt aus, mit dem Sie üben möchten. Stellen Sie sich vor, daß der Nukleus ein kleiner Ball ist. Beobachten Sie, wie sich der Ball mit Flüssigkeit füllt und gegen die einengenden Bänder des Annulus drückt, um die Bandscheibe insgesamt zu dehnen. Sehen Sie in Gedanken, wie sich die Bandscheiben mehr Platz schaffen, indem sie die angrenzenden Wirbel auseinanderdrücken. Das Aufblasen eines Autoreifens ist ein ähnlicher Vorgang: Beim Aufblasen wird das Auto angehoben. Versuchen Sie sich vorzustellen, daß Sie das Aufblasen der Bandscheiben beim Einatmen unterstützen (Abbildung 13.13).
   b) Bewegung aus den Bandscheiben heraus: Sind Sie mit dem „Aufblasen" der Bandscheiben fertig, stellen Sie sich vor, daß die Wirbelsäule von dieser weichen Säule gestützt wird. Versuchen Sie, eine Bewegung aus den Bandscheiben heraus entstehen zu lassen. Was empfinden Sie, im Gegensatz zu einer Bewegung, die durch die Wirbelkörper ausgelöst wird?

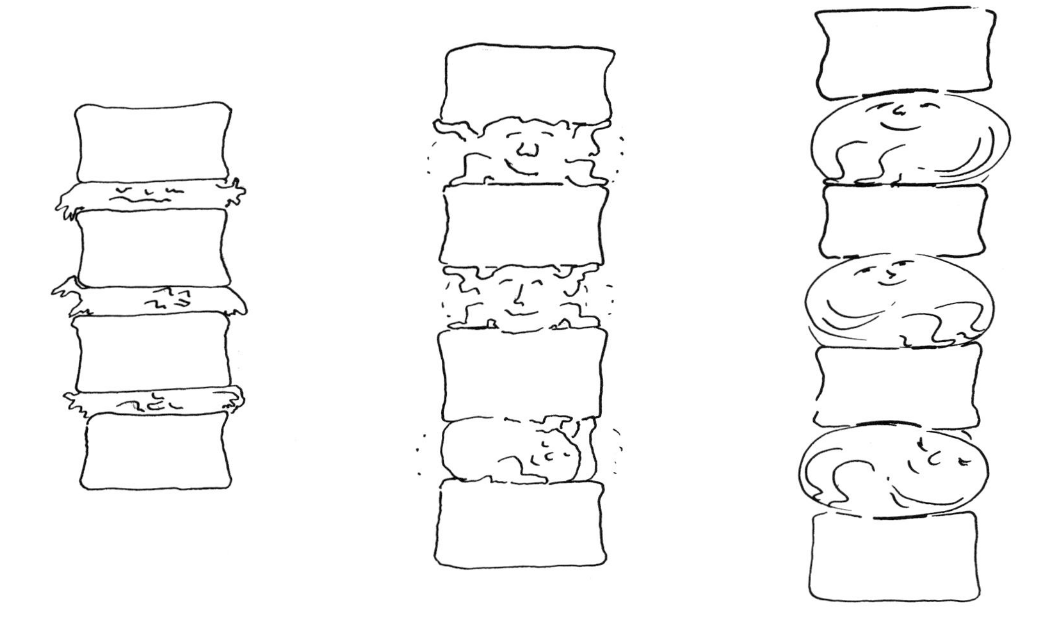

Abbildung 13.13: Die einzelnen Bandscheiben schaffen sich selbst mehr Platz, indem sie die angrenzenden Wirbel auseinanderdrücken.

2. **Die Wirbel sind Korken** (im Sitzen oder Stehen): Stellen Sie sich den fünften Lendenwirbel als Korken vor, der auf dem Wasser schwimmt. Sehen Sie, wie das Kreuzbein direkt unterhalb des fünften Lendenwirbels hängt und die Wirbelabstände vergrößert. Das Steißbein liegt als Anker auf dem Meeresgrund. Sehen Sie nun den vierten Lendenwirbel als Korken, der auf dem Wasser schwimmt, und lassen Sie sowohl den fünften Lendenwirbel als auch das Kreuzbein nach unten hängen, so daß sich der Abstand zwischen dem vierten und dem fünften Lenden-

wirbel vergrößert. Gehen Sie in Gedanken die ganze Wirbelsäule durch, bis jeder Wirbel nacheinander die Rolle des Korken gespielt hat. Die folgende Abbildung (Abbildung 13.14) zeigt den achten (a) und den zwölften Brustwirbel (b) als Korken.

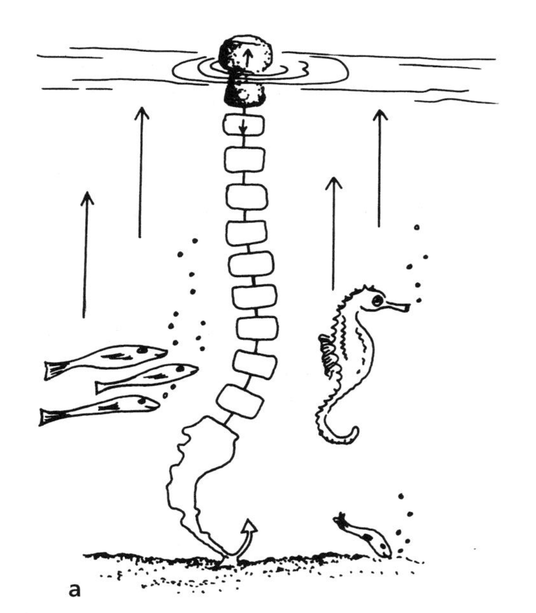

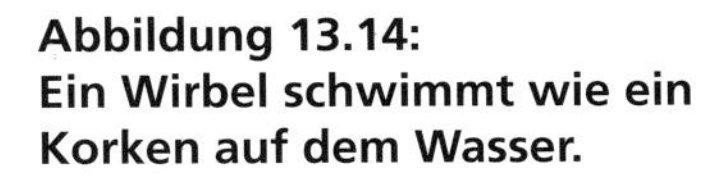

Abbildung 13.14: Ein Wirbel schwimmt wie ein Korken auf dem Wasser.

3. **Die Bandscheiben dehnen** (Rückenlage): Legen Sie sich auf den Rücken. Winkeln Sie die Knie an, und nehmen Sie Ihre Beine über den Kopf nach hinten, bis Ihre Zehen hinter dem Kopf den Boden berühren. Gehen Sie dann langsam wieder in die Ausgangsposition zurück. Stellen Sie sich dabei vor, wie jeder einzelne Wirbel in einem angemessenen Abstand zu den anderen Wirbeln wieder auf den Boden abgelegt wird. Sehen Sie in Gedanken, wie die Abstände zwischen den einzelnen Wirbeln größer werden. Lassen Sie die Abstände so groß wie möglich werden (Abbildung 13.15; bei dieser Übung Vorsicht bei akuten Rückenproblemen!).

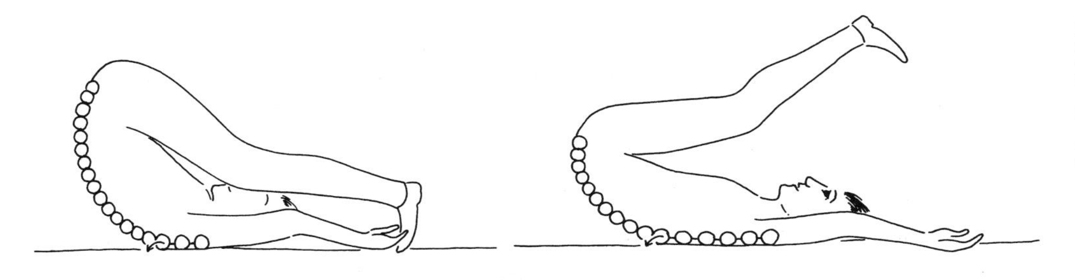

Abbildung 13.15: Legen Sie jeden einzelnen Wirbel ab, und zwar in einem angemessenen Abstand zu den bereits auf dem Boden liegenden Wirbeln.

Intervertebralgelenke und Bandverbindungen

Neben den tragenden Intervertebralgelenken verbinden auch die Gelenkfacetten (kleine Wirbelgelenke) zwei übereinanderliegende Wirbel und verhindern somit, daß die Wirbel zu stark aufeinander gleiten. Die untere Gelenkfläche eines Wirbels wird von der oberen Gelenkfläche des nächstunteren Wirbels am Vorrutschen gehindert. Die rechten und linken oberen Gelenkflächen jedes Wirbels sind mit den rechten und linken unteren Gelenkflächen der oberen Wirbel verbunden, wie eine Kette mit zwei Doppelgliedern zwischen den einzelnen Perlen. Die Gelenkfacetten liegen im Lendenbereich ungefähr in der Sagittalebene, im Bereich der Brustwirbel in der Frontalebene (hier sehen sie wie Dachschindeln aus) und im Bereich der Halswirbel in einem Winkel von 45°. Diese Anordnung begünstigt Flexion und Extension der Lendenwirbelsäule, Rotation und Seitwärtsbeugung der Brustwirbelsäule und eine nahezu uneingeschränkte Beweglichkeit der Halswirbelsäule. Direkt oberhalb der Lendenwirbel überbrückt der zwölfte Brustwirbel die beiden Abschnitte. Seine oberen Gelenkfacetten liegen – wie diejenigen der übrigen Brustwirbelsäule – in der Frontalebene, während seine unteren Gelenkfacetten sich näher an der Sagittalebene befinden, wie die Gelenkfacetten der Lendenwirbel. In diesem Übergangsbereich kommt es häufig zu Muskelverspannungen.

Viele Bänder tragen zur Stabilität der Wirbelsäule bei. Das *intra*segmentale System verbindet übereinanderliegende Wirbel, und das *inter*segmentale System vereinigt ganze Wirbelgruppen. Das vordere Längsband, ein intersegmentales Band, verläuft entlang der gesamten Vorderseite der Wirbelsäule vom Kreuzbein bis zum zweiten Halswirbel. Dieses Band kann als langes Band visualisiert werden, das sich dehnt, wenn Sie ins Hohlkreuz gehen, und sich entspannt, wenn Sie die Wirbelsäule beugen und einen Buckel machen. Das Ligamentum flavum, ein elastisches intrasegmentales Band auf der Rückseite der Wirbelkörper, dehnt sich beim Beugen der Wirbelsäule. Es unterstützt also die Wirbelsäule darin, aus einer Position mit nach vorn gebeugter Wirbelsäule in eine neutrale Stellung zu gelangen. Wir können uns die Wirbelsäule als eine lange Sprungfeder mit untereinander verbundenen Gummibändern oder als einen Turm von Tensegritätsmodellen (siehe Kapitel 2) vorstellen.

Übungen: Gelenke und Bänder der Wirbelsäule visualisieren

1. **Initiieren einer Bewegung von der Vorderseite der Wirbelsäule aus** (in Bewegung): Stellen Sie sich vor, daß die Kraft, die die Wirbelsäule in Bewegung setzt, an der Vorderseite der Wirbelsäule entsteht. Leiten Sie eine Bewegung von der Vorderseite her ein, werden die Rückenmuskeln weniger beansprucht.
2. **Die Wirbelsäule als dehnbare Stange** (in Bewegung): Stellen Sie sich Ihre Wirbelsäule als dehnbare Stange vor, die aus jeder Bewegung heraus mühelos wieder in eine neutrale Stellung zurückkehrt.
3. **Die Wirbelsäule bürsten:**
   a) In Rückenlage, im Sitzen oder Stehen: Stellen Sie sich vor, daß sich eine Bürste auf der Vorderseite Ihrer Wirbelsäule nach oben bewegt und eine andere Bürste auf der Rückseite nach unten bürstet. Versu-

chen Sie vor Ihrem inneren Auge zu sehen, wie die beiden Bürsten in entgegengesetzter Richtung arbeiten und mehrere Bürstenstriche ausführen, bevor sie zum nächsten Abschnitt der Wirbelsäule übergehen. Spüren Sie, wie die Bürste auf der Vorderseite der Wirbelsäule die Wirbelkörper vorn anhebt. Die auf der Rückseite arbeitende Bürste hilft den Muskeln in der Nähe der Wirbelsäule und den Dornfortsätzen, sich entspannt hängenzulassen (Abbildung 13.16).

b) In Bewegung: Visualisieren Sie, wie die Bürsten an verschiedenen Stellen eine Bewegung der Wirbelsäule auslösen. Lassen Sie die Bürsten auf verschiedene Weise interagieren: Die Bürsten können entweder in derselben Höhe entgegengesetzt bürsten oder an verschiedenen Stellen arbeiten.

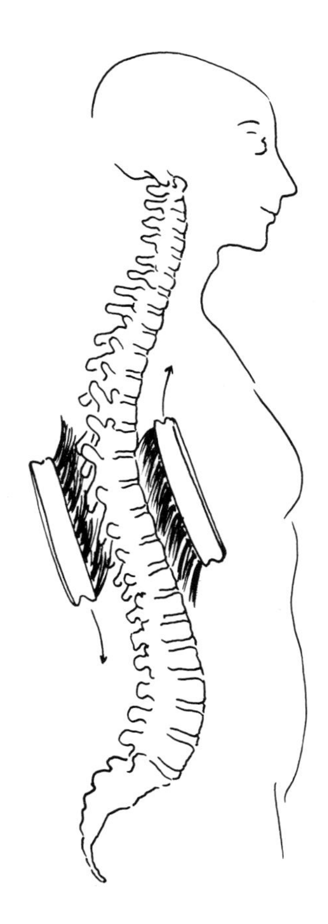

Abbildung 13.16: Stellen Sie sich vor, daß sich eine Bürste auf der Vorderseite Ihrer Wirbelsäule nach oben bewegt und eine andere Bürste auf der Rückseite nach unten bürstet.

4. **Kaskaden eines Wasserfalls:** Stellen Sie sich vor, wie ein Wasserfall an der Rückseite Ihrer Wirbelsäule hinunterstürzt. Jeder Wirbelfortsatz stellt einen Felsvorsprung dar, über den das Wasser herabfällt. Stellen Sie sich vor, wie das Wasser über jeden Spalt und jeden Vorsprung der Quer- und Dornfortsätze und über die oberen und unteren Gelenkfortsätze spritzt.

Brustkorb und Wirbelsäule

Die meisten der elliptisch geformten Rippen sind an zwei verschiedenen Stellen mit der Wirbelsäule verbunden. Die zweite bis neunte Rippe artikulieren jeweils mit zwei benachbarten Wirbeln. Die Gelenkpfanne, in der die Rippe sitzt, wird je zur Hälfte vom oberen und vom unteren Wirbel gebildet. Die erste, elfte und zwölfte Rippe sind mit nur einem Wirbel verbunden. Die ersten zehn Rippen sind außerdem mit den Querfortsätzen der Wirbel verbunden. Auf der Vorderseite setzen die ersten sieben Rippen direkt am Brustbein (Sternum) an. Die achte bis zehnte Rippe verbinden sich indirekt über die über ihnen liegenden Rippenknorpel mit dem Brustbein; die elfte und zwölfte Rippe haben keine Verbindung zum Brustbein. Aufgrund des Brustkorbs ist die Brustwirbelsäule der stabilste, aber gleichzeitig auch der inflexibelste Abschnitt der Wirbelsäule. Die unteren Rippen sind in Richtung Wirbelsäule schräg nach oben gestellt: Je weiter unten sie sich befinden, desto schräger sind sie gestellt. Jedes Rippenpaar stützt die Wirbelsäule von der Seite und hebt sie etwas an. Die unteren Rippen sind ungefähr dreimal so breit wie die erste Rippe. Der ganze Brustkorb ähnelt durch seine konische Form einem Vogelkäfig.

Das Brustbein setzt sich aus drei Knochen zusammen: dem Manubrium, dem Corpus und dem Schwertfortsatz. Der Schwertfortsatz (unteres Ende des Brustbeins) muß beim Atmen beweglich bleiben. Bei einer guten Körperausrichtung sollte er weder zum Corpus hin noch vom Corpus weg zeigen. Das Manubrium (oberster Teil des Brustbeins) muß hoch sein, um genügend Platz für die oberen Rippen und die Organe des oberen Brustbereichs zu lassen.

Das Brustbein, die Wirbelsäule, das Becken und der Brustkorb müssen im richtigen Verhältnis zueinander liegen, damit die Wirbelsäule den Kopf richtig stützen kann und sich Verspannungen im Nacken- und Schulterbereich lösen. Nur so kann sich der Kopf in aufrechter Haltung frei bewegen und muß nicht in einer unnatürlichen Haltung verharren. Eine gute Ausrichtung von Brustkorb und Becken führt zu einer optimalen Bewegungsfreiheit.

Durch die Atmung werden viele Gelenke des Brustkorbs in vielfältiger Weise bewegt. In der Regel bewegen sich die oberen Rippen wie ein Pumpenschwenkarm und die unteren Rippen wie der Henkel eines Eimers auf und ab (Norkin/Levangie 1992).

Übungen: Brustkorb und Wirbelsäule visualisieren

1. **Die Rippen sind Ruder** (Rückenlage): Stellen Sie sich das Zusammenspiel von Rippen und Wirbelsäule wie eine Rudermannschaft vor, die ihr schmales Boot im Wasser vorantreibt. Beim Eintauchen der Ruder ins Wasser bewegen sie sich in entgegengesetzter Richtung zum Boot und übertragen ihre Hebelwirkung auf das Boot. Beim Ausatmen bewegen sich die Ruder (Rippen) abwärts entgegen dem Widerstand des Wassers und übertragen Kraft nach oben zum Schiff (Wirbelsäule). Dieses Gefühl kann helfen, die Wirbelsäule beim Ausatmen aufzurichten. Beim Einatmen wird die Wirbelsäule durch die Lungen, die sich weiten, gestreckt. Die Rippen und die Lunge arbeiten also zusammen, so daß die Wirbelsäule durch den Atemvorgang abwechselnd zusammengedrückt oder gestreckt wird (Abbildung 13.17).

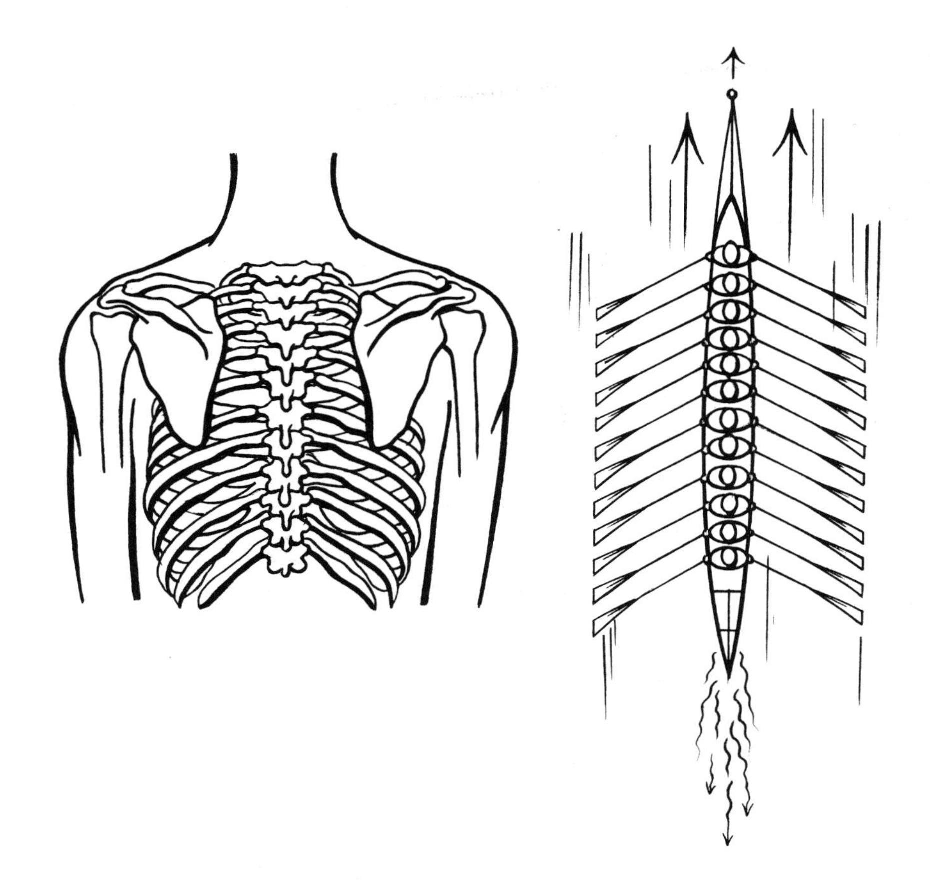

Abbildung 13.17: Stellen Sie sich das Zusammenspiel zwischen den Rippen und der Wirbelsäule wie bei einer Rudermannschaft vor, die ihr schmales Boot im Wasser vorantreibt.

2. **Das Brustbein im Schlepptau:** Stellen Sie sich die Beziehung zwischen den Rippen und dem Brustbein wie die zwischen Schleppdampfern und einem größeren Schiff vor. Sehen Sie vor Ihrem inneren Auge mehrere Schleppdampfer (Rippen), die das große Schiff (das Brustbein) von beiden Seiten anstoßen. Beobachten Sie, wie das Brustbein auf die sanften Stöße und Schubser der angrenzenden Rippen reagiert, bis es sich in derselben sagittalen Ebene wie die Wirbelsäule befindet. Ist das Brustbein richtig ausgerichtet, wird es immer wieder durch sanfte Feinanpassungen der Schleppdampfer korrigiert (siehe unten Abbildung 13.18).
3. **Die Rippen versinken in der Wirbelsäule** (Rückenlage): Stellen Sie sich vor, daß die Rippen frei im Raum schweben. Beobachten Sie, wie sie sich der Wirbelsäule nähern und jede Rippe die Wirbelsäule an zwei Stellen berührt: an dem Gelenk zwischen Rippe und Querfortsatz und an dem Gelenk zwischen Rippe und Wirbelkörper. Stellen Sie sich vor, daß die Rippen in letzterer versinken, so als ob sie aus Lehm bestünden. Beginnen Sie diese Visualisierungsübung bei der zwölften Rippe, und bewegen Sie sich in Gedanken aufwärts bis zur ersten Rippe. Falls Sie die Übung mit einem Partner durchführen, legen Sie sich auf eine Seite, damit die dorsale Seite der Rippen leichter ertastet werden kann. Ihr Übungspartner soll mit den Fingern die Rippe bis zum Ansatz an der Wirbelsäule abtasten. Vor allem in Höhe der Schulterblätter ist es nicht immer einfach, die Rippen zu ertasten.

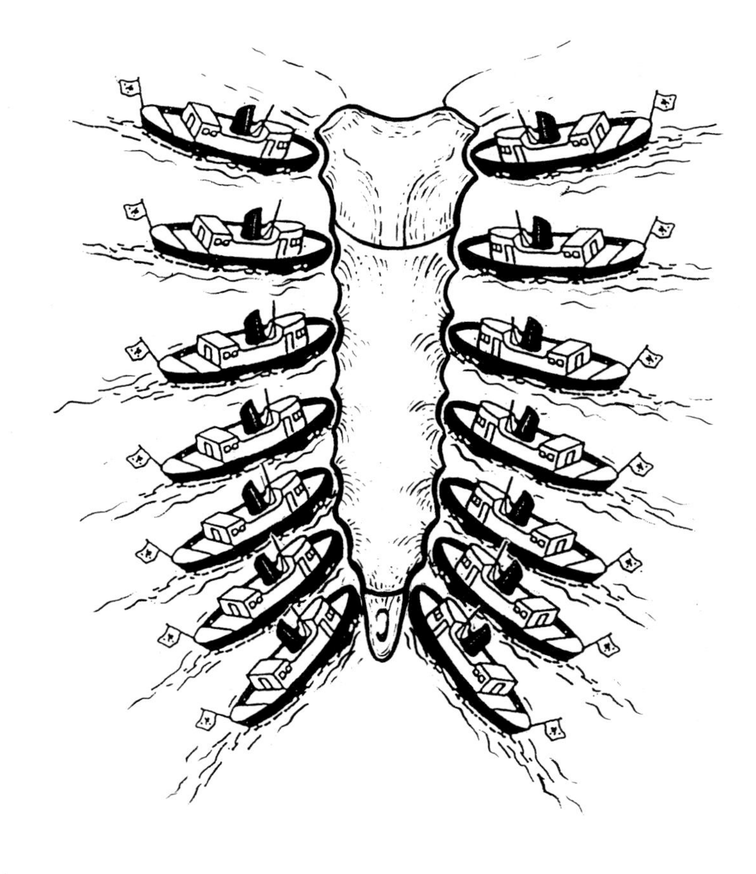

Abbildung 13.18:
Stellen Sie sich das Verhältnis zwischen den Rippen und dem Brustbein so vor wie das zwischen Schleppdampfern und einem großen Schiff.

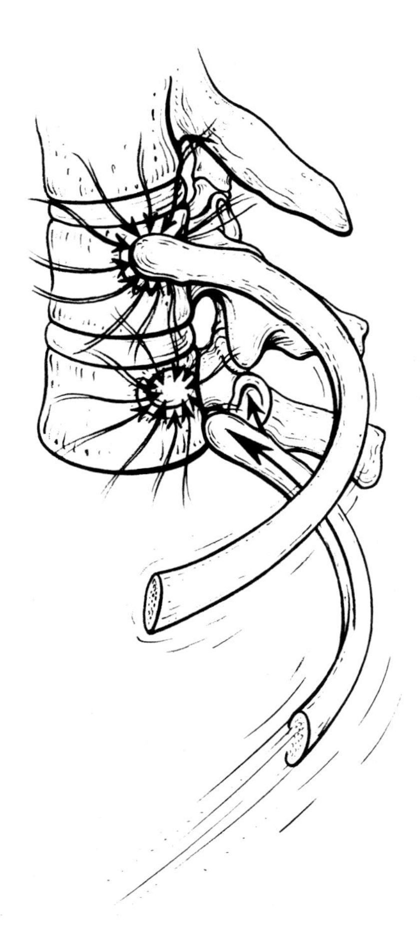

Abbildung 13.19:
Die Gelenkfläche und der Querfortsatz der Wirbelsäule ziehen am Ansatz der Rippe wie ein Staubsauger.

4. **Die Wirbelsäule zieht die Rippen an:** Wiederholen Sie die vorgenannte Übung. Stellen Sie sich nun vor, daß die Wirbelsäule die Rippen aktiv zu sich zieht. Visualisieren Sie die Gelenkflächen und Querfortsätze der Wirbelsäule, die am Ansatz der Rippe wie ein Staubsauger ziehen. Stellen Sie die Saugkraft der Wirbelsäule so ein, daß die Rippen leicht an der richtigen Stelle gehalten werden und sich noch bewegen können (Abbildung 13.19). Falls Sie mentalen Strom sparen wollen, können Sie sich auch eine magnetische Anziehungskraft oder einfach Energie statt eines Staubsaugers vorstellen.
5. **Das Brustbein ist ein Korken** (im Sitzen oder Stehen): Stellen Sie sich vor, daß das Brustbein ein Korken ist, der an der Wasseroberfläche schwimmt. Beobachten Sie, wie der Wasserspiegel ansteigt und der Korken sich nach oben bewegt. Lassen Sie die Sitzbeine und das Steißbein nach unten fallen, während der Korken Auftrieb erhält.
6. **Hängenlassen des Schwertfortsatzes** (im Stehen oder Sitzen): Visualisieren Sie, wie der untere Brustbeinbereich herabhängt. Stellen Sie sich vor, wie der Schwertfortsatz sanft von vorn nach hinten pendelt, bis er senkrecht über der Schambeinfuge ausgerichtet ist.

Das Kreuzbein (Sakrum)

Das Kreuzbein ist ein dreiwegiger Kraftübertragungspunkt und liegt zwischen den Darmbeinknochen und der Wirbelsäule. Als Teil des Beckengürtels und der Basis der Wirbelsäule überträgt es Gewicht vom fünften Lendenwirbel auf die benachbarten Darmbeine. Seine fünf miteinander verschmolzenen Wirbel bilden eine stabile Basis für die Wirbelsäule. Das Iliosakralgelenk, das (bei Erwachsenen) von den ersten drei miteinander verschmolzenen Kreuzbeinwirbeln und den linken und rechten Darmbeinknochen gebildet wird, ermöglicht, daß sich das Kreuzbein im Verhältnis zu den Darmbeinknochen vor- und zurückneigen kann. Durch das Gewicht des Oberkörpers würde das Kreuzbein einknicken, wenn nicht starke Bänder und Muskeln dieser Tendenz entgegenwirkten. Das Iliosakralgelenk bildet eine geschlossene kinematische Kette mit der Schambeinfuge, dem Gelenk zwischen den beiden Schambeinknochen. Jede Bewegung im Iliosakralgelenk wird von der Schambeinfuge widergespiegelt und umgekehrt. Das Iliosakralgelenk und die Schambeinfuge gleichen eine mangelhafte Hüftbeweglichkeit, unterschiedliche Länge der Beine und schlechte Haltungsgewohnheiten aus, was langfristig aber zu Folgeschäden führen kann. Eine anormale Beckenneigung oder -drehung erzeugt eine erhöhte Scherbeanspruchung an diesen Gelenken.

Übungen: Vorstellungsbilder zum Kreuzbein

1. **Der Weg der Gewichtsübertragung** (im Stehen): Sehen Sie vor Ihrem inneren Auge, wie die Gewichtsübertragung im Körper geschieht. Das Gewicht des Kopfes geht am obersten Halswirbel (Atlas) auf die Wirbelsäule über. Das Gewicht des Schultergürtels wird via Brustbein auf die Rippen übertragen. Dann wird das Körpergewicht über die

Lendenwirbelsäule auf das Kreuzbein übertragen, verteilt sich auf die beiden Darmbeinknochen, belastet die Hüftgelenke, die Beine und Füße und wird schließlich auf den Boden übertragen.

2. **Das Kreuzbein ist ein japanischer Fächer** (Rückenlage): Stellen Sie sich das Kreuzbein als japanischen Fächer vor (Abbildung 13.20). Während sich der Fächer öffnet und ausbreitet, werden die einzelnen Falze flacher. Beim Öffnen des Fächers fällt das Endstück des Fächers, das Steißbein, nach unten. (Diese Übung geht auf Andre Bernard zurück.)

Abbildung 13.20: Das Kreuzbein ist ein japanischer Fächer.

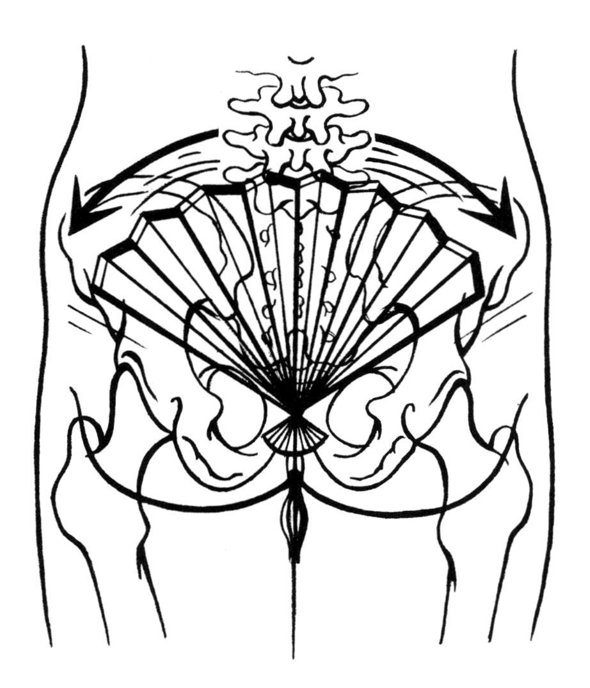

3. **Das Kreuzbein ist der Körper eines Adlers** (in Rückenlage, im Stehen oder in Bewegung): Stellen Sie sich das Kreuzbein als Körper eines Adlers vor, wobei das Darmbein seine Schwingen bildet. Spüren Sie die starken, doch beweglichen Verbindungsstücke zwischen dem Körper des Adlers und seinen Schwingen (das Gelenk zwischen Darmbein und Kreuzbein wird Iliosakralgelenk genannt). Sehen Sie in Gedanken, wie der Vogel langsam seine Schwingen bewegt. Achten Sie darauf, wie diese Bewegung sich auf das Becken und den gesamten Körper auswirkt (Abbildung 13.21).
4. **Das Becken ist ein Kreis** (im Stehen, Gehen oder Springen): Visualisieren Sie die geschlossene kinematische Kette des Beckengürtels als Reifen mit zwei Öffnungen für Kreuzbein und Schambeinfuge. Stellen Sie sich vor, daß diese Öffnungen elastische Sprungfedern enthalten. Diese gleichen die Kräfte, die auf den Kreis einwirken, aus. Dehnt sich die hintere Feder, wird die vordere zusammengedrückt und umgekehrt. Der Reifen ist vorn an den Beinen befestigt und stellt hinten eine elastische Stütze für die Wirbelsäule dar (Abbildung 13.22).

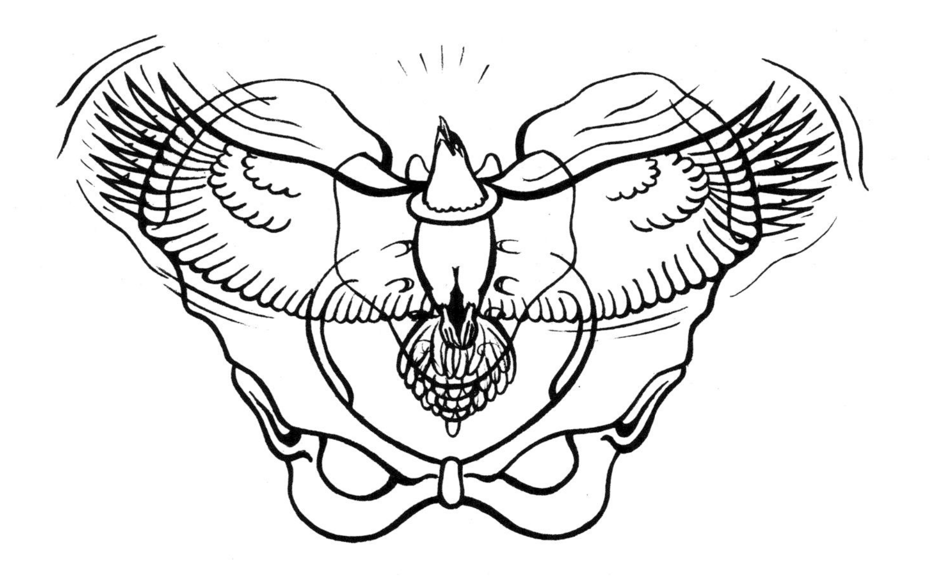

Abbildung 13.21: Das Kreuzbein ist der Körper eines Adlers und das Darmbein seine Schwingen.

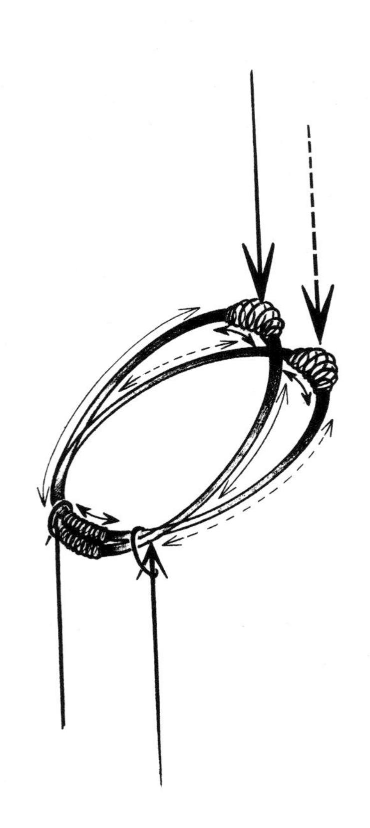

Abbildung 13.22: Stellen Sie sich die geschlossene kinematische Kette des Beckengürtels als Reifen mit zwei Öffnungen für das Kreuzbein und die Schambeinfuge vor.

Das Steißbein

Das Steißbein besteht aus vier Wirbelresten, die mit dem unteren Ende des Kreuzbeins verbunden sind. Diese Wirbelreste bilden das unterste Ende der Wirbelsäule, sozusagen unseren verkümmerten Schwanz. Einige Tiere setzen den Schwanz als drittes Bein ein, um ihr Gleichgewicht zu halten oder um ihren Schwerpunkt weiter nach unten zu verlagern, wenn sie zum Beispiel auf einem Ast sitzen. Eine Reihe von Primaten benutzen ihren Schwanz, um sich von Ast zu Ast zu schwingen. In diesem Fall hat der

Schwanz Greifeigenschaften wie eine Hand. Löwen und andere Raubkatzen benötigen ihren Schwanz, um bei höchster Laufgeschwindigkeit ihr Gleichgewicht halten zu können. In folgender Abbildung (Abbildung 13.23) läuft die Löwin (von ihr aus gesehen) einen Rechtsbogen. Bei einem scharfen Rechtsbogen streckt sich der Schwanz und zeigt nach rechts, wodurch sich der Schwerpunkt in die Mitte der Kurve verlagert und das Tier leichter die Richtung ändern kann. Besonders nützlich ist der Schwanz bei sehr schnellen und sehr langsamen Bewegungen.

Abbildung 13.23: Löwen und andere Raubkatzen setzen ihren Schwanz ein, um bei höchster Laufgeschwindigkeit ihr Gleichgewicht besser halten zu können.

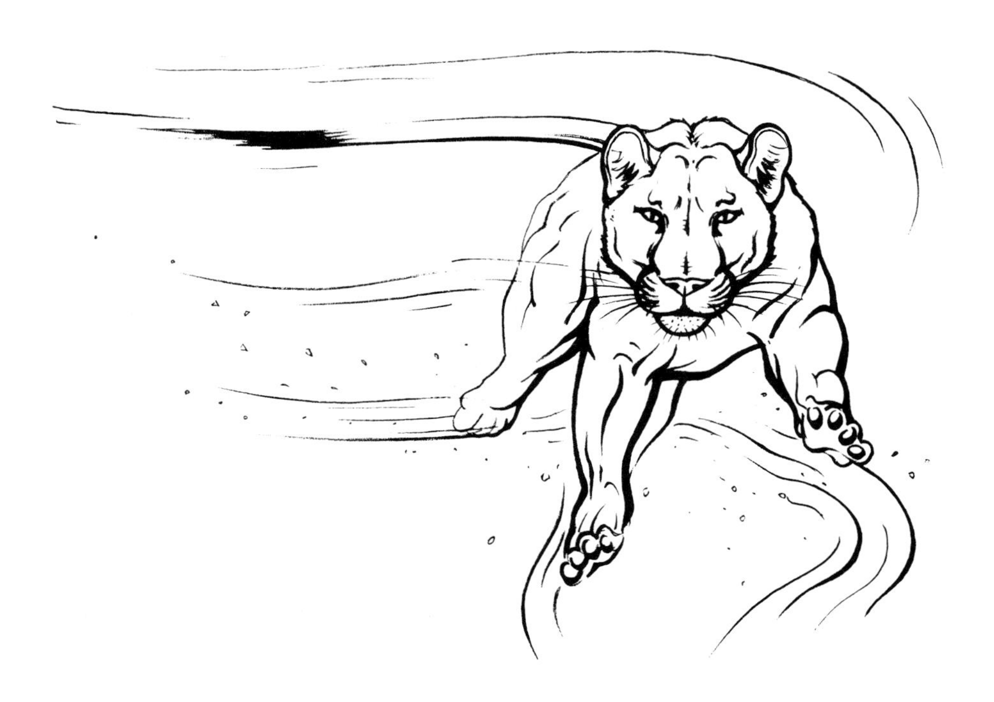

Übungen: Vorstellungsbilder zum Steißbein

1. **Der Schwanz eines Dinosauriers** (im Stehen): Stellen Sie sich vor, daß Ihr Steißbein den Boden berührt und so stark wie der Schwanz eines Dinosauriers oder eines Känguruhs wird (Abbildung 13.24). Setzen Sie diesen Schwanz als drittes, stützendes Bein ein. Sehen Sie in Gedanken, wie sich Ihr Körpergewicht gleichmäßig auf Ihre beiden richtigen Beine und Ihr drittes „Schwanzbein" verteilt. (Diese Übung geht auf Mabel Todd zurück.)
2. **Das Steißbein hinter sich herziehen** (im Gehen): Gehen Sie hin und her, und stellen Sie sich dabei vor, wie Sie Ihr Steißbein auf dem Boden hinter sich her ziehen.
3. **Demi-pointe** (Zehenstand) in der ersten Position: Sehen Sie sich in Gedanken auf einem Dreifuß stehen. Die Fußballen und das Steißbein erstrecken sich bis zum Boden. Verbinden Sie vor Ihrem inneren Auge die drei Berührungspunkte zu einem Dreieck. Die lange Seite des Dreiecks verbindet die Fußballen, die beiden kurzen Seiten verbinden den jeweiligen Fußballen mit dem Punkt, an dem das imaginäre Steißbein den Boden berührt. Verteilen Sie in Ihrer Vorstellung Ihr Körpergewicht

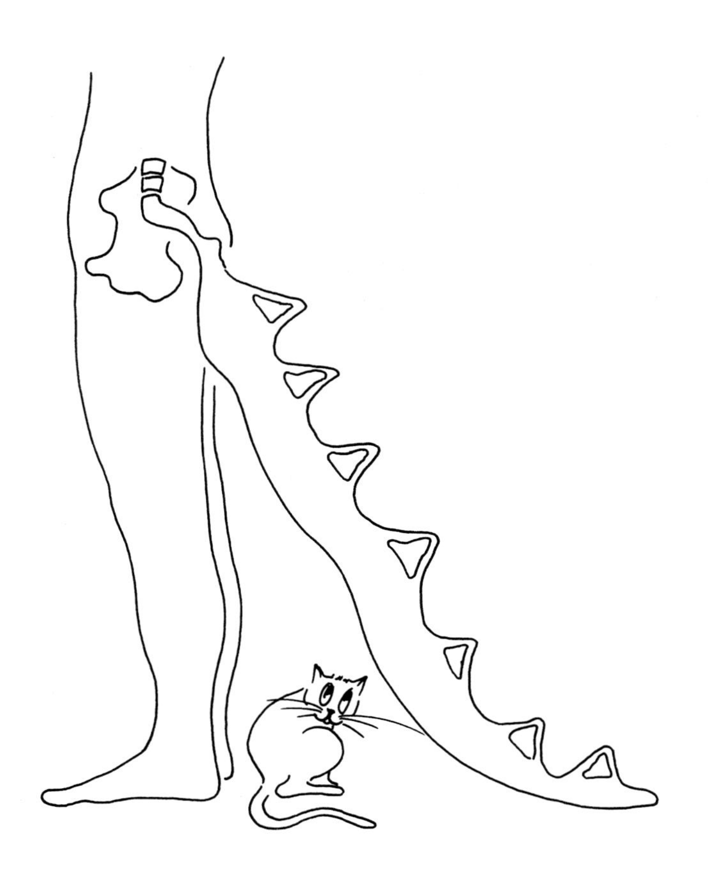

Abbildung 13.24: Stellen Sie sich vor, daß Ihr Steißbein bis zum Boden reicht und zu einer kräftigen Stütze wird, wie der Schwanz eines Dinosauriers oder eines Känguruhs.

gleichmäßig auf alle drei Eckpunkte. Spüren Sie, wie Sie so Ihr Gleichgewicht besser halten können.

4. **Auslösen einer Bewegung vom Steißbein her** (in Bewegung): Das Steißbein setzt Sie dadurch in Bewegung, daß es Ihren ganzen Körper mit sich zieht. Es greift in den Raum aus.
5. **Kopf und Steißbein lösen Bewegung aus:**
   a) Kopf und Steißbein abwechselnd (in Bewegung): Setzen Sie Ihren Körper abwechselnd vom Steißbein oder vom Scheitel des Kopfes aus in Bewegung.
   b) Kopf und Steißbein gleichzeitig: Üben Sie eine gleichzeitige Bewegungsauslösung durch das Steißbein und den Kopf, damit sich die Wirbelsäule einheitlich bewegt. Denken Sie daran, daß das Steißbein eine Ecke des Beckenbodens bildet. Setzen Sie das Gefühl, daß Steißbein, Beckenboden und Kopf zusammengehören, ein, um ohne Anstrengung aufzustehen und sich hinzusetzen. Lassen Sie Ihre Wirbelsäule gleichmäßige, kraftvolle Bewegungen im Raum erzeugen, wobei sich Ihre Beine bewegen, ohne daß Sie sich dabei anstrengen müssen.
6. **Das Steißbein ist ein Schiffsruder** (in Bewegung): Stellen Sie sich das Kreuzbein als das Heck eines Schiffes und das Steißbein als Ruder vor. Das Steißbeinruder bestimmt die Richtung im Raum. Bewegen Sie sich vorwärts. Wenden Sie sich nach rechts, indem Sie Ihr Steißbein nach

rechts drehen. Lösen Sie eine Linksbewegung dadurch aus, daß Sie Ihr Steißbein nach links drehen. Sehen Sie vor Ihrem inneren Auge, wie das Wasser durch die Richtungsänderung aufgewirbelt wird. Versuchen Sie, sich nach rechts zu bewegen, während sich das Ruder nach links dreht (Abbildung 13.25). Wie fühlen Sie sich dabei?

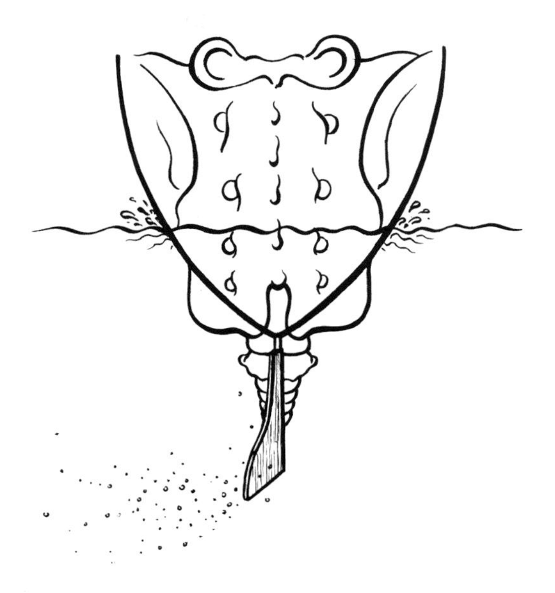

Abbildung 13.25: Das Kreuzbein ist mit dem Heck eines Schiffes vergleichbar. Das Steißbein ist das Ruder.

7. **Die Greiffunktion Ihres Steißbeins** (Rückenlage): Stellen Sie sich in Gedanken vor, wie Ihr Steißbein länger wird und bis zu Ihren Füßen reicht. Sehen Sie in Gedanken, wie Ihr Steißbein nach oben greift und sich an einem dicken Ast festhält, so daß Ihr Körper nun am Steißbein nach unten hängt. Genießen Sie das Gefühl, wie sich die gesamte Wirbelsäule langsam streckt. Schwingen Sie mit Ihrem Körper vor und zurück, während Sie an Ihrem Steißbein hängen (Abbildung 13.26).

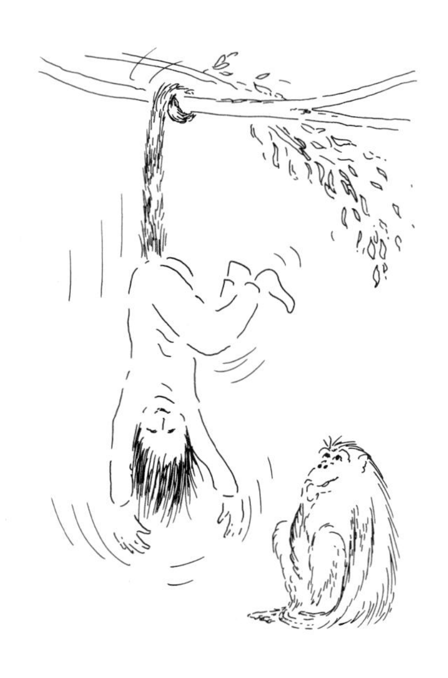

Abbildung 13.26: Stellen Sie sich in Gedanken vor, wie Ihr Steißbein sich an einem dicken Ast festhält, so daß Ihr Körper nun am Steißbein nach unten hängt.

Die Organe als Stütze

Bei ihrer Aufgabe, das Gewicht des Oberkörpers in aufrechter und in gebückter Haltung zu tragen, wird die Wirbelsäule außer von den Rippen noch von anderen Körperteilen unterstützt. Die Organe des Bauchraumes, die von einer Muskelwand umgeben sind, helfen zum Beispiel durch ihre hydrostatische Hebewirkung. Die Organe erzeugen einen stützenden hydrostatischen Druck nach allen Seiten, wenn aus irgendeiner Richtung Druck auf sie ausgeübt wird (Radin u.a. 1992). Das ist wie bei Luftballons, die mit Wasser gefüllt eine Blechdose ausfüllen. Ihre Art zu atmen wirkt sich auf die Bewegungen Ihres Oberkörpers aus, denn die Bauchmuskulatur und das Zwerchfell beeinflussen sich wechselseitig. Ein unzureichender Muskeltonus in Bauchorganen und Zwerchfell beeinträchtigt die Wirksamkeit des hydrostatischen Systems. Beim Einatmen stützen die Lungen die Wirbelsäule aktiv – sie wirken dabei wie aufgeblasene Luftballons. Beim Ausatmen sind die entleerten Lungen am wenigsten stützend; am meisten stützen dann die Bauchmuskulatur und die Wände der Bauchhöhle.

Übung: Ein Luftballon im Bauch

Das Wechselspiel zwischen den Bauchorganen, dem Zwerchfell und der Wirbelsäule (im Stehen): Stellen Sie sich vor, daß Ihre Bauchhöhle mit einem großen Luftballon ausgefüllt ist. Sehen Sie in Gedanken, wie Zwerchfell und Oberkörper auf diesem Ballon ruhen. Atmen Sie aus, und stellen Sie sich vor, daß der Ballon zusammenschrumpft, so daß sich die Wirbelsäule nach vorn einrollt. Ihr Oberkörper folgt in seiner Bewegung dem schrumpfenden Ballon. Haben Sie vollständig ausgeatmet, blasen Sie den Luftballon beim Einatmen wieder auf. Beobachten Sie, wie der zunehmende Druck, der durch den sich weitenden Ballon entsteht, den Oberkörper wieder in seine vertikale Position zurückführt. Wiederholen Sie diese Übung mit unterschiedlicher Geschwindigkeit.

Bauch- und Rückenmuskulatur

Die Bauchmuskeln beugen die Wirbelsäule, und die Rückenmuskeln strecken sie. Zum Beispiel kontrahiert der Rectus abdominis (der an der Schambeinfuge und am Schwertfortsatz befestigt ist), um den Abstand zwischen diesen beiden Punkten zu verkürzen und damit die Schambeinknochen (die untere Vorderkante des Beckens) anzuheben – das geschieht innerhalb der geschlossenen kinematischen Kette im Stehen. Die langen Erector-spinae-Muskeln auf der Rückseite des Rumpfes – der Musculus spinalis, longissimus und iliocostalis (von innen nach außen) – verlaufen in drei Strängen parallel zur Wirbelsäule. Diese Muskeln strecken die Wirbelsäule und verstärken die Krümmung im Lendenwirbelbereich innerhalb der geschlossenen kinematischen Kette im Stehen.

Unterhalb der Erector-Muskeln liegen einige Gruppen kurzer Muskeln in der Vertiefung zwischen den Dornfortsätzen. Die inneren und äußeren schrägen Bauchmuskeln drehen den Brustkorb auf dem Becken oder das Becken unter dem Brustkorb. Diese Muskeln sind bei allen Drehbewegungen und beim Seitwärtsbeugen gefordert – wichtig vor allem beim Modern Dance. Sie können sich diese Muskeln vorstellen, als ob sie den Rumpf umwickelten. Da sie beim Entstehen des Drehmoments bei Pirouetten wichtig sind, verbessert der richtige Einsatz der Musculi obliquii die Drehbewegungen. Außerdem bringen die Bauchmuskeln die Bauchorgane näher zur Mittellinie des Körpers heran und verringern so das Trägheitsmoment bei schnellen Drehungen und beim Einsetzen einer Bewegung.

Dem Anatom R.A. Dart zufolge verläuft eine Wirbellinie von der zentralen Achse des Körpers, der Schambeinfuge über den Beckenkamm zu den äußeren schrägen Bauchmuskeln, den äußeren Zwischenrippenmuskeln und durch die tiefer liegenden Schichten der Halsmuskulatur zu den Dornfortsätzen der Halswirbelsäule und dem Hinterkopf.

„So erhalten wir einen allgemeinen Überblick über den Verlauf der oberflächlichen Muskelschicht, die vorn durch diese beiden entgegengesetzt diagonal verlaufenden Flexoren gebildet wird. Diese Schicht setzt sich fort über die tiefer liegende Schicht der Extensoren, und zwar beidseitig auf der Rückseite der Wirbelsäule, bis zum Becken, das in der Verlängerung des Hinterkopfes und der Halswirbel liegt.“ (Dart 1950, S. 267)

Sehen Sie vor Ihrem inneren Auge, wie die äußeren schrägen Bauchmuskeln weiter über die ventrale (vordere) zentrale Achse des Körpers durch die tiefer liegende Schicht der Musculi obliquii interni verlaufen. Die an der Oberfläche liegende Sakrospinalis-Muskelgruppe kreuzt die dorsale (hintere) zentrale Achse und verläuft weiter entlang der Kraftlinie der tiefen Schichten des Musculus multifidus.

„Im Grunde tragen der Hinterkopf und die Wirbel den Körper mittels zweier gewundener Muskelschichten, die den Rumpf umgeben.“ (Dart 1950, S. 268)

Dieser spiralförmige Muskelverlauf setzt sich bis in die Muskeln der Extremitäten fort und sorgt für ein dynamisches Wechselspiel zwischen den beiden Körperhälften. Außerdem wird der Körper durch den spiralförmigen Verlauf in die Lage versetzt, sich schnell zu drehen, zu winden und diagonal zu beugen (Abbildung 13.27).

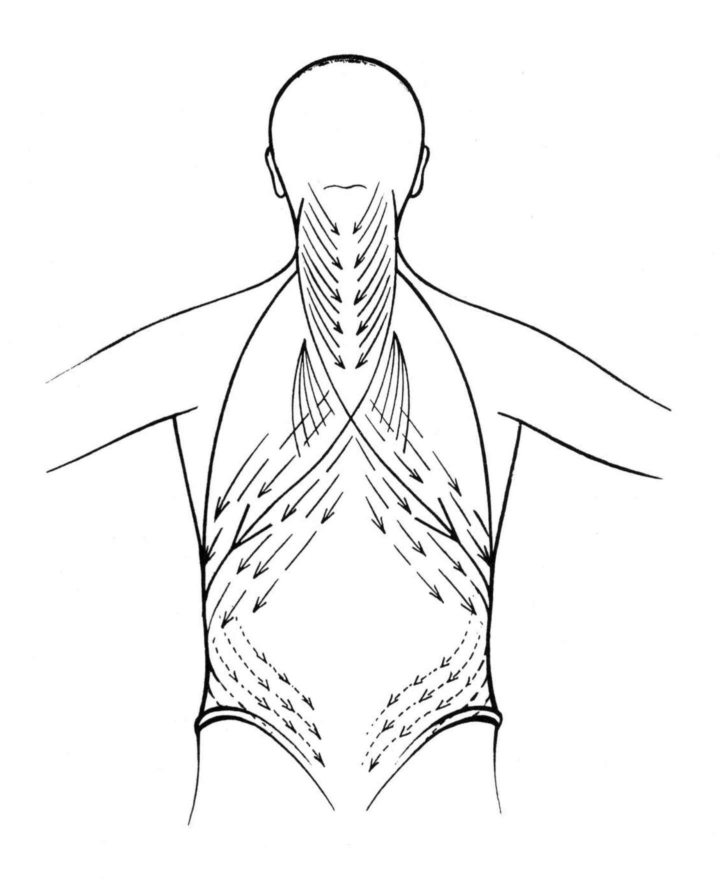

Abbildung 13.27:
Der spiralförmige Verlauf der Muskeln sorgt nicht nur für ein dynamisches Wechselspiel zwischen den beiden Körperhälften, sondern versetzt den Körper in die Lage, sich schnell zu drehen, zu winden und diagonal zu beugen.

Übungen: Die Bauch- und Rückenmuskulatur visualisieren

1. **Konzentration auf die Bauchorgane** (im Sitzen, Stehen oder in Rückenlage): Sehen Sie in Gedanken vier Paar kleiner Kugeln oder Perlen auf vier Schnüren – einer vertikalen, einer horizontalen und zwei diagonalen. Der Nabel entspricht dem Schnittpunkt der Schnüre. Beobachten Sie, wie sich die Perlen beim Ausatmen aufeinander zu bewegen und am Nabel zusammentreffen. Beim Einatmen gleiten die Perlen in ihre Ausgangsposition zurück (Abbildung 13.28).

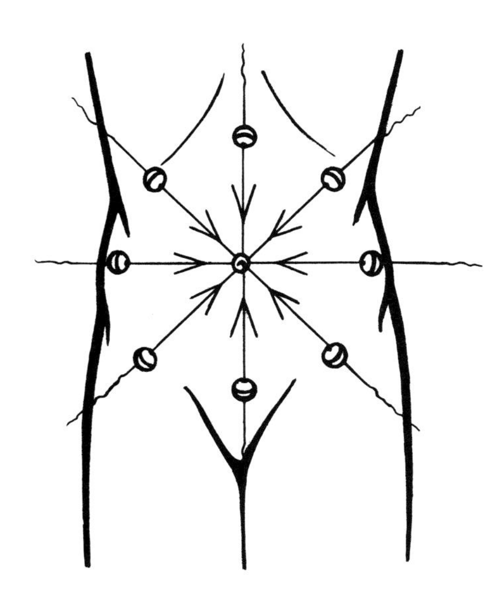

Abbildung 13.28:
Beobachten Sie, wie sich die Perlen beim Ausatmen aufeinander zu bewegen und am Nabel zusammentreffen. Beim Einatmen gleiten die Perlen in ihre Ausgangsposition zurück.

2. **Das Becken hängt am Nacken** (im Stehen): Stellen Sie sich vor, daß die Vorderkante des Beckens über Muskelstränge mit dem Hinterkopf verbunden ist. Die Muskelstränge reichen spiralförmig bis zur Vorderseite des Körpers, wie eine umgebundene Schürze, die vor dem Bauch hängt und im Nacken festgebunden ist. Wird der Hinterkopf angehoben, bewegt sich auch die Vorderkante des Beckens nach oben. Beobachten Sie, wie beim Anheben der Beckenvorderseite das Kreuzbein nach unten fällt.
3. **Das Becken hängt am Brustkorb** (in Bewegung): Stellen Sie sich das Becken als Reifen vor, der am Brustkorb hängt. Sehen Sie vor Ihrem inneren Auge, daß die Verbindung zwischen den Rippen und dem Becken vorn, hinten und an den Seiten gleich stark ist. Schwingen Sie den Brustkorb nach links, folgt der Reifen etwas zeitversetzt nach und umgekehrt. Dreht sich der Reifen unter dem Brustkorb im Kreis, drehen sich die Verbindungsseile spiralförmig ein. Führt der Brustkorb Drehbewegungen aus, folgt der Reifen dieser Bewegung mit kurzer Verzögerung, wie bei einem langen Faltenrock, der den Drehbewegungen seiner Trägerin folgt.
4. **Ein Fluß fließt den Rücken entlang** (Rückenlage): Stellen Sie sich vor, daß ein Fluß Ihren Rücken entlang nach unten strömt und Muskelverspannungen auflöst (Abbildung 13.29). Stellen Sie sich die verspannten Stellen als kleine Gesteinsbrocken und Holzstücke vor, die von dem Fluß weggeschwemmt werden. Sehen Sie, wie das trübe Wasser kristallklar wird. Beobachten Sie, wie der Fluß in den Rinnen zwischen Ihrer Wirbelsäule und den Rippen abwärts fließt und jegliche Spannung ausschwemmt.

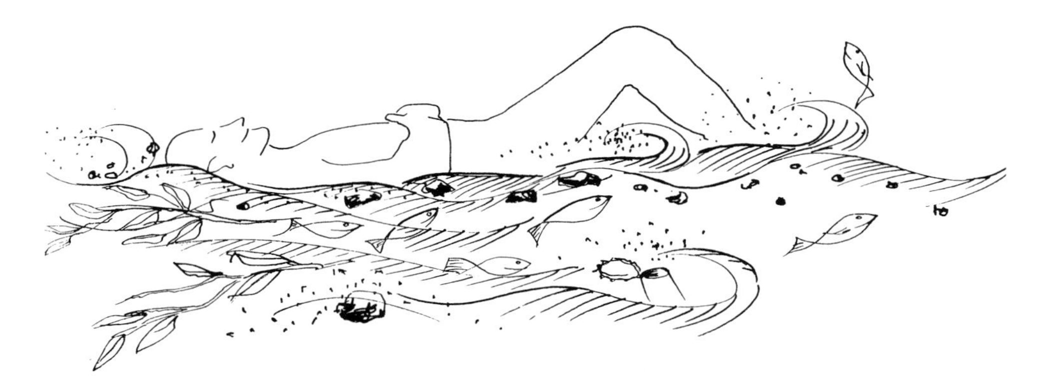

Abbildung 13.29: Ein Fluß strömt Ihren Rücken entlang nach unten und löst jegliche Muskelverspannung.

5. **Die Katze am Rücken kraulen** (in Rückenlage, im Sitzen oder Stehen): Stellen Sie sich vor, daß Ihr Rücken, wie bei einer Katze, mit einem weichen Fell bedeckt ist. Sehen Sie, wie zerzaust und aufgeplustert das Fell ist, und streichen Sie vom Kopf bis zum Steißbein darüber, so daß es sich entwirrt und wieder glatt wird (Abbildungen 13.30a und b). (Diese Übung geht auf Barbara Clark zurück.)

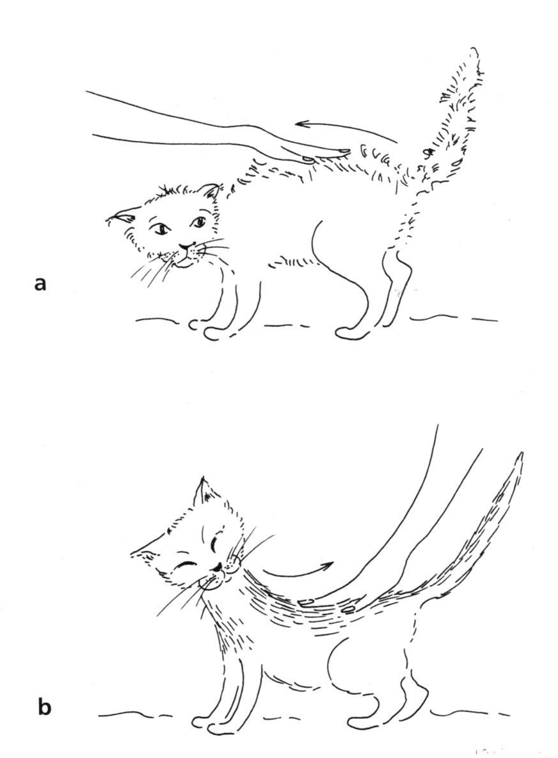

Abbildung 13.30:
Ihr Rücken ist wie bei einer Katze mit einem weichen Fell bedeckt.

Kapitel 14

Schultern, Arme und Hände

Unsere Vorfahren müssen leidenschaftlich gern Früchte und Obst gepflückt haben, das in Augenhöhe oder höher hing. Unser Körper ist zwar verhältnismäßig kurz, doch können wir mit unseren Armen sehr weit nach oben greifen. Die Beweglichkeit und der spezielle Aufbau des Schultergürtels ermöglichen uns, unsere Arme ziemlich lange über unseren Kopf zu halten, ohne zu ermüden. Die ausgleichende Wirkung der Schulterblätter ist beim Hochheben der Arme besonders hilfreich. Tänzer und Tänzerinnen müssen in der Lage sein, ihre Arme schnell hochzuheben, und zwar ohne die Körpermitte zu beeinträchtigen oder das Gleichgewicht zu verlieren und ohne die Schultern, den Rücken oder den Oberkörper zu verspannen. Hätten unsere Vorfahren nicht Obst von den Bäumen gepflückt, hätten wir vielleicht keine Schultern, die dafür geeignet sind.

Der Schultergürtel besteht aus zwei Schulterblättern (Skapulae) und zwei Schlüsselbeinen (Claviculae; Abbildung 14.1), die in ihrer Form an verbogene, S-förmige Schlüssel erinnern (Abbildung 14.2). Das Gelenk zwischen Schlüsselbein und Brustbein ist die einzige echte Gelenkverbindung zwischen dem Schultergürtel und dem Brustkorb.

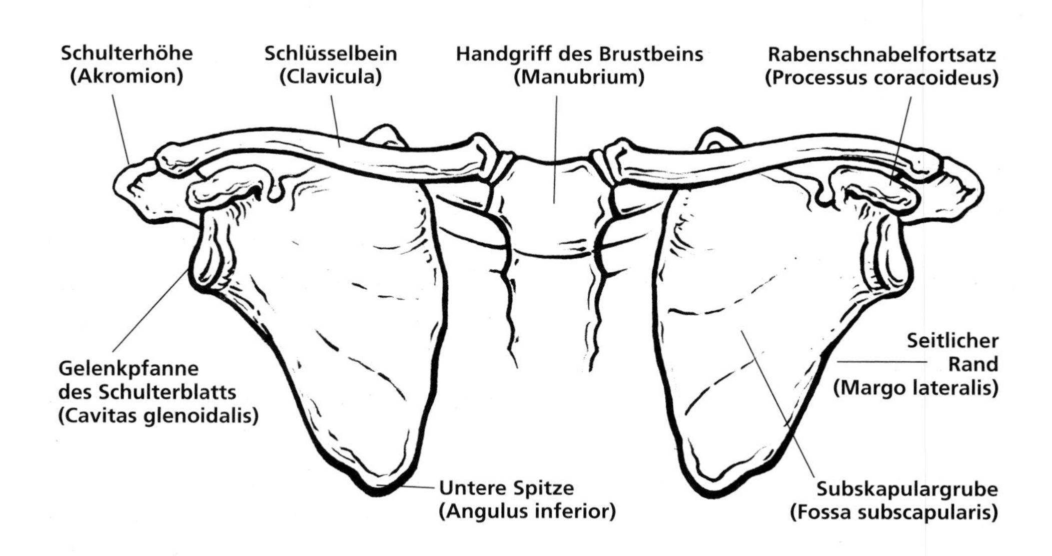

Abbildung 14.1: Der Schultergürtel besteht aus zwei Schulterblättern (Scapulae) und zwei Schlüsselbeinen (Claviculae).

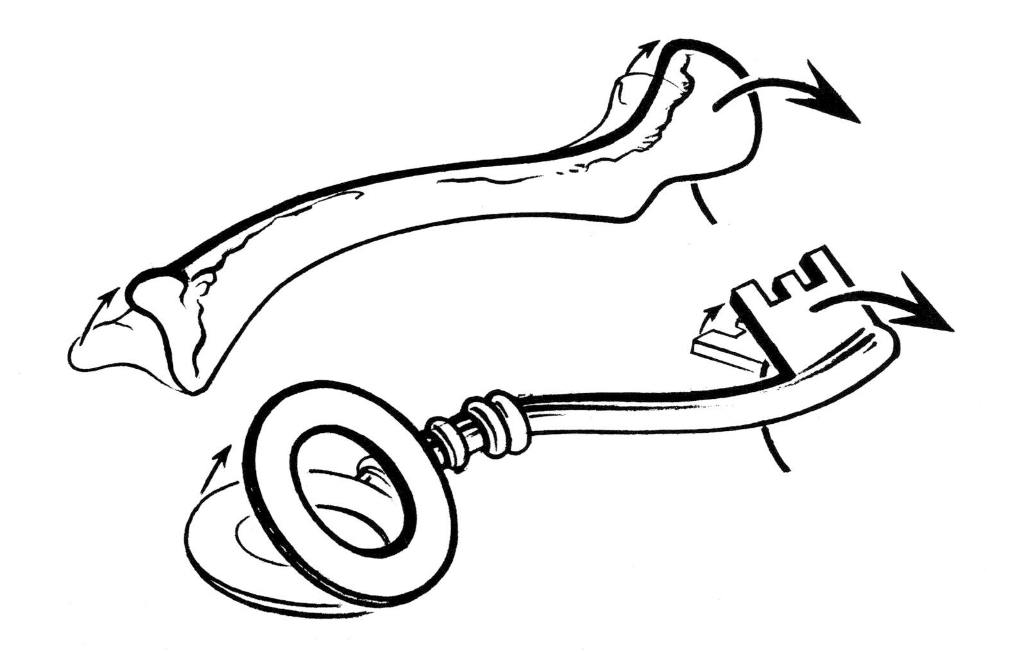

Abbildung 14.2: Das S-förmige Schlüsselbein dreht sich, damit sein distales Ende höher liegen kann und es sich im Bereich des Gelenks mit dem Brustbein weniger nach oben bewegen muß.

Eine Gelenkscheibe zwischen dem Manubrium und dem Schlüsselbein (Abbildung 14.1) dient als Drehpunkt, um die Beweglichkeit und Stabilität dieses Gelenkes (Sternoklavikulargelenk) zu erhöhen. Wenn bei Ihren Übungen die Armbewegung von diesem Punkt ausgeht, wird Ihre Gestik raumausfüllender aussehen. Sind die Muskeln, die am Schlüsselbein ansetzen, verspannt, wie etwa der sogenannte Kappenmuskel (Musculus trapezius), ist die Bewegung weniger fließend. Im Lateinischen bedeutet das Verb *sternere* „sich weiten" oder „glätten" – eine willkommene Vorstellung für den oberen Teil des Brustkorbs. Da das Brustbein das Gewicht des Schultergürtel und der Arme trägt, fällt es uns möglicherweise schwer, es zu weiten. Eine zusammengesunkene oder krumme Haltung beeinträchtigt die Funktion der Schultern und erschwert das Gleichgewicht und Drehungen. Das Brustbein überträgt Gewicht auf die oberen Rippen, die es ihrerseits an die Wirbelsäule weitergeben.

Die Schulterblätter sind große dreieckige Knochen auf der Rückseite des Brustkorbs. Teile der Schulterblätter reichen bis zu den Seiten und bis auf die Vorderseite des Körpers (Abbildung 14.1). Die flache Schultergelenkpfanne (Fossa glenoidalis) wird durch das Akromion (Schulterhöhe) geschützt, das wie eine überhängende Felsklippe über dem Schultergelenk schwebt. Es gab Zeiten, in denen die Modedesigner diese Form mit Schulterpolstern betont haben.

Da die Gelenkpfanne so klein ist, wird das Schultergelenk hauptsächlich durch Muskeln stabilisiert. Der Deltamuskel deckt diesen Bereich wie eine Kappe zu. Die Spina des Schulterblatts erstreckt sich bis hinter die Schulterhöhe (das Akromion). Die Vertiefungen ober- und unterhalb der Spina werden *Fossae* genannt. Oberhalb der Wirbelsäule liegt die Fossa supraspinata; unterhalb der Wirbelsäule liegt eine andere Rille, die sogenannte

Fossa infraspinata (Abbildung 14.3). Der Rabenschnabelfortsatz (Processus coracoideus) des Schulterblatts erstreckt sich bis auf die Vorderseite des Körpers. Hier setzen der kurze Kopf des Bizeps, der Musculus coracobrachialis und der Musculus pectoralis minor an; letzterer ist der einzige Schultermuskel, der nicht mit dem Arm verbunden ist. Die Innenkante des Schulterblatts verläuft fast parallel zur Wirbelsäule. Sein unteres Ende zeigt nach unten in Richtung Sitzhöcker.

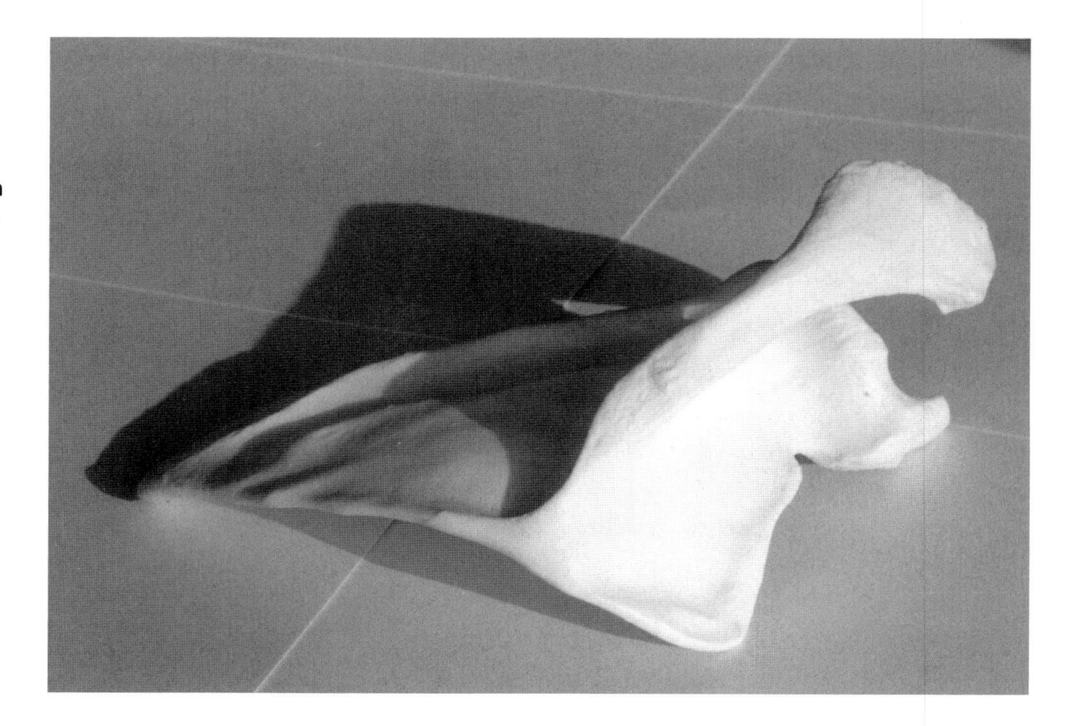

Abbildung 14.3: Wie in der Abbildung zu sehen ist, befindet sich das Akromion hinter der Wirbelsäule am Schulterblatt. Links der Wirbelsäule befindet sich die Fossa infraspinata, rechts von ihr die Fossa supraspinata.

Die Form der Achselhöhle (Axilla) wird hinten durch den Musculus latissimus dorsi und vorn durch den Musculus pectoralis major bestimmt. Diese beiden Muskeln lassen die Achselhöhle wie eine Pyramide aussehen, deren höchster Punkt am Schultergelenk (Glenohumeralgelenk) liegt. Die Innenkante der Achselhöhle wird durch die Rippen begrenzt, die nach außen liegende Seite durch den Arm. Eine Schulterverspannung macht sich häufig als Spannung in der Achselhöhle bemerkbar.

Übungen: Führung durch den Schultergürtel

1. **Erforschen durch Berühren:** Fahren Sie mit Ihren Fingern an der Außenseite Ihres Oberarmes entlang nach oben. Am oberen Ende des Armes gelangen Sie zu einer abgerundeten Stelle, dem Kopf des Oberarmknochens, der vom Deltamuskel bedeckt wird. Direkt über diesem Bereich können Sie den Knochenvorsprung des Schulterblattes, das sogenannte Akromion (Schulterhöhe), fühlen. Bewegen Sie Ihre Finger medial nach vorn, um auf einen kleinen Spalt zu stoßen, das Gelenk zwischen Schulterhöhe und Schlüsselbein. Wenn Sie Ihre Finger auf den rückwärtigen Teil der Schulterhöhe gleiten lassen, gelangen sie zu einem knöchernen Vorsprung. Wenn Sie mit Ihren Fingern diese Kante in

Richtung Rückenmitte abtasten, gleiten sie über die Spina des Schulterblatts. In der Vertiefung über diesem Kamm können Sie den Trapezmuskel ertasten und, je nachdem wie verspannt er ist, den darunterliegenden Musculus supraspinatus. Unterhalb der Spina des Schulterblatts liegt der Musculus infraspinatus, deren Aktivität Sie spüren, wenn Sie Ihren Arm nach außen drehen. Setzen Sie Ihre taktile Forschungsreise entlang der Spina des Schulterblatts fort. Je nachdem, wie beweglich Sie sind, können Sie den medialen Rand des Schulterblatts tasten. Um die untere Ecke (Angulus inferior) des Schulterblatts zu berühren, führen Sie die Hand unter dem Arm durch und legen Ihre Finger auf die dorsale Seite des Schulterblatts. Von hier aus gleiten Sie mit Ihren Fingern senkrecht nach unten, bleiben aber immer auf der Knochenfläche, bis Sie das untere Ende des Schulterblatts erreichen. Der seitliche Rand des Schulterblatts läßt sich vielleicht nur schwer ertasten, da er zum Teil durch den Musculus lattissimus dorsi verdeckt wird. Kehren Sie zu dem Spalt zwischen Schulterhöhe und Schlüsselbein zurück, und streichen Sie von dort mit den Fingern entlang des Schlüsselbeins zur Mitte des Körpers hin, bis Sie zu einem großen Knochenvorsprung gelangen, der das mediale Ende des Schlüsselbeins darstellt. Fahren Sie mit Ihren Fingern über diesen Vorsprung auf den obersten Teil des Brustbeins (Manubrium). Schließlich lassen Sie Ihre Finger das Brustbein hinunter bis zur untersten Spitze, dem sogenannten Schwertfortsatz, gleiten (Abbildung 14.4).

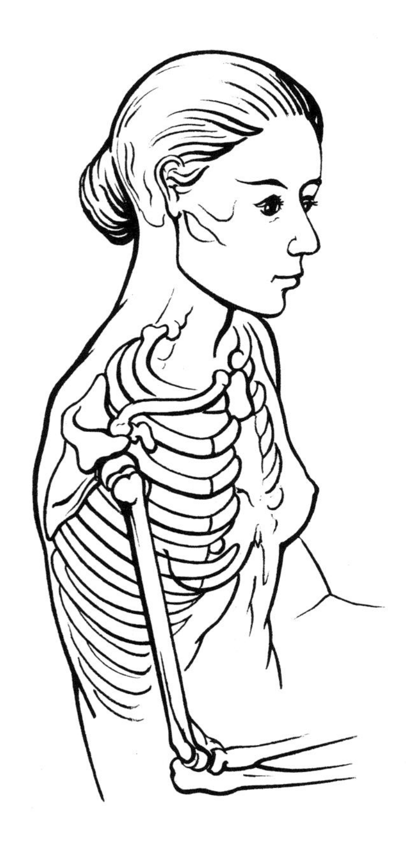

Abbildung 14.4: Entdecken Sie die Anatomie des Schultergürtels, des Brustkorbs und der Arme.

2. **Ausdehnung des Rabenschnabelfortsatzes** (in Rückenlage, im Sitzen oder Stehen): Sehen Sie in Gedanken, wie sich der Rabenschnabelfortsatz und die umgebende Körperregion lösen. Berühren Sie die Stelle direkt innerhalb des Schultergelenks und unter dem Schlüsselbein, und stellen Sie sich vor, wie dieser Bereich sich wie ein aufgehender Kuchenteig kreisförmig immer weiter ausdehnt.
3. **Das Schulterblatt ist aus Wachs** (im Sitzen oder Stehen): Stellen Sie sich vor, daß Ihr Schulterblatt aus Bienenwachs besteht. Sehen Sie vor Ihrem inneren Auge, wie das untere Schulterblatt schmilzt. Zunächst verwandelt sich der untere Vorsprung in weiche Wachstropfen, dann schmilzt der gesamte untere Abschnitt. Die Tropfen fallen hinunter in Richtung der Sitzbeine. Riechen Sie den honigähnlichen Duft des Wachses, während es Ihren Rücken hinunterläuft.
4. **Eine verlängerte Schulterhöhe** (in Rückenlage, im Sitzen oder Stehen): Sehen Sie in Gedanken, wie der Abstand zwischen der Schulterspitze und dem Nacken größer wird und die Schulterhöhe zur Seite hin länger wird. Stellen Sie sich vor, daß die Schulterhöhe aus unendlich dehnbarem Karamel besteht. Ein Übungspartner oder eine -partnerin kann Ihnen bei dieser imaginativen Übung helfen, indem er oder sie mit den Händen von Ihrem Nacken nach außen streicht.
5. **Wolken ziehen durch die Fossa supraspinata:** Konzentrieren Sie sich in Gedanken auf den leeren Raum in der Fossa supraspinata. Stellen Sie sich vor, wie sich der Raum mit weichen, flockigen Wolken füllt (Abbildung 14.5). Beobachten Sie, wie die Wolken nach außen Richtung Schulterhöhe ziehen und sich im Freiraum darunter ausbreiten. Stellen Sie sich diesen Bewegungsablauf als langsam und kontinuierlich vor. (Diese Übung geht auf Glenna Batson zurück.)

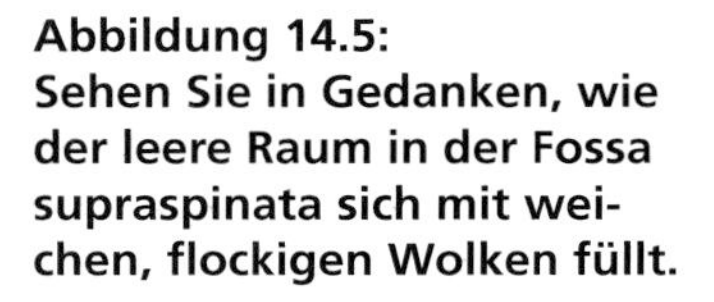

Abbildung 14.5: Sehen Sie in Gedanken, wie der leere Raum in der Fossa supraspinata sich mit weichen, flockigen Wolken füllt.

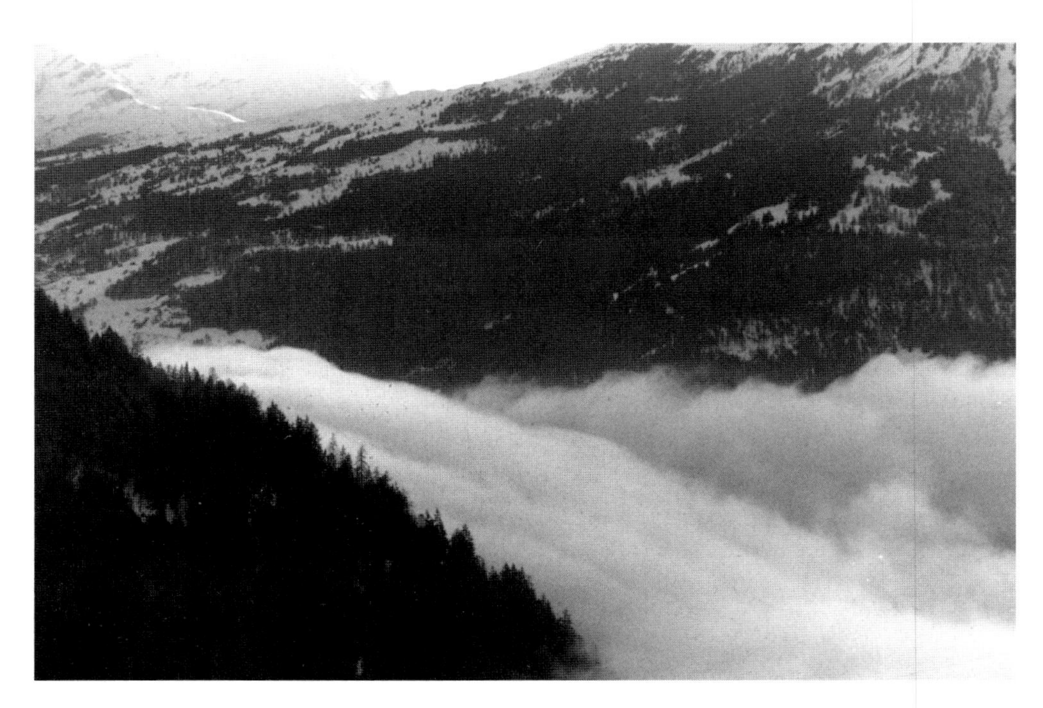

6. **Herunterhängende Arme** (im Stehen oder Gehen): Stellen Sie sich vor, daß Ihre Arme sich von den Schultern lösen und zu beiden Körperseiten nach unten rutschen. Es kann hilfreich sein, wenn Sie visualisieren, daß Ihre Handrücken wie die eines Neandertalers auf dem Boden schleifen (Abbildung 14.6).

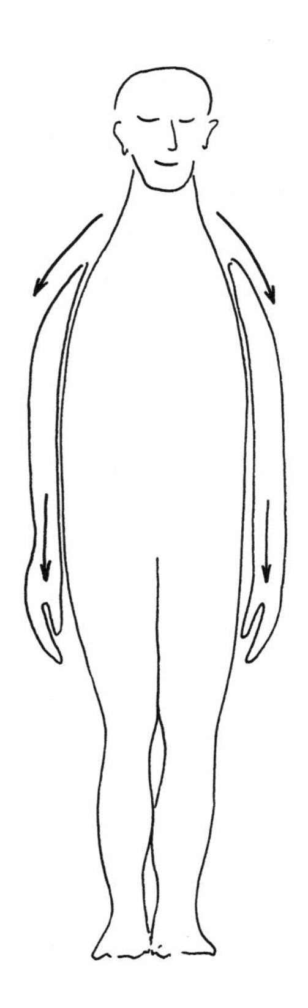

Abbildung 14.6: Die Arme lösen sich von den Schultern und gleiten seitlich am Körper nach unten.

7. **Die Arme sind Seile** (im Stehen): Tasten Sie mit der rechten Hand die Knochen Ihres linken Armes ab. Berühren Sie die Schulterhöhe über der Schultergelenkpfanne. Fahren Sie mit dem Finger entlang des Schlüsselbeins bis zum Sternoklavikulargelenk. Heben Sie die linke Schulter an, und spüren Sie die Bewegung des Schlüsselbeins auf dem Brustbein. Halten Sie einen Finger auf dem Sternoklavikulargelenk, und beugen Sie Ihren Oberkörper zur linken Seite. Stellen Sie sich Ihren Arm als schweres Seil vor, das am obersten Punkt des Brustbeins befestigt ist. Während Sie Ihren linken Arm vor- und zurückschwingen, stellen Sie sich vor, daß der Schwung im Schlüsselbein ausgelöst wird. Lassen Sie den Arm höher schwingen, dann wieder tiefer, so daß Sie fühlen, wie die Schwerkraft an dem Seil zieht. Lassen Sie den Arm schwingen, und lassen Sie das Manubrium an Ihrem Arm ziehend die Aufrichtbewegung in die vertikale Haltung auslösen. Lassen Sie den rechten Arm seitlich hängen. Dann strecken Sie beide Arme nach vorn und vergleichen ihre Länge. Führen Sie nun die Übung mit dem anderen Arm durch. Ein Übungspartner oder eine -partnerin kann Sie dabei unterstützen, die

Bewegung im Schlüsselbein zu spüren, indem er oder sie es sanft hin und her bewegt (Abbildung 14.7). Seien Sie jedoch vorsichtig, denn die Muskeln um das Schlüsselbein können sehr empfindlich sein. (Die Übung geht auf Andre Bernard zurück.)

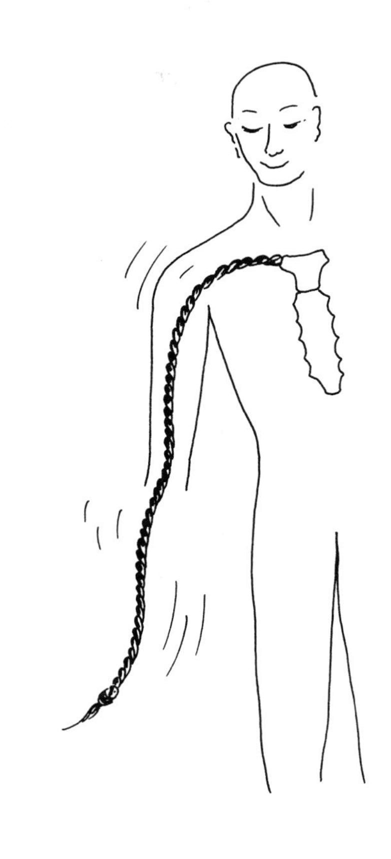

Abbildung 14.7:
Der Arm wird hier als schweres Seil visualisiert, das am oberen Teil des Brustbeins befestigt ist.

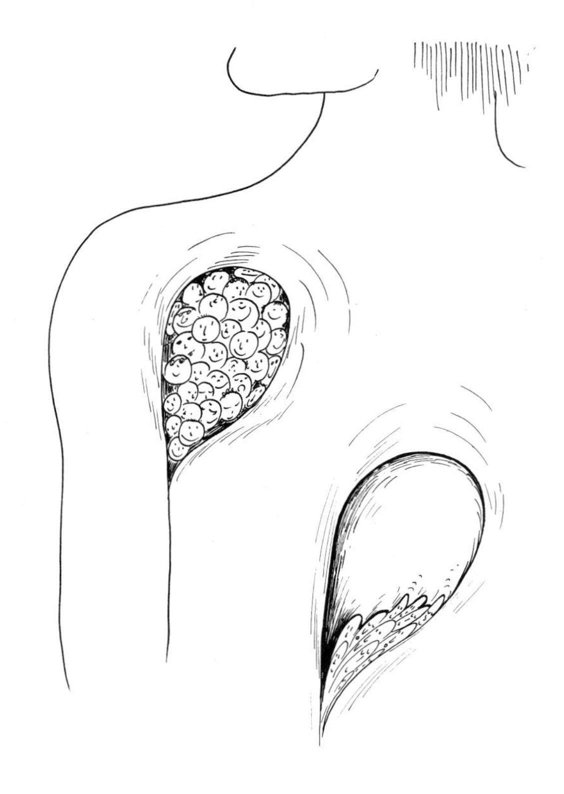

Abbildung 14.8:
Stellen Sie sich vor, daß Sie winzige Luftballons in den Achselhöhlen haben, die sich beim Einatmen aufblasen und die beim Ausatmen schrumpfen.

8. **Tiefe Achselhöhlen** (in Rückenlage, im Sitzen oder Stehen): Stellen Sie sich vor, wie Ihre Achselhöhlen tief und weich werden. Sehen Sie in Gedanken winzige Luftballons in Ihren Achselhöhlen, die sich beim Einatmen aufblasen und die beim Ausatmen schrumpfen. Gleichzeitig stellen Sie sich vor, daß Ihr Nacken weich und Ihr Kiefer schwer ist. Beobachten Sie, wie die Luftballons beim Ausatmen schrumpfen und zischend die Luft entweicht. Sehen Sie schließlich vor Ihrem inneren Auge, wie die Luftballons beim Ausatmen aus den Achselhöhlen herausfallen und ein großer Hohlraum entsteht (Abbildung 14.8).

Die Aufhängung des Schultergürtels

Von den Muskeln aus gesehen hängt der Schultergürtel am Nacken und am Kopf. Man könnte auch sagen, die Wirbelsäule ist der Mast eines Segelschiffes und der Schultergürtel ein Querbalken, der am Mast hängt (Abbildung 14.9). Diese Anordnung ist zwar sehr wirksam, doch hängt die zentrale Aufhängung von der richtigen Ausrichtung der Wirbelsäule ab, und es besteht die Gefahr, daß der Schultergürtel ständig angehoben wird. Werden Nacken und Kopf gewohnheitsmäßig nach vorn geneigt, wirkt sich dies nachteilig auf die Schulterstellung aus. Da die Muskeln im Bereich der Arme und des Schultergürtels sich radial in alle Richtungen erstrecken, hat die Stellung des Kopfes weitreichende Konsequenzen. Zum Beispiel verbinden die Rückenmuskeln den Ansatz des Armes und das Becken. Eine bessere Haltung des Beckens und der Wirbelsäule tut in einem hohen Maße dem Schultergürtel gut.

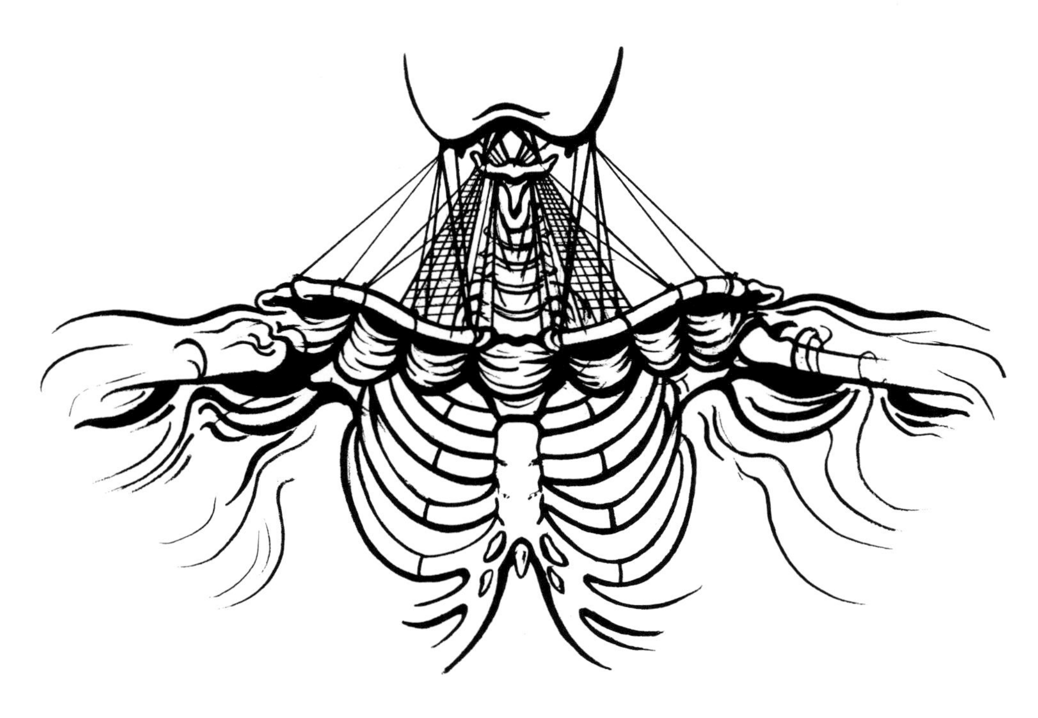

Abbildung 14.9: Von den Muskeln aus gesehen hängt der Schultergürtel am Nacken und am Kopf wie der Mast eines Segelschiffes.

Übungen: Die Aufhängung des Schultergürtels visualisieren

1. **Der Schultergürtel ist ein Rollkragenpullover** (im Sitzen oder Stehen): Stellen Sie sich den Schultergürtel als Rollkragenpullover vor, der Ihren Brustkorb bedeckt. Stellen Sie sich in Gedanken vor, daß Sie den Rollkragenpullover über den Brustkorb immer weiter nach unten abrollen. Beobachten Sie, wie er beim Ausatmen nach unten rollt und sich beim Einatmen dehnt. Sehen Sie, daß der Pullover sehr weitmaschig gestrickt ist. Stellen Sie sich beim Einatmen vor, wie sich die Maschen weiten (Abbildung 14.10).

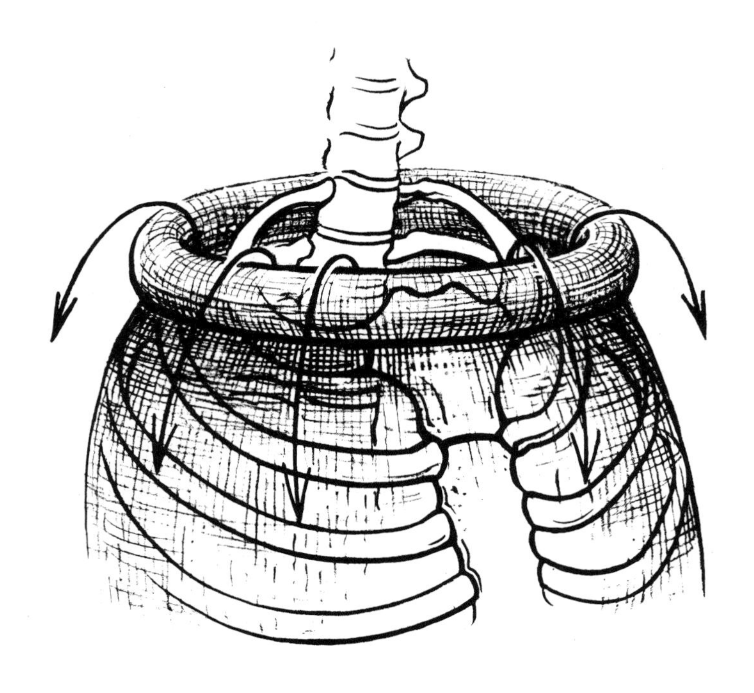

Abbildung 14.10: Der Schultergürtel ist wie ein Rollkragenpullover, der den Brustkorb bedeckt.

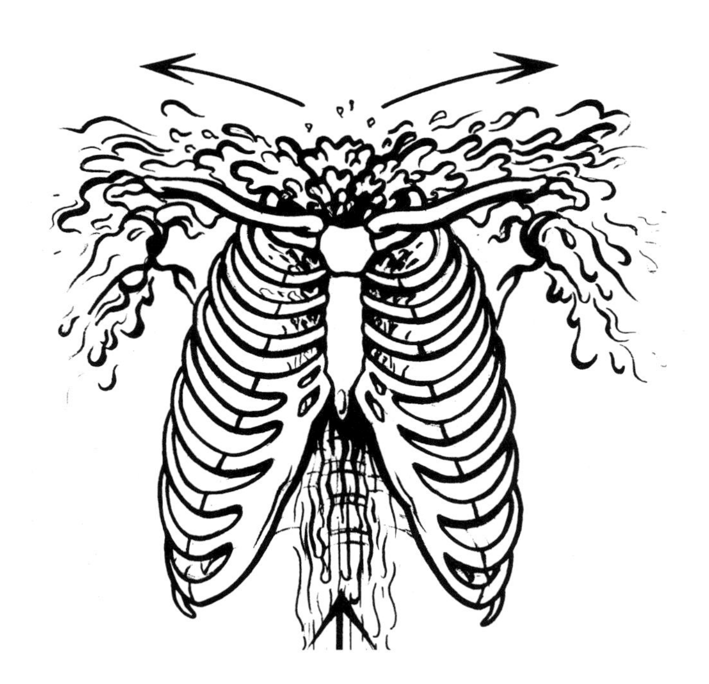

Abbildung 14.11: Ein starker Wasserstrahl sprudelt entlang der zentralen Achse des Körpers nach oben.

2. **Ein fallender Reifen** (bei Pirouetten): Stellen Sie sich den Schultergürtel als Reifen vor, der um Ihren Brustkorb liegt. Beobachten Sie, wie der Reifen bis auf Brusthöhe hinunterfällt. Dann stellen Sie sich das Gegenteil vor: Brustkorb, Nacken und Kopf tauchen aus der Reifenmitte heraus auf.
3. **Wasserscheide** (in Rückenlage; in Bewegung): Sehen Sie in Gedanken einen starken Wasserstrahl, der an der zentralen Achse des Körpers aufwärts sprudelt. Hat das Wasser die Höhe des Schultergürtels erreicht, spritzt es nach rechts und nach links auseinander. Je stärker der Aufwärtsstrom, desto weiter spritzt das Wasser am Schultergürtel auseinander (Abbildung 14.11).

Das Glenohumeralgelenk

Der Oberarmknochen (Humerus) ist vom obersten Teil des Brustbeins, dem Manubrium, durch drei Gelenke getrennt: dem Glenohumeral-, Akromioklavikular- und dem Sternoklavikulargelenk. Diese drei Gelenke werden bei Armbewegungen eingesetzt; sie bilden eine geschlossene kinematische Kette, die die Stoßdämpfung im Schultergürtel erhöht. Ein Stoß gegen den Arm wird ins Schulterblatt und ins Schlüsselbein geleitet und abgeschwächt, so daß die wichtigen Herz- und Lungenfunktionen innerhalb des Brustkorbs geschützt werden. Vögel und Primaten haben, wie wir Menschen, ein langes Schlüsselbein, das ihnen beim Fliegen oder Greifen sehr hilft. Ein langes Schlüsselbein bietet den Armen seitlich mehr Bewegungsfreiheit, was sich als vorteilhaft beim Tanzen erweist.

Verglichen mit der Hüftgelenkpfanne, die mehr als die Hälfte des Oberschenkelkopfes bedeckt, ist die Schultergelenkpfanne sehr flach. Das Glenohumeralgelenk ist daher relativ instabil. Würden nicht starke Muskeln den Humeruskopf in der Gelenkpfanne halten, liefen wir ständig Gefahr, uns die Arme auszurenken. Das Schultergelenk ist zwar instabil, doch dafür sehr beweglich: Das Glenohumeralgelenk kann sich beugen, strecken, abduzieren, adduzieren, sich ein- und auswärts drehen. Wird der Arm abduziert (seitlich angehoben), kann der Kopf des Oberarmknochens in der Schultergelenkpfanne nicht nach oben gleiten, da er sonst mit dem Akromion zusammenstoßen würde. Statt dessen bewegt sich der Kopf des Oberarmknochens bei der Aufwärtsbewegung in der Gelenkpfanne abwärts und schafft einen relativ stabilen Drehpunkt in sich selbst. Sie können sich das auch so vorstellen, daß die Gelenkpfanne im Verhältnis zum Kopf des Oberarmknochens nach oben gleitet.

Übung: Die Köpfe der Oberarmknochen fallen nach unten

Heben Sie im Stehen Ihre Arme an. Sehen Sie vor Ihrem inneren Auge, wie sich die Köpfe der Oberarmknochen drehen und in der Schultergelenkpfanne nach unten gleiten. Übertreiben Sie dieses Bild, indem Sie sich vorstellen, daß die Köpfe der Oberarmknochen seitlich des Körpers bis zu den Köpfen der Oberschenkelknochen nach unten gleiten und dort aufgefangen werden, wenn Ihre Arme ganz nach oben gestreckt sind.

Der Bewegungsablauf zwischen Schulterblatt und Oberarmknochen

Das Schulterblatt kann auf der Rückseite des Brustkorbs auf und ab gleiten. Außerdem kann es sich zur Wirbelsäule hin (Adduktion) und von der Wirbelsäule weg (Abduktion) bewegen und sich drehen. Die Bewegungsabläufe des Schulterblatts über der gewölbten Oberfläche des Brustkorbs sind jedoch sehr viel komplexer, als diese Begriffe es fassen können. Es kann hilfreich sein, sich ein Surfbrett (Schulterblatt) beim Ritt auf einer sanften Welle (Brustkorb) vorzustellen. Das Surfbrett hat vier Möglichkeiten, in die Welle einzutauchen oder über sie hinwegzugleiten: Gleitet das Surfbrett (Schulterblatt) seitlich (horizontal) die Schräge der Welle (Brustkorb) hinab, sprechen wir von Abduktion (a in Abbildung 14.12) oder Adduktion (b). Bewegungsabläufe sind nicht linear, sondern geschwungen, wobei das Surfbrett (Schulterblatt) immer mit dem Wasser (Brustkorb) in Berührung bleibt. Taucht das Surfbrett vorwärts nach oben über die Welle hinweg, werden die Schulterblätter angehoben (c in Abbildung 14.12). Auch dieser Bewegungsablauf verläuft nicht geradlinig, und das Surfbrett (Schulterblatt) bleibt ununterbrochen mit dem Wasser (Brustkorb) in Berührung. Die umgekehrte Gleitbewegung des Schulterblatts nach unten wird Senkung genannt (d).

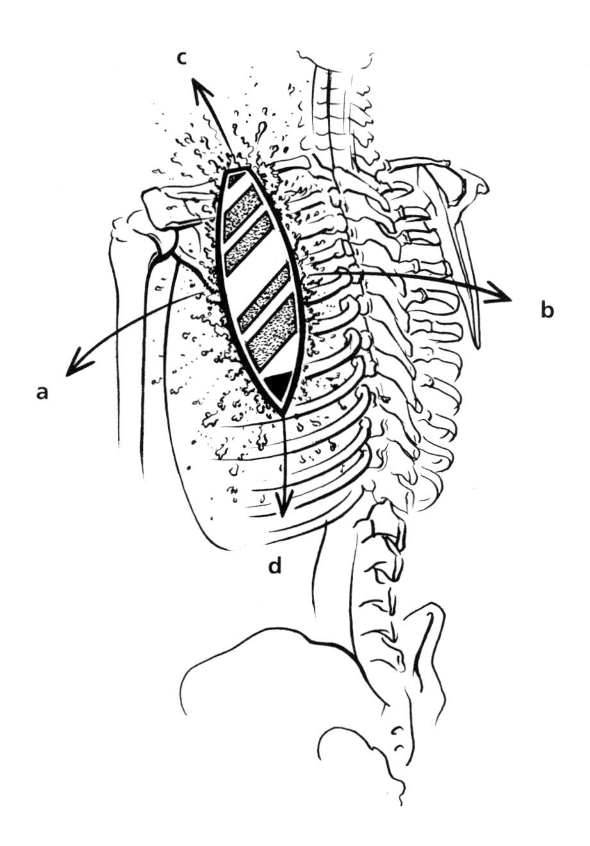

Abbildung 14.12: Das Schulterblatt als Surfbrett auf einer sanften Welle: (a) Abduktion, (b) Adduktion, (c) Hebung und (d) Senkung.

Wird der Arm über die Horizontale hinaus angehoben (Elevation), dreht sich das Schulterblatt und verändert seine Stellung im Verhältnis zum Brustkorb erheblich. Diese Drehung hat den Zweck, die Schultergelenkpfanne aufwärts zu richten. Obwohl sich das Schulterblatt nah am Brustkorb bewegt und die dazwischenliegenden Muskeln als Gleitfläche dienen, ist das Gelenk zwischen Schulterblatt und Brustkorb kein richtiges Gelenk (es besitzt keinen Knorpel und keine Gelenkkapsel). Dennoch ist es hilfreich, es als Gelenk anzusehen, da Bewegungen in diesem Bereich innerhalb der kinematischen Kette der Schulter stattfinden. Der koordinierte Bewegungsablauf dieser Gelenke, der sogenannte Skapulohumeralrhythmus, ist sehr viel stabiler und ermöglicht einen größeren Bewegungsumfang, als wenn nur ein einziges Gelenk diese Bewegung ausführen würde. Durch die gemeinsame Anstrengung kann die flache Schultergelenkpfanne beim Anheben der Arme an der richtigen Stelle im Verhältnis zum Kopf des Oberarmknochens bleiben; außerdem wird dadurch eine ausgeglichene Muskelaktivität gewährleistet.

Beim Anheben des Armes dreht sich das Schulterblatt zunächst um eine am Ansatz der Spina des Schulterblatts befindliche Achse und dann um eine Achse am Akromioklavikulargelenk (Schultereckgelenk). Das S-förmige Schlüsselbein (siehe weiter oben Abbildung 14.2) dreht sich, damit sein distales Ende angehoben wird und es nicht dort gedreht werden muß, wo es mit dem Brustbein verbunden ist. Stellen Sie sich vor, daß Sie einen Schlüssel aus Skelettknochen in der Hand halten, dessen Zacken nach unten zeigen und der das distale Ende des Schlüsselbeins darstellt. Drehen Sie den Schlüssel um 180°, dann zeigen die Zacken nach oben. Das an dieser Stelle befindliche Gelenk liegt durch die Drehung nun höher, ohne daß hierzu der Schaft des Schlüssels tatsächlich angehoben wurde.

Sie verstehen die Funktionsweise des Skapulohumeralrhythmus vielleicht am besten, wenn Sie ihn sich als Schranke an einem Bahnübergang vorstellen. Die Schranke (der Arm) geht hoch, wenn sich das schwere Gegengewicht (Schulterblatt) abwärts und nach vorn bewegt, wodurch mechanische Energie gespart wird (Abbildung 14.13).

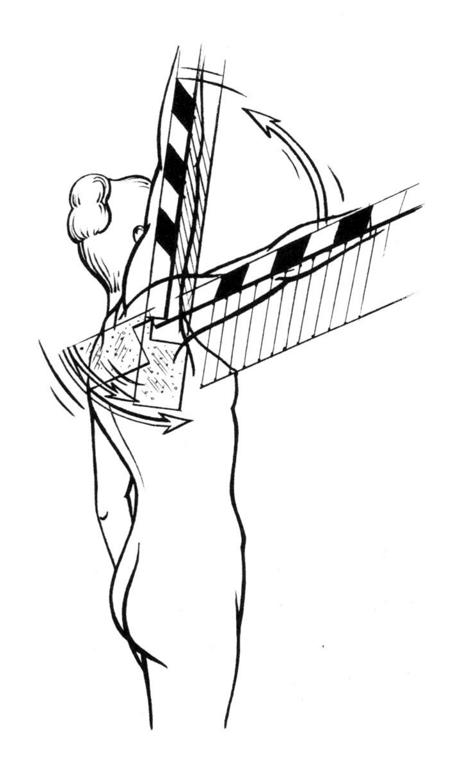

Abbildung 14.13: Die Funktionsweise des Skapulohumeralrhythmus kann man als Schranke an einem Bahnübergang visualisieren.

Ohne unsere Schulterblätter bräuchten wir einen sehr dicken, muskulösen Nacken, um unsere Arme mit bloßer Kraft nach oben zu bewegen. Legen Sie einmal Ihre Hand hinter die Achsel, und heben Sie Ihren Arm hoch, um die Drehbewegung des Schulterblattes zu erspüren. Sie können dann ertasten, wie es unter Ihren Fingern nach vorn gleitet. Bei angehobenem Arm ist das Schulterblatt mit einem Hängegewicht vergleichbar, das eine stabile Basis für den Arm bildet und den Schwerpunkt nach unten verlagert. Es fällt uns leichter, die Arme – wie in der fünften Position – über dem Kopf zu halten. Bewegungsfreiheit im Skapulohumeralrhythmus ist für die Gleichgewichtshaltung und für Pirouetten von entscheidender Bedeutung, da die Armbewegung die zentrale Achse nicht stören darf. Beweglichkeit wird dadurch erreicht, daß das Schulterblatt leicht und uneingeschränkt über den Brustkorb gleiten kann.

Übungen: Vorstellungsbilder zum Skapulohumeralrhythmus

1. **Die Bahnschranke** (im Stehen oder Sitzen): Stellen Sie sicher, daß bei dieser Übung Ihre zentrale Achse im rechten Winkel zum Boden verläuft. Stellen Sie sich Ihr Schulterblatt als schweres Gegengewicht einer Bahnschranke vor (siehe oben Abbildung 14.13). Öffnet sich die Schranke, schwingt das Gegengewicht nach unten und nach vorn. Mit der Hilfe eines Partners oder einer Partnerin können Sie die Verbindung zwischen Schulterblatt, Schlüsselbein und Oberarmknochen ertasten. Ihr Übungspartner oder Ihre -partnerin legt die Finger auf die Spina des Schulterblatts und den Daumen auf die Schulterblattinnenkante. Dann drückt er oder sie mit den Fingern nach unten und mit dem Daumen nach außen, um Sie beim Hochheben der Arme zu unterstützen. Um den Widerstand des Schulterblatts zu erspüren, lassen Sie Ihren Übungspartner umgekehrt vorgehen. Der untere Abschnitt der medialen und lateralen Schulterblattkante wird nun zwischen Daumen und Fingern gehalten. Wenn Sie sich unter diesen Umständen bewegen möchten, müssen Sie den gesamten Schultergürtel anheben. Es ist eine weit verbreitete Gewohnheit, die Schultern beim Hochheben der Arme hochzuziehen. Diese Gewohnheit kann mit der oben genannten Übung korrigiert werden. Seien Sie jedoch vorsichtig, wenn Sie den Bereich um die Schulterblätter berühren, da die Muskeln hier sehr empfindlich sein können. Schließen Sie diese taktile Übung mit dem beschriebenen unterstützten Armheben ab.
2. **Die Schulterblätter sind Untertassen** (Rückenlage): Visualisieren Sie die Schulterblätter als zwei Untertassen, die auf dem Wasser schwimmen. Beobachten Sie, wie sie unter dem Brustkorb liegen. Fließt an der Seite, die am nächsten zur Wirbelsäule liegt, Wasser auf die Untertassen, kippen sie auf dieser Seite nach unten. Durch das schwere Wasser sinken sie nach unten, vom Brustkorb weg. Wiederholen Sie diese Übung zwei- bis dreimal (Abbildung 14.14).

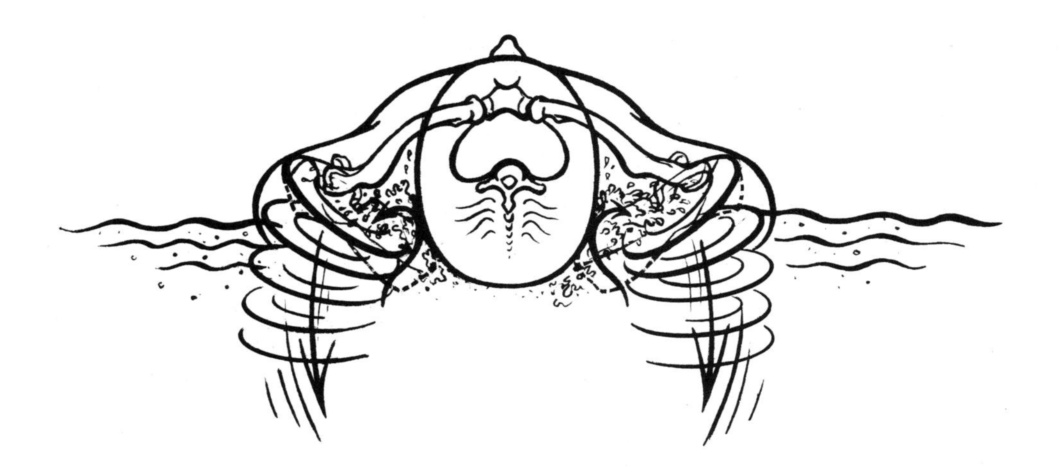

Abbildung 14.14: Die Schulterblätter sind zwei Untertassen, die auf dem Wasser schwimmen und dann absinken.

3. **Die Schulterblätter sind Schwämme** (Rückenlage): Sehen Sie vor Ihrem inneren Auge, wie die Schulterblätter auf dem Boden liegen, als ob sie sich auf dem bequemsten aller Betten ausruhten. Spüren Sie, wie ein rutschiger Schwamm von der Wirbelsäule her unter ein Schulterblatt gleitet. Der Schwamm füllt sich mit Wasser, dehnt sich aus und bewegt das Schulterblatt nach unten und vom Brustkorb weg, wodurch der Abstand zwischen Schulterblatt und Brustkorb größer wird. Wiederholen Sie diese Übung zwei- bis dreimal. (Die Übung geht auf Andre Bernard zurück.)
4. **Der Schultergürtel ist ein Umhang** (im Stehen oder Sitzen): Um den Schultergürtel vom Brustkorb zu lösen, stellen Sie sich in Gedanken einen Umhang vor, der Ihren Brustkorb leicht umhüllt, vorn offen ist und oben am Brustbein mit einer funkelnden Diamantnadel festgemacht ist. Stellen Sie sich vor, daß ein sanfter Wind weht. Durch den Wind kräuselt sich der Stoff, und der Umhang (Schultergürtel) wird angehoben, so daß zwischen dem Brustkorb und dem Umhang Raum entsteht. Wenn sich der Wind wieder legt, senkt sich der Umhang langsam auf den Brustkorb (siehe unten Abbildung 14.15). Wiederholen Sie diese Übung zwei- bis dreimal. (Diese Übung geht auf Andre Bernard zurück.)
5. **Drehen des Schlüsselbeins** (im Sitzen oder Stehen): Stellen Sie sich beim Anheben Ihres Armes die Drehbewegung des Schlüsselbeins vor. Das linke Schlüsselbein dreht sich im Gegenuhrzeigersinn, das rechte im Uhrzeigersinn (aus Ihrer Sicht betrachtet). Stellen Sie sich vor, daß durch die Drehbewegung ein spiralförmiger Energiefluß durch den Arm und die Hand entsteht. Beobachten Sie die Reaktion des Manubriums am Sternoklavikulargelenk. Die oberste Spitze des Manubriums kippt relativ zum Schlüsselbein nach vorn, der untere Teil nach hinten. Gleichzeitig sehen Sie vor Ihrem inneren Auge, wie sich die Schambeinäste drehen (so, als ob sie nach oben rollen wollten) und sich aufeinander zu bewegen, wodurch Energie nach oben zum Xyphoidvorsprung fließt (siehe unten Abbildung 14.16).

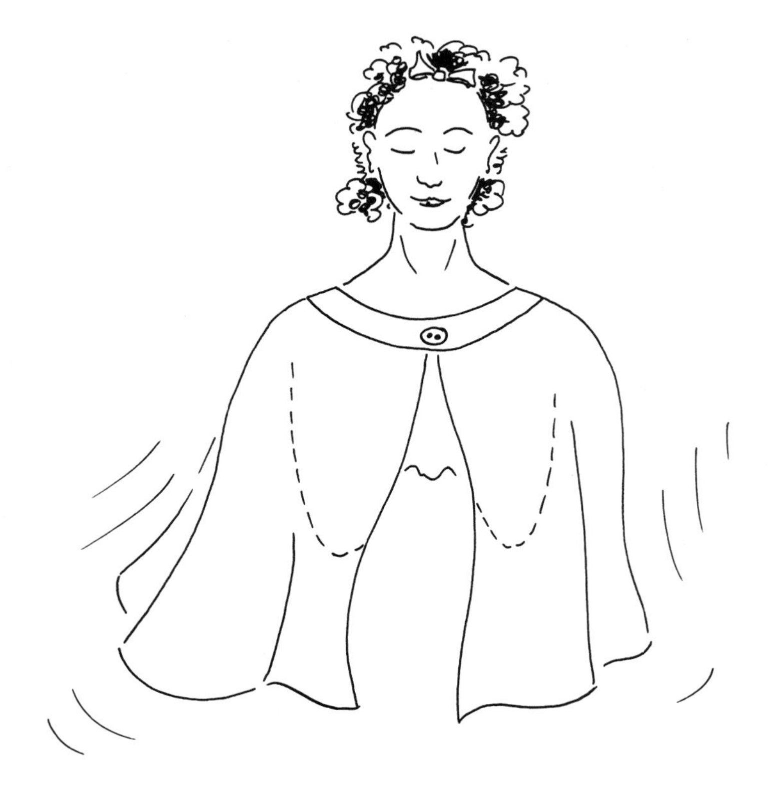

Abbildung 14.15:
Der Schultergürtel ist ein Umhang, der leicht den Brustkorb umhüllt.

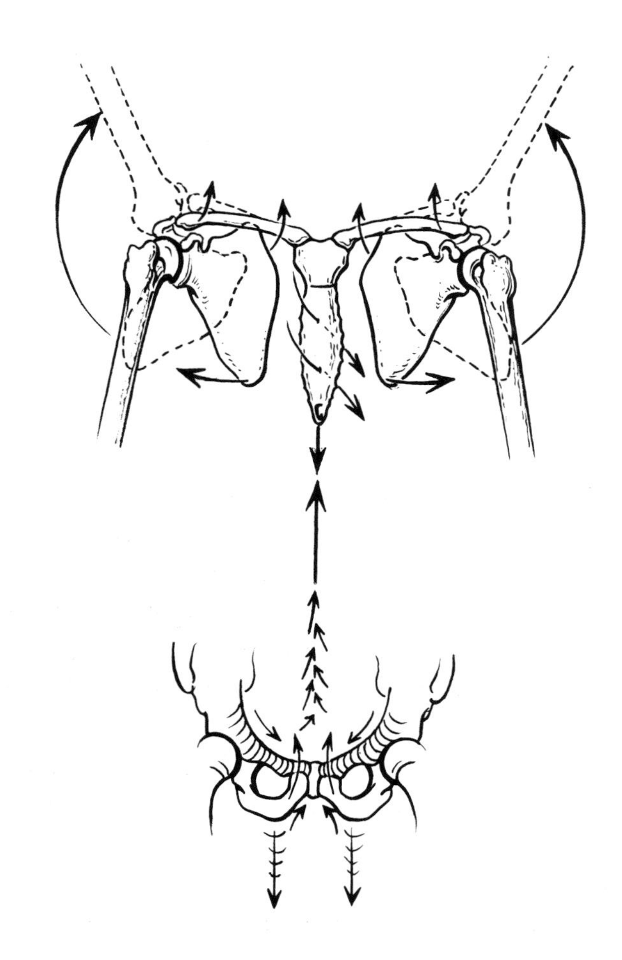

Abbildung 14.16:
Die Drehbewegung des Schüsselbeins beim Anheben Ihrer Arme.

6. **Fallenlassen des Schulterblatts** (im Stehen): Stellen Sie sich beim Anheben der Arme vor, wie das Schulterblatt über Ihren Rücken bis zu den Fersen hinunter rutscht. Danach sehen Sie vor Ihrem inneren Auge, wie die Sitzbeine zusammen mit dem Schulterblatt nach unten sacken. Zur Unterstützung dieses mentalen Bildes lassen Sie Ihren Übungspartner oder Ihre -partnerin mit den Fingern über Ihren Rücken bis zu Ihren Fersen streichen.
7. **Drehung des Schulterblatts beim Atmen** (im Stehen oder Sitzen): Atmen Sie beim Anheben der Arme aus. Stellen Sie sich Ihre Schulterblätter als Windrädchen vor, und beobachten Sie, wie Ihr Atem Ihren Rücken hinunterweht und die Windrädchen in Bewegung setzt. Das linke Schulterblatt dreht sich (von Ihnen aus gesehen) im Uhrzeigersinn, das rechte entgegengesetzt. Je höher Sie Ihre Arme heben, desto müheloser drehen sich die Windrädchen (Abbildung 14.17).

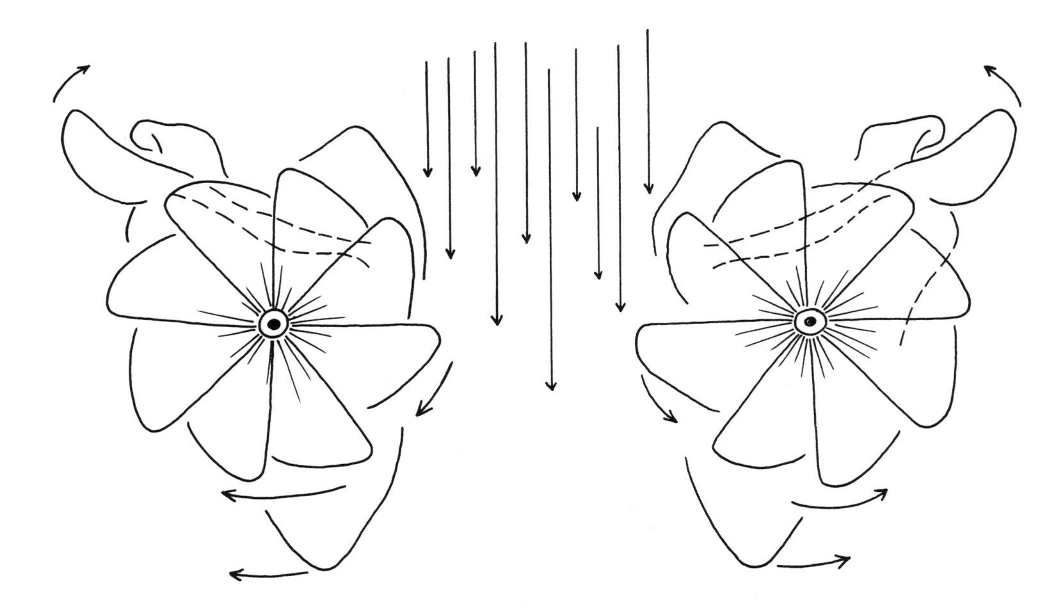

Abbildung 14.17: Die Schulterblätter sind Windrädchen.

Der Ellbogen

Der Ellbogen besteht aus drei Gelenken: Das erste liegt zwischen dem Humerus (Oberarmknochen) und der Elle (Ulna oder äußerer Unterarmknochen), das zweite zwischen dem Humerus und der Speiche (Radius oder innerer Unterarmknochen) und das dritte zwischen den oberen Enden von Speiche und Elle. Die Elle ist am Ellbogen breiter, die Speiche am Handgelenk. Durch die Humeroulnar- und Humeroradialgelenke läßt sich der Ellbogen beugen und strecken. Die Bewegungsachse zum Beugen und Strecken des Ellbogens verläuft durch die Trochlea (Gelenkwalze) und das Capitulum (Gelenkköpfchen) des Oberarmknochens, die, zusammen betrachtet, wie die Figur des Bauers beim Schach aussehen – wobei der Kopf zur Seite gedreht ist. Berühren Sie einmal die medialen und lateralen Epikondylen des Oberarmknochens. Diese beiden Vorsprünge lassen sich am distalen Ende des Oberarmknochens leicht ertasten. Visualisieren Sie den Achsenverlauf direkt unterhalb dieser Punkte (Abbildung 14.18).

Abbildung 14.18: Der Ellbogen besteht aus drei Gelenken.

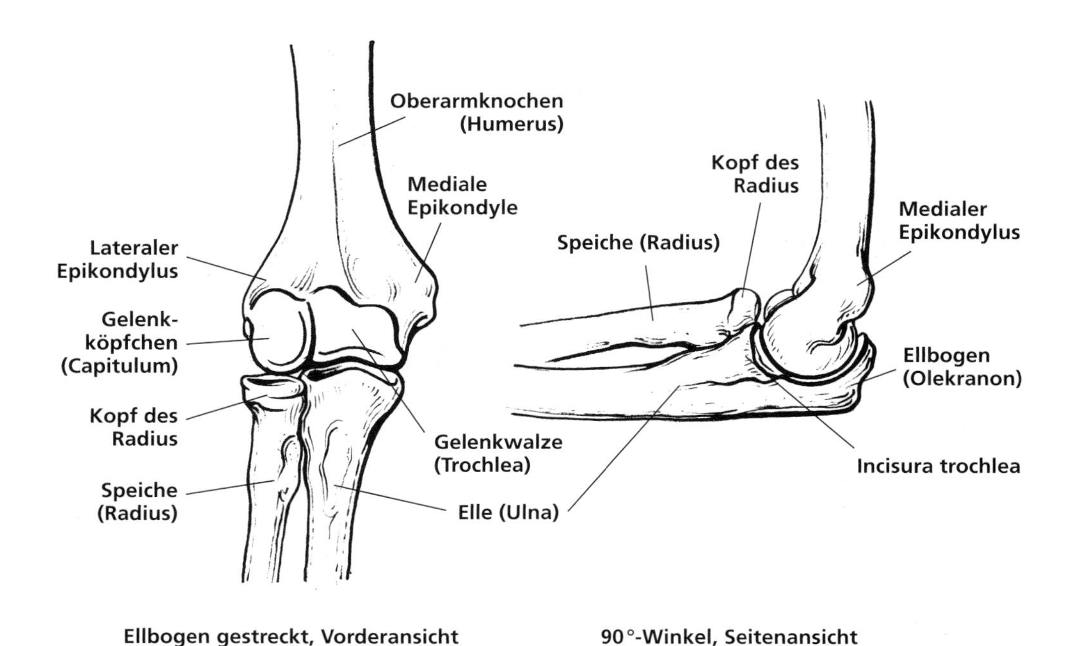

Die Gelenkfläche des äußeren Unterarmknochen besteht aus einem konkaven Halbkreis, der Trochlea (Gelenkwalze). Die Gelenkfläche des inneren Unterarmknochens ist becherförmig. Bei der Supination (Handflächen nach oben gedreht) des Unterarms, entsteht zwischen der langen Achse des Oberarmknochens und der des Unterarms ein Winkel, der bei Frauen größer ist als bei Männern und Tragewinkel genannt wird. Der Tragewinkel ermöglicht Ihnen, beim Tragen einer schweren Last den Oberarmknochen seitlich am Körper abzustützen.

Das Radioulnargelenk ermöglicht Supination (Handflächen nach oben gedreht) und Pronation (Handflächen nach unten gedreht). Proximal bildet das Ringband, das am äußeren Unterarmknochen befestigt ist, einen Kreis um den inneren Unterarmknochen, in dem er sich drehen kann. Der äußere Unterarmknochen (Ulna) ist noch mit einer konkaven Delle (Incisura ulnaris radii) ausgestattet, um sich besser den Drehbewegungen der Speiche anpassen zu können. Gleichzeitig dreht sich der Kopf der Speiche auf dem Gelenkköpfchen des Oberarmknochens. Am distalen Radioulnargelenk dreht sich die Speiche bei Supination und Pronation um den äußeren Unterarmknochen.

Das Radioulnargelenk ist funktional mit dem Handgelenk verbunden. Kräfte, die an der Hand greifen, werden zuerst auf den inneren, dann auf den äußeren Unterarmknochen übertragen. Bei der Pronation kreuzt der innere Unterarmknochen den äußeren, bei der Supination liegen äußerer und innerer Unterarmknochen parallel zueinander. Halten Sie den äußeren Unterarmknochen während der Supination und der Pronation fest, werden Sie feststellen, daß er sich kaum bewegt, während er vom inneren Unterarmknochen gekreuzt wird. Den Unterschied zwischen Pronation und Supination können Sie sich leicht verdeutlichen, indem Sie sich vorstellen, wie Sie eine Suppe löffeln: Sie tunken den Löffel in die Suppe und beugen den Ellbogen. Ihr Vorderarm supiniert, wenn Sie den Löffel zum Mund führen. Wenn Sie ein Kleinkind beobachten, während es seine Suppe auslöffelt, werden Sie verstehen, wie komplex die Bewegung ist. Die Art und Weise, wie wir unsere Arme, Hände und Finger einsetzen, um etwas in den Mund zu schieben, und wie wir uns etwas vor die Augen halten, um es genau betrachten zu können, ist ein einzigartiges Merkmal von uns Menschen. Ohne Supination und Pronation wäre ein Port de bras eine traurig aussehende Angelegenheit. Die feine und komplexe Gestik indischer und anderer asiatischer Tanzstile erfordert ebenfalls eine komplexe Supination und Pronation.

Die Bewegungsachse des Radioulnargelenks kann man sich als Linie vorstellen, die durch die Köpfe des inneren und äußeren Unterarmknochens verläuft. Drehen sich der innere und äußere Unterarmknochen um diese Achse, bleiben Sie im Raum zentriert. Das ist wie bei einem Springseil, das um die Achse schwingt, die von den beiden Händen gebildet wird, die das Seil in Bewegung setzen.

Übungen: Vorstellungsbilder zum Ellbogen

1. **Den Ellbogen berühren:** Die Teile des Ellbogens, die sich leicht tasten lassen, sind die medialen und lateralen Epikondylen des Oberarmknochens. Was wir üblicherweise als Ellbogen bezeichnen, ist die Spitze des äußeren Unterarmknochens (siehe oben Abbildung 14.18).
2. **Die Unterarm-Achse** (während Supination oder Pronation): Visualisieren Sie die zentrale Achse des Unterarms, die zwischen dem äußeren und inneren Unterarmknochen verläuft. Pronieren und supinieren Sie den äußeren und inneren Unterarmknochen um diese zentrale Achse herum (Abbildung 14.19).

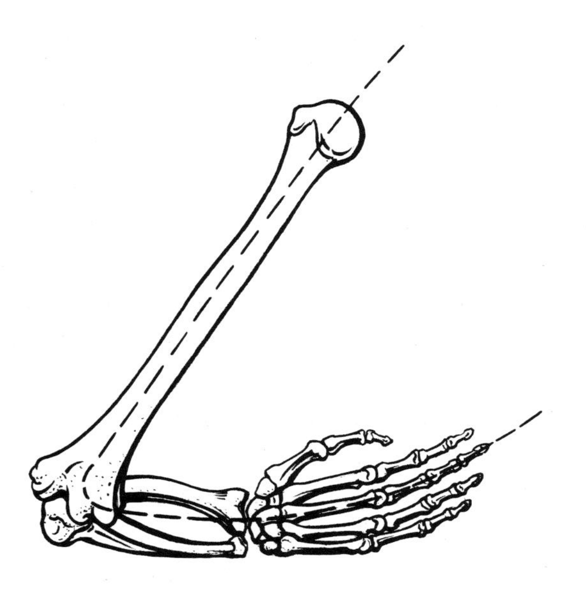

Abbildung 14.19: Visualisieren Sie die zentrale Achse des Armes.

3. **Gegendrehung des Radioulnargelenks:** Beobachten Sie bei der Supination und Pronation wie sich der innere Unterarmknochen (Radius) in der Incisura ulnaris radii dreht und der äußere Unterarmknochen in die entgegengesetzte Richtung gleitet (Abbildung 14.20a). Um sich dieses Zusammenwirken besser vorstellen zu können, denken Sie an ein kleines Karussell, wie es in Abbildung 14.20b dargestellt ist. Das Kind setzt sich gegen den Uhrzeigersinn in Bewegung, indem es an einem in der Mitte angebrachten Rad im Uhrzeigersinn dreht. Für den Beobachter sieht es so aus, als ob sich das Kind gegen den Uhrzeigersinn um ein unbewegliches Rad in der Mitte dreht. Das Kind wiederum sieht, daß sich das Rad in der Mitte im Uhrzeigersinn dreht.

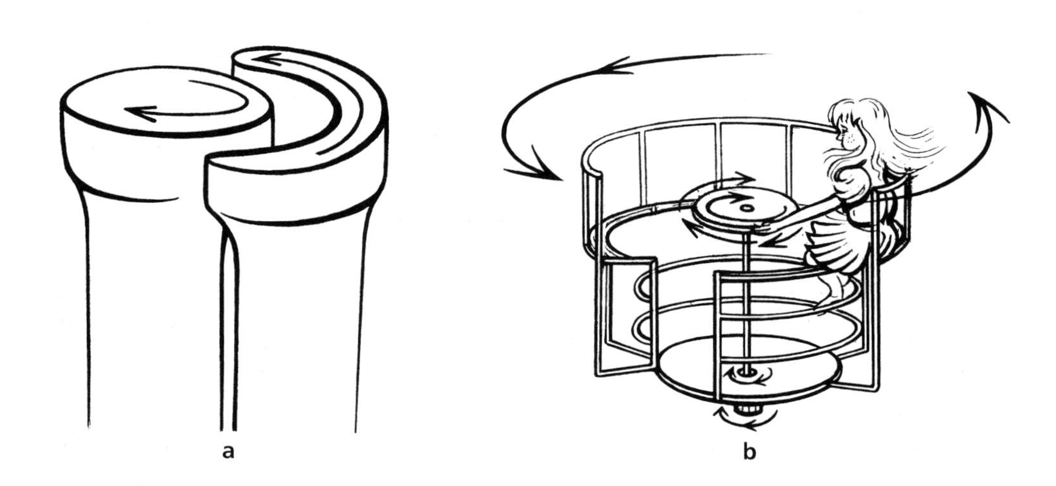

Abbildung 14.20:
(a) Beobachten Sie bei Supination und Pronation, wie sich der innere Unterarmknochen in der Incisura ulnaris radii dreht und der äußere Unterarmknochen in die entgegengesetzte Richtung gleitet. (b) Zum besseren Verständnis vergleichen Sie diesen Vorgang mit einem kleinen Karussell, das sich dreht.

4. **Der Ellbogen ist eine Boje** (Port de bras in der zweiten Position): Stellen Sie sich den Ellbogen als Boje vor, die auf dem Wasser schwimmt. Sehen Sie vor Ihrem inneren Auge, wie die Arme mit Hilfe der Ellbogenbojen ohne Anstrengung im Raum schweben (Abbildung 14.21).

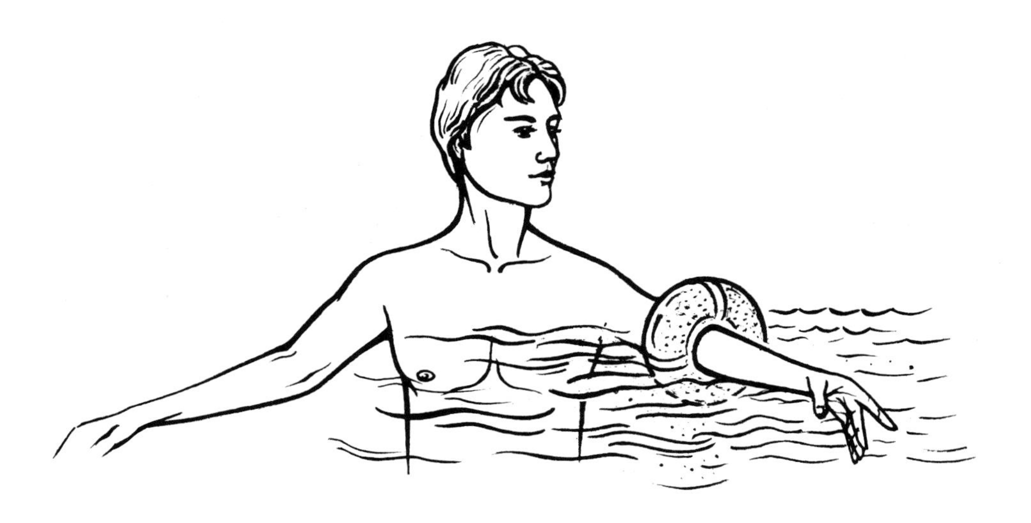

Abbildung 14.21:
Der Ellbogen ist eine Boje, die auf dem Wasser schwimmt.

5. **Der Gewichtsstrom** (fünfte Position über dem Kopf): Visualisieren Sie, wie das Gewicht der Hand auf Ihrem Unterarm, das Gewicht des Unterarms auf dem Oberarmknochen, das Gewicht des Oberarmknochens in der Schultergelenkpfanne des Schulterblatts lastet und wie das Gewicht der Schulterblätter von den Schlüsselbeinen gestützt wird, die ihrerseits wiederum vom Brustbein gestützt werden.

Handgelenk und Hand

Von oben nach unten wird der Aufbau des Armes immer komplexer. Der Oberarm besteht aus einem Knochen, der Unterarm aus zwei, die proximalen (oberen) Handwurzeln aus drei Knochen, die distalen (unteren) Handwurzeln aus vier und die Mittelhand und die Finger aus fünf Knochen. Jeder Teilabschnitt stützt den nächsten, um die Bewegungsmöglichkeiten der Hand im Raum zu optimieren. Die unzähligen Möglichkeiten der Handhaltung können kaum systematisch beschrieben werden. Immanuel Kant sagte, die Hand sei das nach außen sichtbare Gehirn (Shärli 1980). In vielen Tanzstilen kommt den Händen als Übermittler der Handlung und ihrer Bedeutung die wichtigste Rolle zu.

Das Handgelenk

Die Handwurzelknochen des Handgelenks haben sehr charakteristische Formen, was sich in ihren Bezeichnungen widerspiegelt: Die proximale Reihe besteht aus dem Kahnbein (Os skaphoideus), dem Mondbein (Os lunatum) und dem Dreieckbein (Os triquetrum). Mit dem inneren Unterarmknochen (Radius) und der Gelenkscheibe im Radioulnargelenk bilden sie das Radiokarpalgelenk. Die distale Reihe besteht aus dem großen Vieleckbein, dem kleinen Vieleckbein, dem Kopfbein und dem Hakenbein, die mit der proximalen Reihe ein Gelenk bilden. Auf diese Weise entsteht das mittlere Karpalgelenk. Des weiteren bilden sie mit den Mittelhandknochen ein Gelenk, das man Karpometakarpalgelenk nennt. Zwar gehört das Erbsenbein auch zur proximalen Reihe, doch ist es nicht Teil des Radiokarpalgelenks (siehe unten Abbildung 14.22).

Die Gelenkfläche des inneren Unterarmknochens ist konkav. Die Gelenkflächen der proximalen Handwurzelknochen sind konvex (wie ein Ei), wodurch sie über den inneren Unterarmknochen und die Gelenkscheibe des Radioulnargelenks gleiten können. Das Gelenk ermöglicht Beugen, Strecken, Adduktion (Abspreizen nach ulnar) und Abduktion (Abspreizen nach radial). Berühren Sie den Griffelfortsatz des inneren und äußeren Unterarmknochens, damit Sie sich in Gedanken die ungefähre Achse für Beugung und Streckung direkt unterhalb dieser beiden Punkte vorstellen können. Die proximale Reihe der Handwurzelknochen gleitet in entgegengesetzter Richtung zur Bewegung der Hand.

Abbildung 14.22: Die Hand und das Handgelenk.

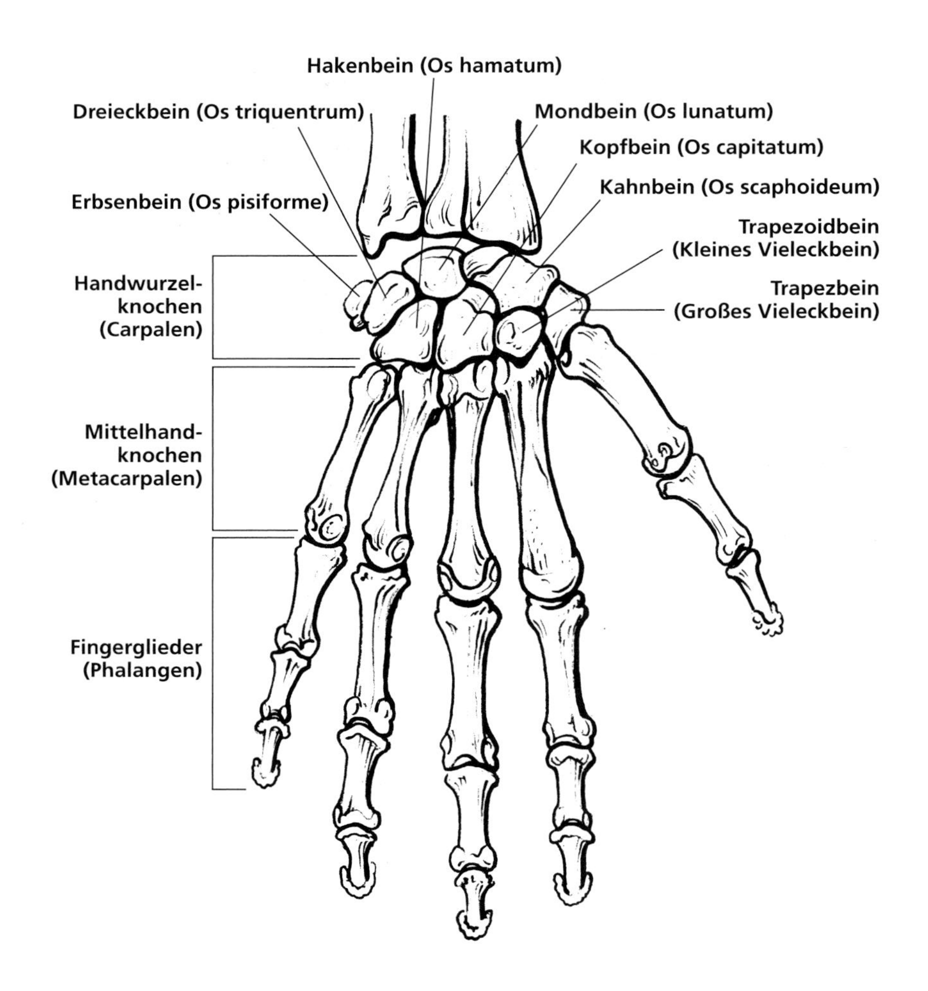

Übungen: Das Handgelenk visualisieren

1. **Beugen und Strecken des Handgelenks:** Sehen Sie vor Ihrem inneren Auge, wie die eiförmigen, konvexen proximalen Handwurzelknochen in der konkaven Vertiefung sitzen, die vom inneren Unterarmknochen und der Gelenkscheibe des Radioulnargelenks gebildet wird. Strecken Sie Ihr Handgelenk aus. Visualisieren Sie dabei, wie das eiförmige Handwurzelgewölbe in der entgegengesetzten Richtung zu den Fingern in Richtung Handballen gleitet (Abbildung 14.23a). Beugen Sie Ihr Handgelenk. Visualisieren Sie dabei, wie die konvexen Handwurzelknochen in entgegengesetzter Richtung zu den Fingern in Richtung Handrückseite gleiten (Abbildung 14.23b).
2. **Visualisieren der Zwischenräume der einzelnen Handwurzelknochen:** Stellen Sie sich vor, daß sich Nebel oder Dunst in diesen Zwischenräumen ausbreitet (Abbildung 14.24).

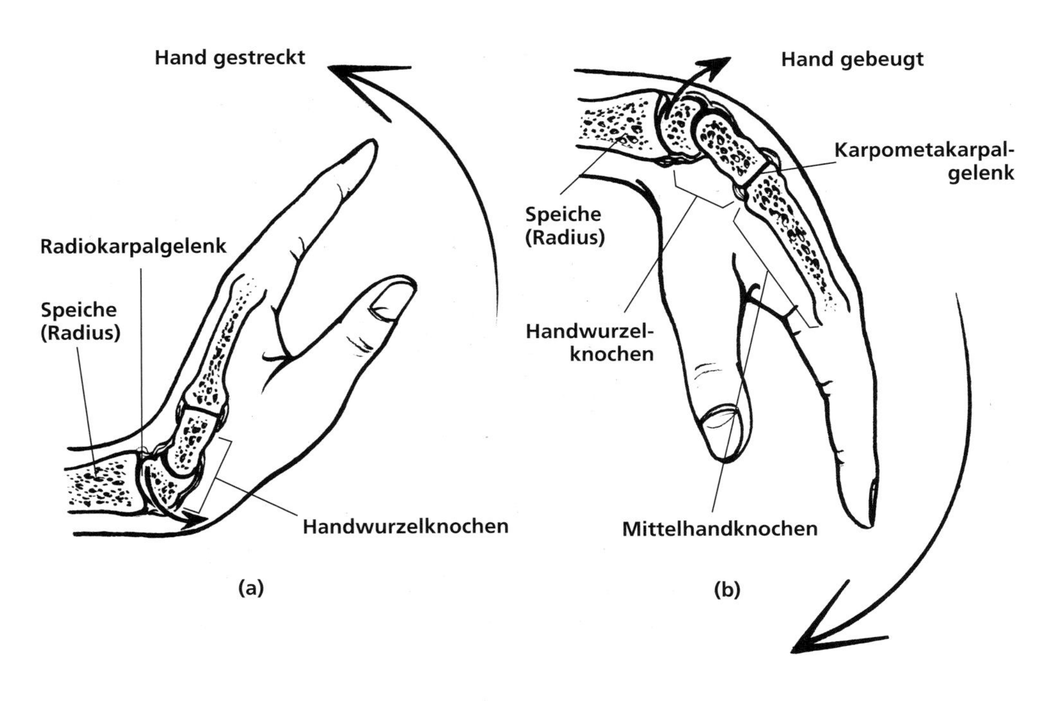

Abbildung 14.23:
(a) Strecken Sie Ihre Hand aus, und visualisieren Sie, wie das Handwurzelgewölbe in der entgegengesetzten Richtung zu den Fingern Richtung Handballen gleitet. (b) Beugen Sie Ihre Hand, und visualisieren Sie, wie die konvexen Handwurzelknochen in entgegengesetzter Richtung zu den Fingern in Richtung Handrückseite gleiten.

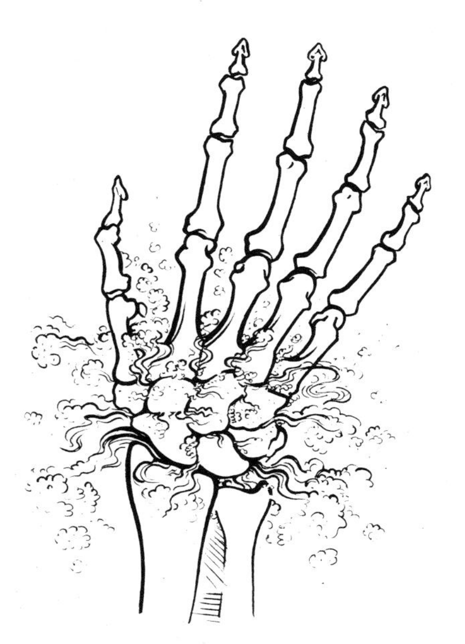

Abbildung 14.24:
Stellen Sie sich vor, daß sich Nebel oder Dunst in den Zwischenräumen Ihrer Handwurzelknochen ausbreitet.

Die Hand

Die fünf Finger einer Hand haben fünf Mittelhandknochen und 14 Fingerglieder (Phalangen), zwei davon im Daumen und je drei in den anderen Fingern. Die Finger verbinden sich mit den Handwurzelknochen über die Karpometakarpalgelenke. Die Karpometakarpalgelenke können sich beugen oder strecken, mit Ausnahme des Karpometakarpalgelenks des Daumens und des kleinen Fingers, die beide Sattelgelenke sind. Der Daumen kann sich beugen, strecken, drehen und sich so bewegen, daß er die Spitzen der übrigen Finger berührt. Diese Gegenüberstellung des Daumens ist für die Evolutionswissenschaftler von größter Bedeutung. Das Karpometakarpalgelenk des fünften Fingers ist etwas weniger beweglich als der Daumen und bewirkt ein Beugen/Strecken und Adduzieren/Abduzieren. Acht intrinsische (in der Hand ansetzende) und extrinsische (außerhalb der Hand ansetzende) Muskeln steuern die komplizierten Bewegungen des Daumens. Ein wichtiger Meilenstein in der Entwicklung eines Kleinkinds ist es, winzig kleine Gegenstände (zum Beispiel ein Staubpartikel, das ein Erwachsener kaum sieht) durch Oppositionsstellung des Daumens greifen zu können.

Die Karpometakarpalgelenke bewirken, daß die Hand die Form eines Bechers annehmen kann, um einen Gegenstand zu halten. Durch die Form der Mittelhandknochen entsteht, durch Bänder unterstützt, das Handwurzelgewölbe, das auch dann bestehen bleibt, wenn die Hand gestreckt wird. Mit leicht gebeugten Fingern dient die Hand als kleiner Sack, Schaufel oder wasserdichte Schale, in der sich kleine Mengen von Wasser zum Mund führen lassen. Im Grunde kann die Hand jedes von Menschen erdachte Werkzeug imitieren. Vielleicht sollten wir es sogar umgekehrt ausdrücken: Die Menschen denken sich Werkzeuge aus, die in der Bauweise ihrer Hände bereits angelegt sind.

Die Musculi lumbricales der Hände und Füße sind die einzigen Muskeln des menschlichen Körpers, die beidseitig an den Sehnen anderer Muskeln ansetzen – sowohl an den Beugern als auch an den Streckern. Sie beugen die Gelenke zwischen den Mittelhandknochen und den Fingergliedern und strecken die Fingergliedergelenke. Auf eben diese Muskeln kommt es an, wenn wir die Hände bei der Graham-Technik becherförmig halten wollen. Auch werden die Musculi lumbricales bei Stoßbewegungen, die von den Finger- oder Zehenspitzen ausgehen, eingesetzt. Tänzer und Tänzerinnen mit gut trainierten Musculi lumbricales können besser in die Höhe springen.

Übungen: Die Hand visualisieren

1. **Arm-Hand-Achse** (im Port de bras; in Bewegung): Visualisieren Sie die Handachse, die durch den dritten Finger, den dritten Mittelhandknochen, das Kopfbein (zweite Reihe der Handwurzelknochen), das Mondbein (erste Reihe der Handwurzelknochen), zwischen innerem und äußerem Unterarmknochen verläuft und sich durch die Armmitte bis in die Schultergelenkpfanne fortsetzt. Drehen Sie Ihren Arm und Ihre Hand um diese Achse. Lassen Sie diese Achse in Gedanken den Arm in seiner gesamten Länge stützen (siehe weiter oben Abbildung 14.19).
2. **Licht scheint durch die Arm-Hand-Achse** (im Port de bras; in Bewegung): Visualisieren Sie, wie ein Lichtstrahl oder -pfeil aus der Mitte der Schultergelenkpfanne hervorschnellt und durch den Arm, die Hand und den dritten Finger hinausschießt. Üben Sie, Bewegungen des Armes und der Hand in der zentralen Achse des Armes auszulösen.
3. **Strecken der Finger** (mit Berührung): Die Finger Ihrer linken Hand halten das untere Ende des Mittelhandknochens (den Knöchel) des rechten Daumens. Um diese Stelle zu finden, lassen Sie Ihre Finger den Daumen entlanggleiten, bis Sie auf eine dickere Stelle treffen. Umfassen Sie den Daumen mit Ihrer linken Hand, und lassen Sie Ihre Finger über den Daumen gleiten, als ob Sie ihn in die Länge zögen. Stellen Sie sich vor,

wie der Daumen länger wird, als ob er aus Lehm bestünde. Wiederholen Sie die folgende Übung an jedem Finger der rechten Hand: Lassen Sie die Finger Ihrer linken Hand über die Fingerglieder gleiten, dann weiter über den Mittelhandknochen auf dem Handrücken, bis Sie das untere Ende des Mittelhandknochens erreichen. Stellen Sie sich vor, daß Ihre Finger an dieser Stelle ansetzen. Lassen Sie Ihre Finger nach außen über die Mittelhand- und Fingerknochen gleiten, und ziehen Sie zum Schluß an jeder Fingerspitze. Spüren Sie, wie Ihre Finger länger werden. Wenn Sie diese Übung an allen Fingern der rechten Hand durchgeführt haben, vergleichen Sie das Gefühl, das Sie in dieser Hand haben, mit dem Gefühl in der linken Hand. Dann wiederholen Sie die Übung an der linken Hand.

4. **Bewegungsauslösung aus den Fingern** (in Bewegung): Stellen Sie sich vor, wie jeder einzelne Finger Sie in den Raum hinausführt, vielleicht mittels einer Schnur, die an der jeweiligen Fingerspitze befestigt ist. Nachdem Sie mit jedem Finger einzeln geübt haben, versuchen Sie sich vorzustellen, daß an jedem Finger eine Schnur befestigt ist. Die Schnüre ziehen gleichzeitig an Ihren Fingern und lenken Hand und Körper im Raum.
5. **Die Hand ist ein Schwamm** (in Bewegung): Stellen Sie sich vor, daß sich Ihre Hand mit Luft füllen kann, wie ein Schwamm, der Wasser aufsaugt. Strecken Sie Ihre Hand aus, und beobachten Sie, wie die Luft in Ihre Hand hineinströmt. Machen Sie eine Faust, und spüren Sie, wie die Luft herausgedrückt wird. Stellen Sie sich vor, daß Sie Ihre Hände auch mit Farben, Düften und Geräuschen füllen können.
6. **Zentrieren der Hand** (im Sitzen): Umfassen Sie den Mittelfinger Ihrer rechten Hand mit der Handfläche Ihrer linken Hand, so als versuchten Sie den Finger in die Mitte Ihrer linken Hand zu ziehen oder zu saugen. Dann wechseln Sie die Hände.

Kapitel 15

Kopf und Hals

Es hat viele Vorteile, daß der Kopf zuoberst auf einer aufgerichteten Wirbelsäule sitzt. Unsere Vorfahren hatten die Fähigkeit, schon von weitem Nahrungsquellen und mögliche Gefahren zu erkennen. Sich schnell einen Überblick über die Umgebung zu verschaffen und eventuell die Richtung zu ändern, setzte einen beweglichen und gut im Gleichgewicht gehaltenen Körper voraus. Beobachten wir Kinder beim Laufenlernen, können wir sehen, wie schwierig es ist, den Kopf auf der Wirbelsäule zu balancieren. Der Kopf eines Kleinkindes ist im Verhältnis zum übrigen Körper größer als bei Erwachsenen. Die ersten Schritte eines Kindes erinnern an einen Anfänger beim Zirkus, der auf dem Drahtseil zu laufen beginnt (Abbildung 15.1).

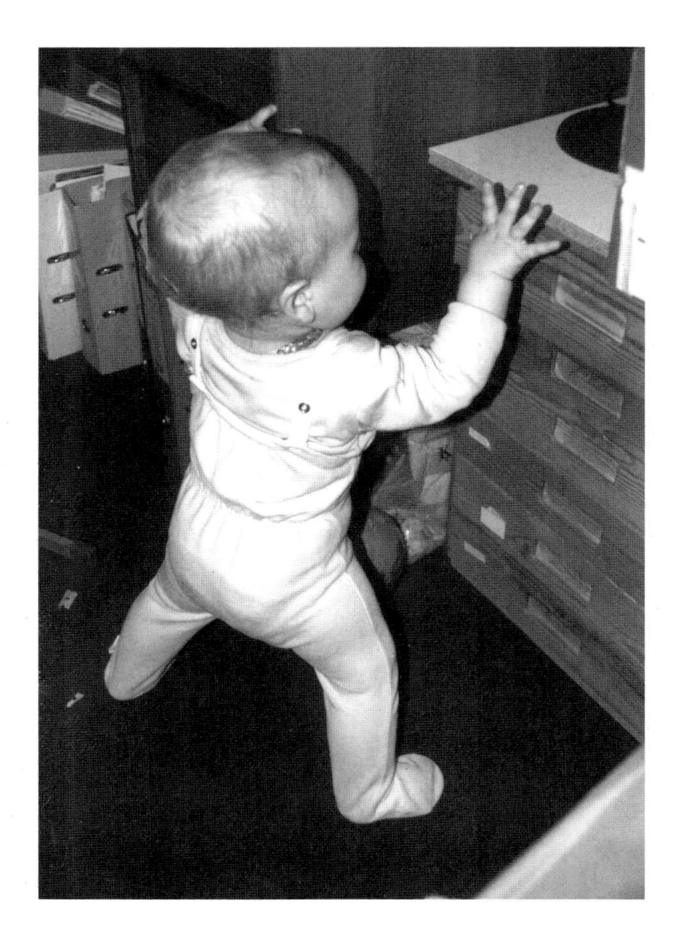

Abbildung 15.1: Beobachten wir ein Kind beim Laufenlernen, sehen wir, wie schwierig es ist, den Kopf auf der Wirbelsäule zu balancieren.

Dieser Balanceakt läßt sich übrigens auch beim Becken, das auf den Oberschenkelköpfen sitzt, beobachten. Der Kopf liegt auf dem beweglichsten Teil der Wirbelsäule, und sein beträchtliches Gewicht balanciert auf dieser kleinen Grundfläche – wie ein großer Ball auf der Nase eines Seehunds. Der Seehund kann den Ball durch seine kräftige Basis und durch schnelle, feine Anpassungen an die Bewegung auf seiner Nase halten (Abbildung 15.2).

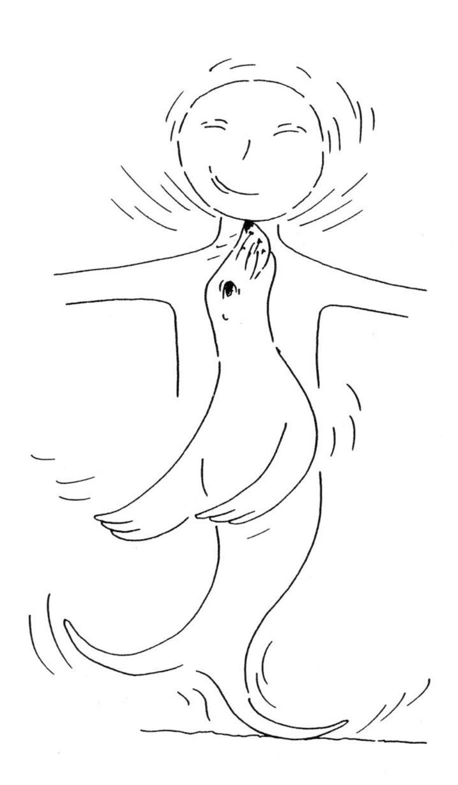

Abbildung 15.2: Der Kopf ruht auf dem beweglichsten Teil der Wirbelsäule. Sein beträchtliches Gewicht liegt auf einer kleinen Grundfläche.

Dadurch, daß der Schwerpunkt des Kopfes in Relation zum übrigen Körper hoch liegt, wirkt sich jede Abweichung von der richtigen Ausrichtung des Kopfes entscheidend auf den gesamten Körper aus. Das vestibuläre System, das seinen Sitz im Innenohr hat, bestimmt die Position des Kopfes. Die Halsrezeptoren und -reflexe bestimmen indirekt die Kopfhaltung im Vergleich zum übrigen Körper. Eine Zusammenarbeit zwischen Kopf und Hals ist daher für eine gute Ausrichtung und Bewegungssteuerung entscheidend (Hotz/Weineck 1983). Die relativ kleinen Halswirbel sind so geformt, daß sie stabil sind. Der dritte, vierte und fünfte Halswirbel sind an ihren Außenkanten (Processi uncinati) wie flache Tassen leicht nach oben gebogen. Die meisten Menschen setzen diese hakenförmigen Fortsätze so ein, wie Fußballspieler ihre festen Nackenmuskeln. Viele Menschen haben eine schlechte Nacken- und Kopfausrichtung, aufgrund übereifriger Versuche, die Wirbelsäule aufzurichten, oder aufgrund zu vieler Stunden über Büchern und vor dem Computer. Stellen Sie sich vor, Sie müßten noch einmal von Anfang an lernen (viele müssen es tatsächlich), wie der Kopf auf der Wirbelsäule balanciert wird. Das ist so ähnlich, als lernten Sie, eine

Flasche auf Ihrem Kopf zu balancieren. Ich spreche aus Erfahrung, denn ich tanzte einmal in *Fiddler on the roof*, einem Stück, in dem solche Balanceakte vorkamen. Ich gestehe auch, daß ich erfahren mußte, wie es ist, wenn die Flasche (auf meinem Kopf) während der Probe in tausend Teile zerbricht.

Übungen: Der Kopf balanciert auf dem Hals

1. **Der Kopf ist ein Luftballon:**
   a) Im Sitzen oder Stehen: Stellen Sie sich vor, Ihr Kopf ist ein mit Heliumgas gefüllter Luftballon. Denken Sie daran, daß der Ballon allein durch das Gas (den leeren Raum innerhalb des Kopfes) angehoben wird, wobei die Ballonoberfläche auf dem Helium liegt. Der Hals und die zentrale Achse sind die Schnur, die am Ballon befestigt ist; die Schnur folgt dem Luftballon nach oben. Stellen Sie sich diese Schnur, insbesondere im Nackenbereich, so weich wie Wolle vor. Aus dem Blickwinkel des Ballons entfernen sich die Schultern recht schnell, so wie ein Astronaut die Erde hinter sich läßt, wenn er in den Weltraum katapultiert wird (Abbildung 15.3).
   b) Bewegungsauslösung: Ihr neuer Ballonkopf löst Ihre Bewegung im Raum aus. Greifen Sie auf Ihre sensorische Erinnerung zurück, und stellen Sie sich vor, wie ein losgelassener Ballon in den Himmel steigt und wie mit einem zischenden Laut beim Aufsteigen Gas entweicht.

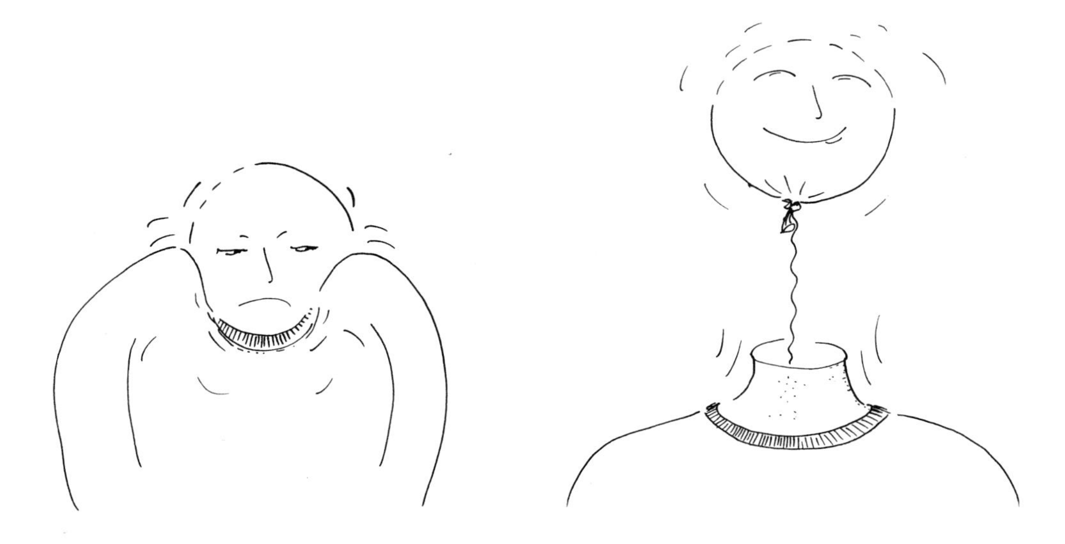

Abbildung 15.3: Der Kopf schwebt aufwärts wie ein mit Heliumgas gefüllter Luftballon (vgl. auch Sweigard 1974).

2. **Der Kopf auf einem Geysir** (im Sitzen, Stehen oder in Bewegung): Stellen Sie sich Ihre zentrale Achse als Wasserstrahl oder Geysir vor. Sehen Sie vor Ihrem inneren Auge, wie Ihr Kopf mühelos auf dieser gurgelnden Wassersäule schwebt, die in der Form Ihrer Schultern und Ihres gesamten Körpers auf den Boden zurückfließt. Wird der Geysir stärker, drückt er Ihren entspannten Kopf nach oben und läßt ihn auf dem Wasserstrahl auf und ab springen. Finden Sie die Stelle, an der die Kraft des Wasserstrahls die beste Haltung bewirkt. (Siehe auch Kapitel 18, Abbildung 18.5.)

3. **Den Hals in die Länge ziehen** (Rückenlage): Visualisieren Sie, wie Ihr Hals länger wird und das Steißbein sich in entgegengesetzter Richtung streckt. Das Hinterhaupt (der Knochen am hinteren Ende des Schädels) kann von einem Partner oder einer Partnerin (vorsichtig) zurückgezogen werden. Beim Ziehen sollte das Kinn nie zur Zimmerdecke zeigen. Stellen Sie sich dann vor, daß Sie, wie eine Kinderschaukel, in einem Bogen zurück und nach oben gezogen werden.
4. **Innere Stütze für den Hals** (im Stehen, Sitzen oder bei vertikalen Sprüngen und Pirouetten): Stellen Sie sich vor, daß Ihr Hals der Sockel eines langen, schmalen Zylinders ist, dessen Spitze zwischen den Sitzbeinen im Beckenboden liegt. Beobachten Sie, wie die Zylinderachse mit Ihrer zentralen Achse verschmilzt (Abbildung 15.4).

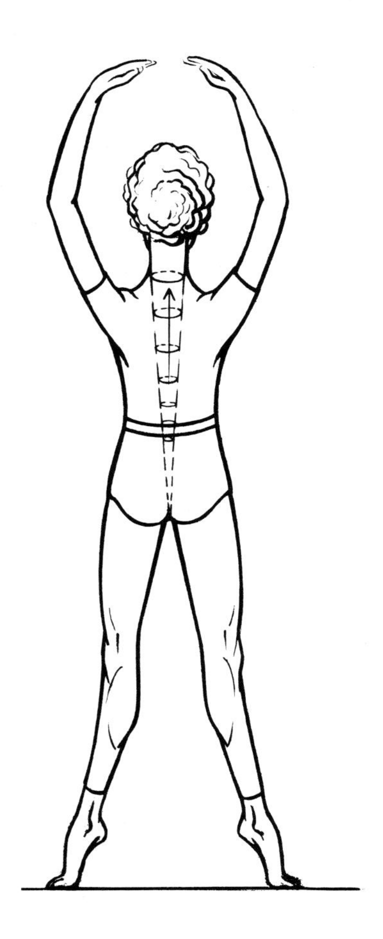

Abbildung 15.4: Der Hals wird hier als Sockel eines langen, schmalen Zylinders visualisiert, dessen Spitze zwischen den Sitzbeinen liegt.

5. **Gleichmäßiges Halsvolumen** (in Rückenlage, im Sitzen, Stehen und bei vertikalen Sprüngen oder Pirouetten): Visualisieren Sie Ihre Halswirbelsäule. Freuen Sie sich daran, daß zwischen Ihrer Halswirbelsäule und der Außenseite des Halses Platz ist. Stellen Sie sich vor, daß zwischen den einzelnen Wirbelkörpern und der Außenfläche des Halses vorn, hinten und an den Seiten gleichviel Platz ist. Stellen Sie sich diesen Raum weit und frei vor (siehe unten Abbildung 15.5).

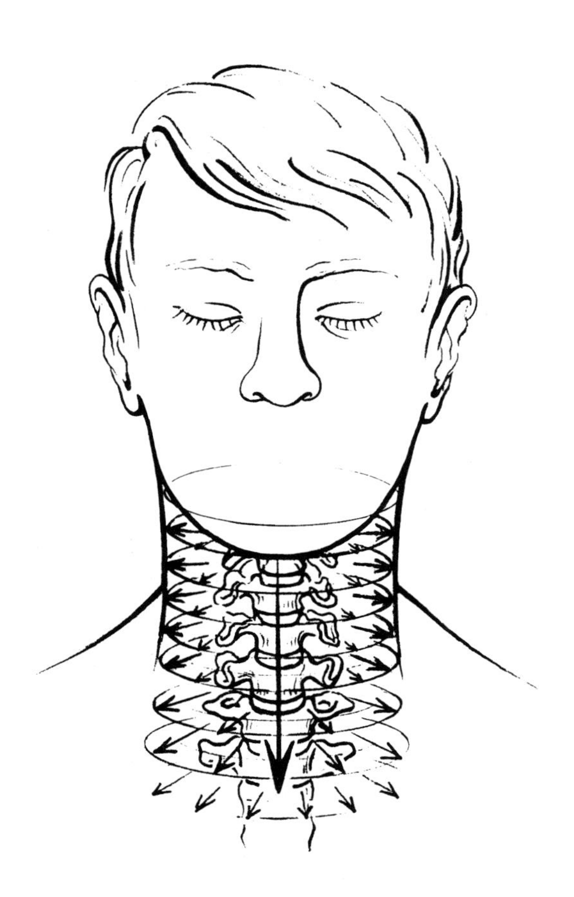

Abbildung 15.5: Zwischen der Wirbelsäule und der Außenseite des Halses ist gleich viel Platz.

6. **Schräge Zugseile** (in Rückenlage, im Sitzen oder Stehen): Visualisieren Sie die schrägen Muskeln, die sich von den oberen Rippen bis zu den Querfortsätzen der zweiten bis siebten Halswirbel erstrecken (Musculi scaleni). Stellen Sie sich diese Muskeln als Zugseile vor, die die Halswirbelsäule aufrecht und im Gleichgewicht halten. Spüren Sie, wie diese Zugseile vibrieren. Stellen Sie sich vor, wie aufgrund dieser Vibration auf beiden Seiten des Halses der gleiche Ton entsteht (Abbildung 15.6).

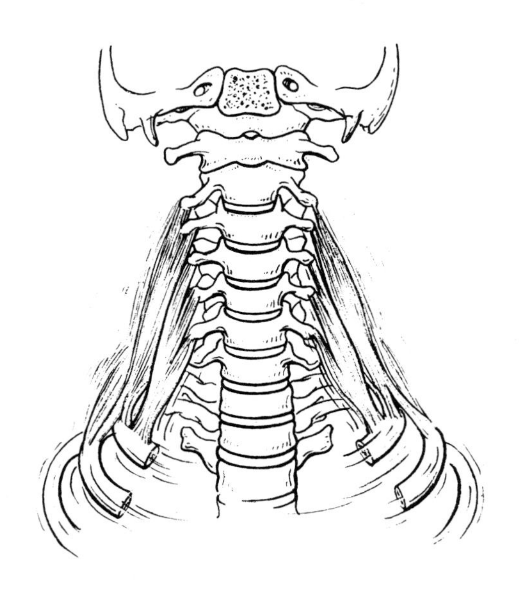

Abbildung 15.6: Die schrägen Muskeln sind wie Zugseile, die auf beiden Seiten des Halses vibrieren.

Oberster Halswirbel (Atlas) und zweiter Halswirbel (Axis)

Der ringförmige oberste Halswirbel, der Atlas (nach dem mythologischen Atlas benannt, der die Erde trägt), hat keinen Wirbelkörper oder -fortsatz. Die oberen Gelenkflächen sind leicht konkav und mit den konvexen Flächen des Hinterhauptkondylus verbunden (siehe Kapitel 9, Abbildung 9.2). Der zweitoberste Halswirbel (Axis) ist an seiner Vorderseite mit einem Zahnfortsatz (Dens axis) versehen. Atlas und Axis sind in dreifacher Weise miteinander verbunden, und zwar durch zwei seitliche Gelenke zwischen den oberen Gelenkflächen der Axis und den unteren Gelenkflächen des Atlas sowie über das Atlantoaxialgelenk, einem Drehgelenk, bei dem der Zahnfortsatz des zweiten Halswirbels (Dens axis) sich in einem Ring dreht, der vom Vorderbogen des Atlas und einem hinter ihm liegenden Querband gebildet wird. Der zweitoberste Halswirbel sieht wie ein Mensch aus, der seine Arme aufhält, um die Last über ihm zu tragen (Abbildung 15.7): Der Zahnfortsatz (Dens axis) ist der schmale Kopf; das Gesicht ist die vordere Gelenkfläche für das Querband des Atlas; die Arme sind die seitliche Wirbelmasse. Die oberen Gelenkflächen sehen sogar wie Schulterpolster aus, die geeignet sind, den obersten Halswirbel und den Kopf zu tragen.

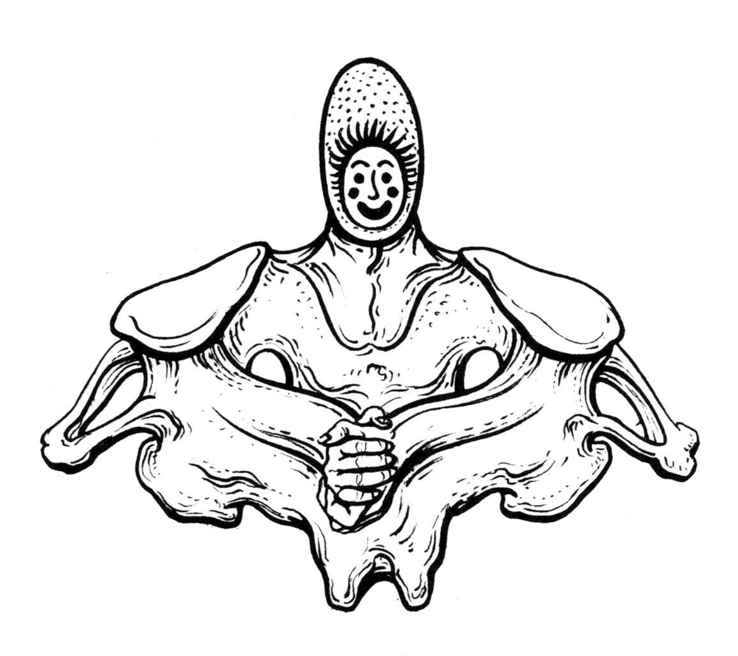

Abbildung 15.7: Der oberste Halswirbel (Atlas).

Das Drehgelenk zwischen Zahnfortsatz und oberstem Halswirbel ermöglicht dem Kopf, sich schnell und kräftesparend in horizontaler Ebene zu drehen, ohne daß der übrige Hals sich groß an der Bewegung beteiligt. Das laterale Atlantookzipitalgelenk ermöglicht Beugen und Strecken, Nicken des Kopfes und in geringem Maße seitliches Beugen und Drehen. Die Hälfte der Rotationsfähigkeit des Halses ist auf das Atlantoaxialgelenk zurückzuführen. Eine gute Kopfhaltung verringert die Belastung der Knochen und Muskeln beim Beugen und Strecken. Jonathan Riseling, seit zehn Jahren Mitglied der *Alvin Ailey Dance Company,* sagte einmal im Spaß: „Kopfschwünge können Sie nicht mehr machen, wenn Sie über 30 sind."

Übungen: Vorstellungsbilder zu Atlas und Axis

1. **Visualisieren des Atlantookzipital- und Atlantoaxialgelenks:** Legen Sie die Finger auf den Warzenfortsatz des Schläfenbeins, dem Knochenvorsprung hinter den Ohrläppchen. Der Hinterhauptknochen liegt direkt dahinter. Vielleicht können Sie auch die unterhalb dieser Stelle liegenden Querfortsätze des obersten Halswirbels ertasten. Seien Sie vorsichtig, da dieser Bereich empfindlich auf Berührungen reagieren könnte. Bewegen Sie Ihre Finger wieder nach vorn, und suchen Sie den unteren Abschnitt der Ohröffnung mit seinem angrenzenden Knorpel. Würde eine Linie diese beiden Stellen miteinander verbinden, verliefe sie durch das Atlantookzipitalgelenk und den Dens axis.
2. **Verbinden von Sitzbeinen und Hinterhaupt:**
   a) Ausrichten des Okzipitalkondylus nach den Sitzbeinen (im Stehen oder Sitzen): Visualisieren Sie die Hinterhauptbeine und den abgerundeten inneren Teil der Sitzbeine. Stellen Sie sich vor, wie sich die Hinterhauptbeine nach unten verlängern und sich mit den Sitzbeinen in derselben frontalen Ebene ausrichten. Stellen Sie sich Ihre zentrale Achse zwischen den Sitzhöckern des Kopfes und des Beckens vor (siehe Kapitel 18, Abbildung 18.2).
   b) Verbinden der oberen und unteren Sitzbeine (im Sitzen): Stellen Sie sich die Okzipitalkondylen als Sitzbeine in Miniaturform vor. Es ist eventuell hilfreich, auf den Sitzbeinen hin und her zu schaukeln und festzustellen, wie Sie sich fühlen, wenn Sie gleichmäßig auf diesen Knochen sitzen und Ihr Gewicht von den Sitzbeinen auf den Stuhl übertragen. Haben Sie diesen Gefühlen nachgespürt, projizieren Sie sie in die (durch Berührung) weniger zugänglichen Okzipitalkondylen, die sich in ihren Gelenkflächen am obersten Halswirbel befinden. Visualisieren Sie die Gelenkflächen, die wie flache Tassen aussehen, und lassen Sie die Hinterhauptbeine in ihnen versinken. Schaukeln Sie dann sanft auf Ihren Sitzbeinen und auf Ihren Hinterhauptbeinen hin und her.
3. **Atlantookzipitale Gegendrehung** (im Sitzen oder Stehen): Stellen Sie sich vor, wie Sie die Okzipitalkondylen gleichmäßig auf beiden oberen Gelenkflächen des obersten Halswirbels balancieren. Nicken Sie mit Ihrem Kopf vor und zurück, und beobachten Sie, wie sich die Okzipitalkondylen (konvex) in den oberen Gelenkflächen des obersten Halswirbels (konkav) bewegen. Visualisieren Sie nun, daß sich die Gelenkflächen und die Kondylen in entgegengesetzter Richtung drehen. Die Gelenkflächen des obersten Halswirbels gleiten während des Beugevorgangs (Kopfnicken) nach vorn unter die Hinterhauptkondylen. Beim Strecken (Kopf in den Nacken) gleiten die Gelenkflächen des obersten Halswirbels nach hinten unter die Hinterhauptkondylen. Bewegen Sie den Kopf immer weniger, bis das Nicken nur noch vor Ihrem inneren Auge geschieht.
4. **Der oberste Halswirbel ist ein Rettungsring** (im Sitzen, Stehen oder in Bewegung): Stellen Sie sich den obersten Halswirbel als runden, schwimmenden Rettungsring vor. Visualisieren Sie, wie Ihr Kopf ganz leicht auf dem Rettungsring liegt. Mit ansteigendem Wasserspiegel steigt

der Ring nach oben und Ihr Kopf mit ihm. Versuchen Sie, seitliches Beugen, Drehen oder andere Bewegungen durch den schwimmenden Ring auszulösen (siehe Kapitel 9, Abbildung 9.2).

5. **Der oberste Halswirbel dreht sich um eine Achse:** Drehen Sie den Kopf zur Seite. Visualisieren Sie dabei, wie sich der oberste Halswirbel um den Zahnfortsatz dreht. Stellen Sie sich vor, wie sich der Zahnfortsatz beim Drehen nach oben streckt und eine Achse entsteht, um die sich der gesamte Kopf drehen kann.
6. **Gegendrehung des Dens axis** (beim Drehen des Kopfes; bei Pirouetten): Visualisieren Sie bei der Drehung des Kopfes nach rechts, daß sich der Dens axis in die Gegenrichtung dreht (gegen den Uhrzeigersinn). Visualisieren Sie bei der Linksdrehung des Kopfes, daß sich der Dens axis im Uhrzeigersinn dreht. Sehen Sie vor Ihrem inneren Auge, wie der Dens axis ganz glatt wird und sich schnell in entgegengesetzter Richtung dreht.
7. **Der Dens axis bestimmt die Senkrechte** (im Stehen; während eines Relevé): Visualisieren Sie eine Achse, die sich durch den Dens axis nach oben und unten erstreckt und durch den Zug eines Gewichts genau lotrecht verläuft. Diese Senkrechte sollte mit der zentralen Achse Ihres Körpers identisch sein (siehe Kapitel 18, Abbildung 18.3).

Der Schädel

Der Schädel schützt nicht nur das Gehirn, sondern liefert auch einen ausgezeichneten Schutz für die Organe, die die olfaktorischen, auditiven, visuellen und Gleichgewichtssinne betreffen. Seine einzige große Öffnung unterhalb des Foramen magnum, dem Ausgang für das Rückenmark, liegt in der horizontalen Ebene und ermöglicht es dem Kopf, auf der Wirbelsäule zu ruhen; das ist ganz anders als bei unseren Cousins, den Gorillas – sie brauchen eine starke Nackenmuskulatur, um ihren Kopf zu halten, denn bei ihnen ist dieser Winkel schief nach vorn geneigt. Bei der Geburt sind die Schädelknochen an den Nahtstellen (Fasergelenke) getrennt, um ein leichtes Übereinanderschieben zu ermöglichen, das für die Kompression beim Austritt des Kopfes des Babys aus dem Geburtskanal erforderlich ist. Die größte Naht, die vordere Fontanelle, liegt auf dem Scheitel des Kopfes – eine Stelle relativer Weichheit und Schwäche.

Der ausgewachsene Schädel hat eine kuppelförmige Schädeldecke und mehrere flache Knochen: die Stirnbeine über der Stirn, die seitlich liegenden Scheitel- und Schläfenbeine und das auf der Rückseite liegende Hinterhauptbein. Außerdem gibt es eine Reihe von Gesichtsknochen unterschiedlicher Formen, wie zum Beispiel das Nasenbein, die Jochbeine und der Oberkieferknochen, der den oberen Teil des Kiefers bildet. Die Schädelbasis und die Umhüllung der sensorischen Organe sind die ältesten Teile des Schädels; das Gesicht, der Unterkiefer und das Hinterhaupt entwickeln sich später. Erst im Alter von 18 Jahren sind alle Schädelknochen festgefügt; aber auch dann behält der Schädel aufgrund der Nahtstellen eine gewisse Flexibilität. Es ist von Vorteil, wenn wir uns den Schädel als flexibles und nicht als starres Gefüge vorstellen. Vergessen Sie nicht, daß es aufgrund des enormen Gewichts des Schädels und seiner entscheidenden Rolle bei der Bewegungsauslösung wichtig ist, den Kopf beim Tanzen richtig zu halten.

Übungen: Den Schädel visualisieren

1. **Ertasten:** Berühren Sie die Stirn, das sogenannte Stirnbein. Lassen Sie jetzt Ihre Finger über den Scheitel, der aus den beiden Scheitelbeinen besteht, bis zum Hinterkopf, dem Hinterhauptknochen, gleiten. Der Hinterhauptknochen erstreckt sich bis in Bereiche des Kopfes, die für unsere Finger unzugänglich sind; er bildet den rückwärtigen Teil der Schädelbasis. Kehren Sie zur Vorderseite des Kopfes zurück, und legen Sie Ihre Hand auf das über Ihren Augen befindliche Stirnbein. Bewegen Sie Ihre Finger zu beiden Seiten Ihrer Augen abwärts und nach hinten, bis Sie auf eine Erhebung, das sogenannte Jochbein, treffen. Oberhalb des Jochbeins befindet sich das Keilbein. Wenn Sie jetzt mit den Fingern am Jochbein entlang nach hinten streichen, treffen Sie auf das Schläfenbein, das sich oberhalb und hinter diesem Bereich erstreckt. Berühren Sie die Nasenspitze oder das Nasenbein; der untere Teil der Nase besteht aus Knorpel. Unterhalb der Nase befindet sich der Oberkiefer (Maxilla). Mit dem Kiefer beschäftigen wir uns später.
2. **In den Schädel atmen** (Rückenlage): Visualisieren Sie beim Einatmen, daß Ihr Atem den Schädel ausfüllt und ihn weich und formbar macht. Beobachten Sie, wie sich Ihr Schädel beim Einatmen anfüllt und ausdehnt und sich beim Ausatmen leert und entspannt.
3. **Der Kopf ist ein Ball** (in Rückenlage; in Bewegung): Stellen Sie sich vor, daß Ihr Schädel so rund wie ein Ball ist. Erforschen Sie die gesamte Schädeloberfläche vor Ihrem inneren Auge, und sehen Sie, wie Ihr Schädel ganz rund wird. Finden Sie heraus, wo der Mittelpunkt dieses Balles liegt. Üben Sie, Bewegungen des Kopfes von diesem Punkt ausgehen zu lassen.
4. **Der Kopf ist leer** (Rückenlage): Stellen Sie sich vor, daß Ihr Kopf leer ist und viel Platz darin ist. Bewegen Sie sich in diesem Innenraum, und befreien Sie ihn von allem Unrat. Beseitigen Sie die Unordnung in Ihrem Kopf, so als ob Sie Frühjahrsputz machten.
5. **Schwimmende Schädelknochen** (Rückenlage): Stellen Sie sich vor, daß die flachen Schädelknochen auf der Zerebrospinalflüssigkeit schwimmen (sie umgibt das Gehirn) – so wie die tektonischen Erdplatten auf dem Erdmantel.

Der Unterkiefer (Mandibula)

Der Unterkiefer ist ein pferdefußähnlicher Knochen, der an beiden Seiten an den Schläfenbeinen befestigt ist. Er besteht vorn aus dem Körper, an den Seiten aus den Ästen und aus zwei aufwärts gerichteten Vorsprüngen, dem sogenannten Mandibularkondylus (Unterkieferköpfchen) und dem Kronenfortsatz (Processus coronoideus; Abbildung 15.8). Eine kleine Scheibe trennt das Schläfenbein-Unterkiefer-Gelenk (Temporomandibulargelenk) in ein großes oberes und ein kleines unteres Gelenk. Das scharnierähnliche untere Temporomandibulargelenk besteht aus dem Unterkieferkondylus und der Unterseite der Trennscheibe. Die Scheibe dreht sich frei auf dem Kondylus und umgekehrt. Das obere Temporomandibulargelenk wird durch den Gelenkvorsprung des Schläfenbeins und die Oberseite der Scheibe gebildet, so daß die Scheibe auf dem Schläfenbein gleiten kann. Das Temporomandibulargelenk ist ein sehr kräftiges Gelenk mit zahlreichen Bewegungsmöglichkeiten: Es kann öffnen, schließen, seitwärts gleiten, sich vor und zurück bewegen. Der Musculus temporalis, der den Unterkiefer hält, ist am Kronenfortsatz befestigt und verläuft unter dem Jochbogen zum Schläfenbein und Scheitelbein (Abbildung 15.9). Beim Sprechen, Essen, Trinken und Schlucken ist das Temporomandibulargelenk ständig im Einsatz. Verspannungen zeigen sich schnell am Musculus temporalis, der vorn über den Ohren verläuft und beim Kauen sichtbar ist.

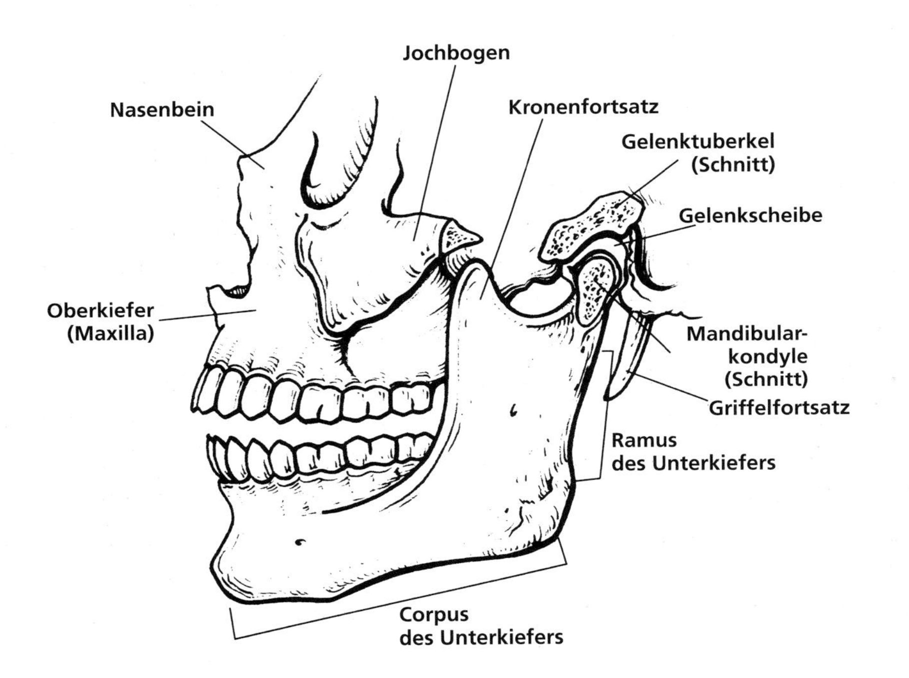

**Abbildung 15.8:
Die Kieferknochen.**

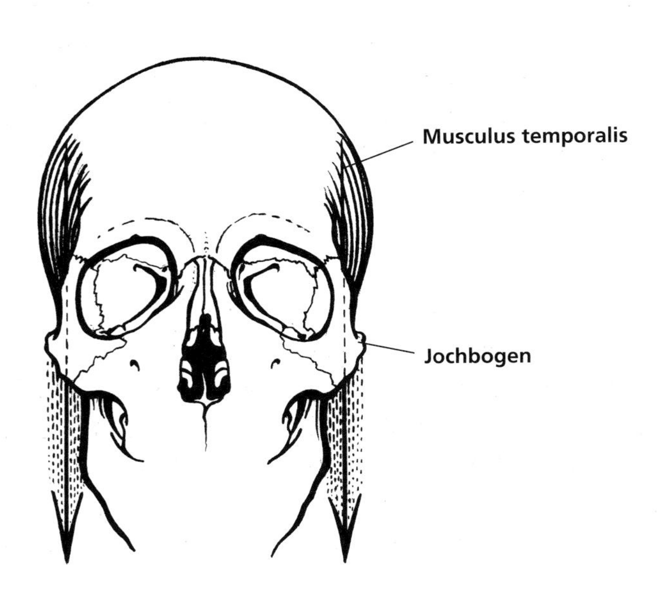

**Abbildung 15.9:
Der Musculus temporalis schmilzt unter dem Jochbogen hindurch.**

Im hinteren Wangenbereich können Sie einen anderen kräftigen Kaumuskel, den Masseter, ertasten, der beim Zusammenbeißen der Zähne beteiligt ist. Bei schwierigen Schrittfolgen spannen Tänzer und Tänzerinnen oft den Kieferbereich an, doch diese Gewohnheit behindert den freien Bewegungsfluß und engt die Atmung ein. Versuchen Sie eine Minute lang, Ihren Kiefer anzuspannen. Sie werden beim Entspannen feststellen, daß Sie automatisch tief Luft holen. Ein lockerer Kieferbereich verbessert auch das Gespür für die zentrale Achse Ihres Körpers.

Wenn wir den Mund öffnen, ist dies ein zweistufiger Vorgang: Zunächst dreht sich der Kondylus auf der Scheibe; um den Mund noch weiter zu öffnen, gleitet die Scheibe nach vorn und entlang des Gelenkvorsprungs des Schläfenbeins nach unten. Beim Schließen des Mundes ist der Vorgang umgekehrt: Zunächst gleitet die Scheibe zurück auf den Gelenkvorsprung, dann dreht sich der Kondylus auf der Scheibe. Das Öffnen des Mundes betrifft also zuerst das untere, dann das obere Temporomandibulargelenk. Das Schließen betrifft umgekehrt zuerst das obere, dann das untere Temporomandibulargelenk. Beim Vorschieben des Kiefers gleiten Kondylus und Scheibe vor und zurück. Hierbei ist keine Drehung erforderlich, und der Vorgang beschränkt sich daher auf das obere Temporomandibulargelenk.

Seitliche Kieferbewegungen erfordern eine Vorwärtsbewegung des Kondylus der einen Kieferseite und eine Drehbewegung des auf der anderen Seite liegenden Kondylus. Bewegen Sie Ihren Kiefer nach rechts, dreht sich der rechte Kondylus um eine vertikale Achse, während sich der linke Kondylus nach vorn bewegt. Bewegen Sie Ihren Kiefer nach links, dreht sich der linke Kondylus um eine vertikale Achse, während sich der rechte Kondylus nach vorn bewegt (Abbildung 15.10).

Abbildung 15.10: Bewegen Sie Ihren Unterkiefer nach links, dreht sich der linke Kondylus um eine vertikale Achse, während sich der rechte Kondylus nach vorn bewegt (vgl. auch Norkin/ Levangie 1992).

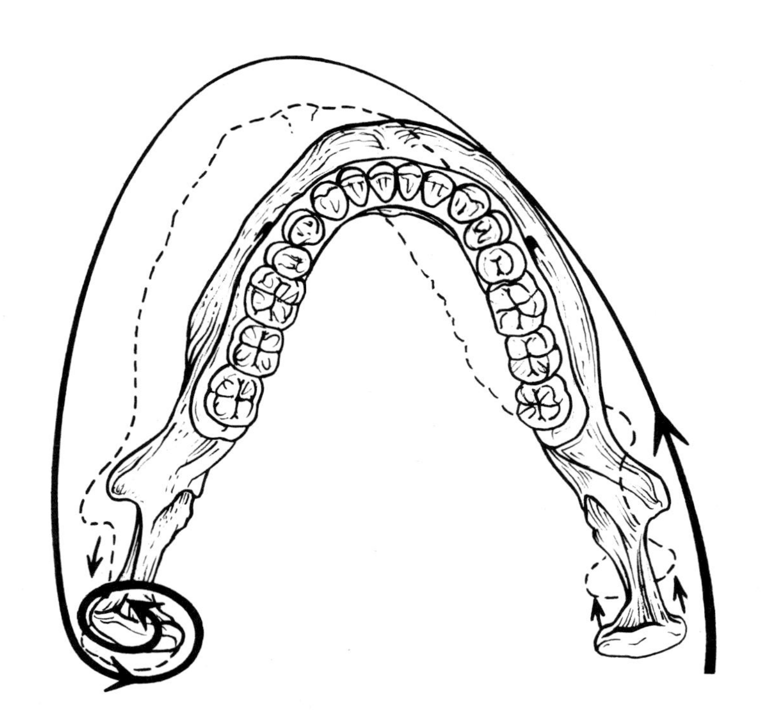

Übungen: Den Kiefer visualisieren

1. **Ertasten:** Beginnen Sie auf der Kiefervorderseite, dem sogenannten Corpus des Unterkiefers. Tasten Sie mit beiden Händen an den Seiten des Corpus entlang. Ihre Finger werden zu einer Ecke, dem sogenannten Kieferwinkel, gelangen und sich über die Rami des Unterkiefers aufwärts bewegen, bis sie bei dem Gelenk zwischen dem Schädel und dem Kiefer ankommen. Beim Öffnen und Schließen des Kiefers können Sie die Bewegungen dieses Gelenks fühlen. Direkt hinter dieser Stelle und oberhalb des Ohrläppchens stoßen Sie auf einen dicken Vorsprung, den sogenannten Warzenfortsatz des Schläfenbeins. Direkt über dem Gelenk zwischen Kiefer und Schädel stoßen Sie auf eine Kante, den sogenannten Jochbogen. Unterhalb dieses Bogens verläuft der Musculus temporalis. Fühlen Sie, wie sich der Musculus temporalis beim Öffnen und Schließen des Kiefers über diesem Bogen bewegt. Folgen Sie mit den Fingern ungefähr zwei Zentimeter dem Jochbogen entlang nach vorn. Lassen Sie Ihre Finger einen oder zwei Zentimeter unter den Bogen gleiten; so gelangen Sie zum Musculus mastoideus.
2. **Entspannen des Musculus temporalis** (im Sitzen oder Stehen): Visualisieren Sie, wie der Musculus temporalis schmilzt und unter dem Jochbogen hindurch nach unten fließt. Sehen Sie, wie er senkrecht auf beiden Seiten des Schädels hinunterläuft (siehe oben Abbildung 15.9).
3. **Entspannen des Masseters** (in Rückenlage, im Sitzen oder Stehen): Ertasten Sie den Masseter im hinteren Teil der Wange, und stellen Sie sich vor, wie er ganz weich wird. Legen Sie Ihre Finger an verschiedene Stellen dieses Muskels, und beobachten Sie, wie diese Stellen schmelzen. Bewegen Sie dann den Kiefer in verschiedene Richtungen, wobei Sie vor Ihrem inneren Auge weiterhin die Stellen, die Sie berühren, dahinschmelzen sehen.
4. **Dehnen der hinteren „Gelenkarme"** (in Rückenlage, im Sitzen oder Stehen): Visualisieren Sie, wie die Rami des Unterkiefers seitlich auseinanderdriften. Sehen Sie vor Ihrem inneren Auge, wie der Raum zwischen dem linken und rechten Temporomandibulargelenk größer und weiter wird (siehe unten Abbildung 15.11).
5. **Entspannen des inneren Kieferraumes** (in Rückenlage, im Sitzen oder Stehen): Stellen Sie sich vor, wie Luft in Ihren Mund strömt. Imaginieren Sie, wie diese Luft an der Innenseite des Kiefers hinunter- und über die Unterseite des Kinns wie Nebelschwaden wieder hinausströmt (siehe unten Abbildung 15.11).
6. **Die Mundhöhle weich werden lassen** (Rückenlage): Visualisieren Sie, daß der Bereich unter Ihrer Zunge (der Mundboden) weich und formbar wird.
7. **Der Kiefer auf der Wolke** (im Stehen oder Sitzen): Stellen Sie sich vor, wie Ihr Unterkiefer auf einer direkt unter ihm liegenden Wolke schwebt. Lassen Sie Ihren Kiefer ganz locker. Die Wolke stützt Ihren Kiefer wie ein Kissen.
8. **Der Kiefer ist eine Schublade** (im Sitzen oder Stehen): Stellen Sie sich vor, daß Ihr Kiefer eine Schublade ist, die leicht auf gut geölten Schienen

gleitet. Neigen Sie Ihren Kopf nach vorn, und stellen Sie sich vor, wie die Schublade leicht nach vorn gleitet. Legen Sie Ihren Kopf in den Nacken, und beobachten Sie, wie die Schublade ebenso leicht zurückgleitet. Wiederholen Sie dieses mentale Bild einige Male.

9. **Gleitende Scheiben:** Wenn Sie Ihren Mund öffnen, visualisieren Sie, wie sich die Kondylen vorwärts drehen. Öffnen Sie Ihren Mund dann noch weiter, und stellen Sie sich vor, wie die Gelenkscheiben entlang der Gelenkvorsprünge gleiten. Die Bewegung verläuft in Wellen, abwärts und nach vorn. Es entsteht ein Gefühl, als ob Sie einen unebenen Hang hinablaufen. Vielleicht hilft es Ihnen, bei dieser Übung zu seufzen. Zum Schluß schließen Sie Ihren Mund und beobachten in Gedanken, wie die Scheiben zurückgleiten und sich die Kondylen nach hinten drehen (Abbildung 15.12).

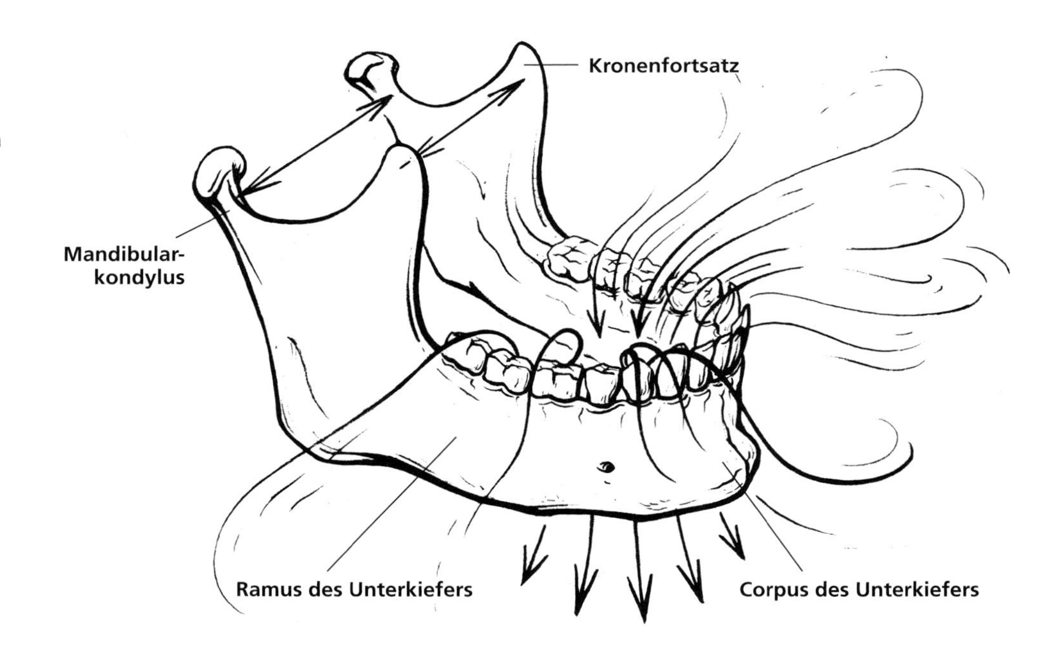

Abbildung 15.11:
Die Rami des Unterkiefers driften seitlich auseinander. Imaginieren Sie, daß Luft an der Innenfläche des Kiefers entlang nach unten strömt.

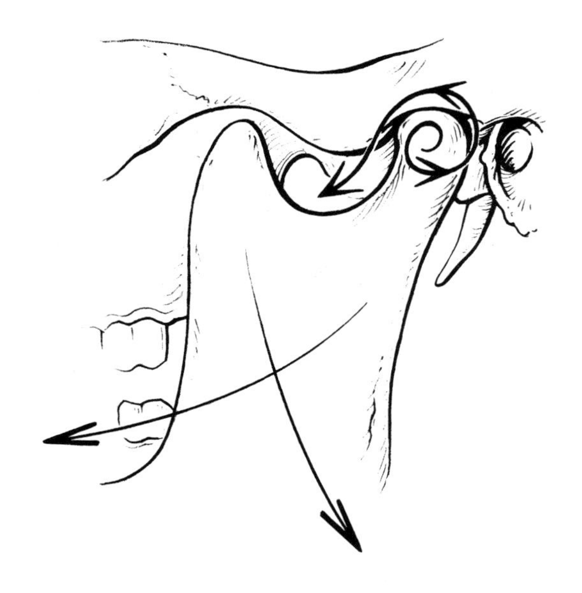

Abbildung 15.12:
Wenn Sie den Mund öffnen, drehen sich die Kondylen vorwärts. Machen Sie den Mund noch weiter auf, gleiten die Scheiben die Gelenkvorsprünge entlang.

Zungenbein und Zunge

Das Zungenbein, ein frei hängender Knochen in der Form eines Bumerangs, liegt in einem Winkel zwischen dem Mundboden und der Vorderseite des Halses. Es soll sich aus dem zweiten und dritten Kiemenbogen entwickelt haben und ist daher über zahlreiche Muskeln und Bänder (nicht jedoch über Knochen) mit dem übrigen Körper verbunden. Es ist im Grunde eine schwebende Zwischenstation für Muskeln, die am Kiefer, an der Halswirbelsäule, am Brustbein und an den Schlüsselbeinen befestigt sind (Abbildung 15.13). Die Zungenmuskulatur entspringt am Zungenbein. Durch Anspannung in der Zunge wird über das Zungenbein und die aufsteigende Atemmuskulatur die Atmung negativ beeinflußt. Eine verkrampfte, aus dem Mundwinkel gestreckte Zunge kommt häufig bei intensiver Anstrengung vor. Eine Zunge, die nicht richtig im Mund liegt, beeinflußt die Ausrichtung des Zungenbeins und des Halses.

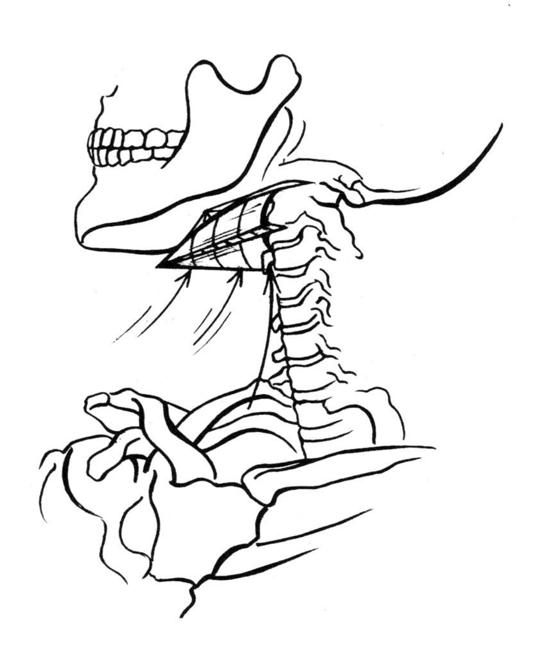

Abbildung 15.13: Das Zungenbein ist wie ein schwebender Drachenflieger.

Die Lage des Zungenbeins beeinflußt die Ausrichtung der Halswirbelsäule, des Kopfes und der Schultern. Mentale Übungen für das Zungenbein verbessern die Kopfhaltung und lösen damit zusammenhängende Nackenverspannungen. Um zu verstehen, wie sich bestimmte Bewegungen des Beckens auf den Nacken auswirken und umgekehrt, können Sie eine geschlossene Kette aus Knochen- und Muskelzügen visualisieren: die Wirbelsäule hinunter bis zum Steißbein, über den Beckenboden bis zur Schambeinfuge und wieder aufwärts entlang des Musculus rectus abdominis, durch das Brustbein zum Zungenbein und die Halswirbelsäule hinauf bis zum Hinterkopf (siehe unten Abbildung 15.14).

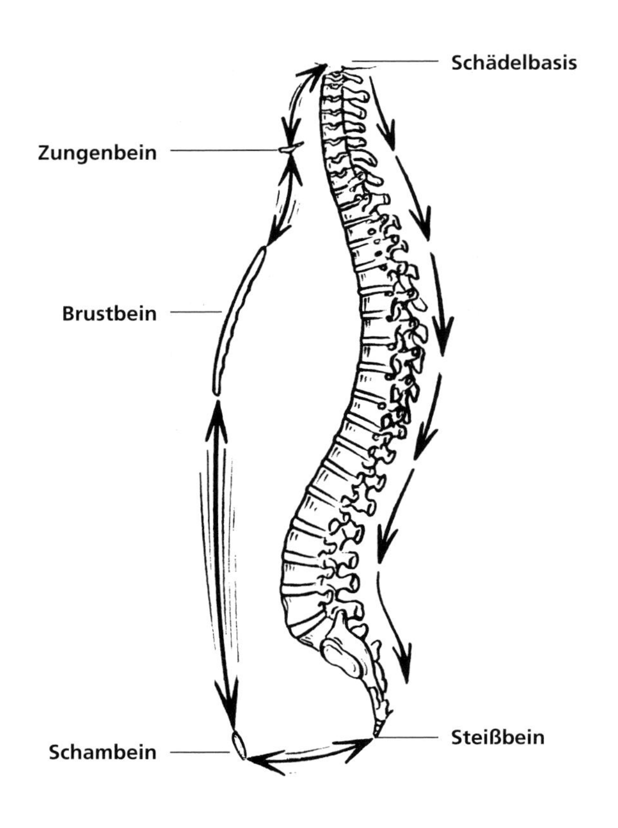

Abbildung 15.14: Visualisieren Sie eine geschlossene Kette aus Knochen und Muskelstücken, die die Wirbelsäule hinunter bis zum Steißbein und auf der Vorderseite des Rumpfes wieder aufwärts verläuft.

Übungen: Das Zungenbein imaginieren

1. **Visualisieren Sie die Form und die Lage des Zungenbeins:** Legen Sie Ihre Finger auf den Schildknorpel (Adamsapfel), der leicht zu finden ist, da er am Hals etwas vorspringt (bei Männern stärker als bei Frauen). Direkt über diesem Knorpel ist ein kleiner Zwischenraum, der den Bereich unterhalb des Zungenbeins markiert. Die Vorderseite und die Seiten des Zungenbeins lassen sich leicht ertasten.
2. **Die Zunge liegt – das Zungenbein hängt:** Stellen Sie sich vor, daß die Zunge auf einem gut ausgerichteten Zungenbein liegt und ruht. Gleichzeitig stellen Sie sich vor, daß das Zungenbein aufgehängt ist und an der zentralen Achse Ihres Körpers herunterhängt. Vergleichen Sie dieses Bild mit der Vorstellung, daß Sie sich auf einer Schaukel ausruhen. Ihr Gewicht liegt auf der Schaukel, die an Seilen hängt.
3. **Das Zungenbein ist ein Drachenflieger** (in Rückenlage, im Sitzen oder Stehen): Stellen Sie sich das Zungenbein als Drachenflieger vor. Sehen Sie vor Ihrem inneren Auge, wie ein starker Wind vorn an Ihrer Wirbelsäule aufwärts bläst und das Zungenbein hebt. Achten Sie darauf, daß sich eher die Schwingen heben als die Spitze des Zungenbeins. Beobachten Sie, wie der Drachenflieger in der Luft hängt und von sanften Winden getragen wird. Sehen Sie in Gedanken, wie sich der Drachenflieger mit der Luftströmung auf und ab bewegt (siehe weiter oben Abbildung 15.13).
4. **Die Zunge auf dem Kleiderbügel** (im Sitzen oder Stehen): Dieses mentale Bild hat für die Zunge und den Nacken dieselbe Funktion wie das Kleiderbügelbild nach Sweigard für die Beine und den Rücken (siehe Einleitung, Abbildung I). Stellen Sie sich vor, daß die Zunge so auf

einem Kleiderbügel hängt, als ob sie eine weiche, flauschige Decke sei. Der Kleiderbügel befindet sich im hinteren Zungenabschnitt. Stellen Sie sich vor, daß die Zunge auf dem Bügel liegt und schlaff von ihm herunterhängt.

5. **Zentrieren der Zunge** (in Rückenlage, im Sitzen oder Stehen): Visualisieren Sie die Sagittalebene, die die Zunge in zwei gleiche Hälften teilt. Stellen Sie sich vor, wie die beiden Zungenhälften gleichmäßig entlang dieser Ebene gleiten. Denken Sie sich eine Bewegungslinie von der Zungenspitze entlang den Seiten bis zum Zungenansatz. Stellen Sie sich vor, wie der Zungenrand zur zentralen Achse fließt (Abbildung 15.15).

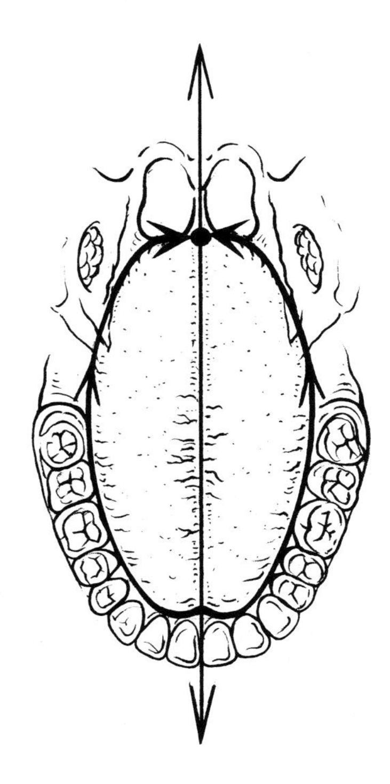

Abbildung 15.15: Stellen Sie sich eine Bewegungslinie vor, die von der Zungenspitze seitlich nach hinten zum Zungenansatz verläuft.

6. **Entspannen von Nacken, Mund und Scheitel** (in Rückenlage, im Sitzen oder Stehen): Stellen Sie sich vor, wie sich die kuppelförmige Mundhöhle zum Scheitel hin ausdehnt (siehe unten Abbildung 15.16). Beobachten Sie vom Inneren Ihres Mundes aus, wie die Kuppel größer wird, so als ob Sie sich in einem Ballon, der sich ausdehnt, befänden. Stellen Sie sich vor, daß Ihr ganzer Körper an Ihrem Mund hängt. Lassen Sie Kopf und Hals in Ihrer Vorstellung weich werden und die Zunge schmelzen. Sie können sich auch vorstellen, daß an den Seiten Ihrer Zunge Luft entweicht und sie deshalb wie eine Luftmatratze kleiner wird.
7. **Eine Zunge aus Watte** (Rückenlage): Stellen Sie sich vor, daß Ihre Zunge durchlässig wie Watte wird. Lassen Sie Ihren Atem um Ihre Zunge herum und durch sie hindurch strömen.

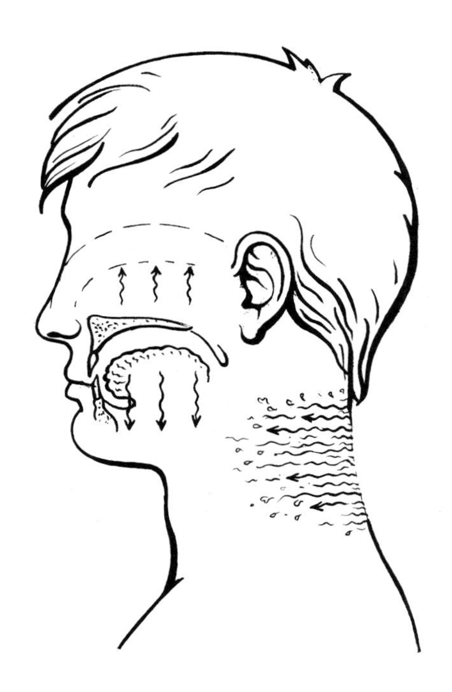

Abbildung 15.16: Stellen Sie sich eine kuppelförmige Mundhöhle vor, die sich in Richtung Scheitel ausdehnt.

Die Augen

Die Augen sitzen tief in den Augenhöhlen und sind nach vorn und leicht nach außen gerichtet. Dadurch überlappen sich die visuellen Felder, und das beidäugige Sehen wird möglich. Unser relativ kleiner Nasenbereich verstärkt dieses Überlappen visueller Felder noch. Beim Embryo sind die Augen noch nicht mit dem Gehirn verbunden. Eine Nervenleitung (Axon) wächst auf der Rückseite des Auges und sucht das Gehirn. Bei Chopra heißt es:

„Von ihrem Aufbau her ist die Netzhaut des Auges (Retina) ein Strang von Nervenenden, der sich wie das ausgefranste Ende eines Seils fächerförmig ausbreitet, wobei das Seil den Sehnerv darstellt, der eine Million einzelner Fasern in einem Strang zusammenfaßt. Obwohl diese Nerven tiefer im Körperinnern liegen als andere Nervenenden unter der Haut, ‚berühren' die Sinneszellen des Auges doch die Außenwelt." (Chopra 1990, S. 200)

An den Augen läßt sich viel ablesen. Die Augen eines Babys strahlen, sind weit geöffnet und lichtempfindlich. Ein getrübter Sehkanal verringert die Ausdruckskraft. Die Augen sind sozusagen der Spiegel der Seele und ein sichtbarer Teil des Gehirns. Kükelhaus (Kükelhaus 1988) erläutert, daß die Augen entwicklungsgeschichtlich mit der wichtigsten Drüse, der Hirnanhangsdrüse (im Gehirn), verbunden sind. Das Sehen hat einen direkten Einfluß auf die Körperhormone. In ihrer Funktion als Rezeptionsorgane füllen sich die Augen mit Licht, das reflektiert wird. Im allgemeinen halten wir Sehen für einen aktiven Vorgang. Es ist jedoch umgekehrt auch vorteilhaft, wenn wir uns vorstellen, daß unsere Augen von einem visuellen Eindruck „trinken" können und daraus eine bestimmte Stimmung oder ein Bild entsteht (Kükelhaus 1978).

Tatsumi Hijikata, der als Vater des japanischen Butoh-Tanzes gilt, sagte einmal, daß alles, was er sehe, von seinem Körper absorbiert werde. Sogar der Hund seines Nachbarn lebe in seinem Körper. Alle diese Dinge schwebten in seinem Innern wie Treibholz auf einem Fluß, führte Hijikata in einem Vortrag aus, den er 1985 anläßlich des ersten Butoh-Festivals in Japan hielt (Haerdter/Kawai 1988). Neuesten Untersuchungen zufolge können Blinde lernen, mit ihrem Körper zu sehen – sie können dann taktile Reize in ein visuelles Bild umwandeln und ein „Ersatzgefühl" erzeugen. Sie können lernen, Geräusche zu „sehen", und zwar über taktile Reizmuster, die durch Hunderte von kleinen Punkten auf ihrer Haut erzeugt werden.

Durch die optischen Reflexe unterstützen die Augen auch das Gleichgewicht. Versuchen Sie, mit geschlossenen Augen frei oder an der Stange zu tanzen, dann werden Sie erkennen, daß es auf diese Weise sehr viel schwieriger ist, das Gleichgewicht zu halten. Beim Tanzen nehme ich oft meine Brille ab (Kontaktlinsen vertrage ich auf Dauer nicht) und bin mir deshalb der Unterschiede beim Gleichgewichthalten bewußt. Mit meiner Brille ist alles klar und deutlich, und ich bleibe leichter im Gleichgewicht. Wenn ich ohne Brille oder Kontaktlinsen auftrete, fühle ich mich gut auf die Sehbeeinträchtigung vorbereitet, die sich auf der Bühne wegen des blendenden Scheinwerferlichts ergibt. Eigentlich bin ich an schlechtes Sehen während der Übungsstunden gewöhnt. Ich bin überzeugt davon, daß sich die allgemeine Fähigkeit, das Gleichgewicht zu halten, verbessert, wenn die Gleichgewichtsorgane nicht nur über den Sehsinn geschult werden.

Übungen: Vorstellungsbilder zu den Augen

1. **Aufgehängte Augen:**
   a) Die zentrale Achse (im Stehen oder Sitzen): Stellen Sie sich vor, daß Ihre Augen an der zentralen Achse Ihres Körpers hängen.
   b) Der Saugnapf (im Stehen oder Sitzen): Lassen Sie die Augen in Ihrer Vorstellung an einem Saugnapf baumeln. Da sie nur von dieser leichten, aus Luft bestehenden Kraft in den Augenhöhlen gehalten werden, können sie sich frei bewegen.
2. **Die Augen gleiten in ihren Höhlen** (bei Augenbewegungen): Visualisieren Sie, wie Ihre Augen in ihren kugelförmigen Höhlen sitzen. Lassen Sie die Augenhöhlen in Gedanken rutschig werden, so daß Ihre Augen beim Ändern der Blickrichtung mühelos darin gleiten können.
3. **Auf dem Horizont ruhen** (im Sitzen oder Stehen): Vergegenwärtigen Sie sich die horizontale Ebene, die sich unterhalb der Augen befindet. Stellen Sie sich vor, daß das Gewicht Ihrer Augen von dieser Ebene getragen wird. Stellen Sie sich auch vor, wie Ihre Augen auf dem Horizont ruhen.
4. **Die Augen sind Teiche** (Rückenlage): Stellen Sie sich Ihre Augen als Teiche vor, die mit frischem, klarem Quellwasser gefüllt sind. Sehen Sie in Gedanken, wie das Wasser aus dem Sehnerv heraussprudelt und allmählich den Teich in der Augenhöhle mit kristallklarem, reinstem Wasser füllt. Stellen Sie sich die Augenlider als Lilien vor, die ganz langsam und mit unendlicher Leichtigkeit auf dem Wasser schwimmen und von

einer warmen Sommerbrise berührt werden (Abbildung 15.17). Malen Sie sich nun noch in der Vorstellung die Umgebung des Auges aus, in dem die Augen als Bälle treiben.

Abbildung 15.17: Die Augen sind Teiche, die mit frischem, klarem Quellwasser gefüllt sind.

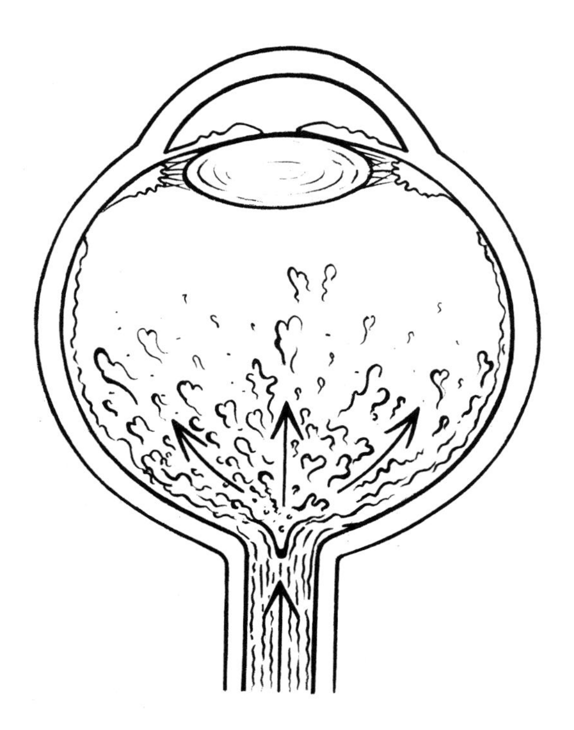

5. **Augenrollen** (aus dem Stegreif): Lassen Sie Ihre Augen sanft in den Höhlen rollen. Untermalen Sie diese Übung versuchsweise mit Musik, die eine rollende Bewegung suggeriert. Bachsche Sonaten für Flöte oder Scarlattis Klaviersonaten eignen sich wahrscheinlich sehr gut. Lassen Sie Ihre Augen auf die Musik reagieren; sie sind Teil des gesamten Körpergefühls.
6. **Die Augen lösen eine Bewegung aus:** Lassen Sie eine Bewegung Ihres Körpers von den Augen ausgehen. Experimentieren Sie damit, daß einmal das rechte, dann das linke, dann beide Augen den Körper in Bewegung setzen. Stellen Sie sich nun vor, daß Sie gleichzeitig nach oben, unten, vorn, hinten und seitwärts blicken können. Wie verändert diese dreidimensionale Sichtweise Ihre Bewegungen?
7. **Licht fällt in die Augen** (in Bewegung): Stellen Sie sich vor, daß das Licht im Raum in Ihre Augen fällt, ohne daß Sie irgend etwas dazutun. Während Sie sich bewegen, saugen Ihre Augen jede visuelle Information auf, die um Sie herum ist.
8. **Mit dem ganzen Körper sehen** (in Bewegung): Stellen Sie sich vor, daß jede einzelne Zelle Ihrer Hautoberfläche sehen kann. Sie haben unzählige Möglichkeiten und Blickwinkel, Ihre Umwelt zu betrachten. Wie fühlen Sie sich, zu den sehenden Zellen auf der Fußsohle zu gehören? Welches Gefühl bestimmt die sehenden Zellen auf Ihrem Scheitel?

Nase und Mund

Was wir von der Nase sehen, ist hauptsächlich ein knorpeliger Vorsprung, der nicht zum Schädel gehört. Die eigentlichen Nasenhöhlen, die in der Regel tief im Schädel liegen, sind durch eine Scheidewand, dem sogenannten Septum, voneinander getrennt. Die Innenwände der Nase sind von einer dicken Schleimhaut bedeckt, die die einströmende Luft erwärmt und Staubteilchen herausfiltert. Der Luftstrom durch die Nase erzeugt einen Widerstand, durch den das Zwerchfell und andere Atemmuskeln trainiert werden.

Die Welt eines Säuglings dreht sich vor allem um den Mund und die Lippen. Die Lippen sind wie eine leistungsstarke, eingebaute Saugpumpe für die Muttermilch. Die Nahrungsaufnahme über die Brust der Mutter stellt eine unserer ersten koordinierten Handlungen dar: Es geht darum, die Brust zu finden, die Brustwarze mit dem Mund festzuhalten, die Körperhaltung anzupassen, die „Saugpumpe" in Gang zu setzen und das Vakuum beim Saugen aufrechtzuerhalten (Piaget 1993). Unsere Lippen sind sehr empfindsam und vermitteln uns die erste Erfahrung mit Formen. Ein Säugling nuckelt an einem Holzring und erfährt dabei, wie sich etwas Rundes anfühlt. Oder es nimmt ein Bauklötzchen in den Mund und macht die Erfahrung, wie sich etwas Viereckiges anfühlt. Diese vorsymbolische Bewußtheit bildet die Grundlage für die Fähigkeit, zu sprechen und, in einem späteren Entwicklungsabschnitt, sich etwas gedanklich vorzustellen.

Der Mund ist mit dem Beckenboden und dem Anus verbunden, denn sie sind die entgegengesetzten Enden unseres langen Verdauungstrakts. Ein verspannter Mund läßt auf eine Verspannung des Beckenbodens schließen. Durch diese wird die Atmung beeinträchtigt, und die im Beckenbereich befindlichen Organe werden nicht ausreichend gestützt.

Geschmacks- und Geruchssinn sind eng miteinander verbunden. Unser Geschmackssinn besteht zum Großteil lediglich darin, die über den Geruchssinn gesammelten Informationen mit den Eindrücken der wenigen Geschmacksrezeptoren der Zunge zu verbinden. Sie können prüfen, inwieweit der Geruchssinn zum Geschmackssinn beiträgt, indem Sie sich beim Essen die Nase zuhalten. Sie werden feststellen, daß sie dann nicht mehr viel schmecken.

Übungen: Nase und Mund visualisieren

1. **Luftstrom durch die Nase** (Rückenlage): Stellen Sie sich beim Einatmen vor, wie die Luft in der Mitte Ihrer Nase einströmt und beim Ausatmen an den Naseninnenwänden wieder hinausströmt.
2. **Weiche Nasenlöcher** (Rückenlage): Stellen Sie sich vor, daß Ihre Nasenlöcher ganz weich sind. Wenn Luft hineinströmt, flattern sie wie Zeltplanen im Wind.
3. **An einem Strohhalm saugen** (in Bewegung): Bewegen Sie sich einige Minuten. Stellen Sie sich dann vor, daß Sie mit einem Strohhalm Wasser aufsaugen. Bewegen Sie sich weiter, und achten Sie darauf, wie sich dies auf Ihr Körpergefühl auswirkt.
4. **Die Lippen sind Raum** (im Stehen): Stellen Sie sich vor, daß in Ihren Lippen viel Platz ist, und genießen Sie diese räumliche Vorstellung.

Achten Sie darauf, wie sich dieses mentale Bild auf Ihren Nacken und Ihre gesamte Haltung auswirkt.

5. **Geruch und Ausrichtung** (im Stehen): Glauben Sie etwa, eine Übung mit diesem Titel könnte lustig werden? Stimmt. Um herauszufinden, wie ein bestimmter Geruch unseren Körpertonus und unsere Ausrichtung beeinflußt, versuchen Sie es mit folgendem Experiment: Stellen Sie sich den Geruch von Kuhmist oder irgendeinen anderen, für Sie unangenehmen Geruch vor. Beobachten Sie, wie sich Ihr Körpertonus oder Ihre Körperhaltung ändert. Anschließend stellen Sie sich den Duft Ihres Lieblingsparfums oder einen anderen, Ihnen angenehmen Duft vor und achten erneut darauf, wie sich Ihr Körpertonus oder Ihre Körperhaltung ändert.

Kapitel 16

Die Atmung

Unsere Atmung ist ein großartiger Lehrmeister, denn sie läßt uns neue Erfahrungen machen und gibt uns Hinweise auf unsere augenblickliche körperliche und seelische Verfassung. Eine bessere Körperausrichtung und bessere Bewegungsmuster fördern unsere Atemmuster und umgekehrt. Ohne Wasser können wir drei Tage überleben und ohne Nahrung noch länger, aber ohne Sauerstoff stirbt unser Gehirn innerhalb weniger Minuten.

Die Lungen

Unser Körper nimmt Sauerstoff über die Innenflächen der Lunge auf. Die Lunge verfügt über eine äußerst große Berührungsfläche zwischen der Luft und dem Körper und ist von der luftdichten Pleura pulmonalis umhüllt. Sauerstoffmoleküle gelangen über eine dünne Oberfläche der Lungenbläschen in die Blutlaufbahn, über die sie zu den Milliarden von Zellen unseres Körpers transportiert werden. Und auf der Zellebene findet auch die eigentliche Atmung statt. Die Zellen „atmen" Kohlendioxyd aus, welches dann zu den Lungen transportiert und von ihnen ausgeschieden wird.

Empfindsame Organe wie die Lungen müssen gut geschützt werden. Luftröhre und Bronchien (die großen Durchgänge, über die die Luft in die Lungenbläschen – in denen der Austausch von Gasen stattfindet – gelangt) sind ziemlich robust. Ihre stabile Struktur stützt die Hauptröhren. Die Grundform der Lungen können Sie sich als hohlen, umgekehrten Baum vorstellen. Der Stamm ist die Luftröhre im Oberkörper, die ersten dicken Äste sind die Bronchien. Die Äste werden immer dünner und führen schließlich zu den runden Blättern hin, den Lungenbläschen. Der rechte, größere Lungenflügel, teilt sich in drei Lappen, der linke, kleinere Lungenflügel in zwei (er läßt noch Platz für das Herz; siehe Kapitel 11, Abbildung 11.17).

Ist dieser auf dem Kopf stehende Baum verspannt, werden die Lungenbläschen zusammengedrückt, was sich nachteilig auf die Haltung des Oberkörpers auswirkt. Eine ineffiziente Haltung wiederum verhindert, daß wir tief atmen. Stellen Sie folgenden Versuch an: Beugen Sie sich in gekrümmter Haltung nach vorn, und versuchen Sie, einige Male tief ein- und auszuatmen. Ihre Atmung wird in dieser Haltung flach und angestrengt sein, was zu Verspannungen im ganzen Körper führt. Anpassungsfähige, mit

Sauerstoff gefüllte Lungen tragen zu einer guten Körperhaltung bei. Die Lungen müssen den gesamten, für sie vorgesehenen Raum einnehmen, wenn sie gut funktionieren sollen. Eine tiefe, ruhige und regelmäßige Atmung erzeugt einen ausgeglichenen Muskeltonus, was sich wiederum günstig auf unsere Beweglichkeit und eine dynamische Körperhaltung auswirkt.

Atemmuster werden weitgehend durch unsere seelische Verfassung beeinflußt. Wir atmen anders, wenn wir etwas Gutes erfahren, als wenn wir etwas Schlechtes erleben. Wenn wir einen Liebesfilm sehen, atmen wir anders, als wenn wir eine Komödie sehen. Unsere Atemmuster sowie unsere Körperhaltung werden immer durch die Menschen, mit denen wir zusammen sind, beeinflußt. Sind wir mit jemandem zusammen, dessen Atmung flach ist, neigen wir auch zu einer flachen Atmung. Zieht jemand, mit dem wir zusammen sind, die Schultern hoch, neigen wir dazu, auch die Schultern hochzuziehen. In der Nähe einer Person, die tief und gleichmäßig atmet, neigen wir dazu, dieses Muster zu übernehmen. Atmung, Ausrichtung und psychische Faktoren sind voneinander abhängig.

Übungen: Vorstellungsbilder zur Atmung

1. **Mit einem Partner oder einer Partnerin atmen:** Stellen Sie sich einem Freund oder einer Freundin gegenüber auf. Konzentrieren Sie sich jeweils auf die Atmung des oder der anderen. Gehen Sie beim Ausatmen nach unten ins Plié. Beim Einatmen strecken Sie die Beine wieder. Beobachten Sie, wie lange Sie beide brauchen, bis Sie den gleichen Atemrhythmus haben.
2. **Körperhaltung beim Atmen:** Stellen Sie sich einem Freund oder einer Freundin gegenüber auf, und wiederholen Sie die vorhergehende Übung. Dann soll Ihr Freund oder Ihre Freundin bewußt eine gekrümmte Haltung einnehmen und flach atmen. Beobachten Sie, wie die Atmung und die Körperhaltung des anderen Ihre eigene Atmung und Ausrichtung beeinflussen.
3. **Ausrichtung der Lungen und Schultern:** Die Lungen beginnen in Höhe des Zwerchfells und erstrecken sich von den unteren sechs Rippen bis zu den obersten Rippen. Oft gestehen wir den Lungen jedoch nicht so viel Raum zu: Wenn wir zum Beispiel die Schultern hochziehen, verkrampft sich der obere Teil der Lunge und wird nach unten gedrückt. Kreisen Sie nun einmal Ihre rechte Schulter im Uhrzeigersinn, und stellen Sie sich vor, daß die umliegenden Knochen und Muskeln Ihre Lungen, vor allem den oberen Teil, massieren. Durch diese Massage können die Lungen ihre Anpassungsfähigkeit und ihre Form wiedererlangen. Mit diesem Bild der inneren Massage vor Augen, kreisen Sie die Schulter in entgegengesetzter Richtung. Halten Sie Ihre Schultern dann ruhig, und konzentrieren Sie sich ausschließlich darauf, daß sich die Lungen weiten. Stellen Sie sich vor, daß Ihr Atem bis in diesen Bereich des Körpers strömen kann. Stellen Sie sich einen Schwamm vor, der zusammengedrückt und dann wieder losgelassen wird. Kreisen Sie Ihre linke Schulter nun entgegen des Uhrzeigersinns, und visualisieren Sie, wie die umgebenden Knochen und Muskeln Ihre Lungen massieren. Stellen Sie

sich vor, daß die Lungen durch diese Massage ihre Anpassungsfähigkeit und ihre richtige Form wiedererlangen. Kreisen Sie die Schulter nun in entgegengesetzter Richtung, wobei Sie sich in Gedanken immer noch auf die innere Massage konzentrieren. Halten Sie Ihre Schultern nun einen Moment ruhig, und konzentrieren Sie sich darauf, wie sich Ihre Lungen weiten. Stellen Sie sich vor, wie Ihr Atem bis in diesen Bereich des Körpers strömt. Und stellen Sie sich wiederum einen Schwamm vor, der zusammengedrückt und dann losgelassen wird. Wie fühlen Sie jetzt Ihre Schultern? Sie können die Übung auch mit beiden Schultern gleichzeitig durchführen.

Mühelos atmen

Von Natur aus soll unsere Atmung so mühelos wie möglich funktionieren. Es ist nicht nötig, Luft in die Lungen zu pumpen. Wenn Sie einen Wassereimer ausleeren, hören und sehen Sie das herausfließende Wasser, bemerken jedoch nicht, daß gleichzeitig Luft hineinströmt und das Vakuum füllt. Die Bewegungen des Brustkorbs und des Zwerchfells sowie die die Lungen umhüllende Pleura erzeugen ein Vakuum, in das Luft hineinströmt, um es zu füllen. Man könnte sagen, daß die Lungen durch den negativen atmosphärischen Druck des Vakuums im Brustkorb hängen. Beim Einatmen strömt die Luft über die Nase und den Mund ungehindert in die Lungen und gelangt durch die Luftröhre bis in die Bronchien und die Lungenbläschen. Wird die luftdichte Pleura löchrig, können die Lungen nicht mehr richtig arbeiten, da kein Vakuum mehr entsteht.

Das Zwerchfell

Der wichtigste Muskel für die Atmung ist das Zwerchfell (siehe unten Abbildung 16.1). Das Zwerchfell teilt den Leib in Bauch- und Brustraum. Sie können sich das als einen unsymmetrischen Pilz mit zwei kleinen Stielen, den sogenannten Schenkeln, vorstellen. Die rechte Seite des Pilzes liegt höher, um der Leber genügend Platz zu lassen. Die Leber ist viel größer als der Magen, der sich auf der linken Körperseite befindet. Die wichtigste Sehne des Zwerchfells ist mit dem Herzbeutel verschmolzen. Sie können sich vorstellen, daß sich das Herz beim Ein- und Ausatmen auf dem Zwerchfell auf und ab bewegt und so ständig in Bewegung ist.

Mehrere Zwerchfellmuskeln verlaufen von der zentral gelegenen Plattsehne aus strahlenförmig. Der kostale Teil des Zwerchfells ist mit der Innenseite des Xiphoid-Vorsprungs, den unteren sechs Rippen und den Rippenknorpeln verbunden. Der Zwerchfellschenkel ist mit dem ersten, zweiten und dritten Lendenwirbel verbunden. Die Zwerchfellschenkel verlaufen vom Zwerchfell abwärts in der Nähe des Lendenmuskels und des Musculus quadratus lumborum (einem weiter unten liegenden Rückenmuskel). Das deutet auf einen engen Zusammenhang zwischen Atmung und Fortbewegung hin. Da der Lendenmuskel, zusammen mit dem Darmbeinmuskel, unser stärkster Hüftbeuger ist, beeinträchtigt eine eingeschränkte Atmung die Körperhaltung und nahezu jede Bewegung.

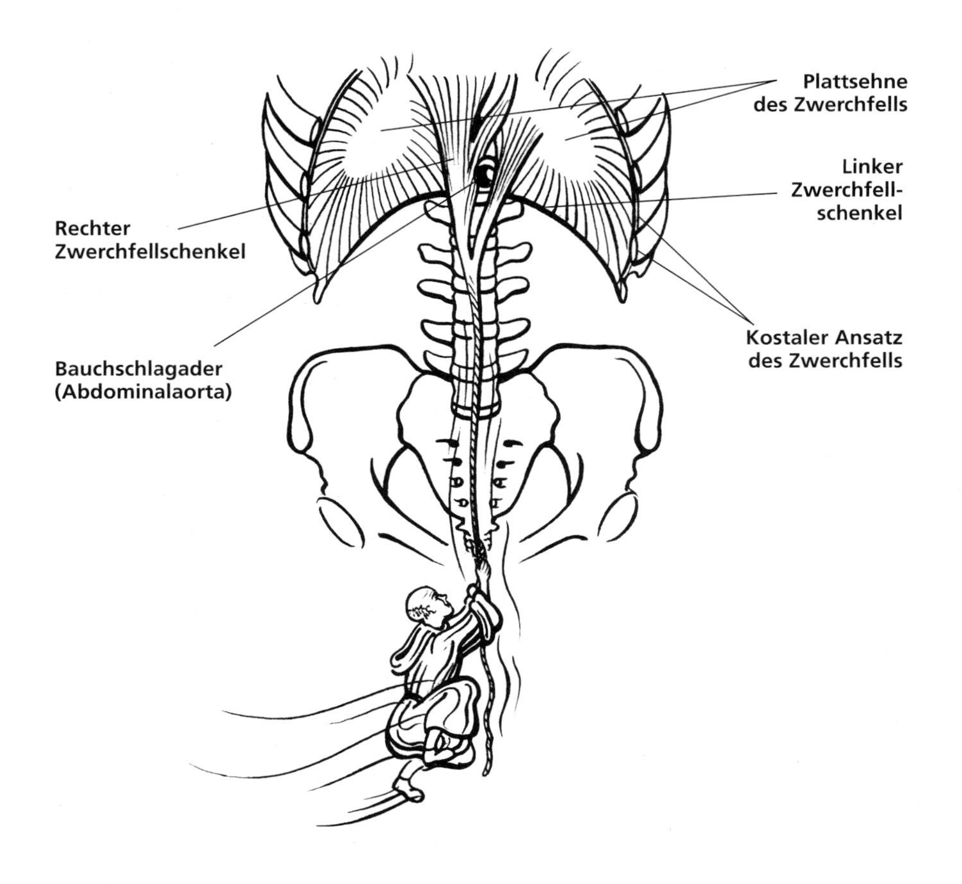

Abbildung 16.1: Der linke und rechte Zwerchfellschenkel bilden ein Seil, das bis hinunter zum Steißbein reicht.

Einatmen

Das Zwerchfell zieht sich beim Einatmen zusammen. Seine Kuppel bewegt sich dann im Verhältnis zu den Rippen entlang der zentralen Achse des Körpers nach unten. So gesehen, funktioniert der Atemvorgang in der Vertikalen. Axiale Bewegungen des Zwerchfells verbessern die Körperhaltung, während eine schiefe Bewegung des Zwerchfells eine gute Körperhaltung verhindert. In der Regel müssen wir lernen, Bewegungen des Zwerchfells an der Seite und auf dem Rücken unseres Körpers besser zu spüren. Eigentlich bewegt sich das Zwerchfell nur wenig, jedoch großflächig nach unten, wobei sich die Lungen deutlich weiten. Durch diese Abwärtsbewegung werden die Organe zusammengedrückt. Sie können sich die Organe als mit Wasser gefüllte Bälle vorstellen, die der Senkung des Zwerchfells Widerstand leisten. Da sich das Zwerchfell noch einen Augenblick lang zusammenzieht, ohne sich weiter nach unten zu bewegen, können die Rippen leichter zur Seite und nach oben gezogen werden. Die Zwerchfellschenkel (Crura) kann man sich als Muskelstränge vorstellen, die mithelfen, die Zwerchfellkuppel zu senken (siehe oben Abbildung 16.1). Der Brustkorb dehnt sich beim Einatmen nicht an allen Stellen gleichzeitig oder in dieselbe Richtung. Bewegt sich die Hauptsehne nicht weiter nach unten, werden die unteren Rippen wie entlang einer Kurve nach oben und nach außen gezogen, wodurch sich der Brustkorb an den Seiten dehnt – so wie der Henkel eines Eimers, wenn er angehoben wird. Die wesentlich kleineren oberen Rippen drehen sich nach vorn und heben das Brustbein (bei ruhiger Atmung nur ganz gering) an.

Beim Einatmen drückt das Zwerchfell die Organe nach unten und erhöht den Druck in der Bauchhöhle. Da die Lendenwirbelsäule verhindert, daß sie nach hinten geschoben werden, bewegen sie sich nach vorn. Die Bauchmuskeln werden länger und die Bauchwand dehnt sich, so daß sie genügend Platz haben. Wenn wir richtig atmen, entsteht ein ständiges Wechselspiel zwischen Bauchmuskeln, Bauchorganen und Zwerchfell. Ziehen Sie Ihre Bauchmuskeln stark ein, können sich die Organe nicht nach vorn schieben, wodurch die Abwärtsbewegung des Zwerchfells verhindert wird. Zu Beginn des Atemvorgangs kann ein gewisses Maß an Bauchspannung die Rippen anheben, da das Zwerchfell stärker an ihnen zieht. Eine fortwährende Anspannung in der Bauchhöhle führt zu Kompensationshandlungen; so wird zum Beispiel der Schultergürtel angehoben, um zu erreichen, daß sich die Lungen weiten. Dies wiederum führt dazu, daß der Schwerpunkt weiter nach oben verlagert und der Körper instabiler wird. Dadurch wird es natürlich schwieriger, das Gleichgewicht zu halten und Drehungen auszuführen.

Um zu verhindern, daß sich der Bauch „ausbeult", müssen wir dafür sorgen, daß Zwerchfell, Bauchmuskulatur und Iliopsoas-Muskel wirksam zusammenarbeiten. Eine kurzfristige Wirkung entsteht zwar, wenn wir die Bauchmuskeln anspannen, doch langfristig werden sie dann dadurch geschwächt, daß sich die (axiale) Bewegung des (antagonistisch wirkenden) Zwerchfells verringert. Üben Sie statt dessen, Bauchmuskeln in Richtung Wirbelsäule zurückfallen zu lassen (beim Ausatmen im Liegen geht das am besten). Freies Atmen erzeugt einen natürlichen Hohlraum im Bauchbereich, und diesen Vorgang können Sie mit mentalen Bildern hervorragend unterstützen.

Ausatmen

Beim Ausatmen verkürzen sich die Bauchmuskeln und helfen, die Organe wieder gegen das nach oben gerichtete Zwerchfell zu drücken. Dadurch, daß die Organe wieder in ihre Ausgangslage zurückfallen, kann das Zwerchfell leichter nach oben gedrückt werden. Die Rippen senken sich aufgrund der Schwerkraft und drücken die Luft aus den Lungen. Durch das Zusammenwirken von Muskelentspannung, Schwerkraft und Elastizität ist Ausatmen leichter als Einatmen. Die Bauchmuskeln drücken die Organe aktiv zurück, so daß das Zwerchfell leicht in seine Ausgangsposition zurückkehren kann. Wie bereits erwähnt, ist die Atmung um so flacher, je geringer die Auf- und Abbewegung des Zwerchfells ausfällt. Vollständiges Ausatmen regt dazu an, tief einzuatmen. Lassen wir die Luft beim Ausatmen hörbar zwischen Zähnen und Zunge entweichen, erleichtert dies den Bauchmuskeln, die Organe nach hinten zu drücken und den Winkel zwischen den Rippen zu schließen. Absichtlich produzierte Zischlaute beim Ausatmen verlängern den Atemvorgang und bringen die Bauchorgane dazu, zur vollständigen Ausatmung beizutragen. Länger auszuatmen, wirkt generell beruhigend, kürzer auszuatmen, regt an.

Übungen: Vorstellungsbilder zum Ausatmen

1. **Durch einen Strohhalm ausatmen** (im Sitzen): Atmen Sie durch einen Strohhalm aus. Holen Sie dabei nicht tief Luft, bevor Sie ausatmen. Drücken Sie die Luft nicht stärker durch den Strohhalm als beim normalen Ausatmen. Beißen Sie beim Ausatmen nicht auf den Strohhalm. Beschäftigen Sie sich ungefähr fünf Minuten mit dieser Übung, und beobachten Sie dabei, wie Sie sich fühlen. Wiederholen Sie die Übung nun mit einem imaginären Strohhalm.
2. **Die Axialbewegung des Zwerchfells** (in Rückenlage, im Sitzen oder Stehen): Stellen Sie sich vor, wie sich Ihr Zwerchfell beim Einatmen nach unten und beim Ausatmen nach oben bewegt. Visualisieren Sie, daß diese Bewegung parallel zur zentralen Achse des Körpers verläuft.
3. **Das Zwerchfell ist ein Fahrstuhl** (in Rückenlage, im Sitzen oder Stehen): Stellen Sie sich das Zwerchfell als Fahrstuhl vor, der sich in seinem Schacht (den Rippen) auf und ab bewegt. Beim Einatmen bewegt sich der Fahrstuhl nach unten, beim Ausatmen nach oben.
4. **Verlauf der Zwerchfellschenkel nach unten** (in Rückenlage, im Sitzen oder Stehen): Visualisieren Sie den linken und rechten Zwerchfellschenkel als imaginäre Seile, die bis hinunter zum Steißbein reichen. Stellen Sie sich vor, daß jemand an diesen Seilen zieht, während Sie einatmen, und sie beim Ausatmen wieder losläßt (siehe oben Abbildung 16.1).
5. **Das Zwerchfell ist ein Fallschirm** (im Sitzen oder Stehen): Stellen Sie sich Ihr Zwerchfell als Fallschirm vor. Beim Einatmen fällt der Fallschirm in der Mitte nach unten, die Seiten blasen sich auf, und die Schnüre lösen sich (Abbildung 16.2a). Beim Ausatmen wölbt sich der Fallschirm nach oben, die Schnüre spannen und strecken sich nach unten bis zum Beckenboden (Abbildung 16.2b).

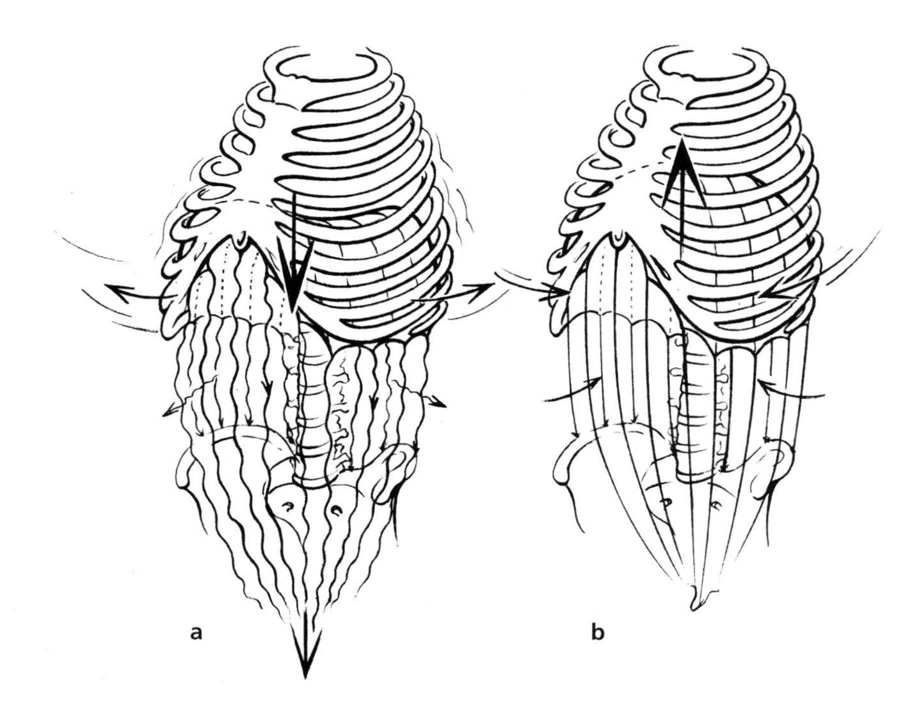

Abbildung 16.2: Das Zwerchfell ist ein Fallschirm.

6. **Der Brustkorb ist ein Regenschirm** (in Rückenlage; im Stehen): Visualisieren Sie den Brustkorb als Regenschirm. Der Griff der Schirms befindet sich im Becken, und die Schirmspitze ist der oberste Punkt der Wirbelsäule. Der Schirmstock ist entsprechend der zentralen Achse ausgerichtet. Bein Einatmen öffnet sich der Schirm und breitet sich rundum aus – vorn, hinten, oben, unten und an den Seiten. Beim Ausatmen schließt sich der Schirm zur zentralen Achse. Üben Sie mit diesem mentalen Bild, wobei Sie beim Ausatmen ab und zu die Luft geräuschvoll zwischen den Zähnen hindurchdrücken. (Diese Übung geht auf Sweigard zurück.)
7. **Der Beckenboden ist ein Luftballon** (Rückenlage): Stellen Sie sich vor, daß sich ein Luftballon in Ihrem Becken befindet. Beim Einatmen dehnt sich der Ballon gleichmäßig in alle Richtungen aus. Der Ballon drückt von innen gegen den Beckenrand, verschiebt die Schambeinknochen und verringert etwas den Druck der beiden Knochenarme, die an der Schambeinfuge gegeneinanderdrücken. Beim Ausatmen fällt der Ballon in sich zusammen. Die Rami der Schambeinknochen bewegen sich nach innen und drücken im Bereich der Schambeinfuge wieder stärker gegeneinander. Visualisieren Sie den Luftballon sowohl von innen als auch von außen. Richten Sie Ihre Aufmerksamkeit darauf, wie der Ballon sich nach allen Seiten hin gleichmäßig ausdehnt. Wiederholen Sie die Übung zehn- bis zwölfmal, wobei Sie ein paarmal mit „Sss" ausatmen (Abbildung 16.3).

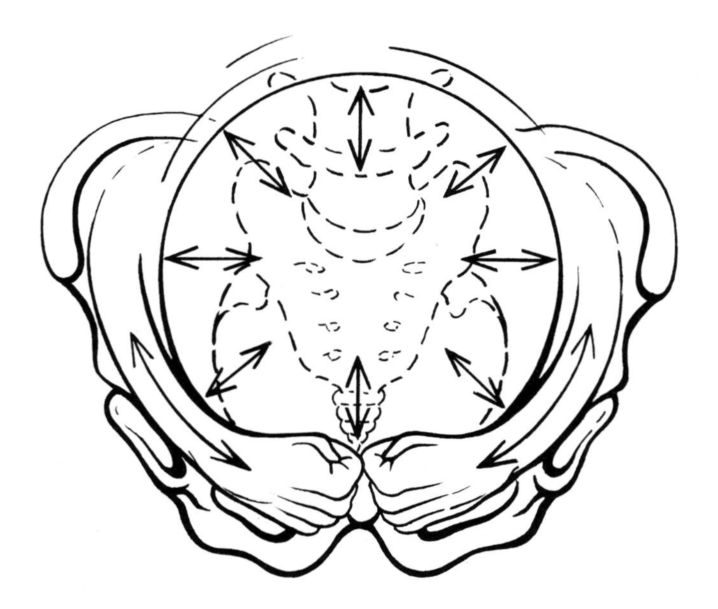

Abbildung 16.3: Im Becken befindet sich ein Luftballon.

8. **Der Bauchnabel ist ein Blütenblatt** (Rückenlage): Stellen Sie sich Ihren Bauchnabel als hübsches Blütenblatt vor. Beim Ausatmen visualisieren Sie, wie das Blatt durch Ihren Körper hindurch zu Boden fällt. Beim

Einatmen lassen Sie vor Ihrem inneren Auge ein neues Blütenblatt entstehen. Wiederholen Sie diese Übung drei- bis viermal.

9. **Der Bauch schlägt Wellen** (Rückenlage): Stellen Sie sich beim Einatmen Wellen vor, die sich kreisförmig um den Bauchnabel herum ausdehnen. Beobachten Sie, wie diese Ringe sich im Raum ausbreiten, solange Sie einatmen. Beim Ausatmen lassen Sie Ihre Gedanken los.
10. **Der Körper ist ein Luftballon** (Rückenlage): Stellen Sie sich den ganzen Körper als großen, aufblasbaren Luftballon vor. Beim Einatmen füllen Sie Ihren Körper von der Mitte nach außen mit Luft, so daß sich der Ballon aufbläst. Kurz bevor Sie ausatmen, füllen Sie Ihre Arme und Beine mit Luft. Beobachten Sie dann beim Ausatmen, wie die Luft aus dem schrumpfenden Ballon entweicht. Ist der Ballon ganz in sich zusammengesunken, halten Sie kurz inne, bevor Sie erneut einatmen. (Diese Übung geht auf Masunaga zurück; Masunaga 1991.)
11. **Die Zellen sind Lungen** (Rückenlage): Stellen Sie sich jede Körperzelle als eigenständige kleine Lunge vor. Beim Einatmen stellen Sie sich vor, wie Millionen von Zellen einatmen und Sauerstoff aufnehmen. Beim Ausatmen visualisieren Sie Millionen von Zellen, die ausatmen.
12. **Anspannung beim Ausatmen** (Rückenlage): Stellen Sie sich beim Einatmen vor, wie Ihr Körper seine ganze Anspannung an die einströmende Luft abgibt. Beim Ausatmen verläßt jegliche Anspannung Ihren Körper. Lassen Sie Ihren Atem alle Bereiche Ihres Körpers aufspüren, die angespannt sind. Stellen Sie sich Ihren Atem als Forscher vor, der die versteckte Anspannung ausfindig macht. Sobald er eine verspannte Stelle aufgespürt hat, strömt der Atem in diesen Körperteil, nimmt die Verspannung mit und transportiert sie beim nächsten Ausatmen aus Ihrem Körper hinaus.

Die Haut

Die Haut, die Schutzschicht des Körpers, ist ein großes, feinfühliges Sinnesorgan. Die Lungen sind eine evolutionsgeschichtlich relativ späte Entwicklung; einfache Lebewesen atmeten durch ihre Haut. Bei uns Menschen hat sich diese Fähigkeit, Gase über die Hautoberfläche auszutauschen, in geringem Umfang erhalten. Unsere Haut kann Stoffe absorbieren, ausscheiden und atmen. Überraschenderweise ist unsere Haut praktisch wasserdicht.

Die Dicke der Haut reicht von einem Millimeter an den Augenlidern bis zu drei oder mehr Millimetern an Handinnenflächen und Fußsohlen. Unsere Haut hat viele verschiedene Funktionen. Die Schweißdrüsen und die sensiblen Nerven der Haut geben uns Hinweise auf die Beziehung zwischen unserem Körper und seiner unmittelbaren Umgebung, auf Berührungsreize, Temperaturänderungen und Schmerzquellen. Die Haut kann sogar Klangwellen wahrnehmen (Kükelhaus 1978). Falls Sie sich jemals in der Nähe eines großen Gongs aufgehalten haben, als er geschlagen wurde, wissen Sie, was ich meine – die Druckänderung in der Luft kann am ganzen Körper gespürt werden.

Übungen: Die Haut visualisieren

1. **Klangwahrnehmung über die Haut** (in Bewegung): Stellen Sie sich vor, daß Sie einen Klang, zum Beispiel Musik, über Ihre gesamte Körperoberfläche wahrnehmen. Spüren Sie, wie der Klang auch die entferntesten Hautstellen erreicht – den Nacken und die Knie, die Fußsohlen, die Haut zwischen den Fingern und die Fersen. Dann stellen Sie sich vor, wie die Musik von Ihrer Haut aufgesogen wird. Absorbieren Sie die Musik mit Ihrer gesamten Körperoberfläche.
2. **Durch die Haut atmen** (Rückenlage): Stellen Sie sich vor, daß Sie durch Ihre Haut atmen. Konzentrieren Sie sich auf einzelne Bereiche. Atmen Sie durch die Fußsohlen ein und aus ... durch die Knie ... durch den Nacken ... durch den unteren Rücken ... durch Ihr Gesicht ... durch Ihre Schultern. Experimentieren Sie auch mit anderen Körperteilen. Beobachten Sie, an welchen Stellen Ihnen das Atmen leichter fällt und wo Ihre Poren „verstopft" zu sein scheinen.

Teil IV

Zurück zu einer ganzheitlichen Haltung und Koordination

In Kapitel 2 über Haltungsmodelle haben wir einen Überblick über die allgemeinen Regeln und Theorien zur Körperhaltung gewonnen. Der anatomische Teil konzentrierte sich auf die einzelnen Körperteile und ihre Feinanpassung. Auf dieser Ebene des Körpers (Mikroebene) entsteht ein tieferes Verständnis für die Theorie (Makroebene). Um nicht vor lauter Wirbeln die Wirbelsäule zu übersehen, kehren wir abschließend nochmals zur Makroebene zurück.

Eine ganzheitliche Körperhaltung und Koordination ist insofern dynamisch, als sie einen Eindruck des sich bewegenden Körpers in einem einheitlichen Seinszustand vermittelt. Sie darf nicht als Konglomerat sich widersprechender Abläufe im menschlichen Körper verstanden werden. Körperhaltung wurde mir ursprünglich wie folgt beigebracht: „Zieh dies ein, spann jenes an, drück dies nach unten, heb jenen Körperteil an!" Mein Körper schien sich im Widerspruch mit sich selbst zu befinden. Ich fragte mich: „Wie kann ich den einen Körperteil anheben, wenn ich den anderen nach unten drücken soll?" Überflüssig zu sagen, daß ich mich so nicht wohl fühlte. Bei der ganzheitlichen Körperkoordinierung arbeitet der gesamte Körper, jede einzelne Zelle, auf dasselbe Ziel hin. Ist Ihre Körperhaltung ganzheitlich, kostet Sie das keine Mühe, da Sie nicht ein Bedürfnis Ihres Körpers zugunsten eines anderen unterdrücken.

Kapitel 17

Haltungen wiederholen

Mit unserem erworbenen Basiswissen über Biomechanik und Anatomie können wir uns erneut der dynamischen Körperausrichtung und -koordination, über die wir im ersten Kapitel gesprochen haben, zuwenden. Dadurch wollen wir unser Verständnis und unsere Erfahrung der dynamischen Körperkoordinierung noch weiter vertiefen.

Die Biomechanik der Körperhaltung

Biomechanisch gesehen, erzeugt eine ideale Körperhaltung nur minimale Drehmomente und Spannungen in der kinematischen Kette (Norkin/Levangie 1992). Der Reibungsvektor und die Schwerelinie lassen eine Linie durch den Körper entstehen, die das Drehmoment in jedem Körpersegment bestimmt. Verlagert sich die Schwerelinie vor die Gelenkachse zwischen zwei Körpersegmenten, erhält das oberste Segment ein nach vorn gerichtetes Schweremoment. In folgender Abbildung (Abbildung 17.1) sehen wir ein leicht nach vorn gerichtetes Kraftmoment im Schienbein, da das Knöchelgelenk hinter der Schwerelinie liegt. Auch der Oberschenkelknochen erfährt ein leicht nach vorn gerichtetes Kraftmoment, da die Schwerelinie direkt vor dem Mittelpunkt des Knies verläuft. Die Schwerelinie verläuft direkt hinter dem Mittelpunkt der Hüftgelenkpfanne und erzeugt ein rückwärts gerichtetes Drehmoment des Beckens.

Über den Verlauf der Schwerelinie durch die Wirbelsäule sind sich die Wissenschaftler nicht einig. In Kapitel 13 (siehe dort auch Abbildung 13.1), wurde erläutert, wie die Schwerelinie durch die Lenden- und Halswirbelkörper verläuft (siehe auch Kendall 1983). Manche Wissenschaftler setzen die Linie weiter hinten an – hinter den Lendenwirbel- und den Halswirbelkörpern und vor den Brustwirbelkörpern. Bei dieser Auffassung ist es eher wahrscheinlich, daß die Schwerkraft die Krümmungen der Wirbelsäule verstärkt. Allgemein wird angenommen, daß die Schwerelinie durch den Dens axis des zweiten Halswirbels verläuft.

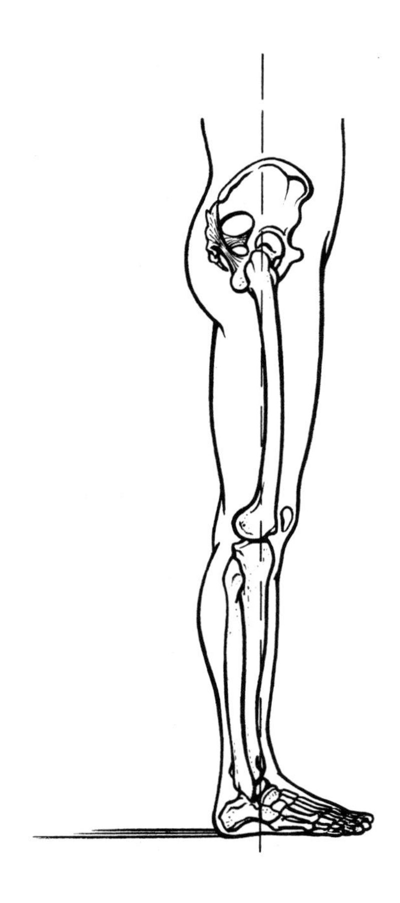

Abbildung 17.1:
Die Senklotlinie des Beines.

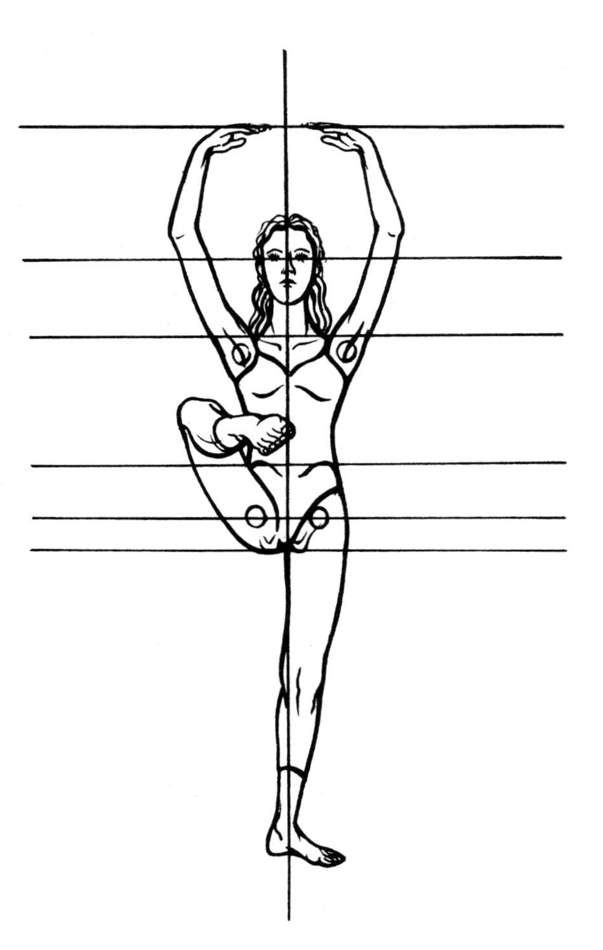

Abbildung 17.2:
Die Senklotlinie bei der Stellung auf einem Bein.

Die Senklotlinie

Die Beziehung, die zwischen den einzelnen Körperteilen und der Schwerelinie besteht, läßt sich leicht mit Hilfe eines Senklots visualisieren, wie es Bauarbeiter verwenden, um festzustellen, ob eine Wand im rechten Winkel zum Boden verläuft. Wie bereits erwähnt, herrschen unterschiedliche Ansichten darüber, wo das ideale Senklot verläuft. Nachfolgend stelle ich Ihnen eine weitverbreitete Ansicht über das „richtige“ Senklot aus sagittaler Sicht vor: Die Senklotlinie verläuft direkt vor dem außen liegenden Sprungbein, direkt vor der Mittellinie des Knies, durch den Trochanter major (runder Vorsprung) des Oberschenkelknochens, durch die Schulterhöhe (Akromion) und durch das Ohrläppchen (siehe oben Abbildung 17.1).

Da der Mensch beidseitig symmetrisch gebaut ist, ist es viel einfacher, die ideale Senkschnur von der Vorder- oder der Rückseite aus betrachtet zu bestimmen. Von der Vorderseite aus betrachtet, verläuft sie idealerweise über die Nasenspitze, die Mitte des Brustbeins und die Schambeinfuge und trifft von beiden Füßen gleich weit entfernt auf den Boden. Die obige Abbildung (Abbildung 17.2) zeigt, wie diese Senklotlinie bei der Stellung auf einem Bein durch den Fuß des Standbeins verläuft.

Jedes Bein kann von vorn noch eingehender betrachtet werden. Eine Senklotlinie verläuft durch den zweiten Zehen, zwischen den Fußknöcheln, durch den Mittelpunkt des Knies und des Hüftgelenks (siehe Kapitel 11, Abbildung 11.13). Bei X-Beinen (Genu valgum) liegt das Knie mehr zur Körpermitte hin im Verhältnis zur Senklotlinie. Bei dieser Beinstellung entsteht an der Außenseite des Knies eine Druckbeanspruchung und auf der Innenseite eine Zugbeanspruchung. Bei O-Beinen (Genu varum) befinden sich die Knie weiter außen als die Senklotlinie. Diese Beinstellung verursacht Zug an der Außenseite des Knies und Druck an der Innenseite.

Von hinten betrachtet verläuft die Senklinie im Idealfall durch den Mittelpunkt von Hinterkopf und Wirbelsäule und trifft von beiden Füßen gleich weit entfernt den Boden. Es wurde bereits erwähnt, daß seitliche Abweichungen der Wirbelsäule von der Senklinie Skoliose genannt werden. Im Idealfall sollten die Augen, Ohren, Schultern, Hüften, Knie und die Innenkanten der Füße, von vorn oder von hinten betrachtet, auf derselben Ebene liegen (siehe oben Abbildung 17.2). Abweichungen werden in der Regel durch eine unausgeglichene Haltung verursacht, bei den Augen und Ohren jedoch läßt sich eine abweichende Stellung auf genetische Unterschiede zurückführen. Eine unterschiedliche Lage der Hüften kann durch unterschiedliche Beinlängen oder eine schlechte Haltung bedingt sein.

Die durchschnittliche Haltung

In aufrechter Stellung schwankt unsere Haltung immer etwas. Wir sind im Stehen nie völlig bewegungslos. Unser Körper verliert das Gleichgewicht und erlangt es wieder – in einem ständigen Wechsel. Die Ausrichtung einer Person ist ein Durchschnittswert. Würde man eine statistische Kurve anlegen, würde die Spitze einer glockenförmigen Kurve die Summe aller Haltungszustände in einem bestimmten Zeitraum markieren. Konkret bedeutet dies, daß die Haltung eines Tänzers oder einer Tänzerin zu verschiedenen Tageszeiten beobachtet werden muß, um zu einem funktionellen

Verständnis seiner oder ihrer Haltung und Koordination zu gelangen. Fotos in einem Raum, in dem ein Senklot von der Decke hängt, können helfen, die eigene Haltung besser zu beurteilen. Ein Tänzer oder eine Tänzerin können dann das Bild, das er oder sie von der eigenen Haltung hat, mit dem wirklichen Erscheinungsbild zu einem bestimmten Zeitpunkt vergleichen.

Erarbeiten einer dynamischen Körperhaltung

Weil wir von unseren Haltungsfehlern wissen und uns um sofortige Verbesserung bemühen, müssen wir uns aber noch lange nicht verspannen. Das theoretische Wissen über unsere persönlichen Haltungsfehler ist nur ein erster, durchaus nicht immer notwendiger Schritt auf dem Weg zu einer besseren Haltung. Viel wichtiger ist es, sich die Fehler bewußt zu machen und sie aus eigener Erfahrung heraus zu verstehen. Es gibt noch zahlreiche andere Faktoren, die zu einer guten Haltung beitragen, wie etwa Gelenkigkeit, Reaktionsschnelligkeit, Ausgeglichenheit und Muskeltonus. Es gibt Personen, die über eine perfekte Körperausrichtung im Stehen verfügen; doch sobald sie sich bewegen, verlieren sie das Gefühl für ihre zentrale Achse oder ihren Körpermittelpunkt. Ein gutes Gespür für die eigene Körperausrichtung führt nicht unmittelbar zu einer guten Koordinierung der Bewegungen. Eine Tänzerin verfügt unter Umständen über eine schlechte Körperhaltung; ist jedoch ihr funktionelles Haltungsbewußtsein vergleichsweise besser als das eines gut ausgerichteten Tänzers, wird sie sich *besser* bewegen. Käme im ersten Fall dann eine bessere Haltung hinzu, würde die verbesserte biomechanische Beziehung der Körperbereiche zueinander ihre tänzerischen Fähigkeiten verbessern. Körperhaltung und Bewegung bedingen sich insofern gegenseitig, als unsere Definition von Haltung eine dynamische Komponente enthält.

Die ideale Körperhaltung

Sweigard definiert die aufrechte Körperhaltung als

„die beständige, anhaltende Ausrichtung des Skeletts im Verhältnis zu der Schwerelinie in lockerer, stehender Position und bei gleichmäßiger Verteilung des Körpergewichts auf die Füße – gemäß eigener Beurteilung –, wobei sich die Knöchel in der Sagittalebene der Femoralgelenke befinden und die Arme locker zu beiden Seiten des Körpers herabhängen." (Sweigard 1978, S. 173)

Andre Bernards Definition einer idealen Haltung lautete folgendermaßen:

„Die ideale Haltung im Stehen kann dann erreicht werden, wenn die einzelnen Körperteile so nah wie möglich an der zentralen Achse balancieren, wie es die individuelle Struktur zuläßt." (Mitschrift des Autors)

Der zweite Teil der Definition benennt die Bedeutung des Schwerpunktes: Ein niedrig liegender Schwerpunkt macht den Körper stabiler. Dies sollte man erreichen, ohne die oben erwähnten biomechanischen Prinzipien der

Körperausrichtung außer acht zu lassen. Die zentrale Achse des Körpers sollte so lang sein, wie es dem jeweiligen Körperbau entspricht – ohne zusätzliche, spannungsverursachende Anstrengung.

Diese Definition lehnt sich an Sweigard an und stellt den biomechanischen Aspekt der Verringerung schädlicher Drehmomente und den kinetischen Charakter der niemals statisch funktionierenden Körperteile in den Vordergrund. Durch eine verringerte Anstrengung beim Ausbalancieren der Hebel der ersten Gruppe im gesamten Körper (der Kopf ruht auf der Wirbelsäule, die Wirbel liegen übereinander, das Becken balanciert auf den Oberschenkelköpfen) wird Kraft und Energie gespart.

Diese Ausführungen bringen uns zum Bausteinmodell zurück: Richten Sie die Bereiche mit der größten Masse übereinander aus, dann erreichen Sie eine ideale Körperhaltung. Vergessen Sie dabei bitte nicht, daß Sie sich nicht besser bewegen, wenn sich die Körperbereiche mit den größten Massen übereinander befinden – ihnen wurde diese Stellung „aufgezwungen". Ebenso wichtig, wie das Verhältnis der Masse einzelner Körperteile zueinander, ist ihre funktionelle Beziehung (Wie beeinflußt die Bewegung der Beine mein Becken? Wie wirkt sich eine veränderte Kopfhaltung auf meine Wirbelsäule aus?). Wie bereits erwähnt, bewegt sich ein Tänzer, bei dem alle Körperteile richtig ausgerichtet sind, nicht unbedingt besser als einer, der ein meisterhaftes Gespür dafür hat, die Beziehungen zwischen den einzelnen Körperteilen aufeinander abzustimmen. Eine schlechte tänzerische Haltung hat offensichtlich nichts mit dieser Fähigkeit zu tun. Im Idealfall verfügt ein Tänzer oder eine Tänzerin sowohl über ein gutes Gespür, wie die Massezentren übereinander balancieren, als auch über eine ausgeprägte Bewußtheit über die Funktionszusammenhänge im ganzen Körper. Letztendlich sind diese beiden Fähigkeiten zwei Seiten derselben Medaille.

Bisher haben wir uns vor allem auf das Bausteinmodell konzentriert, doch Erkenntnisse aus den anderen Haltungsmodellen können uns bei der Aufstellung einer ganzheitlichen Definition der dynamischen Haltung ebenso nützlich sein.

- **Tensegritätsmodell:** Zwischen den Distanzstücken (Knochen) und den elastischen Zügen (Bänder, Sehnen, Faszie) besteht ein Gleichgewicht, das bei größtmöglicher Flexibilität und Elastizität eine maximale Belastbarkeit/Beweglichkeit ermöglicht.
- **Röhrenmodell:** Die einzelnen Röhrenebenen befinden sich im Gleichgewicht zueinander, so daß die Körperflüssigkeiten frei zirkulieren können und der Muskeltonus im ganzen Körper ausgeglichen ist.
- **Ballonmodell** (auf Zellebene): Die einzelnen Ballons oder Zellen befinden sich im Gleichgewicht, so daß ein freier Austausch der Nährstoffe und eine ausgeglichene Kraftübertragung im ganzen Körper stattfinden kann.
- **Atommodell:** Die einzelnen, sich drehenden Körperteile halten eine bestimmte Entfernung zum Körpermittelpunkt ein, um ein optimales Funktionieren des Gesamtsystems zu gewährleisten.

Ziehen wir alle Modelle in Betracht und berücksichtigen wir die Tatsache, daß der Körper aus vielen wechselseitig wirkenden Systemen (wie zum Beispiel Organen, Flüssigkeiten und Bindegewebe) besteht, die die Körperhaltung beeinflussen, so können wir die Definition folgendermaßen erweitern: „Bei einer idealen Haltung wird durch das Zusammenwirken aller Gewebe so wenig wie möglich Energie verschwendet und die für die Bewegung verfügbaren Ressourcen in Übereinstimmung mit dem individuellen Körperbau bestmöglich eingesetzt."

Übungen: Vorstellungsbilder zur dynamischen Haltung

1. **Die Beziehung zum Körpermittelpunkt** (im Stehen, Gehen oder Springen): Konzentrieren Sie sich im Stehen auf Ihren Körpermittelpunkt und darauf, welche Beziehung zwischen den einzelnen Körperteilen und der Körpermitte besteht. Beobachten Sie, wie sich diese Beziehung beim Aus- und Einatmen verändert. Gehen Sie ein paar Schritte, und achten Sie darauf, wie sich die Beziehung verändert. Springen Sie ein paarmal auf und ab, und achten Sie darauf, wie sich die Beziehung zwischen den einzelnen Körperteilen zur Körpermitte verändert.
2. **Durch die Körperschichten atmen** (im Stehen, Sitzen oder in Rückenlage): Konzentrieren Sie sich auf die einzelnen Schichten Ihres Körpers. Seien Sie in Gedanken ganz beim Vorgang des Einatmens aus der Körpermitte heraus. Beobachten Sie, wie Ihr Atem beim Einatmen durch die darüberliegenden Schichten bis zur letzten Schicht, der Haut, strömt. Beobachten Sie, wie Ihr Atem beim Ausatmen zur Körpermitte zurückfällt (siehe auch Kapitel 1).

Hochziehen des Brustkorbes und ideale Haltung

Die Oberkörperstreckung ist ein ziemlich kontrovers behandeltes Thema. Um das Gleichgewicht zu halten und die aufrechte Haltung zu verbessern, versuchen manche Tänzer und Tänzerinnen, den Körper irgendwie nach oben zu ziehen. Dabei wird die Haltung „verbessert", indem bestimmte Körperteile künstlich nach oben gehoben werden. Dies vergrößert häufig die Schwierigkeiten, statt sie zu verringern. Es ist sicher wünschenswert, einen von Natur aus hoch liegenden Brustkorb zu haben, bei dem, wie Mabel Todd es ausdrückt, „die Krümmung der dorsalen Seite des Brustbeins und die Krümmung der ventralen Seite der Wirbelsäule symmetrisch angeordnet sind" (Todd 1972, S. 166). An anderer Stelle weist sie jedoch darauf hin, daß es nutzlos sei, die Wirbelsäulenachse durch angestrengtes Anheben des Brustkorbs zu verlängern (Todd 1972, S. 185).

Ein abgesenkter Brustkorb entspricht offensichtlich nicht der tänzerischen Ästhetik oder einer guten Körperhaltung und beeinträchtigt die Organtätigkeit und die Atmung. Vor allem Tänzer oder Tänzerinnen, die erst spät mit ihrer Ausbildung angefangen haben, haben möglicherweise nicht soviel Zeit, um in jahrelangem Training einen hohen Brustkorb auf natürliche Weise zu erreichen. Sweigard (Sweigard 1978, S. 6) weist darauf hin, daß willentlich gesteuerte Bewegungen auf ein Mindestmaß reduziert werden müssen, um die Interferenz mit bestehenden neuromuskulären Gewohnheiten zu verringern. Des weiteren ist Sweigard der Meinung, daß die Willenshandlung im Gedanken, also in der Vorstellung einer Bewegung liegt, und daß diese Vorstellung der einzige, willentlich gesteuerte Bestandteil bei allen Bewegungen ist. Jede weitergehende Steuerung über den Willen behindert den Bewegungsablauf und beeinträchtigt die Leistungseffizienz eher, als daß sie sie steigert (SWEIGARD 1978, S. 7).

Wenn Sie den Brustkorb anheben, setzen Sie in stärkerem Maße Ihre Willenskraft ein: Sie heben die Rippen und spannen Bauch und Po an. Im Tanzunterricht wurde mir gesagt, ich solle den Bauch ein- und in Richtung Wirbelsäule hochziehen, was dazu führen würde, daß das Körpergewicht nicht auf den Beinen laste und ich leichter würde. Ich bin ein höflicher Zuhörer, doch diese Anweisung bewirkte nur, daß ich sehr verspannt und steif (anstatt leichter) wurde. Ich konnte nicht richtig atmen, und die Aussicht auf geschmeidige, zentrierte Bewegungen in Kombination mit intensiver Raumwahrnehmung schwand.

Nur wenn Sie wie ein Heißluftballonfahrer ein paar Sandsäcke abwerfen können, werden Sie durch Baucheinziehen leichter. Vom Blickwinkel der Physik aus betrachtet, können wir nur leichter werden, wenn wir an Masse verlieren oder wenn wir auf einen Planeten mit geringerer Anziehungskraft reisen. Mit einer „Brust raus“-Anweisung ist sicherlich eine gute Absicht verbunden; es ist ein Versuch, sich der Schwerkraft zu widersetzen, die Ausrichtung des Körpers zu verbessern, aufrecht zu stehen und so weiter. Der in New York lebende Ballettlehrer und Choreograph Zvi Gotheiner sagt dazu:

„Den Brustkorb anzuheben, ist eine kulturspezifische Erscheinung, deren Ursprung im Bemühen der französischen Adligen liegt, durch eine aufrechte Körperhaltung vornehmer zu wirken. Unbewußt geht es auch darum, eine gewisse Macht zu erreichen, indem man von oben herunterschaut. Den Oberkörper unter Anspannung hochzuhalten, dient keinesfalls der Körperausrichtung und der Bewegungseffizienz.“
(Mitschrift des Autors)

Meiner Ansicht nach ist es Selbstbetrug, wenn wir glauben, einen straffen Bauch oder eine Wespentaille zu bekommen, indem wir oberflächlich die Bauchorgane einziehen. Ziehen wir den Bauch ein, verringert sich die Bewegungsfreiheit des Zwerchfells. Da die Bauchmuskeln der Bewegung des Zwerchfells entgegenwirken und beim Ausatmen mithelfen, die Bauchorgane zur Körpermitte hin zu verschieben, werden sie durch künstliche Anspannung in ihrer rhythmischen Aktivität eingeschränkt. Auch wirkt sich dann die Massage der Bauchmuskeln und des Zwerchfells weniger auf die Organe aus, da ihre Beweglichkeit in der Bauchhöhle eingeschränkt ist. Dadurch verringert sich ihr Organtonus, und der Bauch wölbt sich noch weiter nach vorn. Tänzer und Tänzerinnen stellen mir häufig folgende Frage: „Wie kann es sein, daß mein Bauch vorsteht, obwohl ich doch viele Bauchmuskelübungen mache?“ Die Antwort ist, daß es keine bessere Bauchübung gibt als tiefes Atmen – welches Ihnen aber nicht möglich ist, wenn Ihr Bauch absichtlich in Richtung Wirbelsäule gedrückt wird. Es soll jedoch nicht unerwähnt bleiben, daß bei einem vorstehenden Bauch in vielen Fällen auch die Ernährung eine Rolle spielt.

Befinden Sie sich in der richtigen Stellung und ist Ihre Bauchmuskulatur gut trainiert, sollten Sie beim Tanzen nicht über die Spannung Ihres Bauches sinnieren, es sei denn, der Choreograph wünscht es ausdrücklich. Die Bauchmuskulatur ist jedoch häufig unzureichend ausgebildet. Tägliches Üben, einschließlich Atemtechnik und Stimmbildung, sind erforderlich, um den Tonus der Bauchmuskeln sowie der unter ihnen liegenden Organe zu erhöhen (siehe in Kapitel 11 *Der Beckenboden* sowie Kapitel 16 *Die Atmung*).

Unser Ziel ist es, im Bauch Energie statt Anspannung zu spüren. Wenn Sie sich die Schwerkraft zunutze machen, werden sie letztendlich sehr viel erfolgreicher sein. Nach den Grundsätzen der Physik müssen wir die Bodenreaktionskraft so effizient wie möglich einsetzen. Lenken Sie diese Kraft von unten nach oben durch Ihren Körper (vor allem durch die Knochen). Müssen sich die Muskeln nicht mehr unnötigerweise anspannen, tragen sie zu einer ausgezeichneten Körperhaltung und Körperhöhe bei. Das Nervensystem wird flinker, die Reflexe schneller. Elastische Muskeln verhindern, daß unkontrolliert Gewicht auf Knien und Füßen lastet. Wenn Sie das Gewicht Ihres Körpers spüren, besitzen Sie Kontrolle über ihn. Kevin Poe, der in New York, Zürich und Wien die Rolle des Mephistopheles im Musical *Cats* tanzte, erzählte mir 1994 während eines Gesprächs folgendes:

„Eines Tages stand ich während der Ballettvorstellung Ramonda *in der Seitenkulisse und stellte fest, daß mich der letzte Tanz völlig erschöpft hatte. In diesem Moment erkannte ich, daß ich nicht richtig atmete. Sobald ich dann erneut gelernt hatte, während einer Bewegung richtig zu atmen, fühlte ich mich nach dem Tanzen nicht mehr erschöpft. Dabei hat mir auch das Singen viel geholfen. Ich sollte beim Tanzen singen oder zumindest sprechen können. Wir sollten uns so frei fühlen, unsere Bewegung laut herauszusingen. Das wirkt sich auch vorteilhaft auf die Phrasierung aus. Wenn wir unsere Bauchmuskeln anspannen, können wir nicht atmen und schon gar nicht singen. Nur bei Bewegungen, die viel Kraft erfordern, sollten wir diese Muskeln bewußt kontrahieren."*

Eine künstlich hohe Haltung hebt auch den Schwerpunkt an, läßt uns also instabiler werden. Also müssen wir noch stärker auf unsere Haltung achten und uns noch mehr anspannen. Das Problem ist, daß der Weg, wie wir an Leichtigkeit gewinnen können, oft unserer Intuition zuwider läuft. Um leichter zu werden, müssen wir ein Gefühl für unser Körper*gewicht* haben, untersuchen, wie die Gliedmaßen als Hebel auf den Boden einwirken, um unseren Körper von der Stelle zu bewegen, und uns die Bodenreaktionskraft zunutze machen. Dies müssen wir üben, denn das Körpergewicht und die Gliedmaßen erfahren wir üblicherweise nicht als Hebel, mit denen wir in Bewegung kommen. Wenn Sie ein Brötchen halten, das ein Zwanzigstel Ihres Armes wiegt, spüren Sie dann das Gewicht des Brötchens oder das Gewicht Ihres Armes? Sie spüren das Gewicht des Brötchens, obwohl Ihr Arm viel schwerer ist. Es wäre sicherlich eine wirkungsvolle Diätstrategie, wenn wir, sobald wir etwas zu essen in der Hand halten, das gesamte Gewicht unseres Armes spürten. Unser Gehirn erlaubt uns jedoch nicht, daß wir uns übermäßig damit beschäftigen, wie schwer sich unser Arm oder Bein während einer Bewegung anfühlt. Eine solche unnötige Ablenkung würde unser Überleben gefährden. Wie in Teil I dieses Buches erwähnt, betrachten wir die eingehenden Sinnesreize wie durch ein Guckloch und erhalten nur die Informationen, die wir für die unmittelbar bevorstehenden Aufgaben benötigen. Um zu einer differenzierteren Gewichtswahrnehmung zu gelangen, müssen wir dieses Guckloch erweitern.

Kapitel 18

Integrierende Übungen zur dynamischen Körperhaltung

Zum Thema Körperhaltung und -koordination gehört eine eingehende Untersuchung über die Beziehungen der einzelnen Körperteile untereinander, so wie wir sie in Teil III dieses Buches thematisiert haben. Wird eine dieser Beziehungen verbessert, wirkt sich dies auf den Körper insgesamt aus. Sie können Ihre Körperhaltung auch dadurch verbessern, daß Sie bewußt oder unbewußt andere Menschen mit guter Körperausrichtung nachahmen. Es gelingt auch mit Hilfe von Körperarbeit, Therapien und psychologischem Wissen. Ich kann jedoch nicht genug betonen, daß die Veränderungen Teil Ihres gesamten Körperbildes werden müssen – erst dann kann Ihre verbesserte Körperhaltung von Dauer sein. Das neue Ausrichtungsmuster muß Teil Ihrer Persönlichkeit werden, andernfalls werden Sie immer wieder in alte Gewohnheiten verfallen. Da unser Körperbild hauptsächlich darauf aufgebaut ist, wie wir uns selbst „sehen“ und „fühlen“, können wir unsere Körperhaltung mit inneren Bildern direkt beeinflussen.

Die nachfolgenden Übungen haben zum Ziel, Ihr Gespür für die Körpermitte zu verbessern, sowie Kohäsionsenergie und biomechanische Vorgänge zu fördern – und zwar immer unter dem Gesichtspunkt der Dynamik. Die Übungen sollen Ihnen die Grundsätze der Körperhaltung in Erinnerung rufen und können einzeln oder im Unterricht durchgeführt werden. Die Unterabschnitte dienen zur Hervorhebung der jeweiligen Übung. Arbeiten Sie mit den Vorstellungsbildern, die Ihnen am besten gefallen, um den größtmöglichen Nutzen zu erzielen.

Vorstellungsbilder üben in Rückenlage

Die folgenden Übungen sollten in der Konstruktiven Ruheposition oder in der Yoga-Rückenlage ausgeführt werden, so daß Sie deutlich die Horizontale des Bodens spüren.

Übung: Vom Boden ausgehend die Vertikale wahrnehmen

Nehmen Sie den Boden unter Ihnen noch stärker wahr. Stellen Sie fest, welche Körperteile auf dem Boden liegen und welche nicht. Achten Sie auf Unterschiede zwischen der rechten und der linken Körperhälfte. Drücken Sie nicht absichtlich einen bestimmten Körperteil auf den Boden. Liegen Sie ganz entspannt auf dem Untergrund. Achten Sie auf das unterschiedliche Gefühl in den einzelnen Körperteilen beim Ein- und Ausatmen. Achten Sie auf Stellen, die schmerzen oder verspannt sind, und auf Stellen, an denen Sie ein gutes Gefühl haben.

Übung: Der fliegende Teppich

Stellen Sie sich vor, daß Sie auf einem fliegenden Teppich liegen. Beobachten Sie in Gedanken, wie der Teppich mit Ihnen langsam vom Boden abhebt und jeden Teil Ihres Körpers gleichmäßig stützt. Wenn der Teppich wieder auf dem Boden landet, sehen Sie, wie Kopf, Rumpf und Becken gleichzeitig den Boden wieder berühren.

Übung: Kugeln

Visualisieren Sie nacheinander das Becken, den Rumpf und den Kopf als voneinander unabhängige Kugeln. Lassen Sie die drei Kugeln eine vertikale Linie bilden. Visualisieren Sie den Mittelpunkt jeder einzelnen Kugel vom Becken bis zum Kopf. Stellen Sie sich eine Linie vor, die die Kugeln miteinander verbindet. Stellen Sie sich zu Beginn nur jeweils zwei miteinander verbundene Kugeln vor: Verbinden Sie den Mittelpunkt der Beckenkugel mit dem Mittelpunkt der Brustkugel. Dann verbinden Sie den Mittelpunkt der Brustkugel mit dem Mittelpunkt der Kopfkugel. Schließlich verbinden Sie alle drei Kugeln. Beobachten Sie in Gedanken, wie die Kugeln etwas nach oben schweben und sich auf den Boden legen, gleichzeitig aber miteinander verbunden bleiben.

Übung: Das Zusammentreffen der Ebenen

Sehen Sie die mediane Frontalebene deutlich vor Ihrem inneren Auge. Führt sie durch die Ohrläppchen, das Akromion (Schulterhöhe) und den Trochanter major (äußerer Knochenvorsprung am Oberschenkelknochen)? Welche dieser markanten Knochen befinden sich vor der Ebene und welche dahinter? Verläuft die Ebene parallel zum Boden? Betrachten Sie in Gedanken nun die mediane Sagittalebene. Verläuft sie durch die Mitte der Nase, des Kinns, des Brustbeins, des Nabels und der Schambeinfuge? Welche dieser Stellen liegen links, welche rechts der Ebene? Stellen Sie sich anschließend die Sagittal- und die Frontalebene gleichzeitig vor. Stellen Sie die Linie fest, an der sich die beiden Ebenen treffen. Dies ist die zentrale Achse Ihres Körpers. Verläuft Ihre zentrale Achse parallel zum Boden? Können Sie die Achse in ihrer gesamten Länge vor Ihrem inneren Auge sehen, oder können Sie sich einige Abschnitte leichter vorstellen als andere?

Vorstellungsbilder üben im Sitzen

Für die folgenden Übungen ist die sitzende Position besonders geeignet, da Sie sich auf den kräftigen Beckenboden und die Sitzbeine konzentrieren können. Sie bieten einen guten Anhaltspunkt für die darüberliegenden Körperteile. Vieles im Zusammenhang mit der Körperhaltung läßt sich am besten dadurch in den Griff bekommen, daß wir uns die Stellung des Beckens bewußter machen.

Übungen: Ausgeglichenes Sitzen

1. **Das Körpergewicht auf den Sitzbeinen balancieren:** Verteilen Sie das Gewicht Ihres Körpers gleichmäßig auf beide Sitzbeine. Stellen Sie fest, ob Sie Ihr Gewicht mehr vorn auf den Sitzbeinen oder mehr hinten spüren. Versuchen Sie, Ihr Gewicht in die Mitte der Sitzbeine zu verlagern. (Neigen Sie zu einer krummen Haltung, das heißt, kippen Sie Ihr Becken nach hinten, fühlen Sie sich dabei, als ob Sie ein rundes Kreuz hätten.) Stellen Sie sich vor, daß die Mittellinie Ihres Körpers durch den Dens axis (Zahnfortsatz des zweiten Halswirbels) und im gleichen Abstand von beiden Sitzbeinen verläuft. Sehen Sie vor Ihrem inneren Auge, wie die Mittellinie die Lendenwirbel streift und durch die oberen Halswirbel verläuft. Die mediane Sagittalebene verläuft durch die Ohrläppchen und das Akromion (Abbildung 18.1).

Abbildung 18.1: Die Körperhaltung im Sitzen.

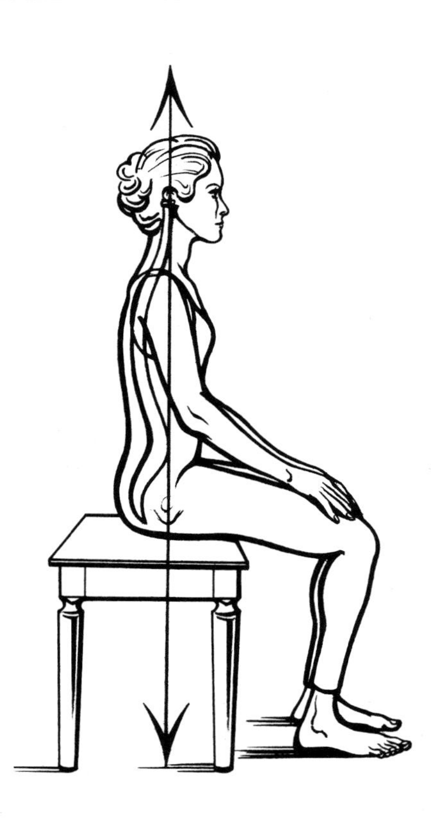

2. **Wiedererlangen einer guten Sitzhaltung:** Rollen Sie, beim Kopf beginnend, Ihre Wirbelsäule vorwärts nach unten ein, bis Ihr Kopf über den Beinen hängt. Rollen Sie dann die Wirbel wieder nach oben, bis Sie mit Ihrem Kopf zu einer guten Haltung gefunden haben. Rollen Sie die Wirbelsäule dann nochmals nach unten, und versuchen Sie, mit einem Bild zu arbeiten, um Ihre aufrechte Sitzhaltung wiederzuerlangen: Sehen Sie in Gedanken, wie der Beckenboden durch den Stuhl nach unten zu Boden fällt, während Sie Ihren Kopf wieder aufrichten. Wie fühlen Sie sich bei dieser Methode im Vergleich zur ersten Variante? Wiederholen Sie die Übung noch einmal. Diesmal drücken Sie den

Beckenboden (Sitzhöcker) nach unten, wenn Sie nach oben in die aufrechte Sitzhaltung gehen. Arbeiten Sie beim Aus- oder Einatmen mit dem mentalen Bild, daß Sie zum Wiedererlangen einer guten Sitzhaltung den Beckenboden fallen lassen oder nach unten drücken.

Die Haltung beim Stehen und Gehen

Im Vergleich zu unserer Körpergröße liegt der Schwerpunkt beim menschlichen Körper relativ hoch, was das Stehen schwierig macht. Gehen ist deshalb einfacher, weil das andauernde, nach vorn gerichtete Bewegungsmoment stabilisierend wirkt. Mit Ausnahme der ersten nachfolgenden Übung, die nur im Stehen ausgeführt werden sollte, empfehle ich, die Übungen zunächst im Stehen und anschließend im Gehen auszuprobieren.

Übung: Auf Körperreflexe achten

Stehen Sie aufrecht mit geschlossenen Augen. Werden Sie sich Ihres ganzen Körpers bewußt. Möglicherweise stellen Sie eine kontinuierliche, minimale Haltungsanpassung fest, die automatisch geschieht. Dabei handelt es sich im Ihre Reflexe, die Sie – ohne daß es Ihnen bewußt ist – davor bewahren, umzufallen.

Übung: Bausteine

Sehen Sie Ihren Körper in Gedanken als einen Stapel bunter Holzbausteine. Setzen Sie die Bausteine, von unten angefangen, neu zusammen. Achten Sie darauf, daß sie perfekt übereinanderliegen.

Übung: Kugeln an einer Schnur

Stellen Sie sich Ihren Körper als eine Reihe von Kugeln vor, die über eine Schnur miteinander verbunden sind. Die Schnur stellt die zentrale Achse Ihres Körpers dar, die Kugeln sind die Körperteile. Eine imaginäre Kraft zieht die beiden Enden der Schnur in entgegengesetzte Richtungen auseinander, so daß sich die Kugeln übereinander einpendeln (siehe Kapitel 2, Abbildungen 2.4a und b).

Übung: Aufeinandertreffen der Ebenen

In aufrechter Haltung verläuft die mediane Frontalebene nicht parallel, sondern im rechten Winkel zum Boden. Verläuft Sie durch die Ohrläppchen, die Schulterhöhe und den Trochanter major? Welche Knochen liegen vor dieser Ebene, welche dahinter? Stellen Sie sich vor, daß die mediane Sagittalebene im rechten Winkel zum Boden verläuft. Führt sie durch den Mittelpunkt von Nase, Kinn, Brustbein, Nabel und Schambeinfuge? Betrachten Sie vor Ihrem inneren Auge nun die Sagittal- und die Frontalebene gleichzeitig. Versuchen Sie, die Stelle herauszufinden, an der sich die beiden Ebenen schneiden. Dies ist Ihre zentrale Achse. Können Sie die Achse in ihrer ganzen Länge visualisieren, oder sehen Sie einige Abschnitte deutlicher als andere?

Übung: Magische Ebenen

Stellen Sie sich vor, wie die mediane Sagittalebene durch die Nase, den Mittelpunkt von Kinn, Brustbein und Schambeinfuge führt. Visualisieren Sie mehrere, parallel verlaufende Horizontalebenen, als ob ein Zauberer Ihren Körper schmerzfrei in Scheiben geschnitten hätte. Eine Ebene berührt das untere Ende der Sitzbeine, eine verläuft mitten durch die Hüftgelenkpfannen, eine berührt den oberen Hüftkamm, und eine weitere führt durch die Schulterhöhen. Auf wieder einer anderen Ebene liegen die Augen, und die über dem Kopf gehaltenen Arme (Kapitel 17, Abbildung 17.2) gehören wiederum zu einer anderen Ebene.

Übungen: Vorstellungsbilder zur zentralen Achse des Körpers

1. **Die Sitzbeine und die Kondylen schmelzen:** Stellen Sie sich vor, wie sich die Wölbungen der Okzipitalkondylen (Vorsprünge am unteren Hinterhaupt) und die Sitzbeine nach unten strecken, bis sie auf derselben Frontalebene ausgerichtet sind. Visualisieren Sie Ihre zentrale Achse, die zwischen den Sitzbeinen und den Okzipitalkondylen liegt (Abbildung 18.2).

Abbildung 18.2: Die Wölbungen der Okzipitalkondylen und die Sitzbeine strecken sich nach unten.

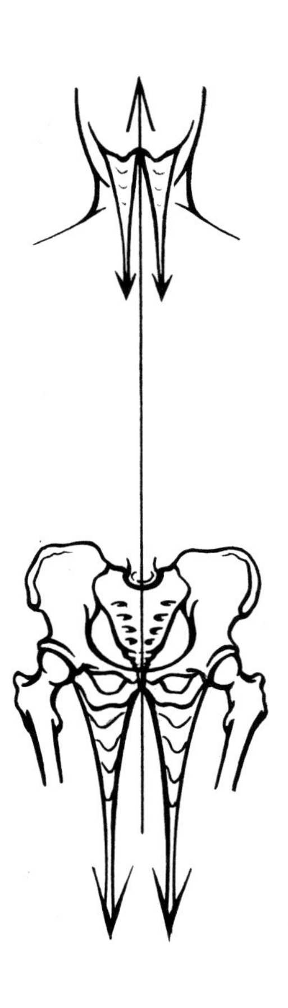

2. **Die Senklotlinie durch den Dens axis** (in der ersten Position, Fersen auf dem Boden; in der ersten Position Relevé): Visualisieren Sie eine durch den Dens axis nach oben und unten verlaufende Achse, die aufgrund eines nach unten ziehenden Gewichts einen exakten rechten Winkel zum Boden bildet. Das Gewicht hängt in Höhe der Frontalebene zum Sprungbein (Abbildung 18.3).

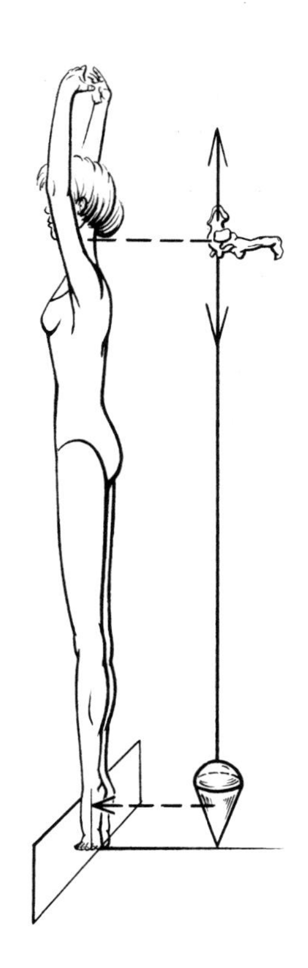

Abbildung 18.3: Eine durch den Dens axis nach oben und unten verlaufende Achse bildet aufgrund eines nach unten ziehenden Gewichts einen exakten rechten Winkel zum Boden.

Anspannungen lösen

Natürlich sind wir alle sehr daran interessiert, unsere Haltung und Bewegung dynamisch zu gestalten – und zwar ohne uns anstrengen zu müssen. Damit sind wir bereit für jede Herausforderung. Verspannungen im Körper sind kein gutes Rüstzeug, denn sie lassen die Muskeln und andere Gewebe unseres Körpers schneller ermüden. Sind Ihre Muskeln straff, sind sie zu stark kontrahiert. Es versteht sich von selbst, daß wir die Muskeln kontrahieren, wenn wir uns bewegen; das ist jedoch kaum machbar, wenn sie bereits im bewegungslosen Zustand kontrahiert sind. Anspannung unterstützt also nicht unser Ziel, aktionsbereit und locker zu sein.

Übung: Entspannen mit einer imaginären Stange

Visualisieren Sie die zentrale Achse Ihres Körpers als runde Stange. Ihr Körper umgibt diese Stange. Stellen Sie sich dabei vor, daß Ihr Körper aus mehreren Stoffschichten besteht, die über der Stange hängen. Beobachten Sie, wie der Stoff zur zentralen Achse hin zusammenfällt.

Übung: Visualisieren der zentralen Achse

Wie Wolken eine Bergspitze, so umgibt Ihr Körper die zentrale Achse. Wenn Sie sich bewegen, setzen sich auch die flockigen Wolkenschichten in Bewegung (Abbildung 18.4). Üben Sie mit diesem mentalen Bild, wenn Sie sich bewegen. Beginnen Sie im Sitzen, später gehen und rennen Sie.

Übung: An einer Schnur hängen

Stellen Sie sich vor, daß Ihr Körper locker an einer Schnur hängt, die an Ihrem Scheitel befestigt ist. Die Schnur und Ihr Körper sind perfekt aufeinander ausgerichtet. Üben Sie mit diesem Bild, während Sie sich bewegen – beginnen Sie im Sitzen, später gehen und rennen Sie. Lassen Sie die

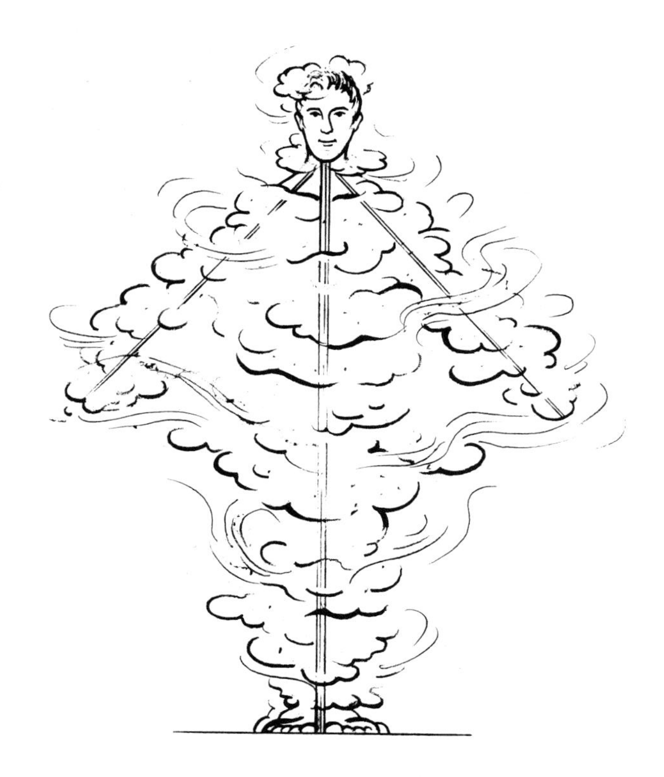

Abbildung 18.4: Stellen Sie sich vor, daß Ihr Körper aus weichen Wolken besteht, die um die zentrale Achse Ihres Körpers schweben.

Schnur die Bewegungen auslösen. Konzentrieren Sie sich nicht darauf, daß die Schnur Sie nach oben zieht, sondern auf das Gefühl, daß Sie an ihr hängen. Selbstverständlich zieht Sie die Schnur nach oben, sonst könnten Sie nicht an ihr hängen; lenken Sie Ihre Aufmerksamkeit aber gezielt darauf, daß Sie an ihr hängen. (Diese Übung geht auf Stephanie Skura zurück.)

Übung: Die Zentrifugalkraft erfahren

Stellen Sie sich vor, daß Ihr Körper über Ihre Schwerelinie am Erdmittelpunkt befestigt ist und daß die Zentrifugalkraft, die durch die Erddrehung entsteht, Ihre zentrale Achse streckt. Sie zeigt im rechten Winkel zur Erdoberfläche von der Erdmitte weg. Diese gedankliche Vorstellung fällt Ihnen leichter, wenn Sie auf den Vergleich ausweichen, daß Sie eine Schnur in der Hand halten, an der ein Gegenstand hängt und die Sie im Kreis herum schwingen. In unserer Übung sind Sie der Gegenstand, und die Erde ist Ihre Hand. Schwingen Sie den Gegenstand schnell genug, dann strafft sich die Schnur.

Übung: An den Füßen hängen

Führen Sie diese Übung im Stehen durch. Stellen Sie sich vor, daß Sie an Ihren Füßen von der Decke herabhängen. Ihre Schuhe kleben an der Zimmerdecke, und Sie hängen von ihr herunter (selbstverständlich können Sie nicht aus Ihren Schuhen herausfallen). Sie fallen sozusagen nach oben. In dieser Stellung bringt Ihnen die Schwerkraft, die von Ihrem Kopf her wirkt, die richtige Körperhaltung bei.

Übungen: Die zentrale Achse des Körpers intensiver erfahren

1. **Der Kopf auf einem Geysir:** Stellen Sie sich vor, daß Ihre zentrale Achse eine Fontäne oder ein Geysir ist. Ihr Kopf liegt bequem und mühelos auf dieser Wassersäule. Visualisieren Sie Ihre Schultern und die Oberfläche Ihres Körpers, während das Wasser auf den Boden zurückfällt. Lassen Sie Ihren Kopf auf der Fontäne auf und ab hüpfen. Wird der Wasserstrahl stärker, treibt Ihr Kopf nach oben, wird er schwächer, fällt Ihr Kopf vor und zurück. Die Kraft des Wassers bestimmt die Höhe Ihres Kopfes (Abbildung 18.5).

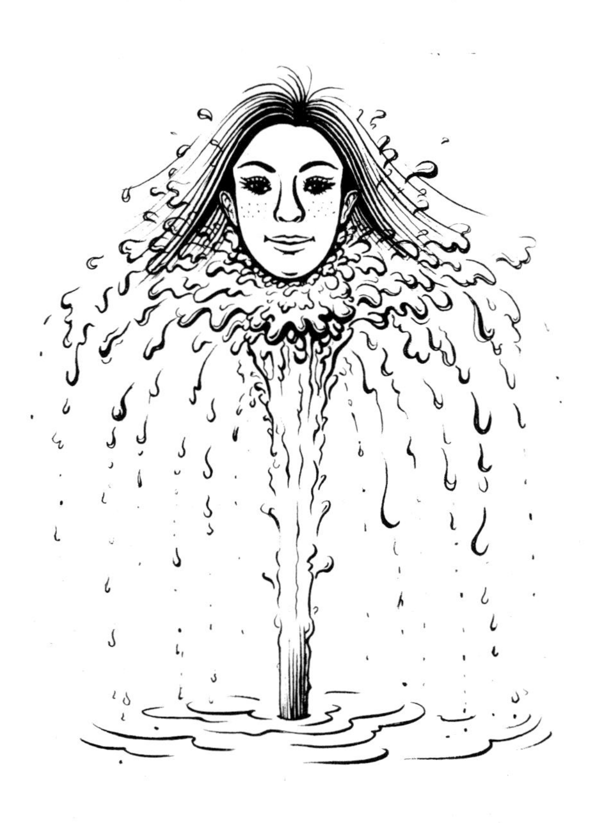

Abbildung 18.5: Stellen Sie sich Ihre zentrale Achse als Fontäne oder Geysir vor. Ihr Kopf schwimmt mühelos auf dem Wasserstrahl.

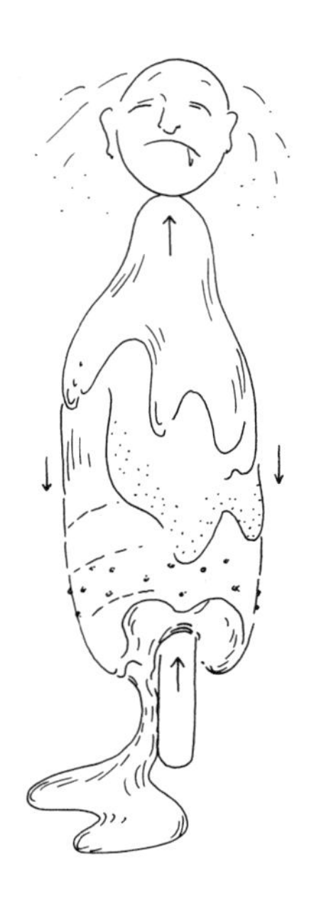

Abbildung 18.6: Schmelzen wie ein Eis am Stiel.

2. **Eis am Stiel:** Stellen Sie sich Ihren Körper als Eis am Stiel vor. Schmilzt das Eis (die Schultern), wird der Stiel (die zentrale Achse) sichtbar (siehe oben Abbildung 18.6).
3. **Fließendes Wasser:** Stellen Sie sich mit den Füßen auf ein kleines Holzstück, so daß die Vorderfüße höher stehen als die Fersen. Oder stellen Sie sich mit etwas Abstand mit dem Gesicht zur Wand, und stützen Sie sich mit Ihren Händen von ihr ab. In diesen Haltungen werden Ihre Waden gedehnt. Bleiben Sie eine Minute lang in Ihrer Stellung, wobei Sie sich vorstellen, daß Wasser Ihren Rücken hinunterläuft und Ihre ganze Anspannung über die Fersen bis in den Boden mitnimmt. Stellen Sie sich dann wieder gerade hin. Möglicherweise haben Sie jetzt das Gefühl, daß es weiter über Ihren Rücken strömt. (Um das Fließen des Wassers zu simulieren, können Sie einen Übungspartner oder eine -partnerin bitten, mit den Händen abwärts über Ihren Rücken und über die Rückseite Ihrer Beine zu streichen.)
4. **Kleine Blasen:** Stellen Sie sich vor, daß Ihre zentrale Achse aus einem Strom voller Bläschen, wie die in Champagner oder Mineralwasser, besteht. Die Bläschen steigen zwischen den Sitzbeinen auf, strömen durch den Brustkorb und den Hals und gelangen über den Scheitel nach außen. Sie kommen aus einer unversiegbaren Quelle zwischen Ihren Füßen. Hören Sie das Prickeln, und sehen Sie, wie die Blasen aufsteigen. Spüren Sie, wie sie vorn an der Wirbelsäule emporgleiten (und Sie vielleicht kitzeln). Sie können sich auch vorstellen, daß die Blasen farbig sind – zum Beispiel rot wie Himbeersaft oder grün wie Pfefferminzsirup. Welches Gefühl rufen die unterschiedlichen Farben in Ihnen hervor?
5. **Vulkanausbruch** (im Stehen; in Bewegung): Visualisieren Sie, wie ein Vulkan seine feurigen Geschosse entlang Ihrer zentralen Achse in die Luft schleudert.
6. **Schlingpflanze** (im Stehen; in Bewegung): Visualisieren Sie, wie sich eine Pflanze um einen Holzstamm schlingt. Der Stamm ist Ihre zentrale Achse. Beobachten Sie vor Ihrem inneren Auge, wie die Pflanze immer höher wächst und ihre Blätter in den Himmel ragen.

Übungen: Ausrichtung der Beine

1. **Gleich große Fußabdrücke:** Stellen Sie sich vor, daß Sie auf Sand stehen. Betrachten Sie die Abdrücke Ihrer Füße im Sand, und stellen Sie fest, ob die Abdrücke gleich groß und gleich tief sind. Wenn nicht, stellen Sie sich einen weichen Sandweg vor, auf dem Sie in Gedanken gleichgeartete Fußabdrücke schaffen.
2. **Schmelzen des Trochanter major:** Visualisieren Sie die zentralen Achsen Ihrer Beine. Stellen Sie sich vor, daß die Außenseiten Ihrer Beine nach unten wegschmelzen. Sehen Sie in Gedanken insbesondere den Trochanter major an den Beinen hinunterschmelzen (Abbildung 18.7).

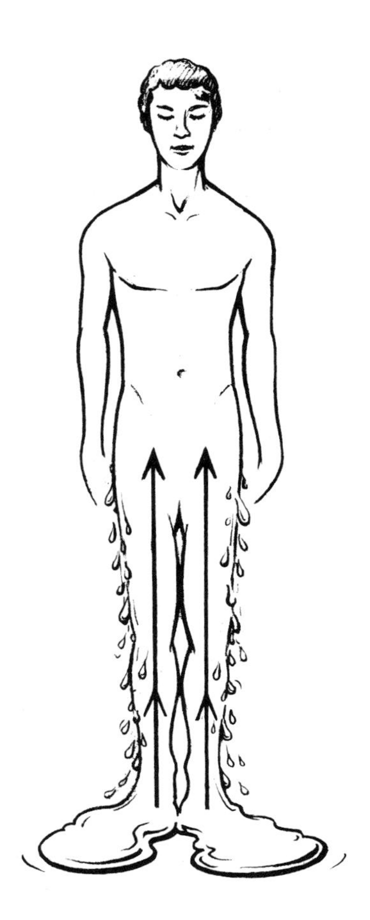

Abbildung 18.7:
Die Außenseiten Ihrer Beine schmelzen nach unten weg.

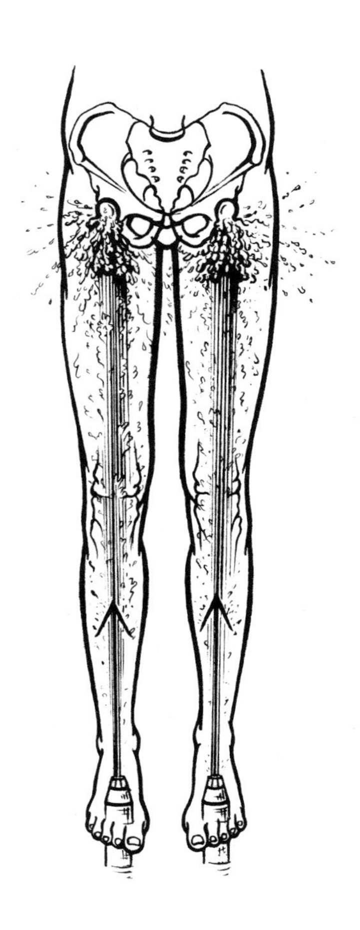

Abbildung 18.8:
Aus beiden Beinen spritzt Wasser empor.

3. **Wasserstrahl:** Visualisieren Sie, wie Wasser aus Ihren Beinen emporspritzt, als ob Feuerwehrschläuche unter Ihren Füßen lägen. Das Wasser spritzt im rechten Winkel zum Boden empor, direkt in die Hüftgelenkpfannen (siehe oben Abbildung 18.8). Dieser Wasserstrahl kann das Gewicht des Beckens halten. An der Außenseite der Beine fließt das Wasser wieder zum Boden zurück. Ihr Übungspartner oder ihre -partnerin soll die Hände um Ihre Knöchel legen, während Sie sich beide vorstellen, wie das Wasser kraftvoll an den berührten Stellen emporspritzt. Wiederholen Sie diese mentale Übung mehrmals, wobei Ihr Partner oder Ihre Partnerin die Hände um den Unterschenkel, dann das Knie, die Mitte des Oberschenkels und zuletzt über das Hüftgelenk legt. Zum Abschluß der Übung sollte Ihr Partner oder Ihre Partnerin mit den Händen seitlich der Beine nach unten gleiten, dann mit einer Hand über die Zehen und mit der anderen Hand über die Fersen streichen.

Die eigene Körperhaltung und -koordination mit anderen vergleichen

Wenn Sie an der Stange stehen und jemand mit hervorragender Körperhaltung vor Ihnen steht und alle Übungen perfekt ausführt, regt das sicherlich Ihr Nervensystem an, Ihre eigene Haltung zu verbessern. Unser Gehirn ist ein Schwamm, der die visuellen Eindrücke, die sich ihm bieten, absorbiert. So gesehen sind Sie ständig mit Gedankenarbeit beschäftigt. Haben Sie eine gute tänzerische Leistung beobachtet, werden Sie am nächsten Tag auch besser tanzen. Damit will ich nicht sagen, daß Sie schlechte Tänzer meiden sollten. Sie können auch sehr viel von Tänzern und Tänzerinnen lernen, die schlechter tanzen als Sie; die Schwierigkeiten anderer Tänzer zu erkennen, kann helfen, die eigenen Probleme besser zu verstehen. Stellen Sie sich während des Tanzunterrichts vor, daß Sie von unglaublich guten Tänzerinnen und Tänzern mit perfekter Körperhaltung umgeben sind, ganz egal, ob sie in Wirklichkeit besser oder schlechter tanzen als Sie selbst. Beobachten Sie, wie sich diese mentale Vorstellung auf Ihre Tanzleistung auswirkt.

Mit Vorstellungsbildern weiterarbeiten

Wir sind zwar alle von Natur aus mit einer guten Vorstellungsgabe ausgestattet, doch verlieren wir diese Fähigkeit häufig in der Jugend und im Erwachsenenalter, wenn die Vorstellungen unserer Phantasie höchstens noch im Rahmen einer Psychotherapie oder eines Workshops zur Persönlichkeitsentfaltung gefragt sind. Unser inneres Auge wird häufig trüb und verschleiert sich, denn die immense Flut visueller Informationen, die aus allen Richtungen auf uns einströmt, übersättigt unsere Sinne. Fernsehen, Filme und Werbeplakate bieten fertige Ansichten, die unsere Aufmerksamkeit gefangennehmen. Unseren inneren Bildschirm einzuschalten, ist anstrengend und vergleichsweise langweilig. Ich hoffe, dieses Buch hat dazu beigetragen, daß Ihnen der Reichtum an Schönem und Informativem, den Ihr innerer Bildschirm bietet, zugänglich wird.

Anhang

Literatur

ACHTERBERG, JEANNE: *Imagery in healing*. Boston: Shambhala Publications 1985; deutsch: *Die heilende Kraft der Imagination: Heilung durch Gedankenkraft. Grundlagen und Methoden einer neuen Medizin*. Bern, München, Wien: Scherz 1987.

ALEXANDER, GERDA: *Eutonie*. München: Kösel Verlag 1976.

ALFASSA, MIRA: *A diary for all times*. Pondicherry, India: All India Press 1982a.

ALFASSA, MIRA: *The great adventure*. Pondicherry, India: All India Press 1982b; deutsch: *Das große Geheimnis: 6 Monologe und 1 Schlußfolgerung*. Planegg: Mirapuri-Verlag 1984.

BARBA, E./SAVARESE, N.: *A dictionary of theatre anthropology*. London: Routledge 1991.

BÄUMLEIN-SCHURTER, M.: *Übungen zur Konzentration*. Zürich: Origo-Verlag 1966.

CHIAO, R.Y./KWIAT, P.G./STEINBERG, A.M.: *Faster than light?*, in: Scientific American 269/1993, S. 38–46.

CHOPRA, DEEPAK: *Magical mind, magical body*. Chicago: Nightingale-Conant Corporation 1990.

CHOPRA, DEEPAK: *Quantum healing*. New York: Bantam 1990; deutsch: *Die heilende Kraft: Ayurveda, das altindische Wissen vom Leben, und die modernen Naturwissenschaften*. Bergisch Gladbach: Lübbe 1990.

CLARK, B.: *Body proportion needs depth – front to back*. Champaign, Illinois: (unveröffentlicht) 1975.

CLARK, B.: *How to live in your axis – your vertical line*. New York: (unveröffentlicht) 1968.

CLARK, B.: *Let's enjoy sitting – standing – walking*. Port Washington: (unveröffentlicht) 1963.

COHEN, B.: *Sensing, feeling, and action: The experiential anatomy of body-mind centering*. Northampton, Massachusetts: Contact Editions 1993a.

COHEN, B.: *Dynamic rotation of foreleg* (Unterrichtsmaterial, S. 5–6). Amherst, Massachusetts: (unveröffentlicht) 1993b.

COHEN, B./MILLS, M.: *Developmental movement therapy* (Unterrichtsmaterial). Amherst, Massachusetts: (unveröffentlicht) 1979.

DARDIK, I./WAITLEY, D.: *Quantum fitness*. New York: Pocket Books 1984.

DART, R.A.: *Voluntary musculature in the human body: The double spiral arrangement*, in: The British Journal of Physical Medicine 13 (12)/1950, S. 265–268.

DOSSEY, L.: *Recovering the soul*. New York: Bantam 1985.

DOWD, I.: *Taking root to fly*. Northampton, Massachusetts: Contact Editions 1990.

DURKHEIM, K.F.G.: *Hara, the vital center of man*. London: Allen & Unwin 1992.

EPSTEIN, G.: *Healing visualizations*. New York: Bantam Books 1989.

FELDENKRAIS, MOSHÉ: *Awareness through movement*. New York: Harper Collins 1972; deutsch: *Bewußtheit durch Bewegung: der aufrechte Gang*. Frankfurt/M.: Suhrkamp 1991.

FLANAGAN, O.: *The science of mind*. Cambridge, Massachusetts: MIT Press 1991.

FRANKLIN, ERIC N.: *Locker sein macht stark. Wie wir durch Vorstellungskraft beweglich werden*. München: Kösel-Verlag 1998.

FRANKLIN, ERIC N.: *Dance imagery for technique and performance*. Champaign, Illinois: Human Kinetics 1996.

FRANKLIN, ERIC N.: *100 Ideen für Beweglichkeit*. CH-8623 Wetzikon, Mühlestraße 28: Ideokinese Verlag 1995.

FUCHS, M.: *Funktionelle Entspannung*. Stuttgart: Hippokrates-Verlag 1984.

GELMAN, D. U.A.: *Is the mind an illusion?*, in: Newsweek 116 vom 29. April 1992.

GOTTLIEB, D.: *GABAergic neurons*, in: Scientific American, 258 (2)/1988, S. 38–45.

HAERDTER, MICHAEL/KAWAI, SUMIE (HRSG.): *Butoh: die Rebellion des Körpers. Ein Tanz aus Japan*. Berlin: Alexander-Verlag 1988.

HAWKINS, A.: *Moving from within*. Pennington, New Jersey: A Capella Books 1991.

Hotz, A./Weineck, J.: *Optimales Bewegungslernen: anatomisch-physiologische und bewegungspsychologische Grundlagenaspekte des Techniktrainings.* Erlangen: Perimed 1988.

Jacobsen, E.: *Electrical measurements of neuromuscular states during mental activities: Imagination of movement involving skeletal muscle,* in: American Journal of Physiology 91/1929, S. 597–608.

Juhan, D.: *Job's body.* Barrytown, New York: Station Hill Press 1987; deutsch: *Die Soma-Psyche-Verbindung. Ein Lehrbuch.* München: Droemer Knaur 1992.

Kavner, R.S.: *Your child's vision: A parent's guide to seeing, growing and developing.* New York: Simon & Schuster 1985.

Keleman, C.S.: *Emotional anatomy.* Berkeley, Kalifornien: Center Press 1985; deutsch: *Verkörperte Gefühle: der anatomische Ursprung unserer Erfahrungen und Einstellungen.* München: Kösel 1992.

Kendall, Florence Peterson: *Muscle testing and function.* Baltimore: Williams & Wilkins 1983; deutsch: *Muskeln: Funktionen und Test.* Stuttgart, New York: Fischer 1988.

Kingmann, L.: *Peter's long walk.* New York: Doubleday 1953.

Klein-Vogelbach, S.: *Funktionelle Bewegungslehre.* Berlin: Springer 1990.

Kosnick, Heinrich: *Busoni: Gestaltung durch Gestalt.* Regensburg: Bosse Verlag 1971.

Kosnick, Heinrich: *Lebenssteigerung.* München: Delphin Verlag 1927.

Krauss, R.: *I can fly.* New York: Simon & Schuster (Little Golden Book Series) 1950.

Kükelhaus, H.: *Unmenschliche Architektur.* Köln: Gaia Verlag 1988.

Kükelhaus, H.: *Urzahl und Gebärde.* Zug, Schweiz: Klett und Balmer 1984 (Originalausgabe Frankurt/M.: Alfred Metzner 1934).

Kükelhaus, H.: *Hören und Sehen in Tätigkeit.* Zug, Schweiz: Klett und Balmer 1978.

Lips, Julius Ernst: *The origin of things.* New York: Fawcett 1956; deutsch: *Vom Ursprung der Dinge: Eine Kulturgeschichte der Menschen.* Darmstadt: Progress-Verlag Fladung 1961.

Masunaga, S.: *Zen imagery exercises.* Tokyo: Japan Publications 1991.

Matt, P.: *A kinesthetic legacy: The life and works of Barbara Clark.* Tempe, Arizona: CMT Press 1993.

Maxwell, M.: *Human evolution.* Sidney: Croom Helm 1984.

Mees, L.F.C.: *Das menschliche Skelett.* Stuttgart: Urachhaus 1981.

Merlau-Ponty, M.: *Phenomenology of perception.* London: Routledge 1962.

Miller, J.: *The body in question.* New York: Random House 1982.

Naville, S.: (Kursunterlagen, Institute for Psychomotor Therapy, Department of Special Education, Postgraduate Studies). Zürich, Schweiz: 1992.

Norkin, C.C./Levangie, P.K.: *Joint structure and function.* Philadelphia: Davis 1992.

Ohashi, W.: *Reading the body.* New York: Penguin Books 1991; deutsch: *Körperdeutung: östliche Diagnose und Therapie.* Freiburg i.Br.: Bauer 1995.

Olsen, Andrea/McHose, Caryn: *Body stories: A guide to experiential anatomy.* Barrytown, New York: Station Hill Press 1991; deutsch: *Körpergeschichten. Das Abenteuer der Körpererfahrung.* Kirchzarten: VAK Verlag 1994.

Overby, L.Y.: *The use of imagery by dance teachers: Development and implementation of two research instruments,* in: Journal of Physical Education, Recreation and Dance, 61 (Februar) 1990, S. 24–27.

Piaget, J.: *Der Zeitfaktor in der kindlichen Entwicklung,* in: *Probleme der Entwicklungspsychologie.* Hamburg: Europäische Verlagsanstalt (Bleine Schriften 16) 1993.

Pierce, A./Pierce, R.: *Expressive movement: Posture and action in daily life, sports, and the performing arts.* New York: Plenum Press 1989.

Radin, E.L./Rose, R.M./Blaha, J.D./Litsky, A.S.: *Practical biomechanics for the orthopedic surgeon.* New York: Churchill Livingstone 1992.

Rolf, Ida P.: *Rolfing.* Rochester, Vermont: Healing Arts Press 1989.

Rolf, Ida P.: Rolfing: *The integration of human structures.* Santa Monica, Kalifornien: Dennis Landman 1977; deutsch: *Rolfing: strukturelle Integration. Wandel und Gleichgewicht der Körperstruktur.* München: Hugendubel 1989.

Rolland, J.: *Inside motion: An ideokinetic basis for movement education.* Northampton, Massachusetts: Contact Editions 1984.

Rossi, Ernst Lawrence: *The psychobiology of mind-body healing: New concepts of therapeutic hypnosis.* New York: Norton 1986; deutsch: *Die Psychobiologie der Seele-Körper-Heilung.* Essen: Synthesis-Verlag 1991.

Samuels, M./Samuels, N.: *Seeing with the mind's eye.* New York: Random House 1975.
Schrader, C.: *Geo.* Hamburg: Gruner und Jahr 1993.
Schultz, I.H.: *Das autogene Training.* Stuttgart: Georg Thieme Verlag 1982.
Schwarz, S.: *Wie Pawlow auf den Hund kam. Die 15 klassischen Experimente der Psychologie.* 1988.
Selver, Charlotte/Brooks, Charles: *Sensory awareness,* in: G. Kogan (Hrsg.): *Your body works* (S. 122–123). Berkeley, Kalifornien: And/Or Press 1981; deutsch: *Erleben durch die Sinne.* München: Deutscher Taschenbuch Verlag 1991.
Serrebrenikov, N./Lawson, J.: *The Art of Pas de deux.* Pennington, New Jersey: Princeton Book Co. 1989.
Shärli, O.: *Leib, Bewegung und Bau,* in: *Resonanzen* 1980, S. 5.
Sherrington, Charles: *Man on his nature.* New York: Mentor Books 1964; deutsch: *Körper und Geist: Der Mensch über seine Natur.* Bremen: Schünemann 1964.
Skura, S.: (Interview mit Joan Skinner), in: Contact Quarterly 15 (3)/1990.
Smith, F.: *The path of least resistance.* Salem, Massachusetts: DMA 1984.
Suzuki, S.: *Zen mind, beginner's mind.* New York: C. John Weatherhill 1970; deutsch: *Zen-Geist, Anfänger-Geist: Unterweisungen in Zen-Meditation.* Zürich: Theseus-Verlag 1988.
Sweigard, Lulu: *Human movement potential: Its ideokinetic facilitation.* New York: Harper and Row 1974; New York: Dodd, Mead 1978.
Sweigard, Lulu: *The dancer and his posture,* in: Annual of Contemporary Dance 1961. (Abdruck aus Impulse.)
Todd, Mabel: *Early writings: 1920-1934.* New York: Dance Horizons 1977.
Todd, Mabel: *The thinking body.* 1937, Reprint: New York: Dance Horizons 1972.
Todd, Mabel: *The hidden you.* New York: Dance Horizons 1953.
Topf, N.: *John Rolland remembered,* in: Contact Quarterly 19 (2)/1994, S. 13–17.
Verin, L.: *The teaching of Moshe Feldenkrais,* in: G. Kogan (Hrsg.): *Your body works* (S. 83–86). Berkeley, Kalifornien: And/Or Press 1980.
Vitruv: *De architectura* (Übers. E. Franklin), in: *TagesAnzeiger Magazin* Nr. 50 vom 18. Dezember 1993, S. 39. (Das Original wurde 33–14 v.Chr. veröffentlicht.)
Vojta, Václav: *Das Vojta-Prinzip: Muskelspiele in Relexfortbewegung und motorischer Ontogenese.* Berlin u.a.: Springer Verlag 1997.
Weed, Donald, L.D.C.: *What you think is what you get.* Langnau am Albis, Schweiz: 1445 Publications 1990.
Werner, H. (Hrsg.): *The body percept.* New York: Random House 1965.
White, R.: *Visual thinking in the Ice Age,* in: Scientific American, 26 (1)/1989, S. 74.
Zuckerman, J./Matseu, F.: *Basic biomechanics of the muscoskeletal system.* Baltimore: Williams and Wilkins 1989.

Stichworte

Hinweis: Die **halbfetten** Seitenzahlen verweisen auf eine knappe Bedeutungserklärung eines Fachwortes.

Über den Autor

Eric Franklin arbeitet seit über 20 Jahren erfolgreich als Tänzer, Choreograf, Dozent und Buchautor. 1976–79 studierte er an der ETH in Zürich (Diplomsportlehrer). Zu dieser Zeit beschäftigte er sich bereits intensiv mit Tanz und Ballett; er vertiefte seine Kenntnisse an der Tanzhochschule der *New York University*, wo er 1982 den Abschluss als *Bachelor of Fine Arts* erwarb.
Eric Franklin hat bei vielen Tanz- und Theaterproduktionen in New York und in Europa mitgewirkt und ist seit 1980 choreografisch tätig. Er unterrichtete lange Zeit den Schweizer Kunstturn-Nationalkader, lehrte am Heilpädagogischen Seminar Zürich und leitete Weiterbildungskurse für Krankengymnasten. Heute gibt er Gastkurse an den Musikhochschulen Dresden und Wien sowie beim *Royal Ballet* in London. Er hat auch in den USA und in Korea bereits Kurse geleitet und wurde nach China eingeladen, um dort die erste *Modern Dance Company* zu unterrichten.
Seit 1986 setzt Eric Franklin die Technik der Vorstellungsbilder in seinen Lehrveranstaltungen ein. Er ist Gründer und Leiter des "Instituts für Franklin-Methode" (früher: Institut für imaginative Bewegungspädagogik) in der Schweiz. Dort lebt er auch mit seiner Frau und seinen Kindern.
Zum Thema dieses Buches sowie zu anderen Themenbereichen rund um die Franklin-Methode® bietet das Institut im In- und Ausland regelmäßig Kurse, Workshops und Ausbildungen an, die für jedermann offen stehen.
Ausführliche Kurs- und Ausbildungsunterlagen erhalten Sie bei:
Institut für Franklin-Methode, Industriestrasse 3, CH-8610 Uster (Schweiz), Telefon +41 (0)43 399 06 03, Fax +41 (0)43 399 06 04, info@franklin-methode.ch, www.franklin-methode.ch
Eric Franklin ist Koautor des Buches *Breakdance* (1984), für das er den Spezialpreis der öffentlichen Bibliothek der Stadt New York erhielt. Sein erstes Buch in Deutsch heißt *100 Ideen für Beweglichkeit* (1989). Seither erschienen: *Locker sein macht stark* (1998), *Entspannte Schultern – gelöster Nacken* (2000), *Tanz-Imagination* (VAK, 2001), *Beckenbodenpower* (2002), *Fit bis in die Körperzellen* (VAK, 2003), *Kraftvoller Auftritt* (VAK, 2004), *Denk dich jung!* (VAK, 2005)